●医療・医学研究と法 1●

生殖医療と法

町野　朔・水野紀子　編
辰井聡子・米村滋人

信山社

はしがき

　法務大臣，厚生労働大臣から審議の依頼を受けた日本学術会議が「代理懐胎を中心とする生殖補助医療の課題──社会的合意に向けて」（以下，報告書）を公表し，両大臣に回答したのは，平成20年4月のことであった（本書第Ⅳ章参照）。報告書の内容は，代理懐胎を原則的に禁止し，そのうち営利目的で行われたものだけを処罰するが，その「試行的実施」を認めるというものであった。報告書の論理は必ずしも理解が容易なものでなかったこともあり，それに対する反応の中には，歓迎，失望，反発のほかに，戸惑い，疑念もあった。しかし，その後議論が活発化したということはなかった。報告書がきっかけとなって立法作業が開始されるということもなかった。

　わが国での生殖医療に関する法的・倫理的議論は，戦後間もなくの非配偶者間人工授精（AID）の実施から始まり，優生保護法による中絶の自由化，体外授精・胚移植（IVF-ET）の実施，優生保護法から「母体保護法」へ，出生前診断・着床前診断の自主規制，代理懐胎問題の顕在化へと，モチーフを変えながら，絶え間なく続いてきた。学術会議報告書も述べているように，代理懐胎に限らず，生殖医療の問題は個々に切り離して見ることはできない。生殖医療全体を背景として，医療，倫理，法律の諸側面から，そして，医療の提供者，その受給者，社会の人々，何よりも生まれてくる子どもの視点から考えられなければならない。

　代理懐胎などの自然の生殖以外の方法によって生命を誕生させる「生殖補助医療」（ART）も，生命，生殖，生殖医療の中の問題のひとつである。実際，何が人為的（artificial）か，何が自然（natural）かの区別は困難であり，区別する意味が特にあるとは思われない。本書のタイトルが『生殖医療と法』であり，『生殖補助医療と法』でないのは，以上のような理由による。

　本書は，政府委員会等の報告書，学会の倫理指針，裁判例を収録している。いずれも，考える素材を提供する重要な資料である。各章の冒頭には「解題」が置かれている。資料を提供していただき，その掲載を承諾して下さった各位には厚く御礼を申し上げたいと思う。われわれは，本書が，生命倫理と法，医療と法に関心を寄せる人々の参考になることを期待している。また，本書が大学における授業のテキストとして利用されることも予想している。

　本書は「医療・医学研究と法」シリーズの第1巻であり，われわれは，これからも以上と同様の趣旨で，生命倫理と法に関わる書物を作っていきたいと思っている。

　本書の編集については，袖山貴，稲葉文子の両氏を始めとする信山社のスタッフに大変お世話になった。ここで，厚くお礼を申し上げたい。

　　平成22年1月21日

町野　　朔

水野紀子

辰井聡子

米村滋人

目　　次

第Ⅰ章　政府の報告書等

解　題（辰井聡子）……………………………………………………………………………………*3*

1　厚生省／厚生労働省
　1　精子・卵子・胚の提供等による生殖補助医療のあり方についての報告書
　　［平成12年12月28日，厚生科学審議会先端医療技術評価部会，生殖補助医療技術に関する専門委員会］………………………………………………………………………………………*5*
　2　精子・卵子・胚の提供等による生殖補助医療制度の整備に関する報告書
　　［平成15年4月28日，厚生科学審議会生殖補助医療部会］………………………………*30*

2　法務省［平成15年7月15日，法制審議会生殖補助医療関連親子法制部会第18回会議］
　1　精子・卵子・胚の提供等による生殖補助医療により出生した子の親子関係に関する民法の特例に関する要綱中間試案………………………………………………………………*73*
　2　精子・卵子・胚の提供等による生殖補助医療により出生した子の親子関係に関する民法の特例に関する要綱中間試案の補足説明………………………………………………*74*

第Ⅱ章　弁護士会の意見書

解　題（辰井聡子）……………………………………………………………………………………*85*

1　生殖医療技術の利用に対する法的規制に関する提言［平成12年3月，日本弁護士連合会］………*87*

2　「厚生科学審議会先端医療技術評価部会生殖補助医療技術に関する専門委員会報告書」に対する意見書［平成13年3月9日，日本弁護士連合会］………………………………*120*

3　「生殖医療技術の利用に対する法的規制に関する提言」についての補充提言
　　――死後懐胎と代理懐胎（代理母・借り腹）について――
　　［平成19年1月19日，日本弁護士連合会］………………………………………………*123*

第Ⅲ章　医学会の指針等

解　題（町野　朔）……………………………………………………………………………………*145*

1　日本医師会「生殖医療」『医師の職業倫理指針［改訂版］』（2008年9月，41～46頁）…………*149*

2　日本産科婦人科学会会告（日本産科婦人科学会雑誌60巻8号1497～1555頁）
　1　死亡した胎児・新生児の臓器等を研究に用いることの是非や許容範囲についての見解［昭和62年1月］………………………………………………………………………………*152*
　2-a　「ヒトの体外受精・胚移植の臨床応用の範囲」についての見解［平成10年10月］…………*152*
　2-b　「着床前診断」に関する見解（抄）［平成10年10月］………………………………*153*
　2-c　「着床前診断」に関する見解に対する解説の一部変更について［平成11年7月5日改定，平成18年12月16日改定］………………………………………………………………*153*

目　次

  2-d　「着床前診断に関する見解」について［平成18年2月］……………………………*156*
 3　ヒト精子・卵子・受精卵を取り扱う研究に関する見解（抄）［平成14年1月］…………*158*
 4　代理懐胎に関する見解［平成15年4月］……………………………………………………*160*
 5　胚提供による生殖補助医療に関する見解［平成16年4月］………………………………*162*
 6　生殖補助医療実施医療機関の登録と報告に関する見解［平成18年4月］………………*164*
 7　日本産科婦人科学会会告「XY精子選別におけるパーコール使用の安全性に対する見解」の削除について［平成18年4月］……………………………………………………………*166*
 8　体外受精・胚移植に関する見解（抄）［平成18年4月］…………………………………*166*
 9　顕微授精に関する見解（抄）［平成18年4月］……………………………………………*167*
 10　ヒト胚および卵子の凍結保存と移植に関する見解［平成18年4月］……………………*167*
 11　非配偶者間人工授精に関する見解（抄）［平成18年4月］………………………………*168*
 12　精子の凍結保存に関する見解［平成19年4月］……………………………………………*170*
 13　「出生前に行われる検査および診断に関する見解」の発表，および「先天異常の胎児診断，特に妊娠絨毛検査に関する見解」の扱いについて［平成19年4月］…………………*170*
 14　「多胎妊娠」に関する見解改定について［平成20年4月12日］…………………………*172*

3　日本生殖医学会（平成18年3月31日までの名称は「日本不妊学会」）
 1　日本不妊学会理事会・倫理委員会の見解および顕微授精法の臨床応用に関する見解［平成2年11月15日］……………………………………………………………………………………*173*
 2　『代理母』の問題についての理事会見解［平成4年11月5日，平成6年3月］………*173*
 3　日本不妊学会倫理委員会報告［平成8年5月28日］………………………………………*174*
 4　染色体の数異常や構造異常による男性不妊の精子の臨床応用について［平成12年3月27日］……*174*
 5　Y染色体微少欠失を有する不妊患者に対する顕微授精について［平成12年9月26日］…………*174*
 6　「クローン人間の産生に関する」日本不妊学会の見解［平成13年3月30日］…………*175*
 7　「クローン技術の生殖補助医療への応用に関する検討」に関する報告［平成13年6月15日］……*175*
 8　「医学的介入により造精機能低下の可能性のある男性の精子の凍結保存」に関する日本不妊学会の見解［平成15年9月30日］……………………………………………………………*176*
 9　「事実婚における本人同士の生殖細胞を用いた体外受精実施」に関する日本不妊学会の見解［平成18年2月2日］…………………………………………………………………………*177*
 10　日本生殖医学会倫理委員会報告「精子の凍結保存について」［平成18年9月1日］……*177*
 11　日本生殖医学会倫理委員会「多胎妊娠防止のための移植胚数ガイドライン」［平成19年3月16日］……………………………………………………………………………………………*178*
 12　日本生殖医学会倫理委員会報告「第三者配偶子を用いる生殖医療についての提言」［平成21年3月］………………………………………………………………………………………*178*

4　日本生殖補助医療標準化機関（JISART）
 1　JISART（Japanese Institution for Standardizing Assisted Reproductive Technology, 日本生殖補助医療標準化機関）における生殖補助医療を行う施設のための実施規定（抄）［平成20年7月16日承認，平成22年2月改定］………………………………………………………*186*

v

目　次

  2　精子・卵子の提供による非配偶者間体外受精に関するJISARTガイドライン［平成20年7月10日］ 187

  3　JISART「非配偶者間体外受精実施までの経緯」　http://www.jisart.jp/taigai3.html 196

第Ⅳ章　日本学術会議の報告書等

解　題（辰井聡子） 201

1　代理懐胎を中心とする生殖補助医療の課題——社会的合意に向けて〈対外報告〉［平成20年4月8日，日本学術会議生殖補助医療の在り方検討委員会］ 203

2　日本学術会議からの法務大臣，厚生労働大臣への回答 225

第Ⅴ章　親子関係をめぐる裁判例

解　題（水野紀子） 231

1　法律上の親子関係と血縁上の親子関係（最判平成18年7月7日民集60巻6号2307頁） 235

2　AID児（東京高決平成10年9月16日家月51巻3号165頁） 236

3　凍結精子による死後懐胎（最判平成18年9月4日民集60巻7号2563頁） 238

4　ドナーの卵子を用いた借り腹型代理懐胎（最決平成17年11月24日判例集未登載，大阪高決平成17年5月20日判例集未登載） 244

5　借り腹型代理懐胎（最決平成19年3月23日民集61巻2号619頁） 262

第Ⅵ章　着床前診断，ロングフル・バースに関する裁判例

解　題（米村滋人） 271

1　着床前診断の学会規制（東京地判平成19年5月10日判例集未登載，東京高判平成20年4月23日判例集未登載） 273

2　ロングフル・バース訴訟
  1　遺伝性疾患に関する妊娠前の説明義務違反（東京高判平成17年1月27日判時1953号132頁） 288
  2　妊娠後の医療過誤による障害児等の出生
    ・東京地判昭和58年7月22日判タ507号246号 293
    ・東京地判平成4年7月8日判時1468号116頁 295

第Ⅰ章

政府の報告書等

解　題

辰井聡子

　第Ⅰ章には，生殖補助医療や関連する法整備の在り方に関する行政の報告書等を収める。

　わが国では1983年（昭和58年）に最初の体外受精による出生が報告され，生殖補助医療は確実に進歩・普及を続けているが，その実施の条件等について法律や行政指針は存在せず，日本産科婦人科学会の会告（第Ⅲ章参照）等を通じた自主規制に委ねられてきた。しかし，平成10年6月に同学会所属の医師が，体外受精を婚姻した夫婦間に限定していた昭和58年の会告「『体外受精・胚移植』に関する見解」に反し，精子・卵子提供による非配偶者間体外受精を行ったことを公表し，法律等による規制の必要性を指摘する声が高まった。さらに，同年12月には，夫の同意を得ずに行われたAIDによって出生した子どもにつき嫡出否認を請求した夫の訴えを認める判決が出され（大阪地判平成10年12月18日家月51巻9号71頁），精子・卵子提供による生殖補助医療が不安定な親子関係等を通じて子の福祉に影響を及ぼす事態が現実のものとなった。

　こうした状況の下，厚生労働省は，平成10年10月21日に厚生科学審議会先端医療技術評価部会の下に「生殖補助医療技術に関する専門委員会」を設置して，夫婦以外の第三者が関与する生殖補助医療（AID，精子・卵子提供による体外受精，提供胚の移植，代理懐胎）の在り方につき検討を行った。1 1は，その報告書である。同報告書は，精子・卵子・胚の提供を一定の条件の下で許容する一方，代理懐胎は刑罰で禁止するべきとの立場を採った。親子関係に関しては，法的地位を安定させ子どもの福祉を確保するという観点から，①妊娠・出産した者を母とすること，②妻の生殖補助医療による妊娠・出産に同意した夫を父とすること，③妻の生殖補助医療により妊娠・出産した場合には夫の同意が推定されること，④精子・卵子・胚の提供者は提供の事実によって子どもの父母とされることはないことの4点を法律に明記することを求めた。また，生まれてくる子どもに出自を知る権利を認め，精子・卵子・胚の提供者が開示を承認した範囲で，提供者に関する情報へのアクセスを認めている。

　1 1の提案を受けて，厚生労働省，法務省はそれぞれ具体的な制度設計に向けて検討を開始した。厚生労働省は，厚生科学審議会の下に生殖補助医療部会を設置し（平成13年6月11日），精子・卵子・胚の提供等による生殖補助医療制度の整備に関して検討を行った。その報告書である1 2は，1 1の立場を継承し，実施の際の具体的な要件や手続き等を検討したものであるが，1 1の基本方針に変更が加えられた部分もある。とくに，出自を知る権利に関し，提供者の承認の如何を問わず，個人を特定できる情報を含む提供者に関する情報の開示請求権を認める立場を採ったことは，重要な変更である。

　法務省は，法務大臣の諮問に基づき，法制審議会の下に生殖補助医療関連親子法制部会を設置して審議を行い，2 1をまとめた。2 1は，基本的には1 1の提案に則り，①卵子・胚提供の場合には出産した女性を母とすること，②夫の同意に基づく精子・胚提供の場合には夫を父とすること，③精子を提供した者は子を認知できないことを試案として規定しているが，②につき夫の同意を推定する立場は採らなかった。理由としては，1 2によれば夫婦の同意書は長期間公的機関に保管され関係者のアクセスも認められるため，同意の存在を立証することに特段の困難はないこと等が挙げられている（2 2参照）。

　これらの報告書の後も，立法に向けた動きは具体化しなかった。その間，報告書が罰則をもって禁止するべきであるとしていた代理懐胎の実施が公にされて問題化し，立法に向けた議論はさらに混迷を深めることになる（第Ⅳ章，第Ⅴ章）。

1 厚生省／厚生労働省

1 精子・卵子・胚の提供等による生殖補助医療のあり方についての報告書

平成12年12月28日
厚生科学審議会先端医療技術評価部会
生殖補助医療技術に関する専門委員会

I はじめに

1 本専門委員会による検討を必要とした背景

○ 昭和58年の我が国における最初の体外受精による出生児の報告、平成4年の我が国における最初の顕微授精による出生児の報告をはじめとした近年における生殖補助医療の進歩に伴い、不妊症（生殖年齢の男女が挙児を希望しているにもかかわらず、妊娠が成立しない状態であって、医学的措置を必要とする場合をいう。以下同じ。）のために子を持つことができない人々が子を持てる可能性が拡がってきており、生殖補助医療は着実に普及してきている。

○ 平成11年2月に、厚生科学研究費補助金厚生科学特別研究「生殖補助医療技術に対する医師及び国民の意識に関する研究班」（主任研究者：矢内原巧昭和大学教授、分担研究者：山縣然太朗山梨医科大学助教授）が実施した「生殖補助医療技術についての意識調査」の結果を用いた推計によれば、現在284,800人（排卵誘発剤の使用：165,500人、人工授精：35,500人、体外受精：17,700人、顕微授精：14,500人、その他：51,600人）が何らかの不妊治療を受けているものと推測されている。

○ また、日本産科婦人科学会では、昭和61年3月より、IVF・ET（体外受精・胚移植）、GIFT（配偶子卵管内移植）、ZIFT（接合子卵管内移植）等の臨床実施について登録報告制を設け、報告内容の集計・分析を行い、その結果を公表しているところであるが、平成11年度の報告によれば、平成10年中のそれらを用いた治療による出生児数は11,119人に達し、平成元年以降これまでに総数で47,591人の児が誕生したとされている。

○ このように、我が国において、生殖補助医療が着実に普及してきている一方、近年、生殖補助医療をめぐり、以下のような状況が生じてきている。

　これまで、我が国においては、生殖補助医療について法律による規制等はなされておらず、日本産科婦人科学会を中心とした医師の自主規制の下で、人工授精や夫婦の精子・卵子を用いた体外受精等が限定的に行われてきたが、平成10年6月に日本産科婦人科学会所属の医師が同学会の会告に反して精子・卵子の提供による体外受精を行ったことを明らかにした事例に見られるように、専門家の自主規制として機能してきた日本産科婦人科学会の会告に違反する者が出てきた。

　平成10年12月に、大阪地裁において、夫の同意を得ずに実施されたAIDにより出生した子について、夫の嫡出否認を認める判決が出されるなど、精子の提供等による生殖補助医療により生まれた子の福祉をめぐる問題が顕在化してきた。

　精子の売買や代理懐胎の斡旋など商業主義的行為が見られるようになってきた。

○ このように、我が国の生殖補助医療をめぐる現状は、生殖補助医療の急速な技術進歩がなされ、それが社会に着実に普及してきている一方、それを適正に実施するために必要な有効な規制等の制度の整備が十分とは言えない状況にあるため、生殖補助医療をめぐり発生する様々な問題に対して適切な対応ができていない状況にあるものと言える。

○ このため、各々の生殖補助医療の是非やその規制のあり方、生殖補助医療により生まれてきた子の法的地位の安定のための法整備のあり方、生殖補助医療に関する管理運営機関の整備のあり方等の生殖補助医療を適正に実施するために必要な規制等の制度の整備が急務になっているものと言

え，それについての社会的な合意の形成が必要となってきた。
○ この際，生殖補助医療のあり方については，医療の問題のみならず，倫理面，法制面での問題も多く含んでいることから，この問題の検討に当たっては，医学，倫理学，法律学等の幅広い分野の専門家等の関係者の意見を聞くことが求められる。

2 本専門委員会における検討の経緯について

○ こうした背景を踏まえ，平成10年10月21日に，厚生科学審議会先端医療技術評価部会の下に，医学，看護学，生命倫理学，法学の専門家からなる「生殖補助医療技術に関する専門委員会」（以下「本専門委員会」という。）が設置され，この問題を幅広く専門的立場から集中的に検討することとされた。

○ また，この問題は国民生活にも大きな影響を与えるものであり，広く国民一般の意見を聞くことも求められるものであることから，本専門委員会においては，宗教関係者，患者，法律関係者，医療関係者等の有識者から5回にわたるヒアリングを行い，また，一般国民等を対象として平成11年2月～3月に行われた「生殖医療技術についての意識調査」の結果も踏まえ，この問題に関する慎重な検討を行った。

○ さらに，生殖補助医療をめぐる諸外国の状況を把握するために，平成11年3月には，イギリス，ドイツ等ヨーロッパにおける生殖補助医療に係る有識者からの事情聴取，平成12年9月には，イギリスにおいて生殖補助医療に係る認可，情報管理等を管轄するHFEAの責任者との意見交換を行った。

○ なお，生殖補助医療には，夫婦の精子・卵子・胚のみを用いるものと提供された精子・卵子・胚を用いるものが存在し，また，人工授精，体外受精，胚の移植，代理懐胎等様々な方法が存在しているところであるが，本専門委員会では，その中でも特に，その実施に当たって，夫婦以外の第三者の精子・卵子・胚を用いることとなることや夫婦の妻以外の第三者が子を出産することとなることから，親子関係の確定や商業主義等の観点から問題が生じやすく，それらを適正に実施するために必要な規制等の制度の整備等を行うことが特に必要と考えられるAID，精子提供による体外受精，卵子提供による体外受精，提供胚の移植，代理懐胎（代理母，借り腹）といった精子・卵子・胚の提供等による生殖補助医療のあり方について検討を行った。

○ 本専門委員会においては，「多胎・減数手術」についての議論も含め，これまで2年2か月にわたり，計29回にも及ぶ慎重な検討を行ってきた。特に平成12年6月からは，石井美智子委員，加藤尚武委員，丸山英二委員，矢内原巧委員，吉村泰典委員の5委員からなるワーキンググループにおける計4回にわたる検討を経て作成された「第三者の配偶子提供等による生殖補助医療のあり方に関するたたき台」をもとに検討を行い，平成12年10月からは，その検討内容を踏まえて，事務局において作成した本専門委員会としての報告書の試案をもとに慎重な検討を行ってきた。

○ こうした長期にわたる慎重な検討の結果，今般，本専門委員会としての精子・卵子・胚の提供等による生殖補助医療のあり方についての見解をとりまとめたので，この問題に先行して本専門委員会において検討を行った別添「多胎・減数について」と併せて，本専門委員会としての見解を以下のとおり報告する。

II 意見集約に当たっての基本的考え方

精子・卵子・胚の提供等による生殖補助医療は，子を欲しながら不妊症のために子を持つことができない人に子を持つ可能性を提供するものであるが，そのあり方に関する意見集約に当たっては種々の価値観の間での調整が必要となる。どのように調整していくかについては個々の検討課題に則して検討せざるを得ないが，以下のものについては，本専門委員会の基本的考え方として合意された。

・生まれてくる子の福祉を優先する。
・人を専ら生殖の手段として扱ってはならない。
・安全性に十分配慮する。
・優生思想を排除する。
・商業主義を排除する。
・人間の尊厳を守る。

Ⅲ 本　論

1　精子・卵子・胚の提供等による各生殖補助医療について

　本専門委員会では，子を欲しながら不妊症のために子を持つことができない夫婦に子を持つ可能性を提供し，子を持ちたいという希望に応える精子・卵子・胚の提供等による生殖補助医療の役割を認識しつつ，その利用が社会通念や生命倫理の観点から許容範囲を超えることなく，適正な範囲で行われることの重要性に鑑み，本専門委員会において合意されている6つの基本的考え方にそって，精子・卵子・胚の提供等による各生殖補助医療の是非等について慎重な検討を行い，その結果，以下のような結論に達した。

(1) 精子・卵子・胚の提供等による生殖補助医療を受ける条件について

> ○ 精子・卵子・胚の提供等による生殖補助医療を受けることができる人は，子を欲しながら不妊症のために子を持つことができない法律上の夫婦に限る。
> ○ 加齢により妊娠できない夫婦は対象とならない。
> ○ 自己の精子・卵子を得ることができる場合には，それぞれ精子・卵子の提供を受けることはできない。

○ 生命倫理の観点から，人為的に生命を新たに誕生させる技術である生殖補助医療の利用は不必要に拡大されるべきではなく，生殖補助医療を用いなくても妊娠・出産ができるような場合における生殖補助医療の便宜的な利用は認められるべきではない。

○ こうした観点から，精子・卵子・胚の提供等による生殖補助医療を受けることができる人を，子を欲しながら不妊症のために子を持つことができない人に限ることとしたものである。

○ 精子・卵子・胚の提供等による生殖補助医療を受ける場合には，第三者が対価の供与を受けることなくリスクを負って提供した精子・卵子・胚を利用することになるため，その利用条件は厳格なものとされるべきである。

○ また，法律上の夫婦以外の独身者や事実婚のカップルの場合には，生まれてくる子の親の一方が最初から存在しない，生まれてくる子の法的な地位が不安定であるなど生まれてくる子の福祉の観点から問題が生じやすいことから，精子・卵子・胚の提供等による生殖補助医療を受けることができる人を，法律上の夫婦に限ることとしたものである。

○ さらに，加齢により妊娠できない夫婦については，その妊娠できない理由が不妊症によるものでないばかりでなく，高齢出産に伴う危険性や子どもの養育の問題などが生じることが考えられるため，精子・卵子・胚の提供等による生殖補助医療の対象とはしないこととしたものである。

○ なお，第三者がリスクを負って対価の供与を受け取ることなく提供した精子・卵子・胚の利用条件は厳格なものとされるべきであり，また，精子・卵子・胚の提供等による生殖補助医療は，子を欲しながら不妊症のために子を持つことができない夫婦に子を持てるようにする範囲で行われるべきであり，その便宜的な利用は認められるべきでなく，精子・卵子の提供はそれによらなければ子を持つことができない場合のみに行われるべきであることから，自己の精子・卵子を得ることができる場合には，それぞれ精子・卵子の提供を受けることはできないこととしたものである。

(2) 各生殖補助医療の是非について

○ 本専門委員会において検討の対象とした精子・卵子・胚の提供等による生殖補助医療により生まれた子については，借り腹の場合を除き，当該生殖補助医療を受ける夫婦の両方又はいずれか一方の遺伝的要素が受け継がれないことから，現在においても，親子の遺伝的な繋がりを重視する血縁主義的な考え方が根強く存在している我が国においては，当該生殖補助医療の是非をめぐり，生殖補助医療を用いてそうした子をもうけることがまず問題とされるところである。

○ しかしながら，この点に関しては，我が国の民法においても，嫡出推定制度や認知制度にみられるように必ずしも血縁主義が貫徹されているわけではなく，また，実親子関係とは別に養親子関係も認められている。

○ また，我が国において，AIDは昭和24年のそれによる最初の出生児の誕生以来，既に50年以上の実績を有し，これまでに1万人以上のAIDによる出生児が誕生していると言われているが，AIDによる出生児が父親の遺伝的要素を受け継いでいないことによる大きな問題の発生はこれまで報告されていない。

○ さらに，自らの遺伝的要素を受け継がない精子・卵子・胚の提供等による生殖補助医療により妻が出生した子については，夫が嫡出否認の訴えを提起する可能性があるなど，法的地位が不安定であるとの指摘がなされているところであるが，Ⅲの2の(2)の(a)の「親子関係の確定」のところで述べるように，当該生殖補助医療により生まれた子に係る親子関係の確定に関する規定を法的に整備することにより，この問題も解決できるものと言える。

○ これらのことから，親子の遺伝的な繋がりを重視する血縁主義的な考え方は，絶対的な価値観として人々を拘束するものではなく，それを重視するか否かは専ら個人の判断に委ねられているものと考えられ，また，精子・卵子・胚の提供等による生殖補助医療により生まれてくる子が父母の両方又はいずれか一方の遺伝的要素を受け継がないということのみをもって，当該生殖補助医療が子の福祉に反するものとは言えないものと考える。

○ こうしたことから，本専門委員会においては，精子・卵子・胚の提供等による生殖補助医療により生まれてくる子が父母の両方又はいずれか一方の遺伝的要素を受け継がないことを，個々具体的に各々の夫婦が各生殖補助医療を受けるか否かを決定する際の判断基準とすることはともかく，各々の生殖補助医療そのものの妥当性の判断基準とするのは適当ではないと考えた。

○ こうした考え方に基づき，本専門委員会においては，本専門委員会において合意されている6つの基本的考え方と照らして特段問題がないものと判断される精子・卵子・胚の提供等による生殖補助医療については，Ⅲの2の「規制方法及び条件整備について」で述べる必要な制度の整備がなされることを前提として，Ⅲの1の(1)の「精子・卵子・胚の提供等による生殖補助医療を受ける条件について」及びⅢの1の(3)の「精子・卵子・胚を提供する条件等について」で述べる条件に適合する範囲内で容認することとした。

○ これにより，人を専ら生殖の手段として扱い，また，第三者に多大なリスクを負わせ，さらには，生まれてくる子の福祉の観点からも望ましいものとは言えない代理懐胎については禁止し，その他の精子・卵子・胚の提供等による生殖補助医療については，以下のような条件の下でこれを容認するべきとの結論に達した。

(a) AID（提供精子による人工授精）

○ 精子の提供を受けなければ妊娠できない夫婦のみが，提供精子による人工授精を受けることができる。

○ AIDについては，6つの基本的考え方に照らして特段問題があるものとは言えないことから，本専門委員会としては，これを容認することとしたものである。

○ なお，精子・卵子・胚の提供等による生殖補助医療は，子を欲しながら不妊症のために子を持つことができない夫婦に子を持てるようにする範囲で行われるべきであり，その便宜的な利用は認められるべきでないことから，AIDを受けることができる人を「精子の提供を受けなければ妊娠できない夫婦のみ」に限定することとしたものである。

○ また，AIDの実施に当たっては，提供精子からのHIV等の感染症の危険があることから，そうした事態を未然に防ぐため，提供精子の採取・使用に当たっては十分な検査等の予防措置が講じられるべきである。

(b) 提供精子による体外受精

○ 女性に体外受精を受ける医学上の理由があり，かつ精子の提供を受けなければ妊娠できない夫婦に限って，提供精子による体外受精を受けることができる。

○ 提供精子による体外受精においては，これを受ける夫婦の妻が体外受精に用いる卵子の採取の

ために排卵誘発剤の投与，経腟採卵法等の方法による採卵針を用いた卵子の採取等を行う必要があり，排卵誘発剤の投与による卵巣過剰刺激症候群等の副作用，採卵の際の卵巣，子宮等の損傷の危険性等の身体的リスクを負うこととなるが，この際，リスクを負うのは提供精子による体外受精を希望する当事者に限られ，そのリスクの程度もそれを医学的観点から禁止するほど許容度を超えたものとは言えない。

○ このように，提供精子による体外受精についても安全性など6つの基本的考え方に照らして特段問題があるものとは言えないことから，本専門委員会としては，これを容認することとしたものである。

○ なお，女性に体外受精を受ける医学上の理由がなければ，体内で受精を行うため，より安全な技法であるAIDによることが適当であり，また，精子・卵子・胚の提供等による生殖補助医療は，子を欲しながら不妊症のために子を持つことができない夫婦に子を持てるようにする範囲で行われるべきであり，その便宜的な利用は認められるべきでないことから，提供精子による体外受精を受けることができる人を「女性に体外受精を受ける医学上の理由があり，かつ精子の提供を受けなければ妊娠できない夫婦」に限定することとしたものである。

○ また，提供精子による体外受精の実施に当たっても，提供精子からのHIV等の感染症の危険があることから，そうした事態を未然に防ぐため，提供精子の採取・使用に当たっては十分な検査等の予防措置が講じられるべきである。

(c) 提供卵子による体外受精

> ○ 卵子の提供を受けなければ妊娠できない夫婦に限って，提供卵子による体外受精を受けることができる。
> ※他の夫婦が自己の体外受精のために採取した卵子の一部の提供を当該卵子の採卵の周期に要した医療費等の経費の半分以下を負担して受け，当該卵子を用いて提供卵子による体外受精を受けることも認める。

○ 提供卵子による体外受精は，提供卵子の採取のために，卵子を提供する人に対して排卵誘発剤の投与，経腟採卵法等の方法による採卵針を用いた卵子の採取等を行う必要があり，提供卵子による体外受精を希望する当事者以外の第三者である卵子を提供する人に対して排卵誘発剤の投与による卵巣過剰刺激症候群等の副作用，採卵の際の卵巣，子宮等の損傷の危険性等の身体的リスクを必然的に負わせるものである。

○ このため，提供卵子による体外受精は，身体的リスクを負う人が当事者に限られる提供精子による体外受精とは，提供者に与えるリスクという観点から本質的に異なるものである。

○ 「安全性に十分配慮する」という基本的考え方に照らせば，精子・卵子・胚の提供等による生殖補助医療を行うに当たっては，当該生殖補助医療を行うために精子・卵子・胚の提供等を行う人にいたずらに身体的リスクを負わせてはならない。

○ この原則と卵子を提供する人が負うリスクとの関係については，本専門委員会においても多くの議論がなされたところであるが，本専門委員会としては，第三者が不妊症により子を持つことができない夫婦のためにボランティアとして卵子の提供を行う場合のように，卵子の提供の対価の供与を受けることなく行われるなど，他の基本的考え方に抵触しない範囲内で，卵子を提供する人自身が卵子の提供によるリスクを正しく認識し，それを許容して行う場合についてまで卵子の提供を一律に禁止するのは適当ではないとの結論に達した。

○ この点に関しては，Ⅲの1の(3)の(b)の「精子・卵子・胚の提供に対する対価」のところで述べるように，卵子の提供の対価の供与を受けることを禁止することとしており，提供卵子による体外受精についても他の基本的考え方に照らして特段問題があるものとは言えないことから，本専門委員会としては，これを容認することとしたものである。

○ なお，精子・卵子・胚の提供等による生殖補助医療は，子を欲しながら不妊症のために子を持つことができない夫婦に子を持てるようにする範囲で行われるべきであり，その便宜的な利用は認められるべきでないことから，提供卵子による体外受精を受けることができる人を「卵子の提供を

受けなければ妊娠できない夫婦」に限定することとしたものある。

> ※なお，他の夫婦が自己の体外受精のために採取した卵子の一部の提供を当該卵子の採卵の周期に要した医療費等の経費の半分以下を負担して受け，当該卵子を用いて提供卵子による体外受精を受けることについても，他の方法による卵子の提供に際して当該卵子を提供する人にかかる医療費等の経費を当該卵子の提供を受ける人が負担することと本質的に相違はないものと考えられることから，これを容認することとする。

(d) 提供胚の移植

> ○ 胚の提供を受けなければ妊娠できない夫婦が，提供された余剰胚の移植を受けることができる。
> ○ ただし，卵子の提供を受けなければ妊娠できない夫婦も，卵子の提供を受けることが困難な場合には，提供された余剰胚の移植を受けることができる。
> ○ また，胚の提供を受けなければ妊娠できない夫婦は，余剰胚の提供を受けることが困難な場合には，精子・卵子両方の提供によって得られた胚の移植を受けることができる。

○ 余剰胚の提供を受けることができる場合には，卵子を提供する人に身体的リスクを負わせて採取された提供卵子を用いて得られた新たな胚の移植は認められるべきではないことから，余剰胚の提供を受けることができる場合には，移植できる胚を余剰胚（他の夫婦が自己の胚移植のために得た胚であって，当該夫婦が使用しないことを決定したもの）に限定することとしたものであり，提供される胚を余剰胚に限定した場合，安全性など6つの基本的考え方に照らして特段問題があるものとは言えないことから，本専門委員会としては，余剰胚の移植について容認することとしたものである。
○ なお，精子・卵子・胚の提供等による生殖補助医療は，子を欲しながら不妊症のために子を持つことができない夫婦に子を持てるようにする範囲で行われるべきであり，その便宜的な利用は認められるべきでないことから，余剰胚の移植を受けることができる人を原則として「胚の提供を受けなければ妊娠できない夫婦」に限定することとしたものである。
○ ただし，Ⅲの1の(3)の(b)の「精子・卵子・胚の提供に対する対価」で述べたように，卵子の提供の対価の供与を受けることを禁止するという厳しい条件下でのみ，提供者が身体的リスクを負うこととなる卵子の提供を認めることとすることから，凍結卵子による体外受精が技術的に確立しておらず，余剰卵の提供が見込まれない現状においては，提供卵子の確保が実質的に困難となる事態が十分考えられるところである。
○ また，卵子の提供は，卵子を提供する人に新たな身体的リスクを負わせるのに対し，余剰胚の移植は，余剰胚を提供する人に新たな身体的リスクを負わせるものではない。
○ こうしたことから，卵子の提供を受けることが困難な場合に限り，例外として「卵子の提供を受けなければ妊娠できない夫婦」についても，余剰胚の移植を受けることができることとしたものである。
○ 一方，生殖補助医療を受けた夫婦が自己の余剰胚を他の夫婦に提供し，その余剰胚を用いた生殖補助医療により他の夫婦に子が生まれた場合には，その余剰胚を提供した夫婦両方の遺伝的要素を受け継いだ子が他の夫婦の子として生まれてくることとなるが，このことへの抵抗感から，余剰胚の提供が十分に行われないことも考えられる。
○ こうしたことから，余剰胚の提供を受けることが困難な場合に限り，例外として「胚の提供を受けなければ妊娠できない夫婦」について，精子・卵子両方の提供を受けて得られた胚の移植を受けることができることとしたものである。

(e) 代理懐胎（代理母・借り腹）

> ○ 代理懐胎（代理母・借り腹）は禁止する。

○ 代理懐胎には，妻が卵巣と子宮を摘出した等により，妻の卵子が使用できず，かつ妻が妊娠できない場合に，夫の精子を妻以外の第三者の子宮に医学的な方法で注入して妻の代わりに妊娠・出産してもらう代理母（サロゲートマザー）と，夫

婦の精子と卵子は使用できるが，子宮摘出等により妻が妊娠できない場合に，夫の精子と妻の卵子を体外受精して得た胚を妻以外の第三者の子宮に入れて，妻の代わりに妊娠・出産してもらう借り腹（ホストマザー）の2種類が存在する。

○ 両者の共通点は，子を欲する夫婦の妻以外の第三者に妊娠・出産を代わって行わせることにあるが，これは，第三者の人体そのものを妊娠・出産のための道具として利用するものであり，「人を専ら生殖の手段として扱ってはならない」という本専門委員会の基本的考え方に真っ向から反するものである。

○ また，生命の危険さえも及ぼす可能性がある妊娠・出産による多大なリスクを，妊娠・出産を代理する第三者に，子が胎内に存在する約10か月もの間，24時間受容させ続ける代理懐胎は，「安全性に十分配慮する」という本専門委員会の基本的考え方に照らしても到底容認できるものではない。

○ さらに，代理懐胎を行う人は，精子・卵子・胚を提供する人とは異なり，自己の胎内において約10か月もの間，子を育むこととなることから，その子との間で，通常の母親が持つのと同様の母性を育むことが十分考えられるところであり，そうした場合には現に一部の州で代理懐胎を認めているアメリカにおいてそうした実例が見られるように，代理懐胎を依頼した夫婦と代理懐胎を行った人との間で生まれた子を巡る深刻な争いが起こることが想定され，「生まれてくる子の福祉を優先する」という本専門委員会の基本的考え方に照らしても望ましいものとは言えない。

○ このように，代理懐胎は，人を専ら生殖の手段として扱い，また，第三者に多大なリスクを負わせるものであり，さらには，生まれてくる子の福祉の観点からも望ましいものとは言えないものであることから，本専門委員会においては，これを禁止するべきとの結論に達したものである。

(3) 精子・卵子・胚を提供する条件等について
(a) **精子・卵子・胚を提供する条件**

> ○ 精子を提供できる人は，満55歳未満の成人とする。
> ○ 卵子を提供できる人は，既に子のいる成人に限り，満35歳未満とする。ただし，自己の体外受精のために採取した卵子の一部を提供する場合には，卵子を提供する人は既に子がいることを要さない。
> ○ 同一の人からの卵子の提供は3回までとする。

○ 加齢と精子の異常の発生率との関係については必ずしも明確にはなっていないが，加齢と精子の異常の発生率との関係を示す研究もある。このため，精子を提供する人に一定の年齢要件を課すことが必要であるが，この際，いたずらに厳しい年齢要件を課すこととすれば精子を提供する人の減少を不必要に招きかねず，また，その年齢以上の人の精子には問題があるものとの誤解を一般に招くおそれもある。こうした点を勘案して，本専門委員会においては，イギリスにおいても精子を提供する人の年齢要件として採用されており，また，生殖活動を行う一般的な年齢を考慮しても妥当なものと考えられる満55歳未満を精子を提供する人の年齢要件としたものである。

○ 卵子を提供できる人については，提供卵子の採取に伴う排卵誘発剤の投与による副作用，採卵の際の卵巣，子宮等の損傷等により卵子を提供する人自身が不妊症となるおそれがないとは言えないため，原則として既に子のいる人に限ることとしたものである。

○ ただし，自己の体外受精のために採取した卵子の一部を提供する場合には，卵子を提供する人が当該卵子の提供により上記のような身体的リスクを新たに負うものではないことから，卵子を提供する人は既に子がいることを要さないこととしたものである。

○ また，卵子を提供する人が満35歳以上の場合には，卵子の異常等の理由から，妊娠率が低下し，流産率が増えることが予想されること等から，卵子を提供する人の年齢要件を満35歳未満としたものである。

○ さらに，卵子を提供する人が負う上記のような身体的リスクに鑑み，同一の人からの卵子の提供は3回までとしたものである。

(b) 精子・卵子・胚の提供に対する対価

> ○ 精子・卵子・胚の提供に係る一切の金銭等の対価を供与すること及び受領することを禁止する。ただし，実費相当分については，この限りでない。

○ 精子・卵子・胚の提供をめぐる商業主義の惹起を防止するため，精子・卵子・胚の提供に係る一切の金銭等の対価を当該精子・卵子・胚を提供する人に供与すること及び当該精子・卵子・胚を提供する人が受領することを禁止することとしたものである。
○ ただし，精子・卵子・胚を提供する人が精子・卵子・胚の提供のために交通費，通信費等を要する場合もあることから，こうした精子・卵子・胚の提供に際して必要な実費相当分については精子・卵子・胚を提供する人に支弁し，精子・卵子・胚を提供する人が受領しても差し支えないこととしたものである。
○ なお，他の夫婦が自己の体外受精のために採取した卵子の一部の提供を受けて提供卵子による体外受精を行う場合に，卵子の提供を受けた人が当該卵子を提供した人に対して，当該卵子の採卵の周期に要した医療費等の経費の半分以下を負担することは，他の方法による卵子の提供に際して当該卵子を提供する人にかかる医療費等の経費を当該卵子の提供を受ける人が負担することと本質的に相違はないものと考えられる。

(c) 精子・卵子・胚の提供における匿名性の保持

> ○ 精子・卵子・胚を提供する場合には匿名とする。

○ 精子・卵子・胚を提供する人の匿名性を保持しない場合には，その人のプライバシーを守ることができなくなる場合が発生する。
○ また，提供された精子・卵子・胚による生殖補助医療により生まれた子が当該精子・卵子・胚を提供した人を知った場合，その子や当該精子・卵子・胚を提供した人の家族関係等に悪影響を与える等の弊害が予想されるところであり，「生まれてくる子の福祉を優先する」という本専門委員会の基本的考え方に照らしても望ましいものとは言えない。
○ さらに，精子・卵子・胚の提供における匿名性を保持しない場合には，精子・卵子・胚の提供を受ける側が精子・卵子・胚を提供する人の選別を行う余地を与える可能性がある。
○ また，精子・卵子・胚を提供する人の匿名性を保持しないこととした場合に発生し得るこうした弊害はひいては精子・卵子・胚の提供の減少を招きかねないものであり，提供された精子・卵子・胚による生殖補助医療の実施を実質的に困難にしかねないものである。
○ こうしたことから，本専門委員会としては，こうした弊害の発生を防止し，また，精子・卵子・胚の提供の減少を未然に防ぐことにより，提供された精子・卵子・胚による生殖補助医療の実現可能性を実質的に担保するため，精子・卵子・胚を提供する場合には匿名とすることとしたものである。

(d) 兄弟姉妹等からの精子・卵子・胚の提供

> ○ 精子・卵子・胚の提供における匿名性の保持の特例として，精子・卵子・胚を提供する人が兄弟姉妹等以外に存在しない場合には，当該精子・卵子・胚を提供する人及び当該精子・卵子・胚の提供を受ける人に対して，十分な説明・カウンセリングが行われ，かつ，当該精子・卵子・胚の提供が生まれてくる子の福祉や当該精子・卵子・胚を提供する人に対する心理的な圧力の観点から問題がないこと及び金銭等の対価の供与が行われないことを条件として，兄弟姉妹等からの精子・卵子・胚の提供を認めることとする。
> ○ 兄弟姉妹等から提供された精子・卵子・胚による生殖補助医療を行う医療施設はその実施内容，実施理由等を公的管理運営機関に申請し，当該生殖補助医療が上記の要件に則して行われるものであることの事前の審査を受けなければならない。

○ 精子・卵子・胚の提供の対価を受け取ることを禁止することから，提供者がリスクを負うこと

1 厚生省／厚生労働省

となる卵子の提供をはじめとして，精子・卵子・胚を提供する人が兄弟姉妹等以外に存在しない事態が起こることも想定されるところである。

○ また，我が国においては，血の繋がりを重視する考え方が根強く存在していることから，精子・卵子・胚を提供する人と提供を受ける人の双方が，兄弟姉妹等から提供された精子・卵子・胚による生殖補助医療の実施を希望することも考えられるところである。

○ しかしながら，兄弟姉妹等からの精子・卵子・胚の提供を認めることとすれば，必然的に精子・卵子・胚を提供する人の匿名性が担保されなくなり，また，遺伝上の親である精子・卵子・胚を提供した人が，その提供を受けた人や当該提供された精子・卵子・胚による生殖補助医療により生まれた子にとって身近な存在となることから，精子・卵子・胚を提供した人が兄弟姉妹等でない場合以上に人間関係が複雑になりやすく子の福祉の観点から適当ではない事態が数多く発生することが考えられる。

○ また，兄弟姉妹等からの精子・卵子・胚の提供を認めることは，兄弟姉妹等に対する心理的な圧力となり，兄弟姉妹等が精子・卵子・胚の提供を強要されるような弊害の発生も想定される。

○ 一方，上記のような兄弟姉妹等が精子・卵子・胚を提供した場合の弊害の発生の可能性を理由として，兄弟姉妹等からの精子・卵子・胚の提供を，精子・卵子・胚を提供する人及びその提供を受ける人に対して，そうした弊害についての十分な説明・カウンセリングが行われ，当該精子・卵子・胚を提供する人及びその提供を受ける人がそうした弊害について正しく認識し，それを許容して行う場合についてまで一律に禁止するのは適当でないと考えられる。

○ 本専門委員会としては，これらを総合的に勘案した結果，兄弟姉妹等からの精子・卵子・胚の提供は認めるべきではないとの強い意見も存在したものの，兄弟姉妹等以外に精子・卵子・胚を提供する人がおらず，精子・卵子・胚の提供を受ける人が精子・卵子・胚を提供する人の選別を行うものとは解されない場合には，当該精子・卵子・胚を提供する人やその提供を受ける人に対して，上述の精子・卵子・胚を兄弟姉妹等に提供した場合の弊害の発生の可能性についての十分な説明・カウンセリングが行われ，かつ，当該精子・卵子・胚の提供が生まれてくる子の福祉や当該精子・卵子・胚を提供する人に対する心理的な圧力の観点から問題がないこと及び金銭等の対価の供与が行われないことを条件として，精子・卵子・胚の提供における匿名性の保持の特例として兄弟姉妹等からの精子・卵子・胚の提供を認めるとの結論に達したものである。

○ なお，上記の要件に該当するか否かの判断は，上記により兄弟姉妹等から提供された精子・卵子・胚による生殖補助医療を行う医療施設の判断に委ねられることとなるが，兄弟姉妹等からの精子・卵子・胚の提供はあくまでも特例として上記の要件を満たした場合にのみ認められるものであり，当該生殖補助医療を行う医療施設が恣意的な判断により当該特例を濫用することは厳しく制限されなければならない。

○ こうしたことから，上記の生殖補助医療を行う医療施設が恣意的な判断により当該特例を濫用することを防止するため，上記による特例として兄弟姉妹等から提供された精子・卵子・胚による生殖補助医療を行う医療施設に，その実施内容，実施理由等を後述の公的管理運営機関に申請させることとし，当該公的管理運営機関において当該生殖補助医療の実施が上記の要件に則して行われるものであることの事前の審査を行うこととしたものである。

○ なお，上記の要件に照らして問題がないと認められる場合に，具体的にどの範囲の人まで精子・卵子・胚の提供における匿名性の保持の特例を認めるかについては，本専門委員会の委員の間で，兄弟姉妹に限定すべきとの意見から，血の繋がりがある近親者については認めるべきとの意見，近親者が認められるのであれば親友等の近親者以外の対価を受け取ることなく精子・卵子・胚を提供する人も認められるべきとする意見まで多様な意見が存在し，この点に関して長時間に及ぶ議論がなされた。

○ その結果，本専門委員会としては，兄弟姉妹等からの精子・卵子・胚の提供に際しては，精子・卵子・胚の提供における匿名性の保持の特例の対象者の範囲を特に限定せず，公的管理運営機

(e) 書面による同意
(ｱ) 提供された精子・卵子・胚による生殖補助医療を受ける夫婦の書面による同意

> ○ 提供された精子・卵子・胚による生殖補助医療を行う医療施設は，当該生殖補助医療の実施の度ごとに，当該生殖補助医療の実施について，夫婦それぞれの書面による同意を得なければならない。
> 当該同意は当該同意に係る当該生殖補助医療の実施前であれば撤回することができる。
> ○ 提供された精子・卵子・胚による生殖補助医療を行う医療施設は，当該生殖補助医療を受けた人が妊娠していないことを確認できたときを除き，上記により得た当該妊娠していないことを確認できた人以外の人及びその夫の同意書を公的管理運営機関に提出しなければならない。

○ Ⅲの1の(3)の(f)の(ｱ)の「提供された精子・卵子・胚による生殖補助医療を受ける夫婦に対する十分な説明の実施」のところで述べるように，生殖補助医療は，その実施により人為的に新たな生命が誕生するものであり，また，提供された精子・卵子・胚による生殖補助医療は，当該生殖補助医療を受ける夫婦の妻に排卵誘発剤の投与による卵巣過剰刺激症候群等の副作用，採卵の際の卵巣，子宮等の損傷の危険性等の身体的リスクを与えるものである。

○ また，Ⅲの2の(1)の(a)の「親子関係の確定」のところで述べるように，「妻が夫の同意を得て，提供された精子・胚による生殖補助医療により妊娠・出産した子は，その夫の子とする」旨の内容を法律に明記することから，当該生殖補助医療の実施についての夫婦の同意は，当該生殖補助医療により生まれた子の法的地位の安定ひいては当該生殖医療により生まれた子の福祉のために極めて重要なものであると言える。

○ こうしたことから，提供された精子・卵子・胚による生殖補助医療は，当該生殖補助医療を受ける夫婦双方の明確な同意に基づいて行われるべきであり，また，同意の表示の方式は，明確かつ保存可能な方式であることが必要である。

○ このため，提供された精子・卵子・胚による生殖補助医療を行う医療施設は，当該生殖補助医療の実施の度ごとに，当該生殖補助医療の実施についての夫婦それぞれの書面による同意を得なければならないこととしたものである。

○ なお，提供された精子・卵子・胚による生殖補助医療を受けた人のうち，妊娠していないことを確認できた人以外の人及びその夫の同意書が的確に保存されていなければ，それにより生まれた子の法的地位の安定に支障をきたすおそれがあることから，当該同意書の確実な保存のために，提供された精子・卵子・胚による生殖補助医療を行う医療施設は，当該生殖補助医療を受けた人が妊娠していないことを確認できたときを除き，当該同意書を後述する公的管理運営機関に提出しなければならないこととしたものである。

(ｲ) 精子・卵子・胚を提供する人及びその配偶者の書面による同意

> ○ 提供された精子・卵子・胚による生殖補助医療のために精子・卵子・胚の提供を受ける医療施設（以下単に「精子・卵子・胚の提供を受ける医療施設」という。）
> 当該精子・卵子・胚を提供する人及びその配偶者の当該精子・卵子・胚の提供及び当該提供された精子・卵子・胚の当該生殖補助医療への使用について，書面による同意を得なければならない。
> 当該同意は当該精子・卵子・胚が当該生殖補助医療に使用される前であれば撤回することができる。

○ Ⅲの1の(3)の(f)の(ｲ)の「精子・卵子・胚を提供する人に対する十分な説明の実施」のところで述べるように，提供された精子・卵子・胚による生殖補助医療のための精子・卵子・胚の提供は，当該精子・卵子・胚を提供する人に，身体的リスクを負わせたり，予期せぬ影響を与える可能性があるものである。

○ また，提供された精子・卵子・胚による生殖補助医療のために精子・卵子・胚を提供する人は，

1 厚生省／厚生労働省

自己の個人情報を一定の範囲で開示しなければならなくなるため，当該開示の結果として予期せぬ影響を受ける可能性がある。
○ さらに，精子・卵子・胚の提供における匿名性の保持の特例として兄弟姉妹等が精子・卵子・胚を提供する場合には，人間関係が複雑になりやすく，また，兄弟姉妹等に対する心理的な圧力がかかる場合も想定されるところである。
○ また，提供された精子・卵子・胚による生殖補助医療のために精子・卵子・胚を提供した人に起こり得るこうした影響は，当該精子・卵子・胚を提供した人のみならず，その配偶者にも及ぶものである。
○ こうしたことから，提供された精子・卵子・胚による生殖補助医療のための精子・卵子・胚の提供及び当該提供された精子・卵子・胚の当該生殖補助医療への使用は，当該精子・卵子・胚を提供する人及びその配偶者の明確な同意に基づいて行われるべきであり，また，同意の表示の方式は，明確かつ保存可能な方式である必要がある。
○ このため，提供された精子・卵子・胚による生殖補助医療のために精子・卵子・胚の提供を受ける医療施設（以下単に「精子・卵子・胚の提供を受ける医療施設」という。）は，当該精子・卵子・胚を提供する人及びその配偶者の当該精子・卵子・胚の提供及び当該提供された精子・卵子・胚の当該生殖補助医療への使用について書面による同意を得なければならないこととしたものである。
○ なお，上記により書面による同意を得る際には，排卵誘発剤の投与による卵巣過剰刺激症候群等の副作用，採卵の際の卵巣，子宮の損傷など卵子を提供する人が卵子の提供により受ける可能性がある不利益について誰がどのように責任を負うかを予め定めておくことも必要である。

(f) **十分な説明の実施**
(ア) 提供された精子・卵子・胚による生殖補助医療を受ける夫婦に対する十分な説明の実施

> ○ 提供された精子・卵子・胚による生殖補助医療を行う医療施設は，当該生殖補助医療を受ける夫婦が，当該生殖補助医療を受けることを同意する前に，当該夫婦に対し，当該生殖補助医療に関する十分な説明を行わなければならない。

○ 生殖補助医療は，他の一般的な医療とは異なり，その実施の結果として，人為的に新たな生命が誕生するものであることから，その実施が生殖補助医療を受ける夫婦に与える影響のみならず，その結果として生まれてくる子の福祉やその子が生まれてくることによる家族関係への影響等の様々な問題を考慮の上実施される必要がある。
○ また，提供された精子・卵子・胚による生殖補助医療は，当該生殖補助医療により生まれてくる子が，当該生殖補助医療を受ける夫婦の両方又はいずれか一方の遺伝的要素を受け継がないこととなることから，当該生殖補助医療により生まれた子の法的地位や出自を知る権利の問題等その他の生殖補助医療においては通常問題とならないような問題点を有するものである。
○ さらに，提供された精子・卵子・胚による生殖補助医療は，当該生殖補助医療を受ける夫婦の妻や当該生殖補助医療のために卵子を提供する人が排卵誘発剤の投与による卵巣過剰刺激症候群等の副作用や採卵の際の卵巣，子宮等の損傷の危険性等の身体的リスクを負うという問題点も有している。
○ こうしたことから，提供された精子・卵子・胚による生殖補助医療を受けることを希望する夫婦は，当該生殖補助医療に関わる上記のような問題点を十分に理解し，それを十分に考慮した上で，当該生殖補助医療を受けることを決定すべきであると言える。
○ そのためには，提供された精子・卵子・胚による生殖補助医療を受けることを希望する夫婦が当該生殖補助医療を受けることを決定する前に，当該生殖補助医療に関する十分な説明を受けることが必要であることから，提供された精子・卵子・胚による生殖補助医療を行う医療施設は，当該生殖補助医療を受ける夫婦が，当該生殖補助医療を受けることを同意する前に，当該夫婦に対し，当該生殖補助医療に関する十分な説明を行わなければならないこととしたものである。
○ なお，提供された精子・卵子・胚による生殖補助医療を行う医療施設が当該生殖補助医療を受けることを希望する夫婦に説明すべき具体的な事

第Ⅰ章 政府の報告書等

項としては，当該生殖補助医療に係るリスクの可能性，当該生殖補助医療の成功の可能性，当該生殖補助医療に要する費用，当該生殖補助医療により生まれてくる子の血液型などを当該生殖補助医療を受ける夫婦に合わせることができない場合もあること，当該生殖補助医療により生まれてくる子の法的地位，当該生殖補助医療のために精子・卵子・胚を提供する人の匿名性，当該生殖補助医療により生まれた子は，公的管理運営機関への申請により，自己が当該生殖補助医療により生まれたことを知ることができることを含めた当該生殖補助医療により生まれてくる子の出自を知る権利などが考えられるところである。

○ また，提供された精子・卵子・胚による生殖補助医療を行う医療施設は，夫婦が受けることを希望している生殖補助医療以外に，当該夫婦の状態に照らして，当該夫婦が受けることが可能な治療方法がある場合には，その治療方法について説明する必要がある。

(ｲ) 精子・卵子・胚を提供する人及びその配偶者に対する十分な説明の実施

> ○ 精子・卵子・胚の提供を受ける医療施設は，当該精子・卵子・胚を提供する人及びその配偶者が，当該精子・卵子・胚の提供に同意する前に，当該精子・卵子・胚を提供する人及びその配偶者に対し，当該精子・卵子・胚の提供に関する十分な説明を行わなければならない。

○ 提供された精子・卵子・胚による生殖補助医療のために精子・卵子・胚を提供する人は，卵子を提供する人が排卵誘発剤の投与による卵巣過剰刺激症候群等の副作用，採卵の際の卵巣，子宮等の損傷の危険性等の身体的リスクを受けることとなり，また，精子を提供する人が当該精子の提供に当たって実施される精液の検査によって自身のHIV等の感染症への罹患や無精子症が判明する可能性があることなど，当該精子・卵子・胚の提供に伴い，身体的リスクや予期せぬ影響を受ける可能性がある。

○ また，提供された精子・卵子・胚による生殖補助医療のために精子・卵子・胚を提供した人は，当該生殖補助医療により生まれた子に自己の個人情報を一定の範囲内で開示することとなるため，Ⅲの2の(2)の(b)の「出自を知る権利」のところで述べるとおり，当該開示の結果として予期せぬ影響を受ける可能性もある。

○ さらに，精子・卵子・胚の提供における匿名性の保持の特例として兄弟姉妹等が精子・卵子・胚を提供する場合には，Ⅲの1の(3)の(d)の「兄弟姉妹等からの精子・卵子・胚の提供」のところで述べたように，精子・卵子・胚を提供する人が兄弟姉妹等でない場合以上に人間関係が複雑になりやすく，また，兄弟姉妹等に対する心理的な圧力がかかる場合も想定されるところである。

○ また，提供された精子・卵子・胚による生殖補助医療のために精子・卵子・胚を提供した人に起こり得るこうした影響は，当該精子・卵子・胚を提供した人のみならず，その配偶者にも及ぶものである。

○ こうしたことから，提供された精子・卵子・胚による生殖補助医療のために精子・卵子・胚を提供する人及びその配偶者は，当該精子・卵子・胚の提供に関わる上記のような問題点を十分に理解し，それを十分に考慮した上で，当該精子・卵子・胚の提供を決定すべきであると言える。

○ そのためには，提供された精子・卵子・胚による生殖補助医療のために精子・卵子・胚を提供する人及びその配偶者が，当該精子・卵子・胚の提供を決定する前に，当該精子・卵子・胚の提供に関する十分な説明を受けることが必要であることから，精子・卵子・胚の提供を受ける医療施設は，当該精子・卵子・胚を提供する人及びその配偶者が，当該精子・卵子・胚の提供に同意する前に，当該精子・卵子・胚を提供する人及びその配偶者に対し，当該精子・卵子・胚の提供に関する十分な説明を行わなければならないこととしたものである。

○ なお，精子・卵子・胚の提供を受ける医療施設が，当該精子・卵子・胚を提供する人及びその配偶者に説明すべき具体的な事項としては，当該精子・卵子・胚の提供に伴う身体的リスクや予期せぬ影響の可能性，提供された精子・卵子・胚による生殖補助医療により生まれてくる子の法的地位，当該生殖補助医療のために精子・卵子・胚を

提供する人の匿名性，当該生殖補助医療により生まれた子は，公的管理運営機関への申請により，自己が当該生殖補助医療により生まれたことを知ることができること，当該生殖補助医療により生まれてくる子への自己の個人情報の開示及び当該開示の結果として受ける可能性がある予期せぬ影響などが考えられるところである。
〇 また，精子・卵子・胚の提供における匿名性の保持の特例として兄弟姉妹等が精子・卵子・胚を提供する場合には，兄弟姉妹等が精子・卵子・胚を提供することによる弊害の発生の可能性についても十分な説明がなされるべきである。

(g) カウンセリングの機会の保障

> 〇 提供された精子・卵子・胚による生殖補助医療を受ける夫婦又は当該生殖補助医療のために精子・卵子・胚を提供する人及びその配偶者は，当該生殖補助医療の実施又は当該精子・卵子・胚の提供に際して，当該生殖補助医療を行う医療施設又は当該精子・卵子・胚の提供を受ける医療施設以外の専門団体等による認定等を受けた当該生殖補助医療に関する専門知識を持つ人によるカウンセリングを受ける機会が与えられなければならない。

〇 提供された精子・卵子・胚による生殖補助医療を受けることを希望する夫婦や当該生殖補助医療のために精子・卵子・胚の提供を希望する人及びその配偶者が当該生殖補助医療を受けることや精子・卵子・胚を提供することについて相談し，それぞれの状況に応じたより的確な判断を行うことができるようにするためには，当該生殖補助医療を行う医療施設や精子・卵子・胚の提供を受ける医療施設が当該生殖補助医療や当該精子・卵子・胚の提供に関する十分な説明を行うとともに，当該生殖補助医療に関する専門知識を持った人によるカウンセリングを受ける機会が与えられる必要がある。
〇 また，上記によるカウンセリングは，当該カウンセリングを受ける人に対して中立的な立場から専門的なアドバイス等を行うものであることが必要であることから，上記によるカウンセリングを行う人は，提供された精子・卵子・胚による生殖補助医療を行う医療施設や精子・卵子・胚の提供を受ける医療施設以外の当該生殖補助医療に関する専門知識を持つことを専門団体の認定制度等により証明された人であることが望ましい。
〇 こうしたことから，提供された精子・卵子・胚による生殖補助医療を受ける夫婦又は当該生殖補助医療のために精子・卵子・胚を提供する人及びその配偶者は，当該生殖補助医療の実施又は当該精子・卵子・胚の提供に際して，当該生殖補助医療を行う医療施設又は当該精子・卵子・胚の提供を受ける医療施設以外の専門団体等による認定等を受けた当該生殖補助医療に関する専門知識を持つ人によるカウンセリングを受ける機会が与えられなければならないこととしたものである。
〇 なお，現行においては，提供された精子・卵子・胚による生殖補助医療に関する専門知識を持ったカウンセラーに係る一般的な認定制度等は存在せず，各々の医療機関において，そうしたカウンセリングが行われている場合であっても，その医療機関の医師，看護婦等がカウンセリングに当たっているのが現状である。
〇 このため，提供された精子・卵子・胚による生殖補助医療に関する専門知識を有することを客観的に証明するための制度として，専門団体等による当該生殖補助医療に関する専門知識を持つ専門カウンセラーの認定制度等が創設され，そうした専門カウンセラーの育成が推進されることが望まれるところであるが，そうした認定制度等が創設され，その認定を受けることができる人が育成されるまでには，一定程度の期間を要することが想定される。
〇 こうしたことから，専門団体等による専門カウンセラーの認定が行われる前においては，提供された精子・卵子・胚による生殖補助医療を受ける夫婦又は当該生殖補助医療のために精子・卵子・胚を提供する人及びその配偶者は，できうる限り当該生殖補助医療を行う医療施設や当該精子・卵子・胚の提供を受ける医療施設以外の当該生殖補助医療に関する専門知識を持つ人によるカウンセリングを受ける機会が与えられるべきであると考える。

第Ⅰ章　政府の報告書等

(h)　精子・卵子・胚を提供する人の個人情報の保護

> ○　提供された精子・卵子・胚による生殖補助医療のために精子・卵子・胚を提供する人は，当該精子・卵子・胚の提供により，正当な理由なく，Ⅲの1の(3)の(i)の「精子・卵子・胚を提供する人の個人情報の提出・保存」に基づき，精子・卵子・胚の提供を受ける医療施設に提出する個人情報以外の自己の個人情報の提出を求められない。
> ○　提供された精子・卵子・胚による生殖補助医療のために精子・卵子・胚を提供した人に関する当該生殖補助医療に関して提出された個人情報を保有する医療施設又は公的管理運営機関は，当該保有する個人情報を適正に管理しなければならない。

○　Ⅲの1の(3)の(b)の「精子・卵子・胚の提供に対する対価」のところで述べたとおり，提供された精子・卵子・胚による生殖補助医療のための精子・卵子・胚の提供は，第三者が対価を受け取ることなくリスクを負って行われるものであることから，当該精子・卵子・胚の提供によって当該精子・卵子・胚を提供する人が不利益を被ることがないよう，当該精子・卵子・胚を提供する人のプライバシーの保護が的確になされる必要がある。
○　また，提供された精子・卵子・胚による生殖補助医療のために精子・卵子・胚を提供する人のプライバシーが守られなければ，当該生殖補助医療のための精子・卵子・胚の提供の減少を招き，当該生殖補助医療の実施を実質的に困難にするおそれがあることからも，当該生殖補助医療のために精子・卵子・胚を提供する人のプライバシーの保護は重要である。
○　このため，本人の同意がある場合など正当な理由がある場合を除き，提供された精子・卵子・胚による生殖補助医療のために精子・卵子・胚を提供する人は，当該精子・卵子・胚の提供により，Ⅲの1の(3)の(i)の「精子・卵子・胚を提供した人の個人情報の提出・保存」に基づき，精子・卵子・胚の提供を受ける医療施設に提出することとなる個人情報以外の自己の個人情報の提出を求められないこととしたものである。

○　また，提供された精子・卵子・胚による生殖補助医療のために精子・卵子・胚を提供した人のプライバシーの保護が的確になされるためには，精子・卵子・胚の提供を受ける医療施設や公的管理運営機関など当該精子・卵子・胚を提供した人に関する個人情報を保有する者が，当該保有する個人情報の漏洩を防止するなど当該保有する個人情報を適正に管理する必要がある。
○　このため，提供された精子・卵子・胚による生殖補助医療のために精子・卵子・胚を提供した人に関する当該生殖補助医療に関して提出された個人情報を保有する医療施設又は公的管理運営機関は，当該保有する個人情報を適正に管理しなければならないこととしたものである。

(i)　精子・卵子・胚を提供する人の個人情報の提出・保存

> ○　精子・卵子・胚の提供を受ける医療施設は，当該精子・卵子・胚を提供する人に関する個人情報のうち，提供された精子・卵子・胚による生殖補助医療の実施に必要なもの及び当該精子・卵子・胚を提供する人が当該生殖補助医療により生まれた子に開示することを承認するものの提出を受けて，当該精子・卵子・胚の提供を受けなければならない。
> ○　精子・卵子・胚の提供を受けた医療施設は，上記により提出された個人情報を，当該精子・卵子・胚の廃棄若しくは移管，当該提供された精子・卵子・胚による生殖補助医療を受けた人が妊娠していないことの確認又は下記により公的管理運営機関への個人情報の提出を行うまでの間保存しなければならない。
> ○　当該精子・卵子・胚を移管する場合には，その移管先の医療施設に対して，上記により提出された個人情報を併せて移管しなければならない。
> 精子・卵子・胚の提供を受けた医療施設から，当該精子・卵子・胚の移管を受けた医療施設も同様とする。
> ○　提供された精子・卵子・胚による生殖補助医療を受けた人が妊娠していないことを確認できたときを除き，当該生殖補助医療を行った医療施設は，上記により保存している個人情報のうち，当該精子・卵子・胚を提供した人が当該生

> 殖補助医療により生まれた子に開示することを承認したものを公的管理運営機関に提出しなければならない。
> ○ 公的管理運営機関は，上記により提出された個人情報を，提供された精子・卵子・胚による生殖補助医療により生まれた子の要請に応じて開示するために必要な一定の期間保存しなければならない。

○ Ⅲの2の(2)の(b)の「出自を知る権利」のところで述べるように，提供された精子・卵子・胚による生殖補助医療により生まれた子は，自らが遺伝的要素を受け継いでいる当該生殖補助医療に使用された精子・卵子・胚を提供した人に関する個人情報を一定の範囲内で知ることができる。

○ また，提供された精子・卵子・胚による生殖補助医療の実施に当たっては，当該生殖補助医療により生まれてくる子とその親となる人との間の血液型を合わせる必要性などから，当該精子・卵子・胚を提供した人に関する一定の個人情報が必要となる場合がある。

○ こうしたことに対応するため，精子・卵子・胚の提供を受ける医療施設は，当該精子・卵子・胚を提供する人に関する個人情報のうち，提供された精子・卵子・胚による生殖補助医療の実施に必要なもの及び当該精子・卵子・胚を提供する人が当該生殖補助医療により生まれた子に開示することを承認するものの提出を受けて，当該精子・卵子・胚の提供を受けなければならないこととしたものである。

○ また，提供された精子・卵子・胚による生殖補助医療を受けた人が妊娠していないことを確認できたときを除き，上記により保存されている個人情報のうち，当該精子・卵子・胚を提供した人が当該生殖補助医療により生まれた子に開示することを承認したものが的確に保存されていなければ，その子の要請に応じて，当該精子・卵子・胚を提供した人に関する個人情報を開示することができなくなるおそれがあることから，当該個人情報の確実な保存のために，当該生殖補助医療を行った医療施設は，後述する公的管理運営機関に当該個人情報を提出しなければならないこととしたものである。

○ なお，提供された精子・卵子・胚による生殖補助医療により生まれた子の要請に応じて，その子に係る当該生殖補助医療に使用された精子・卵子・胚を提供した人に関する個人情報を確実に開示できるようにするためには，その子に係る当該精子・卵子・胚を提供した人に関する個人情報をその子が死亡するまで保存しておくことが必要であるが，当該生殖補助医療により生まれた子すべての死亡時期を確認することは実務上困難なものと考えられる。

○ このため，上記により公的管理運営機関に提出された個人情報の保存期間は，提供された精子・卵子・胚による生殖補助医療により生まれた子の死亡が確認されるまでとはせずに，当該生殖補助医療により生まれた子の要請に応じて，その子に係る当該生殖補助医療に使用された精子・卵子・胚を提供した人に関する個人情報を開示するために必要な一定の期間としたものである。

○ なお，この提供された精子・卵子・胚による生殖補助医療により生まれた子の要請に応じて，その子に係る当該生殖補助医療に使用された精子・卵子・胚を提供した人に関する個人情報を開示するために必要な一定の期間の具体的な期間については，我が国の男女の平均寿命を勘案してその子が生まれたときから80年とし，その子が生まれたときから80年を超えない一定の期間内に，その子からその子に係る当該生殖補助医療に使用された精子・卵子・胚を提供した人に関する個人情報の保存期間の延長の申請があったときには，当該個人情報の保存期間を延長することができることとすることなどが考えられる。

(j) 同一の人から提供された精子・卵子・胚の使用数の制限

> ○ 同一の人から提供された精子・卵子・胚による生殖補助医療を受けた人が妊娠した子の数が10人に達した場合には，当該同一の人から提供された精子・卵子・胚を提供された精子・卵子・胚による生殖補助医療に使用してはならない。
> ○ 提供された精子・卵子・胚による生殖補助医療を行う医療施設は，上記の同一の人から提供

> された精子・卵子・胚の使用数の制限のために必要な当該生殖補助医療の実施の内容に関する情報を公的管理運営機関に提出しなければならない。

○　Ⅲの2の(2)の(b)の「出自を知る権利」のところでも述べるとおり，近親婚の発生を防止するため，提供された精子・卵子・胚による生殖補助医療により生まれた子は，その子が結婚することを希望する人と結婚した場合に近親婚とならないことの確認を求めることができることとするが，同一の人から提供された精子・卵子・胚による生殖補助医療により生まれた子の数が増えれば，近親のカップルが発生する可能性が高くなり，確認の結果，近親婚となることが初めて判明するような事態が増加するものと考えられる。

○　こうした事態を防止するためには，同一の人から提供された精子・卵子・胚による生殖補助医療により生まれる子の数をできうる限り少数に制限することが必要であるが，こうした制限は反面，提供された精子・卵子・胚による生殖補助医療に使用できる精子・卵子・胚を減少させるものであることから，同一の人から提供された精子・卵子・胚による生殖補助医療により生まれる子の数を過度に制限するがないよう留意しなければならない。

○　このため，近親のカップルが発生する可能性のできうる限りの減少と提供された精子・卵子・胚による生殖補助医療に利用可能な精子・卵子・胚の確保の観点との均衡を図るため，本専門委員会としては，イギリスの例も参考とし，同一の人から提供された精子・卵子・胚による生殖補助医療を受けた人が妊娠した子の数が10人に達した場合には，当該同一の人から提供された精子・卵子・胚を提供された精子・卵子・胚による生殖補助医療に使用してはならないこととしたものである。

○　また，精子・卵子・胚を提供する人が2つ以上の医療施設に精子・卵子・胚を提供したり，提供された精子・卵子・胚が2つ以上の医療施設において使用される可能性があることなどから，上記のように同一の人から提供された精子・卵子・胚の使用数を制限するためには，提供された精子・卵子・胚による生殖補助医療に使用された精子・卵子・胚を提供した人の氏名や当該生殖補助医療の実施の結果など当該生殖補助医療の実施の内容に関する情報を一元的に管理する必要がある。

○　このため，提供された精子・卵子・胚による生殖補助医療を行う医療施設は，上記の同一の人から提供された精子・卵子・胚の使用数の制限のために必要な当該生殖補助医療の実施の内容に関する情報を公的管理運営機関に提出しなければならないこととしたものである。

(k)　子宮に移植する胚の数の制限

> ○　体外受精・胚移植又は提供胚の移植に当たって，1回に子宮に移植する胚の数は，原則として2個，移植する胚や子宮の状況によっては，3個までとする。

○　別添「多胎・減数手術について」で述べているように，多胎妊娠が母体に与える危険性などを考慮して，体外受精・胚移植又は提供胚の移植に当たって，1回に子宮に移植する胚の数は，原則として2個，移植する胚や子宮の状況によっては，3個までとしたものである。

2　規制方法及び条件整備について
(1)　規制方法

> ○　以下のものについては，罰則を伴う法律によって規制する。
> ・営利目的での精子・卵子・胚の授受・授受の斡旋
> ・代理懐胎のための施術・施術の斡旋
> ・提供された精子・卵子・胚による生殖補助医療に関する職務上知り得た人の秘密を正当な理由なく漏洩すること
>
> ○　Ⅲの1の「精子・卵子・胚の提供等による各生殖補助医療について」において述べた結論については，上記のものを除き，罰則を伴う法律によって規制せず，法律に基づく指針等規制の実効性を担保できる他の態様によって規制する。

○　本報告書に記載された本専門委員会の結論の実効性を担保するための規制の態様については，

1　厚生省／厚生労働省

専門家の自主的な指針による規制，法律に基づく指針による規制，罰則を伴う法律による規制等様々な態様が考えられるところであるが，「生命，自由及び幸福の追求に対する国民の権利については，公共の福祉に反しない限り，立法その他の国政の上で，最大の尊重を必要とする」（憲法第13条）こととされており，国民に対して法律に基づく規制をすることは慎重な検討を必要とするものであり，その中でも特に，身体の自由の制限又は財産権の侵害を内容とする最も重い規制の態様である罰則を伴う法律によって規制することは，特に慎重とならなければならない。
○ こうした規制のあり方に関する基本的な考え方は，本専門委員会において検討の対象とした精子・卵子・胚の提供等による生殖補助医療に関する規制についても当てはまるものと言え，当該生殖補助医療に関する規制の態様については，国民の幸福追求権と公共の福祉の観点との均衡を勘案し，それが過度なものとならないよう留意する必要がある。
○ また，生殖補助医療は，先端医療技術であり，現在においても急速な技術進歩が継続している分野であることから，本専門委員会における結論のうち，急速な技術進歩に法律の規定を合わせていくことが困難と考えられる範囲のものについては，法律による規制になじむものとは言えず，規制を現実に柔軟に対応させるため，規制の実効性を担保できる他の態様の規制が検討されるべきである。
○ しかしながらその一方，本報告書の冒頭で述べたように，現行の専門家の自主的な指針による規制だけでは，精子・卵子・胚の提供等による生殖補助医療の適正な実施の担保は限界に達してきているところであり，実効性のある当該生殖補助医療に関する規制の整備が急務となってきているところである。
○ 本専門委員会としては，これらの観点を総合的に勘案して，精子・卵子・胚の提供等による生殖補助医療に関する規制の態様は，規制が過度なものとならないよう，また，規制が現実に柔軟に対応できるよう，規制の実効性が担保できる範囲内の必要最低限のものとすることが適当であるとの結論に達した。
○ 最も重い規制の態様である罰則を伴う法律によって規制する範囲については他の法律における罰則との均衡をも鑑み，立法過程において更なる慎重な検討が行われることが必要と考えるが，こうした観点から，本専門委員会としては，以下の理由により以下のものについては，罰則を伴う法律によって規制することが適当であるとの結論に達した。

・営利目的での精子・卵子・胚の授受・授受の斡旋及び代理懐胎のための施術の斡旋は，「商業主義を排除する」及び「優生思想を排除する」という本専門委員会の基本的考え方に著しく反し，なおかつ，医師以外の人々によっても行われる可能性が高いことから，実効性を担保するために罰則が必要であること
・代理懐胎のための施術は，「生まれてくる子の福祉を優先する」，「人を専ら生殖の手段として扱ってはならない」及び「安全性に十分配慮する」という本専門委員会の基本的考え方に著しく反すること
・生殖補助医療は特に人のプライバシーを重視しなければならないという観点から，提供された精子・卵子・胚による生殖補助医療に関する職務上知り得た人の秘密を正当な理由なく漏洩することは，「生まれてくる子の福祉を優先する」という本専門委員会の基本的考え方に反し，また，医師以外の者も罰する必要があること

○ また，本専門委員会としては，上記により罰則を伴う法律によって規制するものを除き，Ⅲの1の「精子・卵子・胚の提供等による各生殖補助医療について」において述べた結論については，国民の幸福追求権と公共の福祉の観点を勘案し，また，規制の実効性を担保しつつ，規制の現実に対する柔軟性を確保する観点から，罰則を伴う法律によって規制することは適当ではなく，法律に基づく指針等規制の実効性を担保できる他の態様によって規制することが適当であるとの結論に達した。

(2)　条件整備
(a)　親子関係の確定

○ 以下の内容について，法律に明記する。
・提供された卵子・胚による生殖補助医療に

> ・より子を妊娠・出産した人を，その子の母とする。
> ・妻が夫の同意を得て，提供された精子・胚による生殖補助医療により妊娠・出産した子は，その夫の子とする。
> ・妻が提供された精子・胚による生殖補助医療により妊娠・出産した場合には，その夫の同意は推定される。
> ・精子・卵子・胚を提供した人は，当該精子・卵子・胚の提供の事実をもって，当該提供された精子・卵子・胚による生殖補助医療により生まれた子の父母とはされない。

○ 我が国においては，提供された精子・卵子・胚による生殖補助医療により生まれた子の親子関係の確定に関して，以下のような問題がある。

○ 民法第772条第1項は，「妻が婚姻中に懐胎した子は，夫の子と推定する」と規定しており，同法第774条，第775条及び第777条は，夫は子が嫡出であることの否認を訴えによってのみ行うことができ，当該否認の訴えは子の出生を知った時から1年以内に提起できる旨を規定している。

○ これらの規定により，妻が提供された精子・胚による生殖補助医療により妊娠・出産したその夫の遺伝的要素を受け継いでいない子であっても，その夫がその子の出生を知った時から1年を経過すれば，妻がその子を懐胎すべき時期に，既に夫婦が事実上離婚をして夫婦の実態が失われていたことが明らかであるなどの特段の事情がある場合を除き，その夫は嫡出否認の訴えを提起することはできなくなり，その子とその夫との父子関係は法的に確定する。

○ しかしながら，妻が提供された精子・胚による生殖補助医療により妊娠・出産した子については，その子がその夫の遺伝的要素を受け継いでいないため，その子の出生を知った時から1年以内に，その夫がその子の嫡出否認の訴えを提起することも考えられるところであるが，この場合には，たとえ妻が当該生殖補助医療により子を妊娠・出産することの同意をその夫から得ていたとしても，その夫が民法第776条による嫡出性の承認をしていない限り，その子の嫡出性が否認され，その子はその夫とは法律上の親子関係を有しないこととされる可能性がある。

○ また，母についても，非嫡出子の母子関係について「原則として，母の認知をまたず，分娩の事実により当然発生する」とする昭和37年4月27日の最高裁判決が存在しているが，この判決も子がその子を妊娠・出産した人の遺伝的要素を受け継いでいない場合について判示したものではなく，また，我が国においては，提供された卵子・胚による生殖補助医療により生まれた子とその子を妊娠・出産した人との法的関係の確定に関する明示の規定は存在しないことから，現行においては，提供された卵子・胚による生殖補助医療により生まれた子のように，その子を妊娠・出産した人の遺伝的要素を受け継いでいない子についても，その子を妊娠・出産した人が当然にその子の母とされるとは限らない。

○ さらに，民法第779条は「嫡出でない子は，その父又は母がこれを認知することができる」と規定していることから，この規定に基づき，提供された精子・卵子・胚による生殖補助医療のために精子・卵子・胚を提供した人が，当該生殖補助医療により生まれた子に嫡出推定が及んでいない場合には，自らの遺伝的要素を受け継いでいる当該生殖補助医療により生まれた子を認知することも考えられるところであるが，我が国においては，精子・卵子・胚を提供した人と当該提供された精子・卵子・胚による生殖補助医療により生まれた子との法的関係に関する明示の規定は存在していないことから，こうした場合に精子・卵子・胚を提供した人の認知が認められる可能性がある。

○ 以上のように，提供された精子・卵子・胚による生殖補助医療により生まれた子の親子関係の確定に関する法律の規定が十分に整備されていない現状においては，両者の同意の下で提供された精子・卵子・胚による生殖補助医療を受けた夫婦であっても当該生殖補助医療により生まれた子の父母とされるとは限らず，逆に当該生殖補助医療のために精子・卵子・胚を提供した人がその意思に関わらず，当該生殖補助医療により生まれた子の父母とされることもあり得る。

○ こうした現状においては，提供された精子・卵子・胚による生殖補助医療により生まれた子の法的地位は不安定なものと言わざるを得ず，そうした問題を解決することなく，当該生殖補助医療

の利用の幅だけを拡げていくことは、子の福祉の観点から大きな問題がある。
○ こうしたことから、前述したとおり、本専門委員会としては、現在、日本産科婦人科学会の会告で認められていない提供精子による体外受精、提供卵子による体外受精、提供胚の移植についても容認すべきとの結論に達したところであるが、その中でも述べているとおり、それらを容認するに当たっての前提条件として、生まれてくる子の福祉を確保するために、提供された精子・卵子・胚による生殖補助医療により生まれてくる子の親子関係の確定に関する法律の規定の整備が必要不可欠であると考えた。
○ この際、提供された精子・卵子・胚による生殖補助医療は、子を欲しながら不妊症のために子を持つことができない夫婦の希望に応えて行われるものであり、通常、当該生殖補助医療により生まれた子の親となる意思を持っているのは、当該生殖補助医療を受けた夫婦であり、当該生殖補助医療のために精子・卵子・胚を提供した人はその子の親となる意思を持っていないことから、当該生殖補助医療により生まれた子が当該精子・卵子・胚を提供した人の遺伝的要素を受け継いでいるとの理由だけで、当該精子・卵子・胚を提供した人を当該生殖補助医療により生まれた子の父母とすることは、子の福祉の観点からも、当該精子・卵子・胚を提供した人の意思の尊重の観点からも適当とは言えない。
○ また、提供された卵子・胚による生殖補助医療を受ける夫婦の妻は、当該生殖補助医療により生まれた子との間に遺伝的な繋がりこそ有するものではないが、その子を約10か月もの間自己の胎内において育てることにより、その子に対する母性を育み、その子に対する愛情を芽生えさせるものと考えられるところであるが、こうした妊娠による母性の確立の過程は、子の福祉の観点から極めて重要なものと考えられる。
○ こうした観点を踏まえ、本専門委員会としては、提供された精子・卵子・胚による生殖補助医療により子を妊娠・出産した人をその子の母とし、妻が当該生殖補助医療により子を妊娠・出産することに同意したその夫をその子の父とし、当該生殖補助医療のために精子・卵子・胚を提供した人は当該提供の事実をもって当該生殖補助医療により生まれた子の父母とはされない旨を法律に明記すべきとの結論に達したものである。
○ なお、提供された精子・卵子・胚による生殖補助医療については、妻が夫の書面による同意を得て行うこととするところであるが、定められた手続によらずに行われた場合についても、子の福祉の観点から、当該生殖補助医療により生まれた子の法的地位をできうる限り安定的なものとすることが必要である。
○ こうしたことから、妻が提供された精子・卵子・胚による生殖補助医療により子を妊娠・出産した場合には、その夫の同意は推定されることとしたものである。

(b) 出自を知る権利

> ○ 提供された精子・卵子・胚による生殖補助医療により生まれた子は、成人後、その子に係る精子・卵子・胚を提供した人に関する個人情報のうち、当該精子・卵子・胚を提供した人を特定することができないものについて、当該精子・卵子・胚を提供した人がその子に開示することを承認した範囲内で知ることができる。
> ○ 当該精子・卵子・胚を提供した人は、当該個人情報が開示される前であれば開示することを承認する自己の個人情報の範囲を変更できる。
> ○ 提供された精子・卵子・胚による生殖補助医療により生まれた子は、上記に関わらず、自己が結婚を希望する人と結婚した場合に近親婚とならないことの確認を求めることができる。

○ 自己が提供された精子・卵子・胚による生殖補助医療により生まれた子であるかについての確認を行い、当該生殖補助医療により生まれた子が、その子に係る精子・卵子・胚を提供した人に関する個人情報を知ることは、アイデンティティの確立などのために重要なものと考えられることから、そうした希望にできうる限り応えていくことが必要である。
○ しかしながら、提供された精子・卵子・胚による生殖補助医療により生まれた子が、その子に係る精子・卵子・胚を提供した人に関する個人情報のうち、当該精子・卵子・胚を提供した人がそ

の子に開示することを望まないものについても知ることができることとすれば，当該精子・卵子・胚を提供した人のプライバシーを守ることができなくなる。
○ また，提供された精子・卵子・胚による生殖補助医療により生まれた子が，その子に係る精子・卵子・胚を提供した人に関する個人情報を，当該精子・卵子・胚を提供した人を具体的に特定できる範囲まで知ることを認めることとすれば，Ⅲの1の(3)の(c)の「精子・卵子・胚の提供における匿名性の保持」のところで述べたように，その子や当該精子・卵子・胚を提供した人の家族関係等に悪影響を与える等の弊害の発生が予想されるところである。
○ さらに，提供された精子・卵子・胚による生殖補助医療により生まれた子とその子に係る精子・卵子・胚を提供した人の双方が同意している範囲内で，当該精子・卵子・胚を提供した人に関する個人情報が開示される場合であっても，当該開示によりその子と当該精子・卵子・胚を提供した人が受ける影響を事前に予測することは困難であり，開示した後ではいかようにも取り返しがつかない事態を招くおそれがあることにも留意する必要がある。
○ 特に，提供された精子・卵子・胚による生殖補助医療により生まれた子が，その子に係る精子・卵子・胚を提供した人に関する個人情報を，当該精子・卵子・胚を提供した人を具体的に特定できる範囲まで知ることを認めることとすれば，その子と当該精子・卵子・胚を提供した人が面会する等により顕名の関係を作ることが可能となるが，顕名の関係を作った後に，その子や当該精子・卵子・胚を提供した人がそれ以上相手方との関係を持つことを拒んだとしても，その子と当該精子・卵子・胚を提供した人との間に顕名の関係ができてしまっている以上，事実上それを拒むことは不可能となり，その子や当該精子・卵子・胚を提供した人の生活に多大な悪影響を及ぼす事態も想定されるところである。
○ また，提供された精子・卵子・胚による生殖補助医療により生まれた子が，その子に係る精子・卵子・胚を提供した人に関する個人情報を広範な範囲で知ることを認めた場合に起こり得るこうした弊害はひいては精子・卵子・胚の提供の減少を招きかねないものであり，提供された精子・卵子・胚による生殖補助医療の実施を実質的に困難にしかねないものである。
○ これらの観点を総合的に勘案して，本専門委員会としては，成人に達した人は，自己が提供された精子・卵子・胚による生殖補助医療により生まれた子であるかについての確認を求めることができることとし，また，当該生殖補助医療により生まれた子は，成人後，その子に係る精子・卵子・胚を提供した人に関する個人情報のうち，当該精子・卵子・胚を提供した人を特定することができないものについて，当該精子・卵子・胚を提供した人がその子に開示することを承認した範囲内で知ることができることとしたものである。
○ また，提供された精子・卵子・胚による生殖補助医療のために精子・卵子・胚を提供した人が，当該精子・卵子・胚の提供後に当該提供された精子・卵子・胚による生殖補助医療により生まれた子に開示することを承認した自己の個人情報の範囲の変更を求めることも考えられることから，当該個人情報が開示される前であれば当該精子・卵子・胚を提供した人は開示することを承認する個人情報の範囲を変更できることとしたものである。
○ さらに，自己が提供された精子・卵子・胚による生殖補助医療により生まれた子であるかについての確認を行い，当該生殖補助医療により生まれた子が，その子に係る精子・卵子・胚を提供した人に関する個人情報を知ることができる年齢については，自己が当該生殖補助医療により生まれてきたこと又は当該個人情報を知ることによる影響を十分に判断できる年齢であることが必要であることから，成人後としたものであるが，近親婚の発生を防止するため，提供された精子・卵子・胚による生殖補助医療により生まれた子が，自己が結婚を希望する人と結婚した場合に近親婚とならないことの確認を求める場合については，成人後であることを要しないこととしたものである。
○ なお，上述したように，精子・卵子・胚を提供した人に関する個人情報の開示により，当該提供された精子・卵子・胚による生殖補助医療により生まれた子と当該精子・卵子・胚を提供した人が受ける影響を事前に予測することは困難であり，

開示した後ではいかようにも取り返しがつかない事態を招くおそれがあることから，提供された精子・卵子・胚による生殖補助医療のために精子・卵子・胚を提供する人が自己の個人情報を開示することを承認する範囲を決定し，又は当該生殖補助医療により生まれた子がその子に係る精子・卵子・胚を提供した人の個人情報を知ることを希望する範囲を決定するに際しては，当該個人情報を開示すること又は知ることに伴い，それぞれに及ぶことが予想される影響についての十分な説明・カウンセリングが行われることが必要である。

(c) 提供された精子・卵子・胚による生殖補助医療の実施に関わる体制の整備

> ○ 各生殖補助医療の利用に関して，倫理的・法律的・技術的側面から検討を行い，必要な提言を行う公的審議機関を設ける。
> ○ 提供された精子・卵子・胚による生殖補助医療の実施に関する管理運営を行う公的管理運営機関を設ける。

○ 生殖補助医療のあり方の検討に当たっては，医療の観点のみならず，倫理面，法制面からの検討が必要となることが多いことから，それらの分野の専門家を参集し，提供された精子・卵子・胚による各生殖補助医療の実施に関する指針，当該生殖補助医療を行う医療施設の指定の基準の策定，新たな生殖補助医療技術が開発された際のその利用の是非等の生殖補助医療の利用に関して，倫理的・法律的・技術的側面から検討を行い，必要な提言を行う公的審議機関を設けることとしたものである。
○ また，本報告書の結論に基づき，提供された精子・卵子・胚による生殖補助医療の適正な実施を確保していくためには，当該生殖補助医療を行う医療施設から提出された当該生殖補助医療を受けた夫婦の同意書や当該生殖補助医療のために精子・卵子・胚を提供した人に関する個人情報の保存，当該生殖補助医療を行うすべての医療施設からの当該生殖補助医療に関する医療実績等の報告の徴収や徴収した報告の確認，当該報告に基づく統計の作成等の提供された精子・卵子・胚による生殖補助医療の実施に関する管理運営の業務を行う機関が必要となることから，そうした業務を行う公的管理運営機関を設けることとしたものである。

(d) 提供された精子・卵子・胚による生殖補助医療を行う医療施設の指定

> ○ 公的審議機関の意見を聴いて国が定める指定の基準に基づき，提供された精子・卵子・胚による生殖補助医療を行う医療施設として，国が指定した医療施設でなければ，当該生殖補助医療を行うことはできない。

○ 生殖補助医療は，生殖補助医療を受ける夫婦の妻や生殖補助医療のために卵子を提供する人に排卵誘発剤の投与による卵巣過剰刺激症候群等の副作用，採卵の際の卵巣，子宮等の損傷の危険性等の身体的リスクを与えるものであり，また，生殖補助医療の実施に際しては，生殖補助医療を受ける夫婦や生殖補助医療のために精子・卵子・胚を提供する人に適切なカウンセリングを受ける機会を与える必要があること等から，生殖補助医療を行う医療施設は，生殖補助医療を的確に行うために必要な一定水準以上の人材，施設・設備を有している医療施設であることが必要である。
○ また，提供された精子・卵子・胚による生殖補助医療は，「生まれてくる子の福祉を優先する」など本専門委員会において合意された6つの基本的考え方に照らして問題のない範囲内で行われるべきであること，子を欲しながら不妊症のために子を持つことができない夫婦に子を持てるようにする範囲で行われるべきであり，その便宜的な利用は認められるべきでないことから，本専門委員会としては，Ⅲの1の「精子・卵子・胚の提供等による各生殖補助医療について」で述べたとおり，当該生殖補助医療を受ける人や当該生殖補助医療のために精子・卵子・胚を提供する人などに関する厳しい条件を課した上で，AID，提供精子による体外受精，提供卵子による体外受精，提供胚の移植を認めることとしたところである。
○ その際，提供された精子・卵子・胚による生殖補助医療を受ける人又は当該生殖補助医療のた

めに精子・卵子・胚を提供する人が具体的にそうした条件に合致する人であるかの判断は、基本的には個々の当該生殖補助医療を行う医療施設がすることとなることから、当該生殖補助医療を行う医療施設は、そうした判断を適正かつ的確に行うことができる医療施設であることが必要である。
○ こうしたことから、提供された精子・卵子・胚による生殖補助医療の適正な実施を担保するため、公的審議機関の意見を聴いて国が定める指定の基準に基づき、当該生殖補助医療を行う医療施設として、国が指定した医療施設でなければ、当該生殖補助医療を行うことはできないこととしたものである。
○ なお、提供された精子・卵子・胚による生殖補助医療の適正な実施を担保するために、当該生殖補助医療を行う医療施設の指定に当たっては、実地調査を含めた厳正な審査を行うことが必要であり、また、指定後においても、定期的にその実施状況について監督を行うことが必要である。

Ⅳ 終わりに

○ 以上、29回にもわたる慎重な検討を経て、取りまとめられた本専門委員会としての「精子・卵子・胚の提供等による生殖補助医療のあり方について」の検討結果を報告したところであるが、本報告書の冒頭でも述べたとおり、提供された精子・卵子・胚による生殖補助医療に関する有効な規制等の制度の整備が急務となっている現状に鑑み、本専門委員会としては、今後の立法過程等における具体的な制度の整備に係る検討結果も踏まえ、本報告書における結論を実施するために必要な制度の整備が遅くとも3年以内に行われることを求めるものである。

従って、本報告書中のⅢの1の「精子・卵子・胚の提供等による生殖補助医療について」において容認することとされた各生殖補助医療については、AID以外は、上述した本報告書における結論を実施するために必要な制度の整備がなされるまで実施されるべきでない。
○ また、本専門委員会においては、親子関係の確定や商業主義等の観点から、その実施に当たって特に問題が生じやすい精子・卵子・胚の提供等による生殖補助医療について検討を行い、その検討結果を取りまとめたところであるが、本報告書における結論の中には、生殖補助医療を受ける夫婦に対する十分な説明の実施やカウンセリングを受ける機会の保障のように、生殖補助医療一般に関しても適用できるものが存在することから、他の形態の生殖補助医療についても、その適用が可能な範囲内で本報告書における結論にそった適切な対応がなされることが望まれる。
○ さらに、本報告書においては、提供された精子・卵子・胚による生殖補助医療を受ける夫婦や当該生殖補助医療のために精子・卵子・胚を提供する人及びその配偶者への専門団体等による認定等を受けた当該生殖補助医療に関する専門知識を持つ人によるカウンセリングを受ける機会の保障を提言したところであるが、そのために必要な専門団体等による認定制度等の創設や当該生殖補助医療に関する専門知識を持ったカウンセラーの養成ができるだけ早期に実現されることを希望する。
○ なお、本報告書においては、精子・卵子・胚の提供等による生殖補助医療のあり方の基本的な枠組みについて、本専門委員会としての検討結果を示したところであるが、その細部については、本専門委員会において検討しきれない部分も存在したことから、こうした点についても、別途更なる詳細な検討が行われることを希望する。
○ また、本専門委員会としては、生殖補助医療をめぐる様々な状況を総合的に勘案し、現時点における結論として、一定の条件のもとに、精子・卵子・胚の提供等による生殖補助医療を一定の範囲で容認することとしたものであるが、本報告書における結論を実施するために必要な制度が整備され、本専門委員会において容認するとの結論に達した提供された精子・卵子・胚による生殖補助医療の実施が開始されてから一定期間経過後に、その実施状況やその時点における国民世論等を勘案しつつ、精子・卵子・胚の提供等による生殖補助医療のあり方について必要な見直しが行われるべきと考える。
○ 特に、本専門委員会において、各委員の間に様々な意見が存在し、多くの議論がなされた「兄弟姉妹等からの精子・卵子・胚の提供」及び提供された精子・卵子・胚による生殖補助医療により

生まれた子の「出自を知る権利」については，上記の見直しに際して，再度，そのあり方について検討を行い，必要な見直しが行われることを希望する。
○　さらに，生殖補助医療の実施の過程で生成された胚の実験利用については，本専門委員会の検討の対象とはしなかったところであるが，生殖補助医療の過程で得られた胚の適正な利用，生殖補助医療に関する研究の適正な実施等の観点から，そうした問題についても検討がなされることが必要であると考えられることから，この問題についても，他の検討機関において別途検討がなされることが望まれる。

（別添）

多胎・減数手術について

1　生殖補助医療による多胎について
○　生殖補助医療技術による多胎は，排卵誘発法（排卵誘発剤の使用）を原因とするものと，体外受精を原因とするものがある。排卵誘発法による多胎は，排卵障害による不妊症の治療として，卵胞の成熟・排卵を促すホルモン（ゴナドトロピン等）を投与することにより，多数の卵胞が同時に成熟・排卵し，複数組の精子と卵子が受精することによって生じる。一方，体外受精による多胎は，妊娠率を高めることを目的として，複数個の受精卵を子宮に移植することにより，それらが複数個着床することによって生じる。
○　平成8年度厚生省心身障害研究「不妊治療のあり方に関する研究」（矢内原巧）によると，三胎については，体外受精を原因とするものが46.7％，排卵誘発法を原因とするものが43.2％，自然が8.5％，四胎については，体外受精を原因とするものが52.9％，排卵誘発法を原因とするものが41.2％，自然が3.9％，五胎については，体外受精を原因とするものが33.3％，排卵誘発法を原因とするものが66.7％，自然が0％となっている。
○　多胎妊娠は近年，増加傾向にあり，平成8年度厚生省心身障害研究「多胎妊娠の疫学」（今泉洋子）によると，平成7年の多胎児の出産率を昭和43年と比較すると，双子は1.3倍，三つ子は4.7倍，四つ子は26.3倍と上昇している。これは，生殖補助医療技術の普及によることが大きいと思われる。

2　多胎妊娠の危険性
○　多胎妊娠については，平成7年の日本産科婦人科学会周産期委員会報告によれば，胎児数が増加するにしたがって，出生体重が減少しており，双胎は2,153±703g，三胎は1,673±485g，四胎は1,203±359g，五胎は993±249g（平均±標準偏差）となっている。一方，流産率は胎児数が増加するにしたがって上昇し，双胎は1.7％，三胎は2.4％，四胎は15.0％，五胎は15.0％となっており，四胎以上が特に高くなっている。
○　22週以降の周産期死亡率（対出産1,000）は，胎児数が増加するにしたがって上昇し，双胎は75.0，三胎は75.3，四胎は102.9，五胎は125.0となっている。後遺症害については，出生1年以上経過したものをみると，双子は4.7％，三つ子は3.6％，四つ子は10.2％，五つ子は30.8％となっており，特に四つ子以上が大きくなっている。
　　後遺障害の内訳としては，脳性麻痺，精神発育障害，未熟児網膜症が多くなっている。
○　また，母体の合併症のり患率については，胎児数が増加するにしたがって上昇し，双胎は78.1％，三胎は84.1％，四胎は95.0％，5胎は100.0％となっている。
○　このように四胎以上の多胎妊娠については，母の合併症が増加し，児の予後が不良であるといえる。

3　減数手術
○　減数手術は，多胎による妊娠・出産のリスクを回避するためや多胎児を育てることに対する負担の回避等を目的としてはじめられたものであって，多胎妊娠に際して，一部の胎児を子宮内において死滅させる手術のことである。一般的には，胎児の心臓に塩化カリウムを注入することなどによって行われる。
○　減数手術の実施状況については，前出の「不妊治療のあり方に関する研究」の調査によれば，アンケート調査結果を得た195施設中，減数手術

は87例行われている。
実施施設数は15施設となっており，その多くは診療所である。
○ 減数手術は，母体内において胎児を死滅させる手術であるが，母体保護法の人工妊娠中絶の定義規定は，「人工妊娠中絶手術とは，胎児が，母体外において，生命を保続することのできない時期に，人工的に，胎児及びその附属物を母体外に排出することをいう」と定めていることから，母体保護法の定める術式に合致しない手術であるとの指摘がされている。
○ 減数される胎児の選び方について，障害の有無や男女により選別する例が諸外国でみられたことから倫理的な面での議論がなされるようになっている。

4 多胎・減数手術に対するこれまでの対応

○ 多胎・減数手術に対するこれまでの関係学会等の対応については，日本母性保護産婦人科医会は，平成5年，減数手術については，優生保護法（現母体保護法）上の人工妊娠中絶手術に該当せず，堕胎罪の適用を受ける可能性があるとの見解を公表している。
○ 日本産科婦人科学会は，平成8年2月に「多胎妊娠」に関する見解を公表し，生殖補助医療技術による多胎妊娠については，その防止を図ることでこの問題を根元から解決することを志向すべきとし，体外受精・胚移植においては移植胚数を原則として3個以内とし，また，排卵誘発に際してはゴナドトロピン製剤の周期あたりの使用量を可能な限り減量することを求めている。

5 生殖補助医療技術による多胎減数手術に関する基本的考え方

○ 胎児は人ではないが人の萌芽であり，その生命は尊重されなければならないことは言うまでもない。刑法の堕胎罪，母体保護法も胎児の生命の保護をその保護法益の一つとしている。
○ 生殖補助医療技術による多胎はある程度，防止することが可能である。体外受精による多胎は，通常，子宮に移植する受精卵の数以上にはならず，3個以上の胚移植については，移植する受精卵の数を増やしても妊娠率はそれほど上がらないことが分かっている。また，受精卵2個の移植でも相当の妊娠率が得られるという指摘もある。
○ 排卵誘発法による多胎についても，ゴナドトロピン製剤の使用法や周期あたりの使用量を可能な限り減量するなどの単一排卵率が高い排卵誘発法が開発されている。
○ こうしたことを踏まえると，生殖補助医療技術による多胎妊娠への対応は，多胎妊娠の防止により行われるべきであって，こうした防止の努力なくして多胎になった場合に減数手術により胎児の数を調整することは，胎児の生命の軽視といえ，認められるべきではない。
○ しかしながら，以下に述べるような多胎防止の措置を十分講じたとしても，現在の技術では，多胎を完全に防止することはできない。4胎以上の多胎妊娠は母の合併症が増加し，児の予後が不良であることを踏まえると，減数手術が許容される場合があると考えられる。

6 対応の方向性

(1) 体外受精において対応すべきこと

○ 体外受精による多胎妊娠は，子宮に移植する受精卵の数を調整することにより，確実に調整することができる。前で述べたとおり，(1)四胎以上の多胎妊娠は母の合併症が増加し，児の予後が極めて不良であること，(2)3個以上の受精卵の移植による妊娠率はそれほど移植数により変わらないこと，(3)移植胚数は2個でも相当の妊娠率が得られることを踏まえると，体外受精の際，子宮に移植する受精卵の数は，原則として，2個，受精卵や子宮の状況によっては3個以内に制限することが適当である。
○ 体外受精を行うに際しては，受精卵を複数個移植することによる多胎妊娠の危険について，患者に十分に説明するとともに，十分な情報提供と相談を行い，患者の許容し得る胎児数について把握する必要がある。その結果，患者が双子の出産を許容せず，あくまで単体出産を望む場合には，移植する受精卵の数を1個とする，一方，三胎出産する確実な意志があって医学的にも三胎出産に耐え得ると考えられる場合には，移植する受精卵の数を3個とするといった調整をリプロダクティブヘルス／ライツの観点を踏まえ，行う必要があ

る。

(2) 排卵誘発法において対応すべきこと
○ 排卵誘発法については，多胎妊娠の危険があるばかりではなく，卵巣過剰刺激症候群を引き起こす可能性もあり，十分な技術を持った医師が慎重に実施する必要がある。
○ 排卵誘発法を行うに際しては，排卵誘発法による多胎妊娠の危険について，患者に十分に説明するとともに，十分な情報提供と相談を行い，患者が多胎妊娠を許容しない場合には，リプロダクティブヘルス／ライツの観点も踏まえ，それを使用すべきではない。
○ 排卵誘発法については，いまだ完全な多胎防止策が確立されていないことから，この分野の研究を行政，関係学会等が積極的に推進する必要がある。また，単一排卵誘発法の普及を図る必要がある。

(3) 減数手術について
○ 減数手術については，母体保護法の人工妊娠中絶の定義規定に該当する術式ではないとの指摘があるが，減数手術は確かに母体内において胎児を死滅させるものであり，分娩と同時に母体外に排出されるといっても，それは人工的に排出されるとはいえず，また，優生保護法制定時に減数手術のような手術が想定されていないことを考えると，その指摘は適当であると考える。
○ 減数手術については，前述したとおり，原則としては，行われるべきではないため，母体保護法の改正により，人工妊娠中絶の規定を改める必要はないのではないか。

なお，規定の解釈や見直しを含めて検討すべきとの意見もある。
○ しかしながら，多胎妊娠の予防措置を講じたのにも関わらず，やむを得ず多胎（四胎以上，やむを得ない場合にあっては三胎以上）となった場合には，母子の生命健康の保護の観点から，実施されるものについては，認められ得るものと考える。
○ 減数手術の適応と内容については母子の生命保護の観点から個別に慎重に判断すべきものと考える。
○ 遺伝子診断や性別診断等によって減数児の選別を行ってはならない。
○ 減数手術についても，塩化カリウムの投与を誤って母体に行う可能性があるなど危険を伴うものであることから，十分な技術を持った医師により行われる必要がある。
○ また，減数手術については，全部の胎児が失われる可能性があるなどの説明を十分行い，同意を得る必要がある。

7　行政，関係学会が行うべきこと
○ 以上述べたように，生殖補助医療技術による多胎妊娠の防止対策が，適切に実施され，減数手術の実施条件が厳格に守られるためには，行政又は学会において，これをルール化することが必要である。
○ 行政又は関係学会が，このような実施体制が整備されている医療施設を認定し，登録させ，これらの実施を登録医療施設に制限し，多胎の原因及び減数手術の理由について報告させるなど，これらのルールが適切に守られる体制を構築する必要がある。

2 精子・卵子・胚の提供等による生殖補助医療制度の整備に関する報告書

平成15年4月28日
厚生科学審議会生殖補助医療部会

I　はじめに

1　生殖補助医療に関する検討を必要とした背景

○　昭和58年の我が国における最初の体外受精による出生児の報告，平成4年の我が国における最初の顕微授精による出生児の報告をはじめとした近年における生殖補助医療技術の進歩は著しく，不妊症（生殖年齢の男女が子を希望しているにもかかわらず，妊娠が成立しない状態であって，医学的措置を必要とする場合をいう。以下同じ。）のために子を持つことができない人々が子を持てる可能性が拡がってきており，生殖補助医療は着実に広まっている。

○　平成11年2月に，厚生科学研究費補助金厚生科学特別研究「生殖補助医療技術に対する医師及び国民の意識に関する研究班」（主任研究者：矢内原巧昭和大学教授，分担研究者：山縣然太朗山梨医科大学助教授）が実施した「生殖補助医療技術についての意識調査」の結果を用いた推計によれば，284,800人が何らかの不妊治療を受けているものと推測されている。

○　また，日本産科婦人科学会では，昭和61年3月より，体外受精等の臨床実施について登録報告制を設けているが，同学会の報告によれば，平成11年中のそれらを用いた治療による出生児数は11,929人に達し，これまでに総数で59,520人が誕生したとされている。

○　このように，我が国において，生殖補助医療が着実に広まっている一方，近年，以下のような問題点も顕在化してきた。

・これまで，我が国においては，生殖補助医療について法律による規制等はなされておらず，日本産科婦人科学会を中心とした医師の自主規制の下で，人工授精や夫婦の精子・卵子を用いた体外受精等が限定的に行われてきたが，学会所属の医師が学会の会告に反する生殖補助医療を行ったことを明らかにした事例に見られるように，専門家の自主規制として機能してきた学会の会告に違反する者が出てきた。

・夫の同意を得ずに実施されたAID（提供された精子による人工授精）により出生した子について，夫の嫡出否認を認める判決が出されるなど，精子の提供等による生殖補助医療により生まれた子の福祉をめぐる問題が顕在化してきた。

・精子の売買や代理懐胎の斡旋など商業主義的行為が見られるようになってきた。

○　このように，我が国においては，生殖補助医療が急速な技術進歩の下，社会に着実に広まっている一方，それを適正に実施するための制度が現状では十分とは言えず，生殖補助医療をめぐり発生する様々な問題に対して適切な対応ができていないため，生殖補助医療を適正に実施するための制度について社会的な合意の形成が必要であるとの認識が広まっている。

2　生殖補助医療技術に関する専門委員会における基本的事項の検討経緯

○　こうした背景を踏まえ，平成10年10月21日に，厚生科学審議会先端医療技術評価部会の下に，「生殖補助医療技術に関する専門委員会」（以下「専門委員会」という。）が設置され，この問題を幅広く専門的立場から集中的に検討することとされた。

○　生殖補助医療のあり方については，医療の問題のみならず，倫理面，法制面での問題も多く含んでいることから，専門委員会においては，医学，看護学，生命倫理学，法学といった幅広い分野の専門家を委員として検討が行われた。

○　また，この問題は国民生活にも大きな影響を与えるものであり，広く国民一般の意見を聞くことも求められることから，専門員会においては，宗教関係者，患者，法律関係者，医療関係者等の有識者から5回にわたるヒアリングを行い，また，一般国民等を対象として平成11年2月に行われた「生殖医療技術についての意識調査」の結果も踏まえ，この問題に関する慎重な検討が行われた。

○　さらに，生殖補助医療をめぐる諸外国の状況を把握するために，平成11年3月には，イギリス，

ドイツ等ヨーロッパにおける生殖補助医療に係る有識者からの事情聴取，平成12年9月には，イギリスにおいて生殖補助医療に係る認可，情報管理等を管轄するHFEA（ヒトの受精及び胚研究に関する認可庁）の責任者との意見交換が行われた。
○ なお，生殖補助医療には，夫婦の精子・卵子・胚のみを用いるものと提供された精子・卵子・胚を用いるものがあり，また，人工授精，体外受精，胚の移植，代理懐胎等様々な方法が存在しているところである。AID，提供された精子による体外受精，提供された卵子による体外受精，提供された胚の移植，代理懐胎（代理母，借り腹）といった精子・卵子・胚の提供等による生殖補助医療のあり方については，その実施に当たって，夫婦以外の第三者の精子・卵子・胚を用いることとなることや妻以外の第三者が子を出産することから，親子関係の確定や商業主義等の観点から問題が生じやすいため，専門委員会において，これらを適正に実施するために必要な規制等の制度の整備等を行う観点から検討が行われた。
○ 専門委員会は，2年2か月，計29回にも及ぶ長期にわたる慎重な検討を行い，平成12年12月に専門委員会としての精子・卵子・胚の提供等による生殖補助医療のあり方についての見解を「精子・卵子・胚の提供等による生殖補助医療のあり方についての報告書」（以下「専門委員会報告」という）としてとりまとめた。
○ 専門委員会報告は，インフォームド・コンセント，カウンセリング体制の整備，親子関係の確定のための法整備等の必要な制度整備が行われることを条件に，代理懐胎を除く提供された精子・卵子・胚による生殖補助医療の実施を認めるという内容であったが，同時に，その内容は精子・卵子・胚の提供等による生殖補助医療のあり方の基本的な枠組みについて検討結果を示すにとどまるものであって，その細部については検討しきれていない部分も存在したことから，こうした点について，別途更なる詳細な検討が行われることを希望するものであった。

3　生殖補助医療部会における制度整備の具体化ための検討経緯

○ 精子・卵子・胚の提供等による生殖補助医療のあり方の具体化に関する更なる検討を指摘した専門委員会報告を踏まえ，平成13年6月11日に専門委員会報告の内容に基づく制度整備の具体化のための検討を行うことを目的として厚生科学審議会の下に生殖補助医療部会が設置された。
○ 専門委員会は，医学（産婦人科），看護学，生命倫理学，法学の専門家により構成されていたが，本部会においては，小児科，精神科，カウンセリング，児童・社会福祉の専門家や医療関係，不妊患者の団体関係，その他学識経験者も委員として加わり，より幅広い立場から検討を行った。
○ 審議に当たっては，諸外国における生殖補助医療の状況や生殖補助医療における精神医学，心理カウンセリング，遺伝カウンセリング等も含め，生殖補助医療について有識者から5回にわたるヒアリングを行い，また，一般国民を対象として平成15年1月に行われた「生殖補助医療技術についての意識調査」（主任研究者　山縣然太朗　山梨大学教授）の結果も踏まえ，1年9ヶ月，計27回にわたり，この問題に対する慎重な検討を行った。
○ 審議の進め方として，専門委員会においても議事録を公開していたところであるが，本部会においては，より国民に開かれた審議を進めるため，審議も公開で行った。また，国民の意見をインターネットなどを通じて常時募集したほか，平成15年1月には，それまでの議論を中間的にとりまとめた検討結果についても意見を募集し，提出された意見についてはその都度部会で配布し，審議の素材とした。
○ 本部会においては，専門委員会報告の内容を基にその具体的な制度整備について議論がなされたが，具体化の議論に当たっては，前提となる専門委員会報告の内容自体についても再度検討しており，中には出自を知る権利の内容のように専門委員会報告と異なる結論となった箇所もある。こうした箇所については，結論に至る考え方も含めて本論において説明を行っている。
○ なお，精子・卵子・胚の提供等により生まれた子についての民法上の親子関係を規定するための法整備については，平成13年2月16日に法務大臣の諮問機関である法制審議会の下に生殖補助医療関連親子法制部会が設置され，本部会の検討状況を踏まえ，現在，審議が継続されているところ

である。

Ⅱ　意見集約に当たっての基本的考え方

○　精子・卵子・胚の提供等による生殖補助医療のあり方に関する意見集約に当たっては，様々な価値観の間で個々の検討課題に則した調整が必要となるが，専門委員会においては，以下の考え方を基本的な考え方として検討が行われた。

○　本部会においても，様々な立場から議論を行い，検討課題の一つ一つについて慎重な議論を進めたが，検討の前提となる基本的な考え方としては専門委員会において合意された考え方を統一的な認識として踏襲している。

> ・生まれてくる子の福祉を優先する。
> ・人を専ら生殖の手段として扱ってはならない。
> ・安全性に十分配慮する。
> ・優生思想を排除する。
> ・商業主義を排除する。
> ・人間の尊厳を守る。

Ⅲ　本　　論

○　本部会においては精子・卵子・胚の提供等による生殖補助医療制度の整備について慎重な検討を行い，その結果，以下のような結論に達した。

○　専門委員会報告で述べられていた部分のうち，本部会での検討のベースになった主要事項については，一部修正された事項を除き，本論で再録しており，再録していない部分についてもその考え方を継承するものである。

1　精子・卵子・胚の提供等による生殖補助医療を受けることができる者の条件

(1)　精子・卵子・胚の提供等による生殖補助医療を受けることができる者共通の条件

> 子を欲しながら不妊症のために子を持つことができない法律上の夫婦に限ることとし，自己の精子・卵子を得ることができる場合には精子・卵子の提供を受けることはできない。
> 加齢により妊娠できない夫婦は対象とならない。

○　生命倫理の観点から，人為的に生命を新たに誕生させる技術である生殖補助医療の利用はむやみに拡大されるべきではなく，生殖補助医療を用いなくても妊娠・出産が可能であるような場合における生殖補助医療の安易な利用は認められるべきではないことから，精子・卵子・胚の提供等による生殖補助医療を受けることができる人を，子を欲しながら不妊症のために子を持つことができない人に限ることとする。

○　精子・卵子・胚の提供等による生殖補助医療は，それによらなければ子を持つことができない場合のみに限られるべきであることから，受精及び妊娠可能な自己の精子・卵子を得ることができる場合には，精子・卵子の提供を受けることはできないこととする。

○　なお，「自己の精子・卵子を得ることができる」ことの具体的な判定については，医師が専門的見地より行うべきものであることから，医師の裁量とするが，授精及び妊娠する可能性がないと考えられる精子・卵子しか得ることができない場合は，上記の「精子・卵子の提供によらなければ子を持つことができない場合」に当てはまるものと考えられることから，「自己の精子・卵子を得ることができる」とは判断できないものと考えられる。

　　こうしたことを含め，実施に当たって医師が考慮すべき基準を国が法律に基づく指針として示すこととし，その具体的な内容は，精子・卵子・胚ごとに設けることとする。

○　法律上の夫婦以外の独身者や事実婚のカップルの場合には，生まれてくる子の親の一方が最初から存在しない，生まれてくる子の法的な地位が不安定であるなど生まれてくる子の福祉の観点から問題が生じやすいことから，精子・卵子・胚の提供等による生殖補助医療を受けることができる人を，法律上の夫婦に限ることとしたものである。

○　また，加齢により妊娠できない夫婦については，その妊娠できない理由が不妊症によるものでないということのほかに，高齢出産に伴う危険性や子どもの養育の問題などが生じることが考えられるため，精子・卵子・胚の提供等による生殖補

助医療の対象とはしないこととする。
○「加齢により妊娠できない」ことの判定については，医師が専門的見地より行うべきものであることから，医師の裁量とする。

　ただし，実施に当たって医師が考慮すべき基準を国が法律に基づく指針として示すこととし，具体的には，自然閉経の平均年齢である50歳ぐらいを目安とすることとし，それを超えて妊娠できない場合には，「加齢により妊娠できない」とみなすこととする。

(2) 精子・卵子・胚の提供等による生殖補助医療の施術別の適用条件

○ 精子・卵子・胚の提供により生まれた子については，借り腹の場合を除き，生殖補助医療を受ける夫婦の両方またはいずれか一方の遺伝的要素が受け継がれないことから，親子の遺伝的な繋がりを重視する血縁主義的な立場からは，生殖補助医療を用いてそうした子をもうけることがまず問題とされるところである。
○ しかしながら，この点に関しては，我が国の民法においても，嫡出推定制度や認知制度にみられるように必ずしも血縁主義が貫徹されているわけではなく，また，実親子関係とは別に養親子関係も認められている。
○ また，我が国において，AIDは昭和24年のそれによる最初の出生児の誕生以来，既に50年以上の実績を有し，これまでに1万人以上のAIDによる出生児が誕生していると言われているが，AIDによる出生児が父親の遺伝的要素を受け継いでいないことによる大きな問題の発生はこれまで報告されていない。
○ こうしたことから，親子の遺伝的な繋がりを重視する血縁主義的な考え方は，絶対的な価値観ではなく，それを重視するか否かは専ら個人の判断に委ねられているものと考えられ，また，精子・卵子・胚の提供等による生殖補助医療により生まれてくる子が父母の両方またはいずれか一方の遺伝的要素を受け継がないということのみをもって，当該生殖補助医療が子の福祉に反するとは言えないことから，各々の生殖補助医療そのものの妥当性の判断基準とするのは適当ではないと考えた。

1 厚生省／厚生労働省

(a) AID（提供された精子による人工授精）

> 精子の提供を受けなければ妊娠できない夫婦のみが，提供された精子による人工授精を受けることができる。

○ AIDについては，安全性など6つの基本的考え方に照らして特段問題があるものとは言えないことから，これを容認することとする。
○ なお，精子・卵子・胚の提供等による生殖補助医療は，子を欲しながら不妊症のために子を持つことができない夫婦に子を持てるようにする範囲で行われるべきであり，その安易な利用は認められるべきでないことから，AIDを受けることができる人を「精子の提供を受けなければ妊娠できない夫婦のみ」に限定することとする。
○「精子の提供を受けなければ妊娠できない」ことの具体的な判定については，専門的見地より行うべきものであることから，医師の裁量とする。

　ただし，実施に当たって医師が考慮すべき基準を国が法律に基づく指針として示すこととし，その具体的な内容としては，夫に精子提供を受ける医学的理由があり（別紙1「精子の提供を受けることができる医学的な理由」参照），かつ，妻に明らかな不妊原因がないか，あるいは治療可能である場合であることとする。

(b) 提供された精子による体外受精

> 女性に体外受精を受ける医学上の理由があり，かつ精子の提供を受けなければ妊娠できない夫婦に限って，提供された精子による体外受精を受けることができる。

○ 提供された精子による体外受精については，安全性など6つの基本的考え方に照らして特段問題があるものとは言えないことから，これを容認することとする。
○ なお，女性に体外受精を受ける医学上の理由がなければ，体内で受精を行う，より安全な技法であるAIDを実施することが適当であり，また，精子・卵子・胚の提供等による生殖補助医療は，子を欲しながら不妊症のために子を持つことがで

きない夫婦に子を持てるようにする範囲で行われるべきであり，その安易な利用は認められるべきでないことから，提供された精子による体外受精を受けることができる人を「女性に体外受精を受ける医学上の理由があり，かつ精子の提供を受けなければ妊娠できない夫婦」に限定することとする。

○「女性に体外受精を受ける医学上の理由がある」こと及び「精子の提供を受けなければ妊娠できない」ことの具体的な判定については，専門的見地より行うべきものであることから，医師の裁量とする。

ただし，実施に当たって医師が考慮すべき基準を国が法律に基づく指針として示すこととし，その具体的な内容としては，夫に精子提供を受ける医学的理由があり（別紙1「精子の提供を受けることができる医学的な理由」参照），かつ，妻に卵管性不妊症や免疫性不妊症などの体外受精を受ける医学的理由がある場合か，AIDを相当回数受けたが妊娠に至らなかった場合のいずれかの場合であることとする。

○ なお，安全性の観点等により，より自然に近い受精方法が望ましいことから，提供された精子による卵細胞質内精子注入法（ICSI：顕微授精）により体外受精が行われるのは，提供された精子による通常の体外受精・胚移植では妊娠できないと医師によって判断された場合に限ることとする。

(c) 提供された卵子による体外受精

> 卵子の提供を受けなければ妊娠できない夫婦に限って，提供された卵子による体外受精を受けることができる。

○ 提供された卵子による体外受精は，卵子の採取のために，卵子の提供者に対して排卵誘発剤投与，経腟採卵法等の方法による採卵針を用いた卵子の採取等を行う必要があり，提供された卵子による体外受精を希望する当事者以外の第三者である卵子の提供者に対して排卵誘発剤の投与による卵巣過剰刺激症候群等の副作用，採卵の際の卵巣，子宮等の損傷の危険性等の身体的危険性を常に負わせるものである。

○ このため，提供された卵子による体外受精は，身体的危険性を負う人が当事者に限られる提供された精子による体外受精とは，提供者に与える危険性という観点から本質的に異なるものである。

○「安全性に十分配慮する」という基本的考え方に照らせば，精子・卵子・胚の提供等による生殖補助医療を行うに当たっては，当該生殖補助医療を行うために精子・卵子・胚の提供等を行う人にいたずらに身体的危険性を負わせてはならず，本部会においても医学的な面から安全性について十分な議論を重ねたところである。

○ これらを踏まえ，安全性の原則と卵子の提供者が負う危険性との関係については，第三者が不妊症により子を持つことができない夫婦のためにボランティアとして卵子の提供を行う場合のように，卵子の提供の対価の供与を受けることなく行われるなど，他の基本的考え方に抵触しない範囲内で，卵子の提供者自身が卵子の提供による危険性を正しく認識し，それを許容して行う場合についてまで卵子の提供を一律に禁止するのは適当ではないことから，これを容認する。

○ なお，精子・卵子・胚の提供等による生殖補助医療は，子を欲しながら不妊症のために子を持つことができない夫婦に子を持てるようにする範囲で行われるべきであり，その安易な利用は認められるべきでないことから，提供された卵子による体外受精を受けることができる人を「卵子の提供を受けなければ妊娠できない夫婦」に限定することとする。

○「卵子の提供を受けなければ妊娠できない」ことの具体的な基準は，専門的見地から行うべきものであることから，医師の裁量とする。

ただし，実施に当たって医師が考慮すべき基準を国が法律に基づく指針として示すこととし，その具体的な内容としては，妻に妊娠の継続が可能な子宮があり，かつ，臨床的診断として自己の卵子が存在しない場合や存在しても事実上卵子として機能しない場合などの卵子の提供を受ける医学的な理由がある場合（別紙2「卵子の提供を受けることができる医学的な理由」参照）に限ることとする。

○ なお，安全性の観点等により，より自然に近い受精方法が望ましいことから，提供された卵子

による卵細胞質内精子注入法（ICSI：顕微授精）により体外受精が行われるのは，提供された卵子による通常の体外受精・胚移植では妊娠できないと医師によって判断された場合に限ることとする。

(d) 提供された胚の移植

> 　子の福祉のために安定した養育のための環境整備が十分になされることを条件として，胚の提供を受けなければ妊娠できない夫婦に対して，最終的な選択として提供された胚の移植を認める。
> 　ただし，提供を受けることができる胚は，他の夫婦が自己の胚移植のために得た胚に限ることとし，精子・卵子両方の提供によって得られる胚の移植は認めない。
> 　なお，個別の事例ごとに，実施医療施設の倫理委員会及び公的管理運営機関の審査会にて実施の適否に関する審査を行う。

○ 提供された胚の移植については，提供された胚による子は，養育することとなる提供を受ける夫婦の両方の遺伝的要素が受け継がれないことから，親子の遺伝的な繋がりを重視する血縁主義的な立場からは慎重な意見があるところである。
○ しかし，Ⅲ1(2)「精子・卵子・胚の提供等による生殖補助医療の施術別の適用条件」にあるように，精子・卵子・胚の提供等による生殖補助医療により生まれてくる子が父母の両方の遺伝的要素を受け継がないということのみをもって，当該生殖補助医療が子の福祉に反するとは言えないと考えられることから，各々の生殖補助医療そのものの妥当性の判断基準とするのは適当ではなく，生まれた子の福祉のために安定した養育のための環境が十分に整備され，子の福祉が担保された場合においては，移植できる胚を他の夫婦が自己の胚移植のために得た胚であって，当該夫婦が使用しないことを決定したものに限定した場合，安全性など6つの基本的考え方に照らして必ずしも問題があるとは言えないことから，こうした胚に限り，胚の移植を容認することとする（以後，「胚」とは，夫婦が自己の胚移植のために自己の精子・卵子を使用して得た胚でないことが文脈上明らかである場合を除き，「他の夫婦が自己の胚移植のために得た胚であって，当該夫婦が使用しないことを決定したもの」のことを言う）。
○ なお，本部会の議論においては，現状において，生まれた子の安定した養育のための環境整備が不十分であるので，当分の間，提供された胚の移植は認めないという意見もあったところである。
○ また，専門委員会報告においては，胚の提供が十分に行われないことも考えられることから，胚の提供を受けることが困難な場合に限り，例外として，「精子・卵子両方の提供を受けて得られた胚の移植を認める」とされていた。
○ しかし，不妊症のために子を持つことができない夫婦が子を持つためとはいえ，愛情を持った夫婦が子を持つために得た胚ではなく，匿名関係にある男女から提供された精子と卵子によって新たに作成された胚については，夫婦間の胚に比して，生まれてくる子がより悩み苦しみ，アイデンティティの確立が困難となることが予想されるところである。
○ さらに，匿名関係にある男女から提供された精子と卵子によって新たに胚を作成することは，生命倫理上問題があるとの意見もあった。
○ このため，本部会では，精子・卵子両方の提供によって得られる胚の移植は，認めないこととする。
○ なお，精子・卵子・胚の提供等による生殖補助医療は，子を欲しながら不妊症のために子を持つことができない夫婦に子を持てるようにする範囲で行われるべきであり，その安易な利用は認められるべきでないことから，胚の移植を受けることができる人を原則として「胚の提供を受けなければ妊娠できない夫婦」に限定することとする。
○「胚の提供を受けなければ妊娠できない」ことの具体的な判定は，専門的見地より行うべきものであることから，医師の裁量とする。
　ただし，実施に当たって医師が考慮すべき基準を国が法律に基づく指針として示すこととし，その具体的な内容としては，男性に精子の提供を受ける医学上の理由があり（別紙1「精子の提供を受けることができる医学的な理由」参照），かつ女性に卵子の提供を受ける医学上の理由がある（別紙2「卵子の提供を受けることができる医学的な理由」参照）こととする。

○ Ⅲ 5(3)「実施医療施設における倫理委員会」で述べるように，精子・卵子・胚の提供等による生殖補助医療については，個々の症例について実施医療施設の倫理委員会において実施の適否が審査されることとなるが，提供された胚による生殖補助医療については，提供を受ける夫婦のいずれの遺伝的要素も受け継がない子が誕生することとなることから，これに加え，個別の症例ごとに，公的管理運営機関の審査会にて，提供を受ける夫婦が子どもを安定して養育することができるかなどの観点から実施の適否を審査することとした。

○ なお，卵子の提供を受けなければ妊娠できない夫婦であって，卵子の提供を受けることが困難な場合において，提供された胚の移植を受けることについては，当分の間，認めないこととするが，この件については将来再検討を行うものとする。

(e) 提供された卵子を用いた細胞質置換及び核置換の技術

> 提供された卵子と提供を受ける者の卵子の間で細胞質置換や核置換が行われ，その結果得られた卵子は，遺伝子の改変につながる可能性があるので，当分の間，生殖補助医療に用いることは認めない。

○ 不妊の女性側の原因の一つとしては，卵子の質の低下があるとされているが，卵子の質の低下を改善するために，現在，提供された卵子から細胞質を採取して質が低下した卵子に注入する細胞質置換や，提供された卵子から当該卵子の核を取り出して代わりに質が低下した卵子の核を埋め込む核置換といった方法により，受精しやすい卵子を新しく作る方法が考えられているところである。

○ これらの方法は，卵子の質の低下のために不妊となっている夫婦に対して将来的に治療に用いることができる可能性があるものの，遺伝子の改変の可能性が否定できないなど，安全性についての科学的な知見が十分集積していないことから，こうした技術を用いた卵子を用いて生殖補助医療を行うことは当分の間認めないこととする。

○ なお，安全性についての科学的知見が十分集積した際には，その安全性や有益性等の観点から十分な検討を行った上で，改めて実施の是非を検討することが妥当と考える。

(f) 代理懐胎（代理母・借り腹）

> 代理懐胎（代理母・借り腹）は禁止する。

○ 代理懐胎には，妻が卵巣と子宮を摘出した等により，妻の卵子が使用できず，かつ妻が妊娠できない場合に，夫の精子を妻以外の第三者の子宮に医学的な方法で注入して妻の代わりに妊娠・出産してもらう代理母（サロゲートマザー）と，夫婦の精子と卵子は使用できるが，子宮摘出等により妻が妊娠できない場合に，夫の精子と妻の卵子を体外受精して得た胚を妻以外の第三者の子宮に入れて，妻の代わりに妊娠・出産してもらう借り腹（ホストマザー）の2種類が存在する。

○ 両者の共通点は，子を欲する夫婦の妻以外の第三者に妊娠・出産を代わって行わせることにあるが，これは，第三者の人体そのものを妊娠・出産のために利用するものであり，「人を専ら生殖の手段として扱ってはならない」という基本的考え方に反するものである。

○ また，生命の危険さえも及ぼす可能性がある妊娠・出産による多大な危険性を，妊娠・出産を代理する第三者に，子が胎内に存在する約10か月もの間，受容させ続ける代理懐胎は，「安全性に十分配慮する」という基本的考え方に照らしても容認できるものではない。

○ さらに，代理懐胎を行う人は，精子・卵子・胚の提供者とは異なり，自己の胎内において約10か月もの間，子を育むこととなることから，その子との間で，通常の母親が持つのと同様の母性を育むことが十分考えられるところであり，そうした場合には現に一部の州で代理懐胎を認めているアメリカにおいてそうした実例が見られるように，代理懐胎を依頼した夫婦と代理懐胎を行った人との間で生まれた子を巡る深刻な争いが起こり得ることが想定され，「生まれてくる子の福祉を優先する」という基本的考え方に照らしても望ましいものとは言えない。

○ このように，代理懐胎は，人を専ら生殖の手段として扱い，また，第三者に多大な危険性を負

わせるものであり，さらには，生まれてくる子の福祉の観点からも望ましいものとは言えないものであることから，これを禁止するべきとの結論に達した。
○ なお，代理懐胎を禁止することは幸福追求権を侵害するとの理由や，生まれた子をめぐる争いが発生することは不確実であるとの理由等から反対であるとし，将来，代理懐胎について，再度検討するべきだとする少数意見もあった。

(3) 子宮に移植する胚の数の条件

> 体外受精・胚移植または提供された胚の移植に当たって，1回に子宮に移植する胚の数は，原則として2個とし，移植する胚や子宮の状況によっては医師の裁量によって3個までとする。

○ 多胎妊娠が母体に与える危険性などを考慮して，体外受精・胚移植または提供された胚の移植に当たって，1回に子宮に移植する胚の数は，原則として2個とし，移植する胚や子宮の状況によっては，3個までとしたものである（1（別添）多胎・減数手術について参照）。

その危険性などの判断は専門的見地より行われるべきものであることから，医師の裁量とする。

2 精子・卵子・胚の提供を行うことができる者の条件

(1) 提供者の年齢及び自己の子どもの有無

> 精子を提供できる人は，満55歳未満の成人とする。
> 卵子を提供できる人は，既に子のいる成人に限り，満35歳未満とする。ただし，自己の体外受精のために採取した卵子の一部を提供する場合には，卵子を提供する人は既に子がいることを要さない。

○ 加齢と精子の異常の発生率との関係については必ずしも明確にはなっていないが，それを示唆する研究もある。このため，精子の提供者に一定の年齢要件を課すことが必要であり，生殖活動を行う一般的な年齢を考慮しても妥当なものと考えられる満55歳未満を精子の提供者の年齢要件とした。
○ 卵子を提供できる人については，卵子の採取に伴う排卵誘発剤の投与による副作用，採卵の際の卵巣，子宮等の損傷等により卵子の提供者自身が不妊症となるおそれがないとは言えないため，原則として既に子のいる人に限ることとする。
○ ただし，自己の体外受精のために採取した卵子の一部を提供する場合には，卵子の提供者が当該卵子の提供により上記のような身体的危険性を新たに負うものではないことから，卵子の提供者は既に子がいることを要さないこととする。
○ また，卵子の提供者が満35歳以上の場合には，卵子の異常等の理由から，妊娠率が低下し，流産率が増えることが予想されること等から，卵子の提供者の年齢要件を満35歳未満とする。

(2) 同一の者からの卵子提供の回数制限，妊娠した子の数の制限

> 同一の人からの採卵の回数は3回までとする。
> 同一の人から提供された精子・卵子・胚による生殖補助医療を受けた人が妊娠した子の数が10人に達した場合には，以後，その者の精子・卵子・胚を当該生殖補助医療に使用してはならない。

○ 卵子の採取に伴う排卵誘発剤の投与による副作用，採卵の際の卵巣，子宮等の損傷等により卵子の提供者自身が不妊症となるおそれがないとは言えないため，同一の人からの採卵の回数は3回までとする。
○ Ⅲ3(4)の「近親婚とならないための確認」でも述べるとおり，近親婚の発生を防止するため，精子・卵子・胚の提供により生まれた子等は，自らが希望する人と結婚した場合に近親婚とならないことの確認を求めることができることとするが，同一の人からの提供により生まれた子の数が増えれば，近親のカップルが発生する可能性が高くなる。
○ 近親のカップルが発生する可能性を抑えつつ，生殖補助医療に利用可能な精子・卵子・胚の確保の観点も踏まえ，イギリスの例も参考とし，同一

の人から提供された精子・卵子・胚による生殖補助医療を受けた人が妊娠した子の数が10人に達した場合には，以後，その者の精子・卵子・胚を使用してはならないこととする。
○ なお，提供された精子・卵子・胚を使用して第1子が生まれたのち，提供された精子・卵子・胚の残りを第2子以降のために使用することについては，上記の条件に反しない範囲で認めることとする。

(3) 提供者の感染症及び遺伝性疾患の検査

> 提供された精子・卵子・胚の採取，使用に当たっては，当該精子・卵子・胚からのHIV等の感染症に関する十分な検査や遺伝性疾患のチェック等の予防措置が講じられねばならない。

○ 提供された精子・卵子・胚による生殖補助医療の実施に当たっては，当該提供された精子・卵子・胚から，提供を受ける母体や生まれる子に対して重大な感染症の危険があることから，そうした事態を未然に防ぐため，提供された精子・卵子・胚を採取，使用するに当たっては十分な検査等の予防措置が講じられねばならない。
○ 具体的には，精子・卵子・胚の提供者について，現在のAIDにおける一般的な検査に準じた検査，具体的には，血清反応，梅毒，B型肝炎ウィルスS抗原，C型肝炎ウィルス抗体，HIV抗体等についての検査を行うこととする。
○ ただし，提供者から精子・卵子・胚を採取した際に当該感染症の検査をして陰性である中には，感染しているものの検査で陽性とならないウィンドウ・ピリオドの期間である可能性があることから，提供者については，精子・卵子・胚の採取時及びウィンドウ・ピリオドが終了した後に上記の感染症についての検査を行い，共に陰性が確認された提供者の精子・卵子（実際には，夫の精子と受精させた胚）・胚だけを使用できることとする。
○ また，精子・卵子・胚の提供により生まれる子が重大な遺伝性疾患等に罹患する事態も生じ得ることから，精子・卵子・胚の提供に当たっては，遺伝性疾患に関するチェックを行うこととする。
具体的には，日本産科婦人科学会の会告「非配偶者間人工授精と精子提供」に関する見解」に準じることとし，提供者が自己の知る限り，2親等以内の家族および自分自身に重篤な遺伝性疾患等がないことについて，チェックを行うこととする。
○ 上記検査等の結果については，提供者に知らせることとする。

3 提供された精子・卵子・胚による生殖補助医療の実施の条件

(1) 精子・卵子・胚の提供の対価

(a) 精子・卵子・胚の提供に対する対価の授受の禁止

> 精子・卵子・胚の提供に係る一切の金銭等の対価を供与すること及び受領することを禁止する。ただし，精子・卵子・胚の提供に係る実費相当分及び医療費については，この限りでない。

○ 精子・卵子・胚の提供をめぐる商業主義的行為を防止するため，精子・卵子・胚の提供に係る金銭等の一切の対価を提供者に供与すること及び提供者が受領することを禁止することとする。
○ ただし，精子・卵子・胚の提供者が精子・卵子・胚の提供のために交通費，通信費等を要する場合や，休業に伴い所得が減少する場合もあることから，精子・卵子・胚の提供に際して必要な実費相当分については提供者に支弁し，提供者が受領しても差し支えないこととする。
○「実費相当分」として認められるものの具体的な範囲は，個々の事例について，実際に提供者が負った負担に応じた額を「実費相当分」として認めることとし，金銭の授受の方法としては，実施医療施設または公的管理運営機関が，提供を受ける者と提供者の間の匿名性を担保できる方法で提供を受ける者から実費相当分の金銭を受け取り，提供者に渡すこととする。
○ また，精子・卵子・胚の提供に要する医療費についても，最終的な受益者たる提供を受ける者が全額負担することとし（シェアリングの場合を除く），その金銭の授受の方法としては，実施医療施設または公的管理運営機関が提供を受ける者と提供者の間で匿名性を担保できる方法で行うこととする。

(b) 卵子のシェアリングにおける対価の授受等

> 他の夫婦が自己の体外受精のために卵子を採取する際，その採卵の周期に要した医療費等の経費の半分以下を負担した上で卵子の一部の提供を受け，当該卵子を用いて体外受精を受けること（卵子のシェアリング）について認める。
> 卵子のシェアリングは，提供を受ける者の金額的負担や提供する卵子の数などの諸条件について，提供を受ける者と提供者の間で匿名性を担保できる方法で契約を交わし，その契約のもとに行う。

○ 精子・卵子・胚の提供に要する医療費を提供を受ける者が負担することと，卵子のシェアリングにおいて卵子の一部の提供を受ける者が提供者の医療費等の経費の一部を負担することとは，本質的に相違はないものと考えられることから，これを容認することとする。

○ シェアリングを行うに当たっての提供を受ける者の金額的負担や提供する卵子の数などの諸条件については，一律に基準を定めることは困難なことから，提供を受ける者と提供者の間で匿名性を担保できる方法で契約を交わし，当該契約のもとに行うこととする。

(2) 精子・卵子・胚の提供における匿名性

(a) **精子・卵子・胚の提供における匿名性の保持**

　　（※）この場合の匿名とは，精子・卵子・胚の提供者と提供を受ける者との関係のことを示している。

> 精子・卵子・胚を提供する場合には匿名とする。

○ 精子・卵子・胚の提供における匿名性を保持しない場合には，精子・卵子・胚の提供を受ける側が提供者の選別を行う可能性がある。

○ また，提供を受けた夫婦と提供者とが顕名の関係になると，両者の家族関係に悪影響を与える等の弊害が予想されるところである。

○ こうした弊害の発生を防止するため，精子・卵子・胚を提供する場合には匿名とすることとする。

(b) **精子・卵子・胚の提供における匿名性の保持の特例**

> 精子・卵子・胚の提供における匿名性の保持の特例として，兄弟姉妹等からの精子・卵子・胚の提供を認めることとするかどうかについては，当分の間，認めない。

○ 専門委員会報告においては，精子・卵子・胚の提供における匿名性の保持の特例として，「精子・卵子・胚を提供する人が兄弟姉妹等以外に存在しない場合には，当該精子・卵子・胚を提供する人及び当該精子・卵子・胚の提供を受ける人に対して，十分な説明・カウンセリングが行われ，かつ，当該精子・卵子・胚の提供が生まれてくる子の福祉や当該精子・卵子・胚を提供する人に対する心理的な圧力の観点から問題がないこと及び金銭等の対価の供与が行われないことを条件として，兄弟姉妹等からの精子・卵子・胚の提供を認めることとする。」とされていた。

○ こうした結論に至った理由として，専門委員会報告では，(1)精子・卵子・胚の提供の対価を受け取ることを禁止することから，提供者がリスクを負うこととなる卵子の提供をはじめとして，精子・卵子・胚を提供する人が兄弟姉妹等以外に存在しない事態が起こることも想定されること，(2)我が国においては，血の繋がりを重視する考え方が根強く存在していることから，精子・卵子・胚を提供する人と提供を受ける人の双方が，兄弟姉妹等から提供された精子・卵子・胚による生殖補助医療の実施を希望することも考えられること，等の理由から，提供を受ける夫婦及び提供者に対して兄弟姉妹等からの精子・卵子・胚の提供による弊害についての十分な説明・カウンセリングが行われ，そうした弊害について正しく認識し，それを許容して行う場合についてまで一律に禁止するのは適当でないというものであった。

　なお，兄弟姉妹等が精子・卵子・胚を提供した場合の弊害の発生の可能性を理由として，兄弟姉妹等からの精子・卵子・胚の提供は認めるべきではないとの強い意見もあった。

○ 本部会においても，精子・卵子・胚の提供における匿名性の保持の特例を認めるのか，認める

○ 本部会においては，(1)兄弟姉妹等からの精子・卵子・胚の提供を認めることとすれば，必然的に提供者の匿名性が担保されなくなり，また，遺伝上の親である提供者が，提供を受けた人や提供により生まれた子にとって身近な存在となることから，提供者が兄弟姉妹等ではない場合以上に人間関係が複雑になりやすく子の福祉の観点から適当ではない事態が数多く発生することが考えられること，(2)兄弟姉妹等からの精子・卵子・胚の提供を認めることは，兄弟姉妹等に対する心理的な圧力となり，兄弟姉妹等が精子・卵子・胚の提供を強要されるような弊害の発生も想定されること等から，兄弟姉妹等からの精子・卵子・胚の提供については，当分の間，認めないとする意見が多数を占めた。

○ 一方，精子・卵子・胚の提供が少なく，提供された精子・卵子・胚による生殖補助医療の実施を実質的に困難にしかねないことから，匿名での提供がない場合に限って兄弟姉妹等からの提供された精子・卵子・胚による生殖補助医療を認めるべきだという少数意見もあった。

○ 以上のことから，兄弟姉妹等からの精子・卵子・胚の提供は，当分の間，認めず，精子・卵子・胚の提供者の匿名性が保持された生殖補助医療が実施されてから一定期間が経過した後に，兄弟姉妹等からの精子・卵子・胚の提供による生殖補助医療の実施の是非について再検討することとする。

○ なお，海外の一部の医療施設では，精子・卵子・胚の提供を受けることを希望する者が，自らの兄弟姉妹や友人知人等を提供者として登録することにより，優先的に匿名の第三者から提供を受ける場合があり，こうした提供方法についても，今後，検討され得るものと考える。

(3) 出自を知る権利

> 提供された精子・卵子・胚による生殖補助医療により生まれた子または自らが当該生殖補助医療により生まれたかもしれないと考えている者であって，15歳以上の者は，精子・卵子・胚の提供者に関する情報のうち，開示を受けたい情報について，氏名，住所等，提供者を特定できる内容を含め，その開示を請求をすることができる。
>
> 開示請求に当たり，公的管理運営機関は開示に関する相談に応ずることとし，開示に関する相談があった場合，公的管理運営機関は予想される開示に伴う影響についての説明を行うとともに，開示に係るカウンセリングの機会が保障されていることを相談者に知らせる。特に，相談者が提供者を特定できる個人情報の開示まで希望した場合は特段の配慮を行う。

○ 専門委員会報告においては，出自を知る権利について，「提供された精子・卵子・胚による生殖補助医療により生まれた子は，成人後，当該提供者に関する個人情報のうち，当該提供者を特定することができないものについて，当該提供者がその子に開示することを承認した範囲内で知ることができる。」とされていた。

○ こうした結論に至った理由として，専門委員会報告では，提供者の個人情報を知ることは精子・卵子・胚の提供により生まれた子のアイデンティティの確立などのために重要なものではあるが，(1)提供者が開示を希望しない情報についても開示することとすれば，提供者のプライバシーを守ることができなくなること，(2)提供者を特定できる情報を開示することを認めると，生まれた子や提供者の家族関係等に悪影響を与える等の弊害の発生が予想されること，(3)個人情報を広範に開示すると，精子・卵子・胚の提供の減少を招きかねず，提供された精子・卵子・胚による生殖補助医療の実施を実質的に困難にしかねないこと等を挙げている。

○ 本部会においては，精子・卵子・胚の提供により生まれた子が知ることができる提供者の個人情報の範囲について，子が希望すれば提供者を特定できる情報を含め開示するのか，あるいは，開示する範囲は提供者が決めることができることとするのかといった論点を中心に数回にわたる慎重な検討がなされた結果，当該生殖補助医療によって生まれた子は提供者を特定できる内容を含め開示請求ができることとするとの結論に至った。

○ 本部会における結論は専門委員会の結論と異なるものであるが，本部会においては，次のような考え方により，こうした結論に至ったものである。

・自己が提供された精子・卵子・胚による生殖補助医療により生まれた子であるかについての確認を行い，当該生殖補助医療により生まれた子が，その子に係る精子・卵子・胚を提供した人に関する個人情報を知ることは，アイデンティティの確立などのために重要なものと考えられるが，子の福祉の観点から考えた場合，このような重要な権利が提供者の意思によって左右され，提供者を特定することができる子とできない子が生まれることは適当ではない。
・生まれた子が開示請求ができる年齢を超え，かつ，開示に伴って起こりうる様々な問題点について十分な説明を受けた上で，それでもなお，提供者を特定できる個人情報を知りたいと望んだ場合，その意思を尊重する必要がある。
・提供は提供者の自由意思によって行われるものであり，提供者が特定されることを望まない者は提供者にならないことができる。
・開示の内容に提供者を特定することができる情報を含めることにより，精子・卵子・胚の提供数が減少するとの意見もあるが，減少するとしても子の福祉の観点からやむを得ない。

　ただし，国民一般への意識調査の結果からは，提供者を特定することができる情報を含めて生まれる子に開示するとしても，一定の提供者が現れることが期待される。

○ なお，現在のAIDについては，精子の提供は匿名で行われるのが一般的であり，この出自を知る権利の適用について過去に遡って適用することは，提供の際には予期しなかった事態が起こることとなるため，上記の結論については一定の制度整備がなされた後に実施されるべきものと考える。
○ 開示請求できる者の条件についてであるが，アイデンティティの確立のためには，自らが精子・卵子・胚の提供により生まれた子であるかどうかを含めて確認することが重要であることから，開示請求ができる者については，自らが提供された精子・卵子・胚による生殖補助医療によって生まれたとわかっている者に限定せず，自らが当該生殖補助医療によって生まれたかもしれないと考えている者についても対象に含めた。
○ 開示請求ができる年齢については，自己が精子・卵子・胚の提供により生まれてきたこと及び提供者に関する個人情報を知ることによる影響を十分に理解し，開示請求を行うことについて自ら判断できる年齢であることが必要であるが，アイデンティティクライシスへの対応という観点から思春期から開示を認めることが重要であること，民法における代諾養子や遺言能力については15歳を区切りとしていること等を踏まえ，15歳とした。
○ 開示請求は，書面により開示範囲を指定して行うこととし，開示は書面により行われることとする。
○ 本部会においては，上記のように出自を知る権利を認めることとしたが，精子・卵子・胚の提供を受けることを希望する夫婦及び提供を希望する者が，出自を知る権利や予想される開示に伴う影響について，あらかじめ了解した上で提供を受け，あるいは，提供することとしなければ，不測の事態が生ずることになるため，こうした事項についてインフォームド・コンセントを行うこととする。

　また，出自を知る権利については精子・卵子・胚の提供により生まれた子のアイデンティティの確立などのため重要なものであるが，生まれた子が出自を知る権利を行使することができるためには，親が子に対して提供により生まれた子であることを告知することが重要であるので，その旨インフォームド・コンセントを行うこととする。

　なお，実際に出自に関する告知をいつ，どのような形で行うのかは一義的には提供を受けた夫婦の判断に任せられるものであり，このインフォームド・コンセントは当該夫婦に対して出自の告知を一律に強制する趣旨のものではない。
○ 精子・卵子・胚の提供により生まれた子に対し，提供者に関する個人情報を開示することは，当該子のアイデンティティに関わる重要な問題であり，開示請求があった場合に機械的に開示するという対応では，開示請求者の抱える問題をより複雑化させる場合も生ずると考えられる。

　このため，開示の請求を求めてきた者に対し，

公的管理運営機関は開示に関する相談に応ずることとし，公的管理運営機関は予想される開示に伴う影響についての説明を行うとともに，開示に係るカウンセリングの機会が保障されていることを相談者に知らせることとする。特に，相談者が提供者を特定できる個人情報の開示まで希望した場合は，その事案の性質上，特段の配慮がなされる必要があると考える。

○ また，開示を求めてきた者やその家族等が開示に際して様々な悩みを持つことが考えられるが，Ⅲ4(4)で述べるように，これらの者は，児童相談所等に相談できることとされており，児童相談所等は，必要に応じて公的管理運営機関と連携を取りつつ，相談に対応することとなっている。

○ なお，出自を知る権利については，精子・卵子・胚の提供により生まれた子が，提供者に関する情報を知るものであるが，提供者については，希望した場合，提供を行った結果子どもが生まれたかどうかだけを，公的管理運営機関から知ることができることとする。これは，匿名性が守られる限り，提供者と提供を受ける夫婦や生まれた子の間に何らかの問題が生じることは想定されないためである。

(4) 近親婚とならないための確認

> 提供された精子・卵子・胚による生殖補助医療により生まれた子または自らが当該生殖補助医療により生まれたかもしれないと考えている者であって，男性は18歳，女性は16歳以上の者は，自己が結婚を希望する人と結婚した場合に近親婚とならないことの確認を公的管理運営機関に求めることができる。
> 　確認の請求に当たり，公的管理運営機関は確認に関する相談に応ずることとし，確認に関する相談があった場合，公的管理運営機関は予想される確認に伴う影響についての説明を行うとともに，確認に係るカウンセリングの機会が保障されていることを相談者に知らせる。

○ 近親婚の発生を防止するため，提供された精子・卵子・胚による生殖補助医療により生まれた子または自らが当該生殖補助医療により生まれたかもしれないと考えている者は，自己が結婚を希望する人と結婚した場合に近親婚とならないことの確認を公的管理運営機関に求めることができることとする。

○ 確認の請求は書面により行うこととし，確認の結果は書面により近親婚であるか否かが知らされることとする。

(5) 精子・卵子・胚の提供者と提供を受ける者との属性の一致

> 　精子・卵子・胚の提供者と提供を受ける者との属性の一致について，ABO式血液型（A型・B型・O型・AB型）は，提供を受ける者の希望があり，かつ可能であれば，提供者との属性を合わせることが出来る。
> 　それ以外の属性については，希望があっても属性を合わせることは認めない。

○ 精子・卵子・胚の提供を受ける者の中には，提供により生まれる子が，外見等，自身の属性と一致しないことを望まず，属性のできるだけ一致した提供者から精子・卵子・胚の提供を望む者がいることが想定される。

○ しかし，制限無く外見等の属性の一致について認めることは，生まれてくる子への際限ない希望へとつながる恐れがあるといった指摘がある。

○ また，提供された精子・卵子・胚の数が限られたものになることを考えると，その中から多様に存在する属性の希望に応じることは現実的に難しい。

○ これらのことを勘案して，例外的に，提供を受ける者の希望があり，かつ可能であれば，ABO式血液型については精子・卵子・胚の提供者と属性を合わせることが出来ることとし，それ以外については，希望があっても属性を合わせることは認めないこととする。

○ Rh型血液型に関しては，母児間での不適合の結果，胎児溶血性疾患を惹起するRh不適合型妊娠の可能性があるが，我が国においてはRh（－）型が極めて頻度が低いことより，Rh型血液型の属性を合わせることは難しく，その可能性等についてインフォームド・コンセントを得ることによって対応することとする。

(6) 提供された精子・卵子・胚の保存期間，提供者が死亡した場合の精子・卵子・胚の取り扱い

> 提供された精子・卵子・胚の保存期間について，精子・卵子については2年間とし，胚及び提供された精子・卵子より得られた胚については，10年間とする。
> ただし，精子・卵子・胚の提供者の死亡が確認されたときには，提供された精子・卵子・胚は廃棄する。

○ 提供された精子・卵子・胚の保存期間について，精子・卵子については2年間とし，胚及び提供された精子・卵子より得られた胚については，10年間とする。
○ 提供された精子・卵子・胚は，凍結することによって理論的には半永久的に保存することができるものであるが，提供者の死亡後に当該精子・卵子・胚を使用することは，既に死亡している者の精子・卵子・胚により子どもが生まれることとなり，倫理上大きな問題である。
○ また，提供者が生存している間は，提供の意思の翻意によって提供の同意を撤回することができるが，死亡した場合は，その後当該提供の意思を撤回することが不可能になるため，提供者の意思を確認できない。
○ 精子・卵子・胚の提供により生まれた子にとっても，遺伝上の親である提供者が出生時から存在しないことになり，子の福祉という観点からも問題である。
○ 以上の理由から，提供者の死亡が確認された時には，提供された精子・卵子・胚は廃棄することとする。

4 インフォームド・コンセント（十分な説明と同意），カウンセリング

(1) 十分な説明の実施
(a) 提供された精子・卵子・胚による生殖補助医療を受ける夫婦に対する十分な説明の実施

> 提供された精子・卵子・胚による生殖補助医療を行う医療施設（以下「実施医療施設」という。）は，当該生殖補助医療を受ける夫婦が，当該生殖補助医療を受けることを同意する前に，夫婦に対し，当該生殖補助医療に関する十分な説明を行わなければならない。

○ 提供された精子・卵子・胚による生殖補助医療を受けることを希望する夫婦は，生まれてくる子の福祉やその子が生まれてくることによる家族関係への影響，生まれてくる子の法的地位，出自を知る権利の問題，提供者の身体的危険性等，当該生殖補助医療に関わる問題点を十分に理解し，それを十分に納得した上で，当該生殖補助医療を受けることを決定すべきである。
○ そのためには，当該生殖補助医療を受けることを希望する夫婦が生殖補助医療を受けることを決定する前に，当該生殖補助医療に関する十分な説明を受けることが必要である。
○ 精子・卵子・胚の提供を受ける者に説明を行う者は，当該生殖補助医療を受けることを希望する者の診療を行う医師であって，生殖に関わる生理学，発生学，遺伝学を含む生殖医学に関する全般的知識を有し，生殖補助医療に関する診療の経験が豊かで，かつ，医療相談，カウンセリングに習熟した医師であることとする。
　また，提供による生殖補助医療に関する説明を行うに当たっては，提供を受ける夫婦の状況に応じて法律，心理等の専門性の高い内容についての説明が必要になってくる可能性があることから，説明に際して必要があれば，他の専門職に説明の補足を依頼することができる体制が整備されるべきである。
○ 提供を受けることを希望する夫婦は，同一の説明を受けることが望ましいため，原則として同時に揃って説明を受けることとし，また，提供された精子・卵子・胚による生殖補助医療における説明の重要性に鑑み，説明は施術ごとに行われることとする。
○ 説明の内容としては，医学的事項や提供された精子・卵子・胚による生殖補助医療の諸条件及び生まれた子の権利や福祉などの当該生殖補助医療全般にわたるものとする（別紙3「精子・卵子・胚の提供を受ける夫婦に対する説明の内容」参照）。
○ 説明の方法は，提供を受ける夫婦が説明を受

けた後も当該説明について確認できるよう，説明する医師が説明する内容について記載されている文書を配布した上で，それを用いて説明することとする。

提供を受ける者が再度の説明を求めた場合または担当医師が当該夫婦の理解について不十分であると判断した場合，担当医師または当該医師の指示を受けた他の専門職は，当該提供者に対して繰り返し説明しなければならないこととする。

提供を受ける夫婦は，説明を受けたあと，記名押印もしくは自署による署名を行うことによって説明を受けた確認を行うこととする。

(b) 精子・卵子・胚の提供者及びその配偶者に対する十分な説明の実施

> 実施医療施設に対し，精子・卵子・胚を提供する医療施設（以下「提供医療施設」という。）は，精子・卵子・胚の提供者及びその配偶者が提供に同意する前に，提供者及びその配偶者に対し，提供に関する十分な説明を行わなければならない。

○ 精子・卵子・胚の提供者及びその配偶者（婚姻の届け出をしていないが事実上夫婦と同様の関係にある者を含む。以下同じ）は，生まれてくる子の福祉やその子が生まれてくることによる家族関係への影響，生まれてくる子の法的地位，出自を知る権利の問題，提供者の身体的危険性等，当該提供に関わる問題点を十分に理解し，それを十分に納得した上で，提供を決定すべきである。

○ そのためには，精子・卵子・胚の提供者及びその配偶者が提供を決定する前に，提供に関する十分な説明を受けることが必要であることから，提供医療施設は，提供者及びその配偶者が提供に同意する前に，提供者及びその配偶者に対し，提供に関する十分な説明を行わなければならない（提供者に配偶者がいない場合は提供者本人のみに説明するものとする）。

○ 提供者及びその配偶者に説明を行う者は，生殖に関わる生理学，発生学，遺伝学を含む生殖医学に関する全般的知識を有し，生殖補助医療に関する診療の経験が豊かで，医療相談，カウンセリングに習熟した医師であることとする。

また，説明を行うに当たっては，提供者及びその配偶者の状況に応じて法律，心理などの専門性の高い説明が必要になってくる可能性があることから，説明に際して必要があれば，他の専門職に説明の補足を依頼することができる体制が整備されるべきである。

○ 提供者及びその配偶者は，同一の説明を受けることが望ましいため，原則として同時に揃って説明を受けることとする。

説明は，期間をあけないで実施される場合には1度の説明でよいこととするが，期間があけば提供する意思に変化がある場合が相当程度あることが想定されることから，1年以上の期間をあけて実施される場合には，再度説明する必要があることとする。

○ 説明の内容としては，医学的事項や提供された精子・卵子・胚による生殖補助医療の諸条件及び生まれた子の権利や福祉などの，提供された精子・卵子・胚による生殖補助医療全般にわたるものとする（別紙4「精子・卵子・胚の提供者に対する説明の内容」参照）。

○ 説明の方法は，提供者及びその配偶者が説明を受けた後も当該説明について確認できるよう，説明する医師が説明する内容について記載されている文書を配布した上で，それを用いて説明することとする。

提供者及びその配偶者が再度の説明を求めた場合，または担当医師が提供者及びその配偶者の理解について不十分であると判断した場合，担当医師または当該医師の指示を受けた他の専門職は，当該提供者及びその配偶者に対して繰り返し説明しなければならないこととする。

提供者及びその配偶者は，説明を受けたあと，記名押印もしくは自署による署名を行うことによって説明を受けた確認を行うこととする。

(2) 同意の取得及び撤回
(a) 提供された精子・卵子・胚による生殖補助医療を受ける夫婦の同意

> 実施医療施設は，提供された精子・卵子・胚による生殖補助医療の実施の度ごとに，その実

施について，夫婦それぞれの書面による同意を得なければならない。

○ 提供された精子・卵子・胚による生殖補助医療は，夫婦の一方または両方の遺伝的要素をもたない新たな生命を人為的に誕生させるものであり，また，当事者に身体的危険性を与えることもあり得ることから，夫婦双方の書面による明確な同意に基づいて行われるべきである。

○ 実施医療施設は，精子・卵子・胚の提供を受ける夫婦の熟慮した上での同意を得ることが望まれるため，当該生殖補助医療について説明を行った後，3ヶ月の熟慮期間をおいた上で，同意を得るものとする。また，施術を繰り返す場合には，同じ施術かどうかにかかわらず，説明を行った後3ヶ月の熟慮期間をおいた上で同意を得るものとする。

○ 同意に当たっては，実施医療施設は，夫婦が共に同意していることを担保するために，原則として同時に揃って同意を得ることとし，当該同意の内容は，説明する項目と同じであることとする。

また，同意を得る方法としては，夫婦が各々の項目について同意していることを担保するため，説明した医師の面前で同意する項目について一つずつ確認し，同意書に記名押印もしくは自署による署名を得ることとする。

さらに，夫婦に対し，パスポート，運転免許証等の本人の顔写真のついているものによる確認等により確実な本人確認を行い，また，戸籍謄本による確認等により法的な夫婦であることの確認を行うこととする。

(b) **提供された精子・卵子・胚による生殖補助医療を受ける夫婦の同意の撤回**

提供された精子・卵子・胚による生殖補助医療を受ける夫婦の同意は，同意に係る生殖補助医療の実施前であれば撤回することができる。

○ 精子・卵子・胚の提供を受ける夫婦が，提供を受けることに係る同意について翻意した場合，当該生殖補助医療の実施前，具体的には胚を子宮に戻す前であれば基本的には当該同意を撤回することができる。

○ なお，当該同意の撤回は，提供を受けることに同意した夫婦の双方またはいずれか一方が行えることとし，撤回する方法は，確実な本人確認の上，医師の面前で，同意に関する撤回の意思を表明した文書に記名押印もしくは自署による署名の上，当該文書を実施医療施設を経由して公的管理運営機関に提出することとする。

(c) **精子・卵子・胚の提供者及びその配偶者の同意**

提供医療施設は，精子・卵子・胚の提供者及びその配偶者から，精子・卵子・胚の提供及び生殖補助医療への使用について，書面による同意を得なければならない。

○ 提供された精子・卵子・胚による生殖補助医療は，夫婦の一方または両方の遺伝的要素をもたない新たな生命を人為的に誕生させるものであり，また，当事者に身体的危険性を与えることもあり得ることから，提供者及びその配偶者の書面による明確な同意に基づいて行われるべきである。

○ 提供医療施設は，精子・卵子・胚の提供者の熟慮した上での同意を得ることが望まれるため，当該提供について説明を行った後，3ヶ月の熟慮期間をおいた上で，同意を得るものとする。

当該提供された精子・卵子・胚が，提供より1年以上の期間をあけて使用される場合には，再度，提供者及びその配偶者から同意を得ることとするが，1年以上の期間をあけないで使用される場合は，最初の同意の取得が有効であることとし，再度の同意を得る必要がないものとする。

○ 同意に当たっては，提供医療施設は，提供者及びその配偶者が共に同意していることを担保するために，原則として同時に揃って同意を得ることとし，当該同意の内容は，説明する項目と同じであることとする。

また，同意を得る方法としては，提供者及びその配偶者が各々の項目について同意していることを担保するため，説明した医師の面前で同意する項目について一つずつ確認し，同意書に記名押印もしくは自署による署名を得ることとする。

さらに，同意をする者または夫婦に対し，パスポート，運転免許証等の本人の顔写真のついているものによる確認等により確実な本人確認を行うこととする。

(d) 精子・卵子・胚の提供者及びその配偶者の同意の撤回

> 精子・卵子・胚の提供者及びその配偶者の同意は当該精子・卵子・胚が当該生殖補助医療に使用される前であれば撤回することができる。

○ 精子・卵子・胚の提供者またはその配偶者が提供に係る同意について翻意した場合，胚の提供の場合では，子宮に戻した後において提供者が同意を撤回することは，提供を受けた女性に対して侵襲的な医療行為を伴う場合が多いこと，また，胚が子宮に着床した後は胚の発育がさらに進むことが考えられ，その胚を同意の撤回により廃棄することは生命倫理上問題があることから，これを認めないこととし，当該同意は，胚を提供を受ける者の子宮に戻す前であればいつでも撤回できることとする。

○ 一方，精子・卵子の提供の場合では，提供を受ける夫婦の精子・卵子と受精させた時点で，作成された胚の一部は提供を受ける夫婦の精子・卵子のものであることから，精子・卵子の提供における受精以降の同意の撤回は認めないこととし，当該同意は，受精前であればいつでも撤回できることとする。

○ なお，当該同意の撤回は，提供に同意した提供者及びその配偶者の双方またはいずれか一方が行えることとし，撤回する方法は，確実な本人確認の上，医師の面前で，提供することの同意に関する撤回の意思を表明した文書に記名押印もしくは自署による署名の上，当該文書を提供医療施設を経由して公的管理運営機関に提出することとする。

(3) カウンセリングの機会の保障

> 精子・卵子・胚の提供を受ける夫婦，提供者及びその配偶者は，インフォームド・コンセントの際に，(1)専門団体等による認定等を受けた生殖補助医療に関する専門知識を持つ人による中立的な立場からのカウンセリングを当該医療施設またはそれ以外で受けることができるということ，(2)精子・卵子・胚の提供を受ける前，あるいは提供する前に一度はカウンセリングを受けることが望ましいことについて，十分説明されなければならない。

また，提供された精子・卵子・胚による生殖補助医療を受ける夫婦，提供者及びその配偶者並びにそれらの者の家族等も，当該生殖補助医療の実施または提供に際して，当該生殖補助医療に関する専門知識を持った人によるカウンセリングを受けることができる。

担当医師が提供を受ける夫婦や提供者及びその配偶者がカウンセリングを受けることが必要だと判断した場合には，当該夫婦や提供者及びその配偶者は，カウンセリングを受けなければならない。

○ 提供された精子・卵子・胚による生殖補助医療を受けることを希望する夫婦や精子・卵子・胚の提供者及びその配偶者が当該生殖補助医療を受けることや精子・卵子・胚を提供することについて相談し，それぞれの状況に応じたより的確な判断を行うことができるようにするためには，実施医療施設や提供医療施設が当該生殖補助医療に関する十分な説明を行うとともに，当該生殖補助医療に関する専門知識を持った人によるカウンセリングを受ける機会が与えられる必要がある。

○ このため，提供を受ける夫婦，提供者及びその配偶者は，インフォームド・コンセントの際に，(1)専門団体等による認定等を受けた生殖補助医療に関する専門知識を持つ人による中立的な立場からのカウンセリングを当該医療施設またはそれ以外で受けることができるということ，(2)精子・卵子・胚の提供を受ける前，あるいは提供する前に一度はカウンセリングを受けることが望ましいことについて，十分説明されなければならないこととする。

担当医師は，提供を受ける夫婦や提供者及びその配偶者からカウンセリングを受けることの希望があった場合，他施設等と綿密な連携を行うことなどにより希望者が適切なカウンセリングを受けられることを担保しなければならないこととする。

1 厚生省／厚生労働省

　また，担当医師が提供を受ける夫婦や提供者及びその配偶者がカウンセリングを受けることが必要だと判断した場合には，当該夫婦や提供者及びその配偶者は，カウンセリングを受けなければならないこととする。
○　カウンセリングを行う者は，不妊治療に関する十分な知識を持ち，精子・卵子・胚の提供を受ける夫婦，提供者及びその配偶者に対して医学，心理，福祉等の観点から十分な支援を行うことができる者とする。
○　具体的なカウンセリングの内容としては，生殖補助医療に係る情報提供や，意思決定及び多大なストレスへのサポート，当該生殖補助医療によって引き起こされた諸問題を解決するための援助等とする（別紙5「カウンセリングの内容」参照）。
○　提供された精子・卵子・胚による生殖補助医療が，夫婦の一方または両方の遺伝的要素を持たない子を誕生させるものであることから，提供を受ける夫婦と提供者のみならず，双方の家族に悩みを生じる可能性があることに鑑み，提供を受ける夫婦，提供者及びその配偶者の家族等もカウンセリングを受けることができることとした。

（4）　子どもが生まれた後の相談

>　精子・卵子・胚の提供により子どもが生まれた後，
>　（1）　提供された精子・卵子・胚による生殖補助医療によって生まれた子
>　（2）　精子・卵子・胚の提供を受ける夫婦及びその家族
>　（3）　精子・卵子・胚の提供者及びその家族（提供者の子どもを含む）
>　は，当該生まれた子に関して，児童相談所等に相談することができることとする。
>　また，自らが提供された精子・卵子・胚による生殖補助医療によって生まれたかもしれないと考えている者も，児童相談所等に相談することができる。
>　児童相談所等は，必要に応じて，公的管理運営機関等と連携を取る。
>　公的管理運営機関や実施医療施設は，生まれた子に関する相談があった場合は，必要に応じて当該相談に応じ，児童相談所等を紹介するなど，当該相談に対する適切な対応を行う。
>　国は，生まれた子に関する相談のマニュアルの作成やその周知などを通じて，生まれた子に対する相談が適切に行われるよう努める。

○　Ⅲ 4(3)「カウンセリングの機会の保障」で述べたように，提供された精子・卵子・胚による生殖補助医療の実施に当たっては，提供を受ける夫婦や提供者等のうち，希望する者に対しては，専門知識を持った人によるカウンセリングを受ける機会が与えられるが，一方，精子・卵子・胚の提供により子どもが生まれた後にも，当該生殖補助医療により生まれた子を始めとして，提供を受けた夫婦及びその家族，提供者及びその家族（提供者の子どもを含む）が，生まれた子に関する様々な悩みを持つことがあり得る。
　特に，生まれた子が精子・卵子・胚の提供者の個人情報について開示請求を行う際には，当該者のみならず，その両親である提供を受けた夫婦を始めとする家族も様々な悩みを持つことが想定される。
○　児童相談所は，児童に関する各種の相談を幅広く受け付ける機関であり，養子縁組における親子関係等に関する相談についても応じているなど，相当の知識・経験の蓄積があることから，提供により生まれた子に関する様々な悩みに対しても相談に応ずる中核的な機関であると考えられるものである。また，児童相談所以外にも，相談内容によってはその他の公的機関や非営利機関，自助組織などが相談に応じることができるものと考える。
○　こうしたことから，精子・卵子・胚の提供により生まれた子を始めとして，提供を受けた夫婦及びその家族，提供者及びその家族（提供者の子どもを含む）は，当該生殖補助医療により生まれた子に関して児童相談所等に相談できることとし，児童相談所等は，必要に応じて公的管理運営機関と連携を取ることとする。
　また，自らが提供された精子・卵子・胚による生殖補助医療によって生まれたかもしれないと考えている者も様々な悩みを持つことが想定され，児童相談所等に相談することができることとする。
○　また，こうした者が，公的管理運営機関や実

施医療施設などに相談することも考えられることから，公的管理運営機関や実施医療施設は，生まれた子に関する相談があった場合は，必要に応じて当該相談に応じ，児童相談所等を紹介するなど，当該相談の内容や程度に応じた適切な対応を行うこととする。

○　国は，生まれた子に関する相談のマニュアルの作成やその周知などを通じて，生まれた子に対する相談が適切に行われるよう努めることとする。

5　実施医療施設及び提供医療施設

（※）「実施医療施設」，「提供医療施設」については，提供された精子・卵子・胚による生殖補助医療におけるそれぞれの業務に着目して定義したものであり，同一の医療施設が「実施医療施設」であり，「提供医療施設」であることは当然あり得る。

(1)　実施医療施設及び提供医療施設の指定

> 提供された精子・卵子・胚による生殖補助医療は，厚生労働大臣または地方自治体の長が指定する実施医療施設でなければ実施できない。
> 実施医療施設への精子・卵子・胚の提供は，厚生労働大臣または地方自治体の長が指定する提供医療施設でなければできない。

○　提供された精子・卵子・胚による生殖補助医療は，それを受ける夫婦の妻や卵子の提供者に排卵誘発剤の投与による卵巣過剰刺激症候群等の副作用，採卵の際の卵巣，子宮等の損傷の危険性等の身体的危険性を与えるものであること等から，実施医療施設及び提供医療施設は，当該生殖補助医療を的確に行うために必要な一定水準以上の人材，施設・設備・機器を有していることが必要である。

○　こうしたことから，提供された精子・卵子・胚による生殖補助医療の適正な実施を担保するため，当該生殖補助医療は，厚生労働大臣または地方自治体の長が指定する施設でなければ実施できないこととし，これらの施設の指定に当たっては，安全性の担保と技術の向上のために，別紙7「実施医療施設及び提供医療施設における施設・設備・機器の基準」を踏まえて国が定めた基準に合致した施設とし，人的基準としては，実施責任者，実施医師，精子・卵子・胚取扱責任者及び精子・卵子・胚の取扱いに携わる技術者といった，別紙8「実施医療施設及び提供医療施設における人的要件」を踏まえて国が定めた基準に合致した職員を配置するものとする。

○　また，実施医療施設は，低出生体重児が出生する場合等，当該生殖補助医療や分娩に関する異常事態に備え，原則として，周産期医療，新生児医療のために必要な一定水準以上の人材，施設・設備・機器を備えることとする。または，そうした事態に十分対応できる施設と綿密な事前協議・連携を行うことにより十分対応ができることを担保しておかなければならないこととする（別紙6「実施医療施設及び提供医療施設における施設・設備・機器の基準」の3「周産期医療・新生児医療に必要な施設・設備・機器について」及び別紙7「実施医療施設及び提供医療施設における人的要件」の5「その他」参照）。

○　さらに，実施医療施設及び提供医療施設は，当該生殖補助医療におけるカウンセリングの重要性に鑑み，カウンセリングの実施に適した部屋を設けなければならないこととする。

(2)　実施医療施設及び提供医療施設の指導監督

> 実施医療施設，提供医療施設を指定した者は，提供された精子・卵子・胚による生殖補助医療の実施について，定期的な報告に加えて，必要に応じて当該医療施設から報告を徴収し，立入検査をすることができる。

○　実施医療施設，提供医療施設を指定した者は，提供された精子・卵子・胚による生殖補助医療が適正かつ的確に行われていることを担保するため，当該生殖補助医療の実施について，定期的な報告に加えて，必要に応じて当該医療施設から報告を徴収し，立入検査をすることができることとする。

(3)　実施医療施設における倫理委員会

> 実施医療施設における実施責任者は，倫理委員会を設置しなければならない。
> 倫理委員会は，Ⅱ「基本的な考え方」に基づ

> き，次に掲げる事項の審議を行う。
> ・提供された精子・卵子・胚による生殖補助医療を受けるための医学的理由の妥当性について
> ・適切な手続の下に精子・卵子・胚が提供されることについて
> ・夫婦の健康状態，精神的な安定度，経済状況など夫婦が生まれた子どもを安定して養育することができるかどうかについて
>
> 倫理委員会は，提供された精子・卵子・胚による生殖補助医療の個々の症例について，実施の適否，留意事項，改善事項等の審査を行い，実施医療施設の長及び実施責任者に対し意見を提出するとともに，当該審査の過程の記録を作成し，これを保管する。
>
> また，倫理委員会は，生殖補助医療の進行状況及び結果について報告を受け，生まれた子に関する実態の把握も含め，必要に応じて調査を行い，その留意事項，改善事項等について実施医療施設の長及び実施責任者に対し意見を提出する。

○ 提供された精子・卵子・胚による生殖補助医療は，その内容に鑑み，一定の要件を満たした場合にのみ実施が認められており，実施医療施設の恣意的な判断により実施されることは厳しく制限されなければならない。このため，実施医療施設における実施責任者は，倫理委員会を実施医療施設に設置しなければならないこととする。

○ 倫理委員会は，提供された精子・卵子・胚による生殖補助医療の個々の症例について，Ⅱ「基本的な考え方」に基づき，(1)当該生殖補助医療を受けるための医学的理由の妥当性，(2)適切な手続の下，精子・卵子・胚が提供されるかどうか，(3)夫婦が生まれた子どもを安定して養育することができるかどうか，等についての審査，及び，それらの結果を踏まえた，実施の適否，留意事項，改善事項等の審査を行い，実施医療施設の長及び実施責任者に対して意見を提出するとともに，当該審査の過程の記録を作成し，これを保管することとする。

また，倫理委員会は，生殖補助医療の進行状況及び結果について報告を受け，生まれた子に関する実態の把握も含め，必要に応じて調査を行い，その留意事項，改善事項等について実施医療施設の長及び実施責任者に対し意見を提出する。

○ 倫理委員会は，実施医療施設の利益に反する判断をすることがあり得ることから，当該委員会の活動の自由及び独立が保障され，適切な運営が図られるよう，人的要件を含め，適切な運営手続きが定められていることが必要である（別紙8「実施医療施設の倫理委員会における人的要件等」参照）。

6 公的管理運営機関の業務
(1) 情報の管理業務
(a) **同意書の保存**
(ア) 提供された精子・卵子・胚による生殖補助医療を受けた夫婦の同意書の保存

> 実施医療施設は，提供された精子・卵子・胚による生殖補助医療を受けた人が妊娠していないことを確認できたときを除き，提供を受けた夫婦の同意書を公的管理運営機関に提出しなければならない。
>
> 同意書は，当該提供によって子が生まれた場合，または，子が生まれたかどうか確認できない場合，公的管理運営機関が80年間，実施医療施設が5年間それぞれ保存する。

○ 提供された精子・卵子・胚による生殖補助医療を受けた人のうち，妊娠していないことを確認できた人以外の同意書が的確に保存されていなければ，それにより生まれた子の法的地位の安定に支障をきたすおそれがあることから，当該同意書の確実な保存のために，実施医療施設は，当該生殖補助医療を受けた人が妊娠していないことを確認できたときを除き，当該同意書を公的管理運営機関に提出しなければならないこととする。

○ 同意書については精子・卵子・胚の提供により生まれた子の法的地位の安定のために保存するものであることから，その子が死亡するまで保存しておくことが必要であるが，そうした子すべての死亡時期を確認することは実務上困難なものと考えられるため，平均寿命を踏まえ，公的管理運営機関が80年間保存することとし，実施医療施設においても診療録の保存期間である5年間は保存することとする。

○ 同意を撤回する文書についても同様の扱いと

第Ⅰ章　政府の報告書等

する。

(イ) 精子・卵子・胚の提供者及びその配偶者の同意書の保存

> 提供医療施設は，提供した精子・卵子・胚により生殖補助医療を受けた人が妊娠していないことを確認できたときを除き，提供者及びその配偶者の同意書を公的管理運営機関に提出しなければならない。
> 同意書は，当該提供によって子が生まれた場合，または，子が生まれたかどうか確認できない場合，公的管理運営機関が80年間，提供医療施設が5年間それぞれ保存する。

○ 提供された精子・卵子・胚により生殖補助医療を受けた人が妊娠していないことを確認できたときを除き，提供者及びその配偶者の同意書が的確に保存されていなければ，それにより生まれた子の法的地位の安定に支障をきたすおそれがあることから，同意書の確実な保存のために，提供医療施設は，当該提供により提供を受けた人が妊娠していないことを確認できたときを除き，同意書を公的管理運営機関に提出しなければならないこととする。
○ 同意書については精子・卵子・胚の提供により生まれた子の法的地位の安定のために保存するものであることから，平均寿命を踏まえ，公的管理運営機関が80年間保存することとし，提供医療施設においても診療録の保存期間である5年間は保存することとする。
○ 同意を撤回する文書についても同様の扱いとする。

(b) 同意書の開示請求への対応

> 親子関係について争いがある場合（調停・訴訟に至っていない場合も含む），争いとなっている親子関係について同意書に署名する立場にある者，親子関係の争いの当事者となっている子，その他これに準じる者は，公的管理運営機関に対し，同機関が保存している同意書について，同意書の有無，同意書がある場合は同意書の開示を請求することができる。

○ 専門委員会報告においては，親子関係について，「妻が提供された精子・胚による生殖補助医療により妊娠・出産した場合は，その夫の同意が推定される」ことを法律に明記するとされている。
　提供された精子・卵子・胚による生殖補助医療によって出生した子についての親子関係を規律するための法整備については，法制審議会生殖補助医療関連親子法制部会において審議が進められているところであるが，同部会の審議に当たり，同意書の開示の有無，その条件等が，父子関係の決定の要素である夫の同意に係る議論に影響を与えることとなることから，同意書の開示の有無，その条件等について大枠の議論を行った。
○ 当該生殖補助医療に係る親子関係の争いの具体例としては，精子の提供を受けた夫が精子の提供により生まれた子との間に血縁関係がないため，父子関係の否定を主張する嫡出否認訴訟などが想定されるが，こうした争いがある場合に同意書は親子関係を確定する重要な証拠となる。
○ 調停や訴訟となった場合は，裁判所から文書の所持者に対し，その提出を求め（文書送付の嘱託），また，命ずる（文書提出命令）ことができるが，調停や訴訟に至る前に，当事者が同意書の有無を確認し，同意書を公的管理運営機関から入手できるようにすることは，調停や訴訟に至る前に争いが解決することや調停や訴訟となった場合でもその準備が円滑に進むことが期待される。
○ このため，親子関係について争いがある場合は，調停や訴訟に至っていない場合でも，争いとなっている親子関係について同意書に署名する立場にある者，親子関係の争いの当事者となっている子，その他これに準じる者は，公的管理運営機関に対して，同意書の開示請求をすることができることとした。
○ なお，本事項については，生殖補助医療関連親子法制部会における議論の前提として同意書の開示について一定の整理をしておくことが要請されたため検討を行ったものであり，紛争解決手続きの実務とも関連性が強く，加えて，本事項は同意書という出自に関わる重要な個人情報の開示に関わる問題であることから，制度の運用が開始されるまでにその適正な実施について別途精査される必要があると考える。

○ 同意を撤回する文書についても同意書の開示請求と同様の対応をすることとする。

(c) 個人情報の保存
(ア) 提供された精子・卵子・胚による生殖補助医療を受ける夫婦に関する個人情報の保存

> 提供された精子・卵子・胚による生殖補助医療を受けた人が妊娠していないことを確認できたときを除き，実施医療施設は，提供を受ける夫婦に係る以下の個人情報を公的管理運営機関に提出しなければならない。
> (1) 精子・卵子・胚の提供が行われた後も当該提供を受ける者と確実に連絡を取ることができるための情報，具体的には，氏名，住所，電話番号等についての情報
> (2) 精子・卵子・胚の提供を受ける者に関する医学的情報，具体的には，不妊検査の結果や使用した薬剤，子宮に戻した胚の数及び形態　など
> 公的管理運営機関は，提出された個人情報を保存する。当該提供によって子が生まれた場合，または，子が生まれたかどうか確認できない場合，上記情報の保存期間は80年とする。

○ 提供された精子・卵子・胚による生殖補助医療に係る事後調査や当該生殖補助医療に関する有効性（成功率）や安全性の検討等を行うため，公的管理運営機関は精子・卵子・胚の提供を受ける夫婦について連絡を取ることができるための情報や医学的情報を持つこととする。
○ このため，当該生殖補助医療を受けた人が妊娠していないことを確認できたときを除き，実施医療施設は，提供を受ける夫婦の個人情報を公的管理運営機関に提出しなければならないこととした。
○ 上記情報の保存期間は平均寿命を踏まえ80年とした。

(イ) 精子・卵子・胚の提供者に関する個人情報の保存

> 提供された精子・卵子・胚による生殖補助医療を受けた人が妊娠していないことを確認できたときを除き，提供医療施設は，提供者に係る以下の個人情報を公的管理運営機関に提出しなければならない。
> (1) 精子・卵子・胚の提供が行われた後も当該提供者と確実に連絡を取ることができるための情報，具体的には，氏名，住所，電話番号等についての情報
> (2) 精子・卵子・胚の提供により生まれる子が出自を知る権利を行使するための情報
> (3) 精子・卵子・胚の提供者に関する医学的な情報，具体的には，血液型，精子・卵子・胚に関する数・形態及び機能等の検査結果，感染症の検査結果，遺伝性疾患のチェック（問診）の結果　など
> 公的管理運営機関は，提出された個人情報を保存する。当該提供によって子が生まれた場合，または，子が生まれたかどうか確認できない場合，上記情報の保存期間は80年とする。

○ Ⅲ3(3)「出自を知る権利」で述べたように，提供された精子・卵子・胚による生殖補助医療により生まれた子等は，提供者に関し，氏名，住所等，当該者を特定できる内容を含め，知りたい情報について開示請求ができることとなる。
○ また，医学的な条件が合致していたかなど，当該生殖補助医療が適切に行われていたことを確認するため，また，ABO式血液型を合わせることができるようにするため，あるいは，当該生殖補助医療に関して，有効性（成功率）や安全性などを検討するため，公的管理運営機関は提供者について連絡を取ることができるための情報や医学的情報等を持つこととする。
○ こうしたことに対応するため，当該生殖補助医療を受けた人が妊娠していないことを確認できたときを除き，提供医療施設は，提供者の個人情報を公的管理運営機関に提出しなければならないこととする。
○ 上記情報の保存期間は平均寿命を踏まえ80年とした。

(ウ) 精子・卵子・胚の提供により生まれた子に関する個人情報の保存

> 実施医療施設は，精子・卵子・胚の提供により生まれた子の個人情報を公的管理運営機関に

> 提出しなければならない。
>   公的管理運営機関が保存する精子・卵子・胚の提供により生まれた子に関する情報は，以下のようなものとする。
>   (1) 精子・卵子・胚の提供により生まれた子を同定できる情報
>   (2) 生まれた子が将来近親婚を防ぐことができるよう，当該子の遺伝上の親（提供者）を同定できる情報
>   (3) 生まれた子に関する医学的情報，具体的には，出生時体重や，遺伝性疾患の有無，出生直後の健康状態，その後の発育状況など
>   上記情報の保存期間は80年とする。

○ 提供された精子・卵子・胚により生まれた子に関し，出自を知る権利に関する情報や近親婚を防ぐための情報を開示するため，また，当該生殖補助医療の有効性（成功率）や安全性などを検討するため，当該生殖補助医療により生まれてきた子を同定できる情報や当該子の遺伝上の親（提供者）を同定できる情報，生まれた子に関する医学的情報について公的管理運営機関が保存することとする。

○ 上記情報の保存期間は平均寿命を踏まえ80年とした。

○ なお，生まれた子の発育状況に関する情報については，提供を受けた夫婦の同意を，生まれた子が一定年齢に達した後は，提供を受けた夫婦及び生まれた子の同意を得た上で得ることとする。

(d) 出自を知る権利への対応

> 出自を知る権利に関し，公的管理運営機関は開示に関する相談に応ずることとし，開示に関する相談があった場合，公的管理運営機関は予想される開示に伴う影響についての説明を行うとともに，開示に係るカウンセリングの機会が保障されていることを相談者に知らせる。特に，相談者が提供者を特定できる個人情報の開示まで希望した場合は特段の配慮を行う。

○ 精子・卵子・胚の提供により生まれた子に対し，提供者に関する個人情報を開示することは，当該子のアイデンティティに関わる重要な問題であり，開示請求があった場合に機械的に開示するという対応では，開示請求者の抱える問題をより複雑化させる場合も生ずると考えられる。

このため，開示の請求を求めてきた者に対し，公的管理運営機関は開示に関する相談に応ずることとし，公的管理運営機関は予想される開示に伴う影響についての説明を行うとともに，開示に係るカウンセリングの機会が保障されていることを相談者に知らせることとしたものである。特に，相談者が提供者を特定できる個人情報の開示まで希望した場合は，その事案の性質上，特段の配慮がなされる必要があると考える。

(e) 医療実績等の報告の徴収並びに統計の作成及び公表

> 公的管理運営機関は，すべての実施医療施設及び提供医療施設からの提供された精子・卵子・胚による生殖補助医療に関する医療実績等の報告の徴収や徴収した報告の確認並びに当該報告に基づく統計の作成及び公表等の当該生殖補助医療の実施に関する管理運営の業務を行う。

○ 提供された精子・卵子・胚による生殖補助医療の適正な実施を確保していくために，公的管理運営機関は，医療実績等の報告の徴収や徴収した報告の確認並びに当該報告に基づく統計の作成及び公表等の当該生殖補助医療の実施に関する管理運営の業務を行う。

○ なお，徴収した報告に基づく統計の作成及び公表等に当たっては，個人情報保護の観点から，匿名化などの個人の同定ができないような処置が十分に講じられることとする。

(2) 精子・卵子・胚のコーディネーション業務及びマッチング業務

※ 「コーディネーション業務」とは，提供された精子・卵子・胚を適切に希望する人に配分するための調整業務全般を指し，「マッチング業務」とは，提供された精子・卵子・胚を，希望する人のうち誰に与えるのかについて決定する業務そのものを指す。
「コーディネーション業務」の一つとして，「マッチング業務」がある。

> 公的管理運営機関は提供医療施設及び実施医療施設からの登録により，精子・卵子・胚の提供数と希望数を把握する。
> 精子・卵子・胚の提供数が希望数よりも多い場合は，原則として，精子・卵子・胚の提供医療施設と実施医療施設が情報交換を行うことにより，必要な精子・卵子・胚を確保することとするが，特に必要があれば公的管理運営機関がマッチング業務を行う。
> 精子・卵子・胚の提供数が希望数よりも少ない場合は，精子・卵子・胚の提供者から提供についての登録があった場合，公的管理運営機関は登録された情報を元にマッチングを行う。
> マッチングの結果，優先順位が最も高い夫婦は実施医療施設の倫理委員会の審査（胚提供を受ける場合はさらに公的管理運営機関の審査会の審査）を経て，提供を受ける。

○ 提供された精子・卵子・胚による生殖補助医療の実施に当たり，精子・卵子・胚の提供数が希望数よりも下回る場合があることも考えられる。こうした場合において，公平な観点から精子・卵子・胚の配分を行うために公的管理運営機関が，提供された精子・卵子・胚の配分を行うこととする。

○ 公的管理運営機関が提供された精子・卵子・胚の配分を行うことが必要となるのは，精子・卵子・胚の提供数が希望数よりも少ない場合であるが，提供数と希望数については次のような方法で把握することとする。

(1) 提供の把握

提供医療施設は，精子・胚が提供される場合は，精子・胚の提供及び感染症の検査を実施した後，速やかに，定められたフォーマットにより，公的管理運営機関に登録を行う。

卵子が提供される場合は，卵子の提供者から提供についての同意を得た後，速やかに，定められたフォーマットにより，公的管理運営機関に登録を行う。

(2) 希望数の把握

実施医療施設は，提供を受けることを希望する夫婦から提供を受けることについての同意を得た後，速やかに，定められたフォーマットにより，公的管理運営機関に登録を行う。

○ 上記の方法により精子・卵子・胚の提供数と希望数を把握した結果，

(1) 精子・卵子・胚について提供数≧希望数の場合

原則として，提供医療施設と実施医療施設が情報交換を行うことにより，必要な精子・卵子・胚を確保することとするが，特に必要があれば公的管理運営機関がマッチング業務を行う。

(2) 精子・卵子・胚について提供数＜希望数の場合

実施医療施設は，精子・卵子・胚の提供を受けることについて同意した夫婦に関して必要な情報を公的管理運営機関に登録しておく。

精子・卵子・胚の提供についての登録があった場合，公的管理運営機関は登録された情報を元にマッチングを行う。

マッチングをする際には，提供を受ける夫婦の子の有無や待機期間等をもとに評価を行い，提供を受けることができる優先順位を決める。

マッチングの結果，優先順位が最も高い夫婦は実施医療施設の倫理委員会の審査（胚提供を受ける場合はさらに公的管理運営機関の審査会の審査）を経て，提供を受ける。

○ 提供された精子・卵子・胚を提供医療施設から実施医療施設に移管する場合には，実施医療施設の職員が提供医療施設に赴き，移管する精子・卵子（実際は夫の精子と受精させた受精卵）・胚を携行して実施医療施設に運搬することによって移管することとする。

移管する際には，提供者に関する個人情報のうち，実施医療施設が必要となる医学情報等を匿名化した上で，携行することとする。

(3) 胚提供に係る審査業務

> 公的管理運営機関の審査会は，胚の提供が行われる場合，Ⅱ「基本的な考え方」に基づき，次に掲げる事項を審査する。
> ・提供された胚による生殖補助医療を受けるための医学的理由の妥当性について
> ・適切な手続の下に胚が提供されることについて
> ・夫婦の健康状態，精神的な安定度，経済状

> 況など夫婦が生まれた子どもを安定して養育することができるかどうかについて

○ Ⅲ5(3)「実施医療施設における倫理委員会」で述べたように，提供された精子・卵子・胚による生殖補助医療については，個々の症例について実施医療施設の倫理委員会において実施の適否が審査されることとなるが，提供された胚による生殖補助医療については，提供を受ける夫婦のいずれの遺伝的要素も受け継がない子が誕生することとなることから，より慎重な審査を行うため，個別の事例ごとに，公的管理運営機関の審査会にて，Ⅱ「基本的な考え方」に基づき，提供を受ける夫婦が子どもを安定して養育することができるかなどの観点から実施の適否を審査することとした。
○ 胚の提供の適否を決める審査会の人的要件に関する基準は，以下のようなものとする。

・生殖補助医療の医学的妥当性，倫理的妥当性及び提供された精子・卵子・胚により生まれる子の福祉について等を総合的に審査できるよう，医学，法律学及び児童福祉に関する専門家，カウンセリングを行う者，生命倫理に関する意見を述べるにふさわしい識見を有する者並びに一般の国民の立場で意見を述べられる者から構成されていること。
・審査会は10名程度で構成され，そのうち30％以上の女性が含まれていること。

(4) 子どもが生まれた後の相談業務

> 公的管理運営機関は，生まれた子に関する相談があった場合は，必要に応じて当該相談に応じ，児童相談所等を紹介するなど，当該相談に対する適切な対応を行う。

○ Ⅲ4(4)「子どもが生まれた後の相談」で述べたように，子どもが生まれた後の相談については，児童相談所等が，必要に応じて，公的管理運営機関等と連携を取ることとなっており，公的管理運営機関に生まれた子に関する相談があった場合は，公的管理運営機関は必要に応じて当該相談に応じ，児童相談所等を紹介するなど，当該相談に対する適切な対応を行う。

7 規制方法

> 以下のものについては，罰則を伴う法律によって規制する。
> ・営利目的での精子・卵子・胚の授受・授受の斡旋
> ・代理懐胎のための施術・施術の斡旋
> ・提供された精子・卵子・胚による生殖補助医療に関する職務上知り得た人の秘密を正当な理由なく漏洩すること
>
> Ⅲ1「提供された精子・卵子・胚による生殖補助医療を受けることができる者の条件」からⅢ4「インフォームド・コンセント（十分な説明と同意），カウンセリング」において述べた結論については，上記のものを除き，罰則を伴う法律によって規制せず，法律に基づく指針等規制の実効性を担保できる他の態様によって規制する。

○ 本報告書の結論の実効性を担保するための規制の態様については，学会の自主的な指針による規制，法律に基づく指針による規制，実施医療施設及び提供医療施設の指定及びこれらの施設に対する指導監督，罰則を伴う法律による規制等様々な態様が考えられるところであるが，「生命，自由及び幸福の追求に対する国民の権利については，公共の福祉に反しない限り，立法その他の国政の上で，最大の尊重を必要とする」（憲法第13条）こととされており，国民に対して法律に基づく規制をすることは慎重な検討を必要とするものであり，その中でも特に，身体の自由の制限または財産権の侵害を内容とする最も重い規制の態様である罰則を伴う法律によって規制することは，特に慎重とならなければならない。
○ こうした規制のあり方に関する基本的な考え方は，精子・卵子・胚の提供等による生殖補助医療に関する規制についても当てはまるものと言え，当該生殖補助医療に関する規制の態様については，国民の幸福追求権と公共の福祉の観点との均衡を勘案し，それが過度なものとならないよう留意する必要がある。
○ また，生殖補助医療は，先端医療技術であり，現在においても急速な技術進歩が継続している分野であることから，本専門委員会における結論のうち，急速な技術進歩に法律の規定を合わせてい

くことが困難と考えられる範囲のものについては，法律による規制になじむものとは言えず，規制を現実に柔軟に対応させるため，規制の実効性を担保できる他の態様の規制が検討されるべきである。
○ これらの観点を総合的に勘案して，精子・卵子・胚の提供等による生殖補助医療に関する規制の態様は，規制が過度なものとならないよう，また，規制が現実に柔軟に対応できるよう，規制の実効性が担保できる範囲内の必要最低限のものとすることが適当である。
○ このため，以下の理由により以下のものについては，罰則を伴う法律によって規制することが適当であることとするが，最も重い規制の態様である罰則を伴う法律によって規制する範囲については他の法律における罰則との均衡をも鑑み，立法過程において更なる慎重な検討が行われることが必要と考える。

・営利目的での精子・卵子・胚の授受・授受の斡旋及び代理懐胎のための施術の斡旋は，「商業主義を排除する」及び「優生思想を排除する」という基本的考え方に著しく反し，なおかつ，医師以外の人々によっても行われる可能性が高いことから，実効性を担保するために罰則が必要であること

・代理懐胎のための施術は，「生まれてくる子の福祉を優先する」，「人を専ら生殖の手段として扱ってはならない」及び「安全性に十分配慮する」という基本的考え方に著しく反すること

・生殖補助医療は特に人のプライバシーを重視しなければならないという観点から，提供された精子・卵子・胚による生殖補助医療に関する職務上知り得た人の秘密を正当な理由なく漏洩することは，「生まれてくる子の福祉を優先する」という基本的考え方に反し，また，医師以外の者も罰する必要があること

○ なお，医事に関し犯罪または不正の行為があった医師については，医師法に基づく免許の取消しがあるなど，医療の適切な実施について，現行においても規制があるところであり，代理懐胎のための施術を行った医師に対して別途罰則規定を設ける必要があるかどうかについては，これらの規制との関係にも留意する必要がある。

○ また，上記により罰則を伴う法律によって規制するものを除き，Ⅲ1「提供された精子・卵子・胚による生殖補助医療を受けることができる者の条件」からⅢ4「インフォームド・コンセント（十分な説明と同意），カウンセリング」において述べた結論については，国民の幸福追求権と公共の福祉の観点を勘案し，また，規制の実効性を担保しつつ，規制の現実に対する柔軟性を確保する観点から，罰則を伴う法律によって規制することは適当ではなく，法律に基づく指針等規制の実効性を担保できる他の態様によって規制することが適当である。

Ⅳ　終わりに

○ 以上，精子・卵子・胚の提供等による生殖補助医療のあり方の具体化について，27回にわたり，慎重な検討を経て取りまとめられた本部会の検討結果を報告した。

○ 本報告書の冒頭で述べたように，生殖補助医療が社会に着実に広まっている一方，生殖補助医療をめぐり様々な問題が発生している。

　本部会における検討を開始した後も，日本産科婦人科学会の会告に違反する生殖補助医療を実施したため，学会から除名された医師が，学会の会告では認められていない生殖補助医療を引き続き実施するといった事例が見られており，本部会としても，学会の会告に一定の限界があることは認めざるを得ず，精子の売買や代理懐胎の斡旋など商業主義的な行為への規制を含め，精子・卵子・胚の提供等による生殖補助医療の適正な実施のためには新たな制度が必要との認識に至った。

○ すでに専門委員会報告において，精子・卵子・胚の提供等による生殖補助医療について法整備を含めた制度整備の必要性が指摘されていたところであるが，本部会としても，こうした状況を踏まえ，精子・卵子・胚の提供等による生殖補助医療の適正な実施のためには，法整備を含めた制度整備が必要との結論に至った。

○ 本報告書は，生殖補助医療をめぐる様々な状況を総合的に勘案し，一定の条件のもとに，提供された精子・卵子・胚による生殖補助医療を一定の範囲で容認することとするが，当該生殖補助医療が，特に生まれてきた子の福祉に直結する問題

であることを踏まえ，本報告書における結論を実施するために必要な制度の整備が早急に行われることを求めるものである。

○ なお，本部会において容認することとされた各生殖補助医療といえども，こうした必要な制度の整備が行われるまでは，匿名性を担保できる者から提供された精子による人工授精以外は実施されるべきではなく，こうした人工授精についても，その適用が可能な範囲内で本報告書における結論にそった適切な対応がなされることを望むものである。

○ また，本部会としては，生殖補助医療をめぐる様々な状況を総合的に勘案し，現時点における結論をまとめたものであるが，必要な制度が整備され，提供された精子・卵子・胚による生殖補助医療の実施が開始されてから一定期間経過後に，その実施状況やその時点における国民世論等を勘案しつつ，精子・卵子・胚の提供等による生殖補助医療のあり方について必要な見直しが行われるべきと考える。

○ 専門委員会及び本部会においては，親子関係の確定や商業主義等の観点から，その実施に当たって特に問題が生じやすい精子・卵子・胚の提供等による生殖補助医療について検討を行い，その検討結果を取りまとめたところであるが，本報告書における結論の中には，生殖補助医療一般に関しても適用できるものが存在することから，他の形態の生殖補助医療についても，その適用が可能な範囲内で本報告書における結論にそった適切な対応がなされることが望まれる。

[別紙1]

精子の提供を受けることができる医学的な理由

1 「精子が存在しないか，または，精子に受精能力がない」ことを明確に判断できる
 (1) 無精子症と診断され，かつ，精巣生検法による精子回収を行った結果，成熟精子が存在しない
 (2) 無精子症と診断され，かつ，仮に精巣生検法による精子回収を行っても精巣内に成熟精子が存在しないものと医師によって判断されている
 (3) Globozoospermia（奇形精子症の一つで，全ての精子が巨大な円形の頭部を持ち，受精能力がないもの）と診断されている
 (4) 死滅精子症と診断され，かつ，精巣生検法による精子回収を行っても生存精子が得られない

2 「精子が存在し，かつ，精子に受精能力がない」ことを明確に判断することはできないが，精子に受精能力がないことが推定される
 (1) 夫婦間の卵細胞質内精子注入法（ICSI：顕微授精）を相当回数実施したが，妊娠に至らなかった場合で，かつ，その原因が妻側にないものと医師によって判断されている
 (2) 夫婦間の卵細胞質内精子注入法を相当回数実施したが，受精卵が得られなかった場合で，かつ，その原因が妻側にないものと医師によって判断されている

※ 加齢により妊娠できない夫婦は対象とならない。「加齢により妊娠できない」ことの具体的な判定は医師の裁量とする。

> ただし，実施に当たって医師が考慮すべき基準を国が法律に基づく指針として示す。
> 考慮すべき基準の具体的な内容としては，自然閉経の平均年齢である50歳ぐらいを目安とし，それを超えて妊娠できない場合には，「加齢により妊娠できない」とみなすこととする。

[別紙2]

卵子の提供を受けることができる医学的な理由

1 「卵子が存在しないか，または，卵子に受精能力がない」ことを明確に判断できる
 (1) 卵巣（性腺）形成不全
 (2) 卵巣性無月経
 (3) 両側卵巣摘出術後
 (4) 放射線，抗癌剤などの外因による卵巣機能の廃絶

2 「卵子が存在し，かつ，卵子に受精能力がない」ことを明確に判断することはできないが，卵子に受精能力がないことが推定される
(1) 夫婦間の卵細胞質内精子注入法（ICSI：顕微授精）を相当回数実施したが，妊娠に至らなかった場合で，かつ，その原因が夫側にないものと医師によって判断されている
(2) 夫婦間の卵細胞質内精子注入法を相当回数実施したが，受精卵が得られなかった場合で，かつ，その原因が夫側にないものと医師によって判断されている
　※　加齢により妊娠できない夫婦は対象とならない。「加齢により妊娠できない」ことの具体的な判定は医師の裁量とする。

> ただし，実施に当たって医師が考慮すべき基準を国が法律に基づく指針として示す。
> 考慮すべき基準の具体的な内容としては，自然閉経の平均年齢である50歳ぐらいを目安とし，それを超えて妊娠できない場合には，「加齢により妊娠できない」とみなすこととする。

[別紙3]

　　精子・卵子・胚の提供を受ける
　　夫婦に対する説明の内容

【概　要】
1　**生殖補助医療の医学的事項**について
(1) 生殖補助医療に関する一般的な医学的事項について
(a) 検査について
(ｱ) 検査の種類と各々についての具体的な実施方法，実施に要する期間等について
(ｲ) 検査の過程における副作用や合併症のリスクと起こった際の医学的対処方法について
(b) 治療について
(ｱ) 治療の種類と各々についての医学的適応，具体的な実施方法，実施に要する期間等について
(ｲ) 生殖補助医療を受けるにあたって起こりうる副作用のリスク（多胎妊娠，卵巣過剰刺激症候群，手術操作に関するリスク等）と起こった際の医学的対処法について
(c) 予想される結果について
(ｱ) 妊娠率，流産率，生産率，先天性疾患等が発生する可能性等について
(ｲ) 多胎妊娠の可能性及び極低出生体重児や超低出生体重児の生まれる可能性について
上記(a)〜(c)の事項につき，
・できるだけ正確な最新の情報を提供するように努めなければならない。
・また，提案されている治療によって期待される結果と同時に，その治療の限界についても説明されなければならない。
・妊娠率や流産率，副作用等，提供を受ける者の年齢によって異なる結果が想定される事項については，可能な限り提供を受ける夫婦の年齢に応じた説明をするよう努めなければばならない。
・提供を受ける夫婦が実際に治療を受ける医療施設におけるデータと全国平均のデータの両方を用いて説明するのが望ましい。
(2) 提供された精子・卵子・胚による生殖補助医療に関する医学的事項について
(a) 上記(1)(a)〜(c)の事項の中で，提供された精子・卵子・胚による生殖補助医療に関して特に言及すべき事項について（Rh型不適合妊娠等，提供された精子・卵子・胚による生殖補助医療において特に注意が必要な事項について）
(b) 提供された精子・卵子・胚による生殖補助医療を受ける医学的理由について（配偶者間の生殖補助医療では妊娠できないと判断された理由について）

2　**提供された精子・卵子・胚による生殖補助医療の実施及び精子・卵子・胚の提供について**
(1) 提供された精子・卵子・胚による生殖補助医療の実施の条件について
(a) 提供された精子・卵子・胚による生殖補助医療を受けることができる者の条件について
(b) 子宮に移植する胚の数の条件について
(2) 精子・卵子・胚の提供の条件について
(a) 精子・卵子・胚の提供者の条件について
(b) 精子・卵子・胚の提供に対する対価の条件について

(c)　精子・卵子・胚の提供における匿名性の条件について
　(d)　精子・卵子・胚の提供者と提供を受ける者との属性の一致等の条件について
(3)　提供された精子・卵子・胚の保存について
(4)　提供者に関するその他の事項について
　(a)　提供者に発生した副作用等に関する補償について
　(b)　提供者の権利について
3　提供により生まれた子について
(1)　親子関係（出生する子の法的地位）について
(2)　提供により生まれた子の出自を知る権利等について
(3)　生まれてくる子に関する提供を受ける夫婦の責任について
(4)　生まれた子に関する実態把握について
4　提供された精子・卵子・胚による生殖補助医療の実施，精子・卵子・胚の提供までの手続きや実施医療施設及び提供医療施設の施設・設備・機器の基準について
(1)　インフォームド・コンセント，カウンセリングの手続き等について
(2)　実施医療施設及び提供医療施設の施設・設備・機器の基準について
5　管理体制について
(1)　公的管理運営機関の業務の具体的な内容について
6　その他について
(1)　提供された精子・卵子・胚による生殖補助医療に関わる者の守秘義務について
(2)　提供された精子・卵子・胚による生殖補助医療以外の選択（子どもを持たない人生，養子縁組）について
(3)　認められていない生殖補助医療について

【詳　細】
※◆は説明することを必須とする事項
　◇は必要に応じて説明する事項

1　生殖補助医療の医学的事項について
(1)　生殖補助医療に関する一般的な医学的事項について

(a)　検査について
◇検査の種類（※1）と各々についての具体的な実施方法，実施に要する期間等について
◇検査の過程における副作用や合併症のリスクと起こった際の医学的対処方法について
(b)　治療について
◇治療の種類（※2）と各々についての医学的適応，具体的な実施方法，実施に要する期間等について
◇生殖補助医療を受けるにあたって起こりうる副作用のリスク（多胎妊娠，卵巣過剰刺激症候群，手術操作に関するリスク等）と起こった際の医学的対処法について
(c)　予想される結果について
◆妊娠率，流産率，生産率，先天性疾患等が発生する可能性等について
◆多胎妊娠の可能性及び極低出生体重児や超低出生体重児の生まれる可能性について

　（※1）　例えば，基礎体温，精液検査，子宮卵管造影，頸管粘液検査，性交後試験，超音波検査，内分泌検査，子宮鏡検査，腹腔鏡検査，排卵障害の有無，多嚢胞性卵巣の有無，プロラクチン値の測定，子宮内膜症の有無，子宮筋腫の有無，卵巣嚢腫の有無，子宮内膜ポリープの有無，卵管閉鎖の有無等
　（※2）　例えば，タイミング療法，夫精子による人工授精，ホルモン療法，排卵誘発，子宮筋腫核出術，卵巣嚢腫摘出術，マイクロサージェリー，腹腔鏡下手術，経頸管的粘膜下筋腫，ポリープ切除，体外受精・胚移植，顕微授精等

上記(a)～(b)の事項につき，
・できるだけ正確な最新の情報を提供するように努めなければならない。
・また，提案されている治療によって期待される結果と同時に，その治療の限界についても説明されなければならない。
・妊娠率や流産率，副作用等，提供を受ける人の年齢によって異なる結果が想定される事項については，可能な限り提供を受ける夫婦の年齢に応じた説明をするよう努めなければばならない。
・提供を受ける夫婦が実際に治療を受ける医療施設におけるデータと全国平均のデータの両方を用いて説明するのが望ましい。

(2) 提供された精子・卵子・胚による生殖補助医療に関する医学的事項について
◆上記(1)(a)～(c)の事項の中で，提供された精子・卵子・胚による生殖補助医療に関して特に言及すべき事項について（Rh型不適合妊娠等，提供された精子・卵子・胚による生殖補助医療において特に注意が必要な事項について）
◆提供された精子・卵子・胚による生殖補助医療を受ける医学的理由について（配偶者間の生殖補助医療では妊娠できないと判断された理由について）

2 提供された精子・卵子・胚による生殖補助医療の実施及び精子・卵子・胚の提供について

(1) 提供された精子・卵子・胚による生殖補助医療の実施の条件について
(a) 提供された精子・卵子・胚による生殖補助医療を受けることができる者の条件について
(ア) 提供された精子・卵子・胚による生殖補助医療全般に関わる条件について
◆加齢により妊娠できない夫婦は対象とならないこと
◆自己の精子・卵子を得ることができる場合には，それぞれ精子・卵子の提供を受けることはできないこと
◆夫婦の健康状態，精神的な安定度，経済状況など，生まれてくる子どもを安定して養育していける夫婦に限って提供を受けられること
(イ) 提供された精子・卵子・胚による生殖補助医療の種類ごとに適用される条件について
（AIDを受ける者に対して）
◆精子の提供を受けなければ妊娠できない夫婦に限って，提供された精子による人工授精を受けることができること
（提供された精子による体外受精を受ける者に対して）
◆女性に体外受精を受ける医学上の理由があり，かつ精子の提供を受けなければ妊娠できない夫婦に限って，提供された精子による体外受精を受けることができること
（提供された卵子による体外受精を受ける者に対して）
◆卵子の提供を受けなければ妊娠できない夫婦に限って，提供された卵子による体外受精を受けることができること
（提供胚の移植を受ける者に対して）
◆胚の提供を受けなければ妊娠できない夫婦に限って，提供された胚の移植を受けることができること
◆ただし，卵子の提供を受けなければ妊娠できない夫婦も，卵子の提供を受けることが困難な場合には，提供された胚の移植を受けることができること
◆胚の提供は，個別の事例ごとに，実施医療施設の倫理委員会及び公的管理運営機関の審査会にて実施の適否に関する審査が行われること
(b) 子宮に移植する胚の数の条件について
◆体外受精・胚移植または提供胚の移植に当たって，1回に子宮に移植する胚の数は，原則として2個まで，移植する胚や子宮の状況によっては，3個までとされていること
◆1回に2個以上の胚を子宮に移植する場合，仮に双胎，三胎となってもそれを受け入れることとされていること
(2) 精子・卵子・胚の提供の条件について
(a) 精子・卵子・胚の提供者の条件について
◆精子提供者は，満55歳未満の成人であること
◆卵子を提供できる人は，既に子のいる成人であって，満35歳未満であること
　ただし，卵子提供者が自己の体外受精のために採取した卵子の一部を提供する場合には，当該提供者は既に子がいることを要さないこと
◆同一の人からの卵子の提供は3回までであること
◆同一の人から提供された精子・卵子・胚による生殖補助医療を受けた人が妊娠した子の数が10人に達した場合には，当該人から提供された精子・卵子・胚は生殖補助医療に使用することはできないこと
◆提供される精子・卵子・胚は，血清反応，梅毒，B型肝炎ウィルスS抗原，C型肝炎ウィルス抗体，HIV抗体等の感染症の検査が行われること
◆具体的には，提供時及びウィンドウ・ピリオドが終了した後に，上記の感染症についての

検査を行い，陰性が確認された提供者の精子・卵子（実際には，夫の精子と受精させた胚）・胚であること
◆上記感染症の検査の結果は提供者に知らせること
◆遺伝性疾患に関しては，日本産科婦人科学会の会告「「非配偶者間人工授精と精子提供」に関する見解」の遺伝性疾患に関する部分及びその解説の当該部分に準じたチェック（問診）が行われること
◆遺伝性疾患のチェックの結果，精子・卵子・胚の提供を希望する者が当該提供を認められないと判断される場合もあること

(b) 精子・卵子・胚の提供に対する対価の条件について
◆精子・卵子・胚の提供に関し，金銭等の対価を供与すること及び受領することは一切禁止されていること
ただし，実費相当分（交通費，通信費等）及び医療費については，この限りでないこと
◆提供を受ける人が支払う具体的な額
◆医療費やカウンセリングの費用等，提供された精子・卵子・胚による生殖補助医療の実施に要する費用は，提供を受ける人が全額負担すること

(c) 精子・卵子・胚の提供における匿名性の条件について
◆精子・卵子・胚の提供は匿名で行われること

(d) 精子・卵子・胚の提供者と提供を受ける人との属性の一致の条件について
◆ABO式血液型（A型・B型・O型・AB型）について，提供を受ける人の希望があり，かつ可能であれば，精子・卵子・胚の提供者と属性を合わせることが出来ること（合わせられない場合もあること）
◆ABO式血液型以外の属性については合わせることができないこと
◆RH型血液型等の血液型の不一致による医学的危険性について
◆提供された精子・卵子・胚を使用して第1子が生まれたのち，提供された精子・卵子・胚の残りを第2子のために使用することについて

(3) 提供された精子・卵子・胚の保存について
(a) 提供された精子・卵子・胚の保存について
◆提供者の死亡が確認されたときには，提供された精子・卵子・胚は廃棄すること
胚提供を行った夫婦のうち，一方が死亡した場合は提供された胚は廃棄されること
◇提供された精子・卵子の保存期間は2年間であること
◆提供された胚及び，提供を受ける夫婦の精子・卵子と提供された精子・卵子とを受精させて得られた胚は，ともに保存期間が10年間であること
◆保存期間を超過した場合の取り扱いについて（提供者に返却する，廃棄する等）

(4) 提供者に関するその他の事項について
(a) 提供者に発生した副作用等に関する補償について
◆提供者への医学的検査・医療行為に伴って発生した副作用，合併症等に対する補償について
提供者が提供に当たって何らかの健康被害を受けた場合には，当該被害に対する治療に必要な相当額等を提供を受ける者が負担すること

(b) 提供者の権利について
◆提供者は，提供を受ける人や提供により生まれる子を同定できないこと
◆提供者に知らせるのは，感染症の検査の結果や採取された精子・卵子・胚の成熟度や数，もしくは提供可能な当該数等の事項等に限られ，精子・卵子の提供によって受精卵が得られたかどうか等の事項は一切知らされないこと
また，提供者が希望すれば，出産に成功したかどうかを知ることができること
◆提供者は，提供に関する同意の撤回ができる以外には，提供した精子・卵子やその結果生まれた子に対して何ら権利を有さず，義務を負わないこと

3 提供により生まれた子について
(1) 親子関係について
◆出生する子の法的地位について

(←法務省法制審議会生殖補助医療関連親子法制部会で検討中)
(2) 提供により生まれた子の出自を知る権利等について
◆提供された精子・卵子・胚による生殖補助医療により生まれた子が出自を知る権利を行使することができるためには，親が子に対して当該子が提供により生まれた子であることを告知することが重要であること
◆提供された精子・卵子・胚による生殖補助医療により生まれた子または自らが当該生殖補助医療により生まれたかもしれないと考えている者であって，15歳以上の者は，精子・卵子・胚の提供者に関する情報のうち，開示を受けたい情報について，氏名，住所等，提供者を特定できる内容を含め，その開示を請求をすることができること
◆生まれた子からの開示の手続き及び予想される開示に伴う影響について
◆提供された精子・卵子・胚による生殖補助医療により生まれた子または自らが当該生殖補助医療により生まれたかもしれないと考えている者であって，男性は18歳，女性は16歳以上の者は，自己が結婚を希望する人と結婚した場合に近親婚とならないことの確認を公的管理運営機関に求めることができること
(3) 生まれてくる子に関する提供を受ける夫婦の責任について
◆提供を受けた夫婦が生まれた子を責任を持って養育すべきこと
(4) 生まれた子に関する実態把握について
◆生まれてくる子どもの健康面や福祉面等での実態把握が重要であること
◆提供を受ける夫婦は，妊娠・出産の経過を実施医療施設に報告すること
◆提供を受ける夫婦は，生まれた子の心身の発育状況，親子関係の調査など，公的管理運営機関から依頼があった際は可能な限り協力すること
◆提供を受ける夫婦は，住所の変更等があった際は速やかに公的管理運営機関にその旨連絡すること

4 提供された精子・卵子・胚による生殖補助医療の実施，精子・卵子・胚の提供までの手続きや実施医療施設及び提供医療施設の施設・設備・機器の基準について
(1) インフォームド・コンセント，カウンセリングの手続き等について
◆同意を実施する具体的な方法や時期，手続き等について
◆提供を受ける人，提供者が行った同意は，当該同意に係る当該生殖補助医療の実施前であれば撤回することができること
　胚提供を行う夫婦のうち，一方の意思だけで提供の撤回ができること
◆同意の撤回により提供する者は何ら不利益を被るものではないこと
◆同意の撤回により提供を受ける人は何ら不利益を被るものではないこと
(以下提供された卵子による体外受精の場合)
　ただし，提供者へのhCG注射を行った後に提供を受ける人の同意の撤回が行われ，提供者が採卵せずに卵胞刺激を中止する場合，提供者に卵巣過剰刺激症候群の発生等のリスクが生じる場合があること
◆実施医療施設及び提供医療施設は，当該生殖補助医療を受けた人が妊娠していないことを確認できたときを除き，同意書を公的管理運営機関に提出すること
◆提供された精子・卵子・胚による生殖補助医療を受ける夫婦は，当該生殖補助医療の実施に際して，当該生殖補助医療に関する専門知識を持つ人によるカウンセリングを受ける機会が与えられること
◆精子・卵子・胚の提供により子どもが生まれた後，
　(ア) 提供された精子・卵子・胚による生殖補助医療によって生まれた子
　(イ) 精子・卵子・胚の提供を受ける夫婦及びその家族
　(ウ) 精子・卵子・胚の提供者及びその家族（提供者の子どもを含む）
　は，当該生まれた子に関して，児童相談所等に相談することができること
(2) 実施医療施設及び提供医療施設について

第Ⅰ章　政府の報告書等

◆提供された精子・卵子・胚による生殖補助医療は，厚生労働大臣または地方自治体の長が指定する実施医療施設でなければ実施できないこと
◇実施医療施設への精子・卵子・胚の提供は，厚生労働大臣または地方自治体の長が指定する提供医療施設でなければできないこと
◆実施医療施設の倫理委員会は，提供された精子・卵子・胚による生殖補助医療の個々の症例について，実施の適否，留意事項，改善事項等の審査を行い，実施医療施設の長及び実施責任者に対し意見を提出するとともに，当該審査の過程の記録を作成し，これを保管すること
　また，当該委員会は，生殖補助医療の進行状況及び結果について報告を受け，生まれた子に関する実態の把握も含め，必要に応じて調査を行い，その留意事項，改善事項等について実施医療施設の長及び実施責任者等に対し意見を提出すること

5　管理体制について
(1)　公的管理運営機関の業務の具体的な内容について
◆公的管理運営機関は提供された精子・卵子・胚による生殖補助医療を受けた人が妊娠していないことを確認できたときを除き，提供を受ける夫婦，提供者，及び生まれた子の個人情報を管理することとされていること
◆公的管理運営機関は，上記個人情報を，80年間保存することとされていること
◆提供された精子・卵子・胚による生殖補助医療を受けた夫婦の同意書は，当該提供によって子が生まれた場合，または，子が生まれたかどうか確認できない場合，公的管理運営機関が80年間，実施医療施設が5年間それぞれ保存すること
◇精子・卵子・胚の提供者及びその配偶者の同意書は，当該提供によって子が生まれた場合，または，子が生まれたかどうか確認できない場合，公的管理運営機関が80年間，提供医療施設が5年間それぞれ保存すること
◆親子関係について争いがある場合（調停・訴訟に至っていない場合も含む），争いとなっている親子関係について同意書に署名する立場にある者，親子関係の争いの当事者となっている子，その他これに準じる者は，公的管理運営機関に対し，同機関が保存している同意書について，同意書の有無，同意書がある場合は同意書の開示を請求することができること
　なお，同意を撤回する文書についても同様の対応をすること

6　その他について
(1)　守秘義務について
◇提供された精子・卵子・胚による生殖補助医療に関わる者が，職務上知り得た人の秘密を正当な理由なく漏洩することは禁止されていること
(2)　提供された精子・卵子・胚による生殖補助医療以外の選択について
◆提供された精子・卵子・胚による生殖補助医療以外の選択が存在すること（子どもを持たない人生，養子縁組）
(3)　認められていない生殖補助医療について
◇代理懐胎（代理母・借り腹），精子・卵子両方の提供によって得られた胚の移植，及び匿名性を保持しない精子・卵子・胚の提供は認められていないこと

[別紙4]

精子・卵子・胚の提供者に対する説明の内容

【概　　要】
1　提供された精子・卵子・胚による生殖補助医療に関する医学的事項について
(1)　提供者の受ける検査について
(a)　検査の種類と各々についての具体的な実施方法，実施に要する期間等について
(b)　検査の過程における副作用や合併症のリスクと起こった際の医学的処方方法について
(2)　提供により実施される生殖補助医療について

(a) 提供された精子・卵子・胚による生殖補助医療の種類と各々についての医学的適応,具体的な実施方法,実施に要する期間等について
(b) 提供をするにあたって起こりうる副作用や合併症のリスクと起こった際の医学的対処方法について
(c) 予想される結果について
(ア) 妊娠率,流産率,生産率,先天性疾患等が発生する可能性等について
(イ) 多胎妊娠の可能性及び極低出生体重児や超低出生体重児の生まれる可能性について
上記(1)〜(2)の事項につき,
・できるだけ正確な最新の情報を提供するように努めなければならない。

2 提供された精子・卵子・胚による生殖補助医療の実施及び精子・卵子・胚の提供について
(1) 提供された精子・卵子・胚による生殖補助医療の実施の条件について
(a) 提供された精子・卵子・胚による生殖補助医療を受けることができる者の条件について
(b) 子宮に移植する胚の数の条件について
(2) 精子・卵子・胚の提供の条件について
(a) 精子・卵子・胚を提供できる者の条件について
(b) 精子・卵子・胚の提供に対する対価の条件について
(c) 精子・卵子・胚の提供における匿名性の条件について
(d) 精子・卵子・胚の提供者と提供を受ける者との属性の一致等の条件について
(3) 提供された精子・卵子・胚の保存について
(4) その他について
(a) 提供者に発生した副作用等に対する補償について
(b) 提供者の権利について

3 提供により生まれた子について
(1) 親子関係(出生する子の法的地位)について
(2) 提供により生まれた子の出自を知る権利等について
(3) 生まれてくる子に関する提供を受ける夫婦の責任について
(4) 生まれた子に関する実態把握について

4 提供された精子・卵子・胚による生殖補助医療の実施,精子・卵子・胚の提供までの手続きや実施医療施設及び提供医療施設の施設・設備・機器の基準について
(1) インフォームド・コンセント,カウンセリングの手続き等について
(2) 実施医療施設の施設・設備・機器の基準について

5 管理体制について
(1) 公的管理運営機関の業務の具体的な内容について

6 その他について
(1) 提供された精子・卵子・胚による生殖補助医療に関わる者の守秘義務について
(2) 生殖補助医療以外への精子・卵子・胚の使用について
(3) 認められていない生殖補助医療について

【詳　細】
※◆は説明することを必須とする事項
　◇は必要に応じて説明する事項

1 提供された精子・卵子・胚による生殖補助医療に関する医学的事項について
(1) 提供者の受ける検査について
◆検査の種類(※1)と各々についての具体的な実施方法,実施に要する期間等について
◆検査の過程における副作用や合併症のリスクと起こった際の医学的対処方法について
(2) 提供により実施される生殖補助医療について
◆提供された精子・卵子・胚による生殖補助医療の種類(※2)と各々についての医学的適応,具体的な実施方法,実施に要する期間等について(特に注意事項として(※3)が挙げられる)
◆提供をするにあたって起こりうる副作用や合併症のリスクと起こった際の医学的対処方法について(特に注意事項として(※4)が挙げられる)
◇予想される結果等について(妊娠率,流産率,生産率,先天性疾患等が発生する可能性等について)
◇多胎妊娠の可能性及び極低出生体重児や超低

第Ⅰ章　政府の報告書等

出生体重児の生まれる可能性について
（※1）　例えば，基礎体温，精液検査，子宮卵管造影，頸管粘液検査，性交後試験，超音波検査，内分泌検査，子宮鏡検査，腹腔鏡検査，排卵障害の有無，多嚢胞性卵巣の有無，プロラクチン値の測定，子宮内膜症の有無，子宮筋腫の有無，卵巣嚢腫の有無，子宮内膜ポリープの有無，卵管閉鎖の有無等

（※2）　非配偶者間人工授精（AID），提供精子による体外受精，提供卵子による体外受精，提供胚の移植など

（※3）　非配偶者間体外受精の成功率と医学的リスクについて
(1)　卵子提供者が経口避妊薬（ピル）を使用している場合にはその使用を直ちに中止すること
子宮内避妊器具（IUD）の使用は差し支えないこと
卵子提供者として採卵周期に入った場合は，その期間の性行為は禁止すること
(2)　卵子提供の場合，採卵を確実に実施するためには排卵誘発剤（hMG，FSH，Gn RH アナログ等）による卵巣刺激法の実施，卵胞の成熟度確認，副作用の予防等のために毎日通院する必要があること
(3)　卵子提供者には卵巣刺激法の開始前に，なぜそれが必要なのか，いつから何日間位通院する必要があるのか十分な説明を受けること
(4)　卵巣刺激開始前，中間および最終日には担当医によって経腟超音波検査，ホルモン検査等が実施されること
その結果，卵胞の成熟が確認されれば，定められた時間に来院し，hCG の注射を受けること
(5)　採卵は超音波ガイド下による経腟採卵法によって行われること
(6)　採卵を行う際には静脈麻酔がかけられる場合があり，その場合，副作用が発生するリスクもあること
(7)　卵子提供者に対する採卵後のケアは24時間の安静，鎮痛剤，抗生剤の処方等であること
また，採卵後1週間，担当医師や不妊治療について十分な専門性を有する看護師が採卵後の症状，状態についていつでも質問，疑問に答えられるように待機していること

（※4）　非配偶者間体外受精の成功率と医学的リスクについて
(1)　卵巣刺激法を実施している間は下腹部の違和感，膨満感などの卵巣過剰刺激症候群の前駆症状に対する注意が必要であり，もし問題が生じた場合には担当医師あるいは不妊治療について十分な専門性を有する看護師等がいつでも相談に応じられるような体制となっていること
(2)　卵巣刺激法を受けることにより卵巣過剰刺激症候群になる可能性はあるが，卵子提供者は胚移植を受けないので，その危険性は通常の体外受精・胚移植より少ないこと
(3)　採卵操作によって通常の生殖補助医療と同様の出血，感染，他臓器穿刺，麻酔合併症などのリスクが考えられること
(4)　ゴナドトロピンによる卵巣刺激によって卵巣癌のリスクが高まるという報告もあるが，まだ実証されていないこと
(5)　卵子提供の場合，卵巣刺激法を実施したことによって，その後に提供者自身の妊孕性が低下することはないこと

上記(1)～(2)の事項につき，
・できるだけ正確な最新の情報を提供するように努めなければならない。

2　提供された精子・卵子・胚による生殖補助医療の実施及び精子・卵子・胚の提供について

(1)　提供された精子・卵子・胚による生殖補助医療の実施の条件について
(a)　提供された精子・卵子・胚による生殖補助医療を受けることができる者の条件について
(ア)　提供された精子・卵子・胚による生殖補助医療全般に関わる条件について
◇加齢により妊娠できない夫婦は対象とならないこと
◇自己の精子・卵子を得ることができる場合には，それぞれ精子・卵子の提供を受けることはできないこと
◇夫婦の健康状態，精神的な安定度，経済状況など，生まれてくる子どもを安定して養育していける夫婦に限って提供を受けられること
(イ)　提供された精子・卵子・胚による生殖補助医療の種類ごとに適用される条件について
(精子提供者に対して)
◆精子の提供を受けなければ妊娠できない夫婦のみが，提供された精子による人工授精を受けることができること
(提供された精子による体外受精を受ける者に対して)

◆女性に体外受精を受ける医学上の理由があり，かつ精子の提供を受けなければ妊娠できない夫婦に限って，提供された精子による体外受精を受けることができること

(卵子提供者に対して)

◆卵子の提供を受けなければ妊娠できない夫婦に限って，提供された卵子による体外受精を受けることができること

(胚提供者に対して)

◆胚の提供を受けなければ妊娠できない夫婦に限って，提供された胚の移植を受けることができること

◆ただし，卵子の提供を受けなければ妊娠できない夫婦も，卵子の提供を受けることが困難な場合には，提供された胚の移植を受けることができること

◆胚の提供は，個別の事例ごとに，実施医療施設の倫理委員会及び公的管理運営機関の審査会にて実施の適否に関する審査が行われること

(b) 子宮に移植する胚の数の条件について

◇体外受精・胚移植または提供胚の移植に当たって，1回に子宮に移植する胚の数は，原則として2個まで，移植する胚や子宮の状況によっては，3個までとされていること

◇1回に2個以上の胚を子宮に移植する場合，仮に双胎，三胎となってもそれを受け入れることとされていること

(2) 精子・卵子・胚の提供の条件について

(a) 精子・卵子・胚の提供できる者の条件について

◆精子を提供できる人は，満55歳未満の成人であること

◆卵子を提供できる人は，既に子のいる成人であって，満35歳未満であること
ただし，自己の体外受精のために採取した卵子の一部を提供する場合には，卵子を提供する人は既に子がいることを要さないこと

◆同一の人からの卵子の提供は3回までであること

◆同一の人から提供された精子・卵子・胚による生殖補助医療を受けた人が妊娠した子の数が10人に達した場合には，当該人から提供された精子・卵子・胚は生殖補助医療に使用することはできないこと

◆精子・卵子・胚の提供に当たっては，血清反応，梅毒，B型肝炎ウィルスS抗原，C型肝炎ウィルス抗体，HIV抗体等の感染症の検査を行うこと

◆具体的には，提供時及びウィンドウ・ピリオドが終了した後に，上記の感染症についての検査を受け，陰性が確認された場合のみ提供できること

◆上記感染症の検査の結果は提供者に知らされること

◆遺伝性疾患に関しては，日本産科婦人科学会の会告「「非配偶者間人工授精と精子提供」に関する見解」の遺伝性疾患に関する部分及びその解説の当該部分に準じたチェック（問診）が行われること

◆遺伝性疾患のチェックの結果，提供を認められないと判断される場合もあること

(b) 精子・卵子・胚の提供に対する対価の条件について

◆精子・卵子・胚の提供に関し，金銭等の対価を供与すること及び受領することは一切禁止されていること
ただし，実費相当分（交通費，通信費等）及び医療費については，この限りでないこと

◆提供を受ける人が支払う具体的な額

◆医療費やカウンセリングの費用等，提供された精子・卵子・胚による生殖補助医療の実施に要する費用は，提供を受ける人が全額負担すること

(c) 精子・卵子・胚の提供における匿名性の条件について

◆精子・卵子・胚の提供は匿名で行われること

(d) 精子・卵子・胚の提供者と提供を受ける人との属性の一致の条件について

◇ABO式血液型（A型・B型・O型・AB型）について，提供を受ける人の希望があり，かつ可能であれば，精子・卵子・胚の提供者と属性を合わせることが出来ること（合わせられない場合もあること）

◇ABO式血液型以外の属性については合わせることができないこと

◇RH型血液型等の血液型の不一致による医学的危険性について
◇提供された精子・卵子・胚を使用して第1子が生まれたのち，提供された精子・卵子・胚の残りを第2子のために使用することについて
(3) 提供された精子・卵子・胚の保存について
(a) 提供された精子・卵子・胚の保存について
◆提供者の死亡が確認されたときには，提供した精子・卵子・胚は廃棄されること
　胚提供を行った夫婦のうち，一方が死亡した場合は提供された胚は廃棄されること
◆提供した精子・卵子の保存期間は2年間であること
◆提供した胚及び，提供を受ける夫婦の精子・卵子と提供した精子・卵子とを受精させて得られた胚は，ともに保存期間が10年間であること
◆保存期間を超過した場合の取り扱いについて（提供者に返却する，廃棄する等）
(4) その他について
(a) 提供者に発生した副作用等に関する補償について
◆提供者への医学的検査・医療行為に伴って発生した副作用，合併症等のに対する補償について
　提供者が提供に当たって何らかの健康被害を受けた場合には，当該被害に対する治療に必要な相当額等を提供を受ける者が負担すること
(b) 提供者の権利について
◆提供者は，提供を受ける人や提供により生まれる子を同定できないこと
◆提供者に知らせるのは，感染症の検査の結果や採取された精子・卵子・胚の成熟度や数，もしくは提供可能な当該数等の事項等に限られ，精子・卵子の提供によって受精卵が得られたかどうか等の事項は一切知らされないこと
　また，提供者が希望すれば，出産に成功したかどうかを知ることができること
◆提供者は，提供に関する同意の撤回ができる以外には，提供した精子・卵子やその結果生まれた子に対して何ら権利を有さず，義務を負わないこと

3　提供により生まれた子について
(1) 親子関係について
◆出生する子の法的地位について
　（←法務省法制審議会生殖補助医療関連親子法制部会で検討中）
(2) 提供により生まれた子の出自を知る権利等について
◆提供された精子・卵子・胚による生殖補助医療により生まれた子が出自を知る権利を行使することができるためには，親が子に対して当該子が提供により生まれた子であることを告知することが重要であるとされていること
◆提供された精子・卵子・胚による生殖補助医療により生まれた子または自らが当該生殖補助医療により生まれたかもしれないと考えている者であって，15歳以上の者は，精子・卵子・胚の提供者に関する情報のうち，開示を受けたい情報について，氏名，住所等，提供者を特定できる内容を含め，その開示を請求をすることができること
◆生まれた子からの開示の手続き及び予想される開示に伴う影響について
◆提供された精子・卵子・胚による生殖補助医療により生まれた子または自らが当該生殖補助医療により生まれたかもしれないと考えている者であって，男性は18歳，女性は16歳以上の者は，自己が結婚を希望する人と結婚した場合に近親婚とならないことの確認を公的管理運営機関に求めることができること
(3) 生まれてくる子に関する提供を受ける夫婦の責任について
◇提供を受けた夫婦が生まれた子を責任を持って養育するべきこと
(4) 生まれた子に関する実態把握について
◇生まれてくる子どもの健康面や福祉面等での実態把握が重要であること
◇提供を受ける夫婦は，妊娠・出産の経過を実施医療施設に報告すること
◇提供を受ける夫婦は，生まれた子の心身の発育状況，親子関係の調査など，公的管理運営

機関から依頼があった際は可能な限り協力すること
◇提供を受ける夫婦は，住所の変更等があった際は速やかに公的管理運営機関にその旨連絡すること

4 提供された精子・卵子・胚による生殖補助医療の実施，精子・卵子・胚の提供までの手続きや実施医療施設及び提供医療施設の施設・設備・機器の基準について

（1）インフォームド・コンセント，カウンセリングの手続き等について
◆同意を実施する具体的な方法や時期，手続きについて
◆提供を受ける人，提供者が行った同意は，当該同意に係る当該生殖補助医療の実施前であれば撤回することができること
胚提供を行う夫婦のうち，一方の意思だけで提供の撤回ができること
◆同意の撤回により提供を受ける人は何ら不利益を被るものではないこと
◆同意の撤回により提供する者は何ら不利益を被るものではないこと

（以下提供された卵子による体外受精の場合）
ただし，提供者へのhCG注射を行った後に提供を受ける同意の撤回が行われ，提供者が採卵せずに卵胞刺激を中止する場合，提供者に卵巣過剰刺激症候群の発生等のリスクが生じる場合があること

　◆実施医療施設及び提供医療施設は，当該生殖補助医療を受けた人が妊娠していないことを確認できたときを除き，同意書を公的管理運営機関に提出することとされていること
　◆精子・卵子・胚を提供する者（配偶者がいる場合は配偶者を含む）は，当該生殖補助医療の実施に際して，当該生殖補助医療に関する専門知識を持つ人によるカウンセリングを受ける機会が与えられること
　◆精子・卵子・胚の提供により子どもが生まれた後
　　(ｱ) 提供された精子・卵子・胚による生殖補助医療によって生まれた子
　　(ｲ) 精子・卵子・胚の提供を受ける夫婦及びその家族
　　(ｳ) 精子・卵子・胚の提供者及びその家族（提供者の子どもを含む）
　は，当該生まれた子に関して，児童相談所等に相談することができること

（2）実施医療施設及び提供医療施設について
◇提供された精子・卵子・胚による生殖補助医療は，厚生労働大臣または地方自治体の長が指定する実施医療施設でなければ実施できないこと
◆実施医療施設への精子・卵子・胚の提供は，厚生労働大臣または地方自治体の長が指定する提供医療施設でなければできないこと
◇実施医療施設の倫理委員会は，提供された精子・卵子・胚による生殖補助医療の個々の症例について，実施の適否，留意事項，改善事項等の審査を行い，実施医療施設の長及び実施責任者に対し意見を提出するとともに，当該審査の過程の記録を作成し，これを保管すること
　また，当該委員会は，生殖補助医療の進行状況及び結果について報告を受け，生まれた子に関する実態の把握も含め，必要に応じて調査を行い，その留意事項，改善事項等について実施医療施設の長及び実施責任者等に対し意見を提出すること

5 管理体制について

（1）公的管理運営機関の業務の具体的な内容について
◆公的管理運営機関は提供された精子・卵子・胚による生殖補助医療を受けた人が妊娠していないことを確認できたときを除き，提供を受ける夫婦，提供者，及び生まれた子の個人情報を管理することとされていること
◆公的管理運営機関は，上記個人情報を，80年間保存することとされていること
◇提供された精子・卵子・胚による生殖補助医療を受けた夫婦の同意書は，当該提供によって子が生まれた場合，または，子が生まれたかどうか確認できない場合，公的管理運営機関が80年間，実施医療施設が5年間それぞれ保存すること

◆精子・卵子・胚の提供者及びその配偶者の同意書は，当該提供によって子が生まれた場合，または，子が生まれたかどうか確認できない場合，公的管理運営機関が80年間，提供医療施設が5年間それぞれ保存すること
◆親子関係について争いがある場合（調停・訴訟に至っていない場合も含む），争いとなっている親子関係について同意書に署名する立場にある者，親子関係の争いの当事者となっている子，その他これに準じる者は，公的管理運営機関に対し，同機関が保存している同意書について，同意書の有無，同意書がある場合は同意書の開示を請求することができること

　なお，同意を撤回する文書についても同様の対応をすること

6　その他について
(1)　守秘義務について
◇提供された精子・卵子・胚による生殖補助医療に関わる者が，職務上知り得た人の秘密を正当な理由なく漏洩することは禁止されていること
(2)　生殖補助医療以外への精子・卵子・胚の使用について
◆提供した精子・卵子・胚は，別に研究目的等に使用されることについてのインフォームド・コンセントを得ていない限り，生殖補助医療以外の目的には使用されないこと
(3)　認められていない生殖補助医療について
◇代理懐胎（代理母・借り腹），精子・卵子両方の提供によって得られた胚の移植，及び匿名性を保持しない精子・卵子・胚の提供は認められていないこと

［別紙5］

　　　カウンセリングの内容

(1)　情報提供カウンセリング（giving information）
提供された精子・卵子・胚による生殖補助医療に関する情報の提供を行うこと
(2)　意思決定カウンセリング（implications counselling）
本人自身，その家族，及び措置の結果生まれてくる子にとって提案された一連の措置が持つ意味を理解することができるようにすること
(3)　支援カウンセリング（support counselling）
提供された精子・卵子・胚による生殖補助医療が不成功に終わった場合や，これ以上治療が続けられなくなってしまった場合など，不妊の検査や治療において多大なストレスがあるときに，精神的サポートを行うこと
(4)　治療的カウンセリング（therapeutic counselling）
不妊及び治療の結果に適応するように，また不妊及び治療によって引き起こされた諸問題を自ら解決するように援助すること

［別紙6］

　　実施医療施設及び提供医療施設における
　　　　施設・設備・機器の基準

1　施設・設備・機器について
(1)　体外受精培養室・培養前室（IVFラボ）
　　IVFラボは安全な労働環境と生殖補助医療研究室の手技のクオリティを保証するため，適切な環境を確保しなければならない。
(a)　衛生環境について
・培養環境は高温，多湿であり，培養液は栄養価が高く，細菌や真菌類が増殖しやすいため，無菌的操作が行える環境が必要であること
・手術室並みの清浄度と無塵状態を保たなければならないこと
・培養室内では無菌衣，帽子，マスクを用意しておき，入室時には必ず着用すること
・培養室・培養前室ともに不使用時には，紫外線を点灯し殺菌すること
・定期的に手術室のクリーン度検定用の寒天培地シャーレを用いて，落下細菌試験を行い，空気の清潔度を確認することが望ましいこと
・少なくとも1週間に1回は定期的に清掃を行

うべきであること
　清掃の際，洗剤は用いず，水で湿らせた布で床面を含めたすべての部分のふき掃除をすること
(b) 空気について
・施設を作る前に，ラボ内と外の揮発性有機化学物質の濃度を測定しておくべきであること
・IVFラボ全体の空気を浄化するため，活性炭フィルターなどを使用することも考慮すること
・外部からの雑菌の進入を防ぐため，除菌フィルターを設置し空気を流入させ内部を陽圧に保つこと
　通常，毎時7～15回の空気換気をしつつ陽圧（少なくとも0.10～0.20インチ水圧）とする方法がよいこと
・ラボ内の空気は密閉された供給源と環流管のもと，100％ラボ外の空気を化学的および物理的フィルターに通したものを用いるのが理想であること
(c) 構造について
・採卵件数にもよるが，2名の配偶子・胚の取扱いに携わる技術者が平均1日1～2症例のIVFを処理するならば，少なくとも15～18m²程度のスペースを確保するのが望ましいこと
・ラボは，採卵する場所のできるだけ近くに設置する。採卵された卵は手術室と壁で隔てた位置にあるクリーンベンチ内の実体顕微鏡下で詳細かつ迅速に検鏡できるように設計することが望ましいこと
・器具類は全て培養室の壁面に沿って配置し，中央部分はフリースペースとするのが望ましいこと
・配管や機器の設置の際は，メインテナンスや修理作業をラボの外側で行えるような設計にして，極力業務の支障にならないように配慮すること
・あらかじめ，避難経路が確保された設計にすること
(d) 出入り口について
・ラボの出入り口を採卵室（手術室を利用する場合は手術室）と共有せず，できれば採卵室とは別にラボに出入り口をつくること
・培養室前室にはエアカーテンを設置し二重扉とするのが望ましいこと
・ドアは施錠できるようにすること
(e) 照明について
・ラボの室内は自然光（太陽光）を避け，室内照明だけとすることが望ましいこと
・胚への影響をコントロールするため，自然光，蛍光灯，顕微鏡からの紫外線を遮断すること
・顕微鏡には紫外線カットフィルターを取り付けること
・ハンドリングチェンバーや顕微授精装置のフードに紫外線カットフィルムを貼ること
・室内光量は，顕微授精の針の取り付けや卵，胚の移動に支障がない程度に少し下げるべきであること
(f) 温度・湿度について
・室内の温度，湿度は，作業員が最も能率よく仕事ができる条件に設定すること
　一般に卵，胚培養温度は37℃が用いられ，培養器から出し入れするディッシュも同様の環境が望ましいとの考えから，ラボの室温を30℃あるいはそれ以上に保つべきとする考えもあるが，これは作業能率の低下をもたらす危険があり，逆効果と考えられること
　ただし，必要に応じてラボ内の温度は30～35℃に，湿度は40％以下に調節可能であることが望ましいこと
(g) 振動，音響について
・顕微授精を行う際には，除振台を設置する等の配慮が必要であること
　施設が交通量の多い道路に隣接しているような場合には最初から強固な架台を用意しておく必要があること
・音響は（作業工事現場のようなものを別とすれば）なんら問題ないこと
(h) クリーンベンチについて
・配偶子や胚の操作，培養液の調整などはすべてクリーンベンチ内で行うこと
・不使用時には70％アルコール消毒，UV照射を必ず行うこと
・チャンバー内に設置するものは必要最少限とし，実体顕微鏡，ウォームプレート，ヒートブロック以外はなるべく恒常的におかないようにすること

(i) インキュベーターについて
・使用者はあらかじめ使用説明書をよく読み，調節や補正の方法に習熟しておく必要があること
　使用前に内側の棚を全て取り外し，その内部の構造をよく確認しておくこと
・必ず2台以上設置すること
・インキュベーター内は雑菌が繁殖しやすい環境にあり，定期的に清掃，消毒が必要であること
・温度，湿度，酸素濃度などを一定の時間を決めて毎日点検すること
　チェックリストはインキュベーターの扉に貼っておいて記入しやすくしておくことが望ましいこと
・年に1～2回は業者による徹底点検を行うようにするのが望ましいこと
・胚発育の環境の面から扉の開閉は最小限にすべきであること
・インキュベーターの数に対する生殖補助医療の症例数は，原則として最小限に抑えられるべきであり，1台のインキュベーターに対して4症例以下になることが望ましいこと
(j) 倒立位相差顕微鏡・顕微授精用装置について
・顕微授精を行うため，倒立位相差顕微鏡とマニピュレーターの設置が必要であること
・テレビモニターシステムを付属すれば，モニターを見ながら操作することが出来るため，なお良いこと
(k) 液体窒素容器について
・火事や停電の時には液体窒素の場所をすぐに移動させなければならないため，あらかじめ建物の出口の近くに液体窒素用の保存スペースを確保しておくべきこと
・あらかじめ液体窒素の運搬が比較的簡単にできるように運搬ルートを設定して火事などに備えること
(1) その他について
・実体顕微鏡，生物顕微鏡，凍結用プログラムフリーザーを配置すること
・壁面からの揮発性物質をなくすため，床はビニール，壁はタイル，または非揮発性塗料で塗装すること
・壁や天井は極力配管による貫通を少なくすること
(2) 採卵・移植室
・採卵室は手術室に準じた設備とすること
・超音波装置，低圧吸引ポンプ，内視鏡診断設備などを設置すること
・麻酔器，救急時の蘇生器，バイタルサイン確認のための酸素分圧モニター，心電図モニター等を常備しておくこと
・培養室の近傍に設置し卵や胚の受け渡しがスムースに行えるようにすること
(3) 回復室
・麻酔から覚醒するまでの間，安静にして待機できるための環境が必要であること
・バイタルサイン確認のための酸素分圧モニター，心電図モニター等を常備しておくこと
(4) 採精室
・プライバシーを重視した清潔な環境が必要であること
・採精室は音響が遮断され，広すぎず，手洗い場が設置されていることが望ましいこと
・どのように採精をするかわかるよう，部屋の中にわかりやすい指示書を置いておくこと
・採精室は調精室と受け渡し窓で結ばれ，ベルなどを準備し，患者が採精を終えてカップをドアの前においたことを知らせるようにするなど，患者が自分の精液を持っていかずに済むのが望ましいこと
(5) 基礎研究室
・生殖補助医療は発展途上の医療であり，未知領域の研究，実験には公的病院，大学研究施設，農学，畜産学など多くの研究者の協力が今後とも必要になってくるものであり，施設では，技術研修医や新人の技術訓練，あるいは研究施設として，臨床で用いるラボとは別に基礎実験用の研究室設備を持ち，生殖補助医療における先端施設としての役割を果たすことが望ましいこと
・基礎研究室内は，無菌，無塵で安定した室温を保つことが重要で，研究室の設置は，直射日光，高温多湿，ほこりなどの立ちやすい場所，および振動や衝撃のある場所は避けるべきであ

ること
・設置が望ましい主な研究室内設備は以下のとおりであること
・クリーンベンチ
・CO_2（O_2）培養器
・双眼実体顕微鏡
・倒立位相差顕微鏡
・生物顕微鏡
・顕微授精用装置一式
・顕微授精用マイクロピペット作製装置
・胚凍結保存用装置一式
・FISH用蛍光顕微鏡装置
・PCR用装置一式
・マルチブロックヒーター
・超純水製造装置
・遠心分離機
・冷凍冷蔵庫
・pHメーター
・オートクレーブ

※臨床用ラボとの相違点として顕微授精用マイクロピペット作製装置，FISH用蛍光顕微鏡装置，PCR用装置一式などが挙げられる。

(6) カウンセリングの実施に適した部屋

2 機器について

(1) クリーンベンチ
(2) CO_2（N_2－O_2－CO_2）培養器
(3) 実体顕微鏡
(4) 生物顕微鏡
(5) 顕微授精装置一式
・倒立顕微鏡
・ステージ恒温プレート
・マイクロマニピュレーター一式
(6) プログラムフリーザー
(7) 液体窒素容器
(8) 精子算定盤（またはコンピューター精液分析装置）
(9) 遠心分離器
(10) 冷蔵庫
(11) ディスポーザブル器具（注射器など）

3 周産期医療・新生児医療に必要な施設・設備・機器について

○ 実施医療施設は，周産期医療・新生児医療に必要な施設・設備・機器，具体的には総合周産期母子医療センターまたは地域周産期母子医療センターに準ずる施設・設備・機器を持つこととする。または，周産期医療・新生児医療に十分対応できる施設と綿密な事前協議・連携を行うことにより十分対応ができることを担保しておかなければならないこととする。

[別紙7]

実施医療施設及び提供医療施設における人的要件

1 実施責任者（1名）

(1) 条件

医師であって，生殖に関わる生理学，発生学，遺伝学を含む生殖医学に関する全般的知識を有し，適切な生殖補助医療実施施設で通算5年以上実際の生殖補助医療に従事した経験を持つ者

(2) 業務

提供された精子・卵子・胚による生殖補助医療について最終的な責任を負う。

具体的には次のこと等について責任を負うこと

(a) 施設における人的要件が，提供された精子・卵子・胚による生殖補助医療を行うのに適切な基準を満たしていることこと

(b) 施設で行う提供された精子・卵子・胚による生殖補助医療に必要な機具，器材を整備すること

(c) 施設において取り扱う配偶子や胚の保存及びそれらの破棄に関して，適切な同意書を，提供を受ける夫婦，提供する人及びその配偶者から得，当該同意書を公的管理運営機関に提出すること

(d) 施設で実施する提供された精子・卵子・胚による生殖補助医療の水準を維持するために必要な研修の機会を，実際に当該生殖補助医療に携わる従事者に適切に与えること

(e) 施設における人的要件が，提供された精子・卵子・胚による生殖補助医療を行うのに適切な基準を満たしていることを定期的に評

価し，また公的管理運営機関に報告すること　また，提供された精子・卵子・胚による生殖補助医療の実績等について，決められた書式に従って公的管理運営機関に報告するとともに，その内容に変更があった場合には遅滞なく報告すること

2　実施医師
(1)　条　件
医師であって，生殖に関わる生理学，発生学，遺伝学を含む生殖医学に関する全般的知識を有し，適切な生殖補助医療実施施設で通算5年以上実際の生殖補助医療に従事した経験を持つ者
(2)　業　務
提供された精子・卵子・胚による生殖補助医療を実施する

3　配偶子・胚取扱責任者
(1)　条　件
医師，看護師，臨床検査技師または胚培養について十分な専門性を有する者のいずれかであって，配偶子・胚・遺伝子検査の意義に関して十分な知識を持ち，適切な生殖補助医療実施施設において通算3年間以上の実務経験を有する者
(2)　業　務
配偶子・胚の取扱い（配偶子・胚の培養・保存，記録の保管）について責任を持つ

4　配偶子・胚の取扱いに携わる技術者
(1)　条　件
医師，看護師，臨床検査技師または胚培養について十分な専門性を有する者のいずれかであって，配偶子・胚・遺伝子検査の意義に関して十分な知識を持ち，適切な生殖補助医療実施施設において通算1年間以上の実務経験を有する者
(2)　業　務
配偶子・胚の取扱い（配偶子・胚の培養・保存，記録の保管）を行う

5　その他
提供された精子・卵子・胚による生殖補助医療に従事する医療従事者は，当該技術における個人情報の守秘義務の重要性，記録の重要性等について深い知識と高い倫理観を持っていなければならない。

また，当該施設では，実施医師は必要に応じて患者が速やかにカウンセリングを受けられるようにしなければならない。

実施医療施設は，周産期医療・新生児医療に必要な人材，具体的には総合周産期母子医療センターまたは地域周産期母子医療センターに準ずる人材を配置することとする。または，周産期医療・新生児医療に十分対応できる施設と綿密な事前協議・連携を行うことにより十分対応ができることを担保しておかなければならないこととする。

［別紙8］

実施医療施設の倫理委員会における人的要件等

1　生殖補助医療の医学的妥当性，倫理的妥当性及び提供された精子・卵子・胚による生殖補助医療の結果生まれる子の福祉について等を総合的に審査できるよう，医学，法律学及び児童福祉に関する専門家，カウンセリングを行う者，生命倫理に関する意見を述べるにふさわしい識見を有する者並びに一般の国民の立場で意見を述べられる者から構成されていること

2　委員会は10名前後で構成され，委員のうち2名以上は，医療施設の関係者以外の者が含まれていること

3　委員のうち30％以上は，女性が含まれていること

4　倫理委員会の活動の自由及び独立が保障されるよう適切な運営手続が定められているものであること

5　倫理委員会の構成，組織及び運営，その他生殖医療計画の審査に必要な手続に関する規則が定められ，公開されていること

2 法務省（平成15年7月15日，法制審議会生殖補助医療関連親子法制部会第18回会議）

1 精子・卵子・胚の提供等による生殖補助医療により出生した子の親子関係に関する民法の特例に関する要綱中間試案

（前注1） 本試案において，「生殖補助医療」とは，生殖を補助することを目的として行われる医療をいい，具体的には，人工授精，体外受精，顕微授精，代理懐胎等をいう。

（前注2） 本試案の内容は，親子関係についての実質的な考え方を示すものであり，立法に際しての法文の具体的な規定振りを示すものではない。

第1 卵子又は胚の提供による生殖補助医療により出生した子の母子関係

女性が自己以外の女性の卵子（その卵子に由来する胚を含む。）を用いた生殖補助医療により子を懐胎し，出産したときは，その出産した女性を子の母とするものとする。

（注） ここにいう生殖補助医療は，厚生科学審議会生殖補助医療部会「精子・卵子・胚の提供等による生殖補助医療制度の整備に関する報告書」が示す生殖補助医療制度の枠組み（以下「制度枠組み」という。）に従って第三者から提供された卵子を用いて妻に対して行われる生殖補助医療に限られず，同枠組みでは認められないもの又は同枠組みの外で行われるもの（独身女性に対するものや借り腹等）をも含む。

第2 精子又は胚の提供による生殖補助医療により出生した子の父子関係

妻が，夫の同意を得て，夫以外の男性の精子（その精子に由来する胚を含む。以下同じ）を用いた生殖補助医療により子を懐胎したときは，その夫を子の父とするものとする。

（注1） このような生殖補助医療に対する夫の同意の存在を推定するとの考え方は採らないこととする。

（注2） この案は，法律上の夫婦が第三者の精子を用いた生殖補助医療を受けた場合のみに適用される。

第3 生殖補助医療のため精子が用いられた男性の法的地位

1(1) 制度枠組みの中で行われる生殖補助医療のために精子を提供した者は，その精子を用いた生殖補助医療により女性が懐胎した子を認知することができないものとする。

(2) 民法第787条の認知の訴えは，(1)に規定する者に対しては，提起することができないものとする。

2 生殖補助医療により女性が子を懐胎した場合において，自己の意に反してその精子が当該生殖補助医療に用いられた者についても，1と同様とするものとする。

（注1） 1は，試案第2に従って父が定まらない場合に問題となる。

（注2） 1の提供者について認知を認めない基準となる「制度枠組みの中で行われる生殖補助医療のために」には，精子を提供する手続が客観的に制度枠組みの中で行われた場合のみならず，提供手続に不備があっても提供者において自己の提供した精子が適法な生殖補助医療に用いられると考えていた場合をも含む。

（注3） 2における「生殖補助医療」は，制度枠組みの中で行われるものに限定されないが，2の規律対象は嫡出でない父子関係の成否であることから，妻が夫の精子によって懐胎した場合には適用されない。

2 精子・卵子・胚の提供等による生殖補助医療により出生した子の親子関係に関する民法の特例に関する要綱中間試案の補足説明

はじめに

　法務大臣の諮問機関である法制審議会（会長・鳥居淳子成城大学教授）に設置された生殖補助医療関連親子法制部会（部会長・野村豊弘学習院大学教授。以下「本部会」という）は，この度「精子・卵子・胚の提供等による生殖補助医療によって出生した子の親子関係に関する民法の特例に関する要綱中間試案」（以下「本試案」という）を取りまとめるとともに，これを事務当局において公表し，広く一般の意見を求めることを了承した。
　本補足説明は，これまでの部会の審議を踏まえ，本試案の理解に資することを目的として，本試案の内容を説明するとともに，必要に応じて本部会における議論の状況をも紹介するものであり，その文責は法務省民事局参事官室にあることを予めお断りしておく。

審議の背景及び経緯

1　審議の背景

(1)　我が国の生殖補助医療の動向

　本試案及び本補足説明において，「生殖補助医療」とは，生殖を補助することを目的として行われる医療をいい，具体的には，人工授精，体外受精，顕微授精，代理懐胎等をいう。本試案が主として対象とするのは，第三者が提供する精子，卵子又は胚（以下「配偶子等」ともいう）を用いて行う生殖補助医療である（「本試案の内容の説明」中，（前注1）を参照）。
　我が国においても，患者の病態に応じた多様な生殖補助医療技術の開発が進み，従来から行われていた人工授精に加え，昭和58年には体外受精・胚移植による初めての出生例が，平成4年には顕微授精による初の出生例が，それぞれ報告されている。日本産科婦人科学会は，昭和61年から一定の生殖補助医療について実施機関の登録及び実施例の報告制度を設け，報告の収集・分析結果を公表しているが，それによると，平成11年における体外受精，顕微授精等の治療周期総数は6万9019周期，出生児数は1万1929人に達したとされている。
　さらに，第三者から配偶子等の提供を受けて行う生殖補助医療のうち，第三者が提供した精子を用いた人工授精（AID）について，日本産科婦人科学会は，平成9年にその実施条件についての見解をまとめた。また，平成13年3月時点におけるAIDの臨床実施に関する登録施設数は全国で26施設あり，平成11年における同医療の患者数は1134人，出生児数は221人とされている。

(2)　法整備の必要性

　このように，我が国においては，AIDを含む生殖補助医療一般が社会に定着してきている一方で，生殖補助医療の実施に関する法的規制はなく，上記の日本産科婦人科学会の会告による自主的規制にゆだねられてきた。しかし，近時，代理懐胎等，会告に違反した医療が行われるなど，当該自主規制の限界が認識され，法的規制の必要性が指摘されるようになった。また，非配偶者間の生殖補助医療によって生まれた子の親子関係が裁判上問題となった事案が生じるなど，親子関係の明確化，子の法的地位の安定化の必要性も顕在化してきたといえる（夫に無断で行われたAIDにより生まれた子につき，夫の嫡出否認の訴えを認容した大阪地判平10・12・18判タ1017号213頁，親権者指定の審判において夫の同意を得たAIDにより生まれた子との間の父子関係が存在しない旨の主張が許されないとした東京高決平10・9・16判タ1014号245頁）。
　そのような状況下，平成10年10月に旧厚生省の厚生科学審議会先端医療技術評価部会の下に「生殖補助医療技術に関する専門委員会」が設置され，生殖補助医療技術に係る安全面，倫理面，法制面における論点整理のための検討が行われた。平成12年12月に取りまとめられた報告書（以下「専門委員会報告書」という）においては，精子，卵子又は胚の提供による生殖補助医療を一定の条件の下で認めるとともに，当該医療を実施するための条件整備の一環として，当該生殖補助医療によって生まれた子の親子関係に関する法整備の必要性が提言された。

(3)　諸外国における法整備の動向

外国法制を見ても，先進諸国を中心に，生殖補助医療の普及に対応して，当該医療の許容性・実施条件及び親子関係の規律についての整備が進んでいる。

英国においては，1980年代に政府内に設けられた調査委員会の報告・勧告も参考として，1990年，「ヒトの受精及び胚研究に関する法律」を制定し，ヒト配偶子の受精，胚の研究利用等を認可制の下に置く規制枠組みを定め，禁止行為を定めるとともに，許容される生殖補助医療によって出生した子の親子関係を明確にしている。

ドイツにおいては，代理母あっせんの禁止等を定める「養子斡旋及び代理母斡旋禁止に関する法律（1989年）」や「遺伝子技術規制法（1990年）に続き，同年「胚保護法」を制定し，不正な生殖技術を罰則をもって禁止した。このような規制を前提として，1997年及び2002年には親子関係を明確化するための民法改正を行っている。

フランスにおいては，1994年，「生命倫理法」と総称される3つの立法により，人体の尊重という共通の倫理原則の下，先端医療技術の包括的な規制の枠組みが定められた。これにより，臓器・組織の移植等とともに生殖技術に関する規制枠組みも整備されたが，民法中にも，人体尊重の原則を提示する規定のほか，生殖補助医療によって生まれた子の親子関係の確定を図る規定も置かれている。

スウェーデンにおいては，「人工授精法」（1984年）及び「体外受精法」（1988年制定，2002年改正）による医療行為の規制枠組みに対応する親子法の改正により，親子関係に関する規定が整備された。

米国においては，医療行為を包括的に規制する連邦法・州法はないが，各州法に生殖補助医療によって出生した子の親子関係についての定めがある。

このような州法のモデルとして，統一州法に関する全米委員会の「統一親子関係法」（2000年）及び「援助された妊娠による子どもの地位に関する統一法」（1988年）がある。

2 本部会の審議経緯等

専門委員会報告書の親子関係に関する法整備の提言を受けて，平成13年2月26日に開催された法制審議会第133回総会において，「第三者が提供する配偶子等による生殖補助医療技術によって出生した子についての民法上の親子関係を規律するための法整備を早急に行う必要があると思われるので，その要綱を示されたい。」との諮問（諮問第51号）がされ，その調査審議のために，法学者，法律実務家，医療関係者，有識者等からなる本部会を設置することが決定された。

本部会は，平成13年4月に第1回会議を開催し，以降17回にわたる審議を重ねてきたが，この度，個別論点に関する審議の結果を要綱中間試案として取りまとめた。本部会は，今後，本試案に対して寄せられた意見を踏まえて，法案法律案要綱を取りまとめる作業を続け，これを制度枠組みに関する法案の一部として国会に提出する予定である。

なお，前記専門委員会報告書において提案された生殖補助医療の実施に関する法的規制については，厚生労働省の厚生科学審議会生殖補助医療部会において慎重な審議を重ね，本年4月に審議結果を取りまとめた「精子・卵子・胚の提供等による生殖補助医療制度の整備に関する報告書（以下「生殖補助医療部会報告書」という。）を公表しているところである（http://www.mhlw.go.jp/shingi/2003/04/s0428-5.html）。

本試案の内容の説明

（前注1） 本試案における「生殖補助医療」の定義を明らかにするものである。

1 生殖補助医療の定義及び凡例

本試案の適用対象となる生殖補助医療は，前記のとおり，生殖を補助することを目的として行われる医療をいい，具体的には，人工授精，体外受精，顕微授精，代理懐胎等をいうが，我が国において規制対象となる生殖補助医療は，最終的には，生殖補助医療部会報告書を踏まえて立案される同医療の実施に関する法律等において定められることになる。

本補足説明においては，精子，卵子又は胚の提供による生殖補助医療により出生した子の親子関係を検討するに当たって，生殖補助医療を大きく次のように区分する。

① 夫の精子と妻の卵子からなる子を妻が懐

胎・出産する場合（配偶者間型）
② 夫以外の男性の精子からなる子を妻が懐胎・出産する場合（精子提供型）
③ 妻以外の女性の卵子からなる子を妻が懐胎・出産する場合（卵子提供型）
④ 妻の卵子及び夫の精子からなる子を妻以外の女性が懐胎・出産する場合（借り腹型）
⑤ 妻以外の女性の卵子及び夫の精子からなる子を妻以外の女性が懐胎・出産する場合（代理母型）

なお，他の夫婦の配偶子から形成された胚が，依頼夫婦の懐胎のため提供される場合，上記②及び③の双方に当たる。しかし，本試案における親子関係の規律に当たっては，父子関係について②の観点から，母子関係について③の観点から述べるところが妥当するため，独立して取り上げることはしない。

上記区分を生殖補助医療の実施類型に対照させると以下のとおりとなる。

実施類型		実 施 内 容
人工授精		妊娠を目的として精子を体外に取り出し，その精子を注入器を用いて人工的に女性の体内に注入する方法
1	配偶者間人工授精	AIH：artificial in semination with husband's semen 人工授精を夫の精子で行うもの①
2	非配偶者間人工授精	AID：artificial insemination with donor's semen 人工授精を夫以外の男性の精子で行うもの②
体外受精		妊娠を目的として，体外に取り出した卵子と精子を培養液の中で受精・分割させて，その胚（受精卵）を子宮内に移植する方法 顕微授精は，体外受精の関連技術の一つとして，卵子に顕微鏡下の操作によって精子を注入等する方法をいう。
3	配偶者間体外受精	夫婦の精子と卵子を体外で受精させて，その胚（受精卵）を妻に移植するもの①
4	非配偶者間体外受精	夫以外の男性の精子と妻の卵子を体外で受精させて，その胚（受精卵）を妻に移植するもの②
		4-1 提供精子 4-2 提供卵子 妻以外の女性の卵子と夫の精子を体外で受精させて，その胚（受精卵）を妻に移植するもの③
		4-3 提供胚 他の夫婦の配偶者間体外受精で余った胚の提供を受けて，その胚（受精卵）を妻に移植するもの②③
代理懐胎		不妊夫婦の妻に代わって，妻以外の女性に懐胎・出産してもらうもの
5	借り腹	不妊夫婦の精子と卵子を体外で受精させて，その胚（受精卵）を妻以外の女性に移植するもの④
6	代理母	妻以外の女性に夫の精子を人工授精して行われるもの⑤

2　生殖補助医療制度の枠組みとの関係

本試案における親子関係の規律は，基本的には，生殖補助医療の実施の規律を踏まえたものでなければならないと考えられることから，本補足説明も，そのような観点から，生殖補助医療部会報告書が示す現段階における生殖補助医療制度の枠組み（以下「制度枠組み」という）に適宜言及しながら説明を加えることとする。もっとも，本試案における親子関係の規律の中には，制度枠組みの中で行われた医療のみならず，同枠組みでは認められないもの又は同枠組みの外で行われたものにも適用されるものがある。なお，生殖補助医療部会報告書において，検討の対象となった生殖補助医療としては，容認するものとして，AID（提供された精子による人工授精・上図2），提供された精子による体外受精（上図4-1），提供された卵子による体外受精（上図4-2）及び提供された胚の移植（上図4-3）が挙げられ，禁止するものとして代理懐胎（借り腹・代理母，上図5，6）が挙げられている。夫婦の精子及び卵子を受精させ，妻が懐胎出産するもの（上図1，3）については，検討の対象として明示されていない。

第1　母子関係について（本試案第1）

1　問題の所在

現行民法上の嫡出推定及び嫡出否認の制度の前提となる嫡出母子関係は，子の懐胎及び出産の事実から発生するものと理解されている（民法第772条）。また，嫡出でない母子関係についても，原則として認知をまたず分娩の事実により発生するものと解されている（最二小判昭37・4・27民集16巻7号1247頁参照）。

しかし，例えば卵子提供型又は借り腹型のように，他人から卵子の提供を受けて子を出産する場合には，子を出産した女性と，卵子を提供した血縁上のつながりのある女性とが異なることになる。民法の上記規定も，嫡出でない母子関係に関する上記最高裁判決も，このような場合を想定したものとは考え難く，また，社会通念上，いずれの女性を母とするか，一義的に定まるものでもないため，母子関係に関する立法的な解決が必要となる。

2　外国の法制

各国における生殖補助医療によって出生した子の母子関係の規律は，その規律対象に差はあるものの，子を出産した女性を母とする原則を採るのが一般である。

英国においては，生殖補助医療において子を出産した女性が母となり，他の女性は母とならないことを原則とするが（ヒトの受精及び胚研究に関する法律第27条第1項），代理懐胎において，裁判所の親決定により，出生した子を配偶子等を提供した夫婦の子とする途が開かれている（同法30条）。

米国の統一親子関係法においては，母子関係は出産により成立するものとする（同法第2章第201条第(a)項(1)）が，有効な代理懐胎契約に基づいて，依頼者夫婦の子となる途が開かれている（同法第8章第801条以下）。

ドイツにおいては，生殖補助医療の場合を含め，一般的に，子を出産した女性を母と定められている（民法第1591条）。

フランスにおいては，母子関係に関する明文の規定はないが，従来から一貫して，出産した女性が子の母であると解されている。

スウェーデンにおいては，卵子提供による体外受精の場合に，子を出産した女性を母とみなす旨の規定が置かれている（親子法第1章第7条）。

3　試案の説明

(1)　基本的な考え方

本試案第1では，女性が自己以外の女性の卵子（その卵子に由来する胚を含む。）を用いた生殖補助医療により子を懐胎し，出産した場合には，子を出産した女性をその子の母とすることとしている。すなわち，出産した女性と子との間に出産の事実によって母子関係が成立するとの趣旨である。この考え方を採用したのは，次のような理由による。

ア　母子関係の発生を出産という外形的事実にかからせることによって，母子間の法律関係を客観的な基準により明確に決することができる。

イ　この考え方によれば，自然懐胎の事例における母子関係と同様の要件により母子関係を決することができるため，母子関係の決定において，生殖補助医療により出生した子と自然懐胎による子とをできるだけ同様に取り扱うことが可能になる。

ウ　女性が子を懐胎し出産する過程において，女性が出生してくる子に対する母性を育むことが指摘されており，子の福祉の観点からみて，出産した女性を母とすることに合理性がある。

エ　本試案が主として想定する卵子提供型の生殖補助医療においては，当該医療を受けた女性は生まれた子を育てる意思を持っており，卵子を提供する女性にはそのような意思はないから，出産した女性が母として子を監護することが適切である。

(2)　適用範囲（第1・注関連）

ア　本試案第1は，生殖補助医療の範囲を限定せず，制度枠組みの中で行われる卵子提供型の生殖補助医療だけでなく，同枠組みで認められていない借り腹型等の生殖補助医療によって生まれた子の母子関係についても適用されることとしている。これは，このような事例においても，血縁上のつながりのある女性と出産した女性とが異なる限り，出生後の母子関係を明確にする必要性は同じであるこ

と，出産した女性を母とする根拠のうち，前記(1)ア，イ及びウはこの場合にも妥当すること，さらに，借り腹について，生殖補助医療部会報告書によれば，人を専ら生殖の手段として扱い，また，第三者に多大な危険性を負わせる等の理由から，禁止される方向であるところ，親子関係の規律において依頼者である女性を実母と定めることは，上記の医療を容認するに等しい例外を定めることとなり，相当でないこと等を理由とする。

イ　本試案第1は，子の血縁上のつながりがある女性と出産した女性が異なる場合の母子関係の解決を目的としたものであって，両者が一致する場合（自然懐胎，配偶者間型，精子提供型，代理母型）における母子関係の決定に関する現行民法の解釈に影響を与えるものではない。

第2　父子関係について（本試案第2）

1　問題の所在

(1)　民法は，妻が婚姻中に懐胎した子を夫の子であると推定し（民法第772条），夫のみが一定期間内に嫡出否認の訴えによって嫡出父子関係を否認することができるものとしている（同法第775条）。夫は，嫡出否認の訴えにおいては，子との間の血縁がないことを主張立証して上記の推定を覆すことができるが，夫が子の出生後にその嫡出性を承認したときは，嫡出否認権を失う（同法第776条）。

上記のように，嫡出父子関係を争うことは，その主体及び手段において相当限定されており，これにより，父子関係の早期安定及び家庭の平和の尊重が制度的に図られている。

(2)　精子提供型の生殖補助医療が行われる場合においては，当該医療を受ける夫婦の夫と出生した子との間に血縁関係がないことが明らかであるため，現行法の解釈においては，出生した子が嫡出推定を受けるか，嫡出推定を受けるとした場合，夫が嫡出否認の訴えにより父子関係を覆すことが可能か等が問題となり，立法的手当てが必要となる。

2　外国の法制

精子提供型の生殖補助医療によって出生した子の父子関係について，諸外国の多くは，その懐胎に同意した男性を父と規定している。

英国においては，妻が夫以外の者の精子を用いた人工授精，胚移植又は精子及び卵子の注入を受けて懐胎した場合，夫（裁判別居している者を除く）は，実施に同意していなかったことが立証されない限り，子の父とされる（ヒトの受精及び胚研究に関する法律第28条）。なお，同条では更に，独身女性が生殖補助医療によって懐胎したとき，精子提供者でなく懐胎に同意した男性が父となる旨が規定されている。

フランスにおいては，法律上の夫婦の場合，まず嫡出推定がされ（民法第312条），生殖補助医療に関する夫の同意があった場合には，あらゆる親子関係又は身分関係の争いの訴えが禁止される（同法第311-20条）。また，事実婚の夫婦の場合にも，男性が同意することにより，誰も父子関係について争い得ないこととされている。

ドイツにおいては，母の夫が父とされることを前提として，第三者の精子提供に同意した夫婦から子が出生したときは，夫及び子の母が夫の父性を否定することはできないとされている（民法第1592条第1号，第1600条第2項）。

スウェーデンにおいては，人工授精又は体外受精が夫又は内縁の夫の同意を得て行われ，出生した子が諸般の状況からみて当該人工授精又は体外受精によって懐胎されたと信ずべき相当な事由がある場合，同意した男性が子の父とみなされる（親子法第1章第6条，第8条）。

米国の統一親子関係法においては，夫が妻の生殖補助医療に同意していれば，夫は，出生した子の父となるとされる（同法第7章第703条）。

3　試案の説明

(1)　基本的な考え方

ア　本試案第2では，妻が夫の同意を得て夫以外の男性の精子を用いた生殖補助医療により子を懐胎したときは，その子を同意した夫の子（嫡出子）とすることとしている（本試案及び本補足説明にいう夫の同意は，妻が生殖補助医療を受け，それによって懐胎することにつ

いての妻に対する同意であり，制度枠組みにおいて必要とされる生殖補助医療実施に対する同意とは概念的には区別される）。これは，精子提供型の生殖補助医療は，当該医療を受ける夫婦がその間の子を設けることを希望するものであり，これによる妻の懐胎に同意した夫は出生した子を自らの子として引き受ける意思を有していると考えられるので，同意した夫を父とし，親の責任を負わせるのが相当であることを理由とする。なお，制度枠組みにおいては，生殖補助医療の実施前に，医師が，当該医療を受ける夫婦に対し，法律上の親子関係を含めた諸事項を説明し，カウンセリングを受ける機会を与える等の慎重な手続を経ることとされており，同意した夫が出生した子を自らの子として引き受ける意思を持つことについての制度的な手当がされている。

　本試案第2は，上記のような規律の実質を示したものであるが，これを法律中に規定する場合には，「同意した夫は，子が嫡出であることを否認することができない」と手続的に規定する案と，「同意した夫をその子の父とする」と実体的に規定する案が考えられる。本部会においては，民法の嫡出推定制度との整合性及び子の法的地位の早期安定化を理由に前者の考えが大勢を占めている。
イ　本試案第2の夫の同意は，上記のとおり，自己との間に血縁関係のない子の父となることを引き受け，親の責任を負う根拠になるものであり，配偶者間型の生殖補助医療における同意とは内容が異なり，第三者が提供する精子又は胚によって妻を懐胎させることに対する同意である。したがって，配偶者間型の生殖補助医療に対する同意があるからといって，精子提供型の生殖補助医療に対する同意があると評価することはできない。
ウ　なお，制度枠組みにおいては，生殖補助医療を受けることの同意は，実施前には自由に撤回することができるものとされている。本試案第2における生殖補助医療に対する同意は，実施時に存在していることを要し，実施前に同意を撤回した場合には，上記の同意が存在しないことになると考えられる。

(2)　同意の立証責任（第2・注1関連）

　本試案第2（注1）は，上記の夫による同意の立証責任に関するものである。専門委員会報告書においては，子の法的地位の安定の観点から，妻が生殖補助医療により出生した子については，夫の同意があることを推定する旨法律で明記すべきであるとの提言がされていたところであり，外国法制にも，妻が生殖補助医療を受けた場合，夫が同意していなかったことを立証しない限り，出生した子の父とされるものとするものがある（ヒトの受精及び胚研究に関する法律第28条第(2)項）。

　しかし，生殖補助医療部会報告書によれば，生殖補助医療を受ける夫婦の同意書が長期間（80年間）公的機関に保管され，関係者の同意書へのアクセスが認められることとされており，同意の存在を立証することが特段の困難を強いるものとは考えられず，また，一般的にある事実（同意）の「不存在」の立証は困難であること等から，主張立証責任の一般原則に従い，自己に有利な法律効果を主張する側が，当該事実の存在を主張立証することとした。この考え方によると，妻が婚姻中に生殖補助医療により懐胎した子について，夫が嫡出否認の訴えを提起した場合，夫が血縁関係の不存在を主張して嫡出否認権の発生を根拠付けようとするのに対し，子又は母の側で，子が第三者の精子・胚提供に係る生殖補助医療によって生まれた子であること及び当該生殖補助医療について夫の同意があったことを主張立証して，否認権の発生を障害することになると考えられる。

　なお，以上のとおり，制度枠組みで要求される医療機関における同意書は，夫の同意の立証手段として重要なものであると考えられるが，本試案第2における夫の同意は，第三者の精子により妻が懐胎することに対する親子法制上の実体的な同意であり，これについて書面性が要求されているものではない。

(3)　適用範囲等（第2・注2関連）

　本試案第2（注2）は，本試案の適用範囲を説明するものである。

　本試案第2は，妻が婚姻中に夫の同意を得て精子提供型の生殖補助医療によって子を懐胎した場合について定めるものであり，したがって，当然に嫡出父子関係に関するものであって，嫡出でな

い父子関係については特段定めを置かないものとしている。

　これは，制度枠組みにおいては，婚姻外の男女が生殖補助医療により設けた子は，嫡出とならず，子の地位が不安定になり，生まれてくる子の福祉に反するおそれがあるため，法律上の夫婦にのみ実施を認めることとしているところ，親子関係の規律もこれと平仄を合わせるのが相当であると考えられたこと，また，内縁の夫にも適用することとすると，当該婚姻外の男女間にどの程度の関係があれば内縁と評価することができるかについて明確な基準の定立が必要になるが，このような基準の定立は困難なこと等を理由とする。しかし，法律上の夫婦が受ける精子提供型の生殖補助医療であれば，必ずしも制度枠組み内で医療が行われなかった場合であっても，本試案が適用される。

　なお，本試案は，自らの不妊治療のため生殖補助医療を受ける夫婦と子の間の親子関係を規律することを目的としたものであり，その趣旨から，代理懐胎により子を出産した代理母に夫がいる場合において，生殖補助医療により妻（代理母）が懐胎することに対する夫の同意があっても，その夫と子との親子関係について本試案が適用されることは予定されておらず，その結果，当該親子関係は，現行民法の解釈により決せられることになる。

第3　生殖補助医療に精子が用いられた者の法的地位（本試案第3）

1　精子提供者の地位（第3・1関連）

(1)　問題の所在（第3・注1関連）

　精子又は胚の提供による生殖補助医療における提供者は，出生した子との間に血縁関係を有するため，現行法においては，任意認知又は認知の訴えによって親子関係が生ずる余地がある（民法第779条，第787条）。そのため，精子提供者と出生した子の間の親子関係について明確にする必要が生じる。

　もっとも，適法な精子，卵子又は胚の提供による生殖補助医療によって子が出生した場合，当該医療を受けた夫婦との間に嫡出親子関係が発生することから，認知によって提供者と子の間に父子関係が生ずることはない。本試案第3（注1）は，そのことを注意的に述べたものである。

　なお，生殖補助医療部会報告書においては，精子，卵子又は胚の提供による生殖補助医療によって出生した子は，15歳以上であれば，公的機関から，提供者を特定することができる内容を含む情報の開示を受けることができるものとしている。

(2)　外国の法制

　生殖補助医療のために精子を提供した者の地位については，特段の規定を置かないもの（ドイツ，スウェーデン）もあるが，以下のように，提供者が生殖補助医療によって出生した子の父とならないと規定するものもある。

　英国においては生殖補助医療に対する精子の提供に同意をした男性は，当該生殖補助医療により出生した子の父とされない（ヒトの受精及び胚研究に関する法律第28条第(6)項(a)，同法付則3第5項）。

　フランスにおいては，提供者と出生した子の間にはいかなる親子関係も生じさせることはできず，提供者に対して責任に関する訴えを提起することもできないものとされる（民法第311-19条）。

　米国統一親子関係法においても，精子の提供者は親とされない（同法第7章第702条）。

(3)　試案の説明

ア　基本的な考え方

　本試案第3・1では，制度枠組みの中で行われる生殖補助医療のために精子を提供した者について，任意認知及び認知の訴えがいずれもできないこととしているが，その理由は次のとおりである。

①　新たな制度枠組みは，匿名の第三者が精子等を提供することにより，不妊症の夫婦が子を設けることができるようにするものであるから，提供者である第三者が父となることは，制度の趣旨に反することになる。

②　他の夫婦のために精子を提供した者は，出生した子の父となる意思は有しておらず，将来的に認知の訴えにより父子関係が形成され得るとすることは，提供者の意思に反し，その法的地位を不安定なものとし，ひいては精子の提供そのものを躊躇させる結果となり得る。

③　匿名の第三者であることが予定される精子提供者からの認知を認める場合，母子間の家庭の平和を害し，子の福祉に反するおそれを

生じ得る。
イ　具体的な適用例等（第3・注2関連）
上記のとおり父となることがない精子提供者の範囲について，本試案第3・1では，制度枠組みの中で行われる生殖補助医療のため精子を提供した者とする案を示している。これは，上記の①の点を重視し，適法な生殖補助医療に用いられる前提で精子を提供した者が，出生した子の父となることがないようにして，提供者の法的地位の安定を図るとともに，出生した子が認知され，その福祉に反する事態が生じないようにする趣旨であり，具体的内容は次のとおりである。

①　制度枠組みにおいて，適法な提供手続に従って精子を提供した者は，父とならないものとする。例えば，適法に提供した精子がその後の手続上の過誤等により，結果的に制度枠組み外の医療に用いられた場合であっても，提供者は父とはならない。

②　提供手続に客観的には不備がある場合においても，提供者において提供時に自己の提供する精子が適法な生殖補助医療のために用いられるとの認識であった場合には，認知により父とならないものとする。例えば，厚生労働大臣又は地方自治体の長による指定を取り消された医療施設が精子の提供を受けたが，提供者においてそのような指定の取消しを知らなかったような場合である。

以上のとおり，提供者について認知を認めないこととする基準は，基本的には提供手続の客観的な適法性であるが，その客観的な適法性を欠く場合には，適法な生殖補助医療が実施されることについての提供者の提供時における主観的認識が基準となり，その後に提供精子を用いて行われた生殖補助医療が結果的に適法であったかどうかの問題とは切り離して考えるべきことに留意する必要がある。

2　意思に反して精子が用いられた者の地位
（第3・2関連）
(1)　問題の所在
生殖補助医療の特殊性は，生殖行為を伴わないでも子を懐胎し得るところにあるが，更に，何らかの事故又は手続上の過誤により，何らの意思や行為を伴わず，又は自己の意思に反して，自己と血縁がある子が懐胎され，出生する場合もあり得る。このような場合の親子関係については，現行民法上の解決が不明確であることから，立法をもって何らかの規律をすべきかが問題となる。

(2)　試案の説明
ア　基本的な考え方及び具体的な適用例
本試案第3・2では，自己の意思に反して精子が生殖補助医療に用いられた場合に，その者は認知により出生した子の父とならないこととしている。具体的には，①配偶者間型の生殖補助医療のため精子を提供したところ，その精子が他人の妻の懐胎に用いられた場合，②生殖補助医療に用いる意思なく，例えば検査の目的で精子を提出したところ，その精子が女性の懐胎に用いられた場合等が該当する。

上記のように，妻以外の女性を懐胎させる意思が全くない者について，妻以外の女性から出生した子との間の父子関係を認めることは，精子を用いられた者の予期に反して適当ではなく，また，子にとって最もふさわしい者を法的な親とすべきであるという観点からも望ましくないと考えられる。さらに，生殖補助医療を受けた妻及び出生した子の間の家庭の平和の確保という要請は，この場合においても妥当すると考えられる。

イ　適用範囲（第3・注3関連）
本試案第3（注3）は，この案の適用範囲について注意的に述べたものである。この案は，必ずしも第三者の配偶子等の提供による生殖補助医療の場合に限定されるものではないが，このような案を示した理由は，次のとおりである。

①　事故により意思に反して精子が用いられた場合は，精子を提供又は提出した時の目的が精子提供型の生殖補助医療であるのか，配偶者間型であるのか，また，実際に精子が用いられたのが精子提供型の生殖補助医療であるか，配偶者間型の生殖補助医療であるかにかかわらず，精子が用いられた男性が父とならないこととして，その者の法的地位の安定を図る必要性がある。

②　意思に反して用いられた精子が，精子提供型の生殖補助医療に用いられた場合，本試案第3・1の精子提供者に該当しないことから，

当該生殖補助医療に対する夫の同意がない事例では，認知による父子関係の成否が問題となる。したがって，本問題も，精子提供型の生殖補助医療に付随して問題となり得ると考えることも可能である。

本部会においては，この案に対し，配偶者型の場合にも適用される規律を設けることは，本部会の検討事項との関係から相当でない，又は，認知を一律禁止とすることが事案に応じた柔軟な解決を妨げるという理由から，反対する意見もあった。

なお，本試案第3は，嫡出でない父子関係について定めるものであり，夫の精子が妻の懐胎に用いられた場合のように，嫡出父子関係が問題になる場合については規律するものではなく，現行法の解釈にゆだねることになる。

3 その他
(1) 試案の適用対象外の場合

試案第3・1及び2で述べた以外の場合においては，認知の可否について特段の特例を設けない結果，現行法の解釈にゆだねられ，血縁関係がある場合には，認知により父子関係が生じる余地がある。

(2) 夫の死後に凍結精子を用いるなどして生殖補助医療を行った場合

夫の死亡後に凍結精子を用いた生殖補助医療が行われ，子が出生した場合，その子は，妻が婚姻中に懐胎した子ではないため，嫡出推定を受けないと考えられるが，夫の死亡の日から3年を経過しない間，民法第787条ただし書により認知の訴えが可能か否かは，民法の諸規定が死後に子が懐胎される事例を想定していないと考えられることから，解釈の分かれるところである。本部会においても，この点について何らかの規律をすべきかを検討したが，厚生科学審議会生殖補助医療部会においては，商業主義や親子関係の確定等の観点から問題の生じやすい配偶子等の提供による生殖補助医療の枠組みが検討項目とされ，配偶子等の提供によるもの以外の生殖補助医療一般の法的規律の在り方について，具体的な結論を出すには至らなかった。この問題については，このような生殖補助医療をどのように規制するかという医療法制の在り方を踏まえ，子の福祉，父母の意思への配慮といった観点から慎重な検討が必要になるところ，前述の医療法制の考え方が不明確なまま，親子法制に関して独自の規律を定めることは適当ではないと考えられたため，本部会では上記問題に関して更なる検討は行わないこととした。

第4 その他

制度枠組みにおいては，代理懐胎は，人を専ら生殖の手段として扱い，第三者である代理母に多大な危険性を負わせる上，子の出生後にその引渡しをめぐり紛争が生じ，子の福祉に反する事態を生ずる可能性があることから，これを禁止し，その有償あっせん等の行為は罰則を伴う法律で規制する方向である。しかし，このような規制に反して，代理懐胎を依頼する夫婦及び代理母の間で，懐胎及び出産した子の引渡し等を内容とする代理懐胎契約が締結された場合，この契約の私法上の効力について何らかの規律をすべきかが問題になる。外国法制の中には，代理懐胎契約を私法上無効と規定するもの（フランス民法第16-7条）がある。

本試案は，この点について特段の法的規律をしないこととしている。

その理由は，代理懐胎については，前述のとおり，人を専ら生殖の手段として扱い，代理母の身体に多大な危険性を負わせるもので，後に子の引渡をめぐる紛争が生じ，子の福祉に反する事態を生ずるおそれがあることから，その有償あっせん等の行為が罰則を伴う法律により規制される方向であり，代理懐胎契約については，特にこれを無効とする規律を置かなくても，民法上，公序良俗に違反して無効（第90条）となると考えられるからである。もっとも，このような代理懐胎契約が現実に締結され，子が出生した場合の母子関係については，本試案第1の規律が適用されることになり，父子関係については現行民法の解釈にゆだねられることになると考えられる。

第Ⅱ章

弁護士会の意見書

解　題

辰 井 聡 子

　日本弁護士連合会（以下「日弁連」）は，厚生科学審議会先端医療技術評価部会生殖補助医療技術に関する専門委員会報告書（以下「専門委員会報告書」）（第Ⅰ章1 1）に先立ち，平成12年3月に生殖医療技術の利用に対する法的規制に関する提言を公表した（1）。生まれてくる子どもの人権と法的地位の確保，利用者である女性の地位と権利の保護の観点を中心に据え，包括的な内容を有する生殖医療法の制定を提案する点，主としてイギリスの制度に倣い，専門の管理機関を設置し，提供された精子・卵子・胚や情報の一元的管理を行うなど，生殖医療技術を政府の行政的な監督の下に置く制度を志向する点が特徴的である。親子関係については，出産した女性を母とし，第三者からの精子提供により生まれた子供の父は出産した妻の夫とする立場を採り，代理懐胎および胚提供は禁止する。また，子どもの知る権利を重視し，子どもには提供者の個人情報を含めた提供者に関する記録の開示を認めることを提言している。日弁連は，同年12月に専門委員会報告書が出された後，翌年3月に，1の立場に基づく意見書を公表している（2）。

　死後生殖，代理懐胎の場合の親子関係が裁判等で問題化したことを受け（第Ⅴ章参照），日弁連は，1の補充提言として3をまとめ，精子・卵子・胚の凍結保存期間は5年とし提供者が死亡した場合には期間にかかわらず廃棄すること，死亡した配偶者の精子・卵子は使用してはならないものとすることにより死後生殖を禁止し，代理懐胎については法律で禁止すること等を提言した。

1 生殖医療技術の利用に対する法的規制に関する提言

(平成12年（2000年）3月，日本弁護士連合会)

はじめに

　生殖医療技術は，生命の誕生に直接かかわる技術であり，家族のあり方や社会，文化等，様々な分野に関わりをもつ。従って，誕生する子どもにとって，その法的地位が確立しており，人間として尊重される体制が整っていることが，生殖医療技術を利用するための条件となる。それとともに，不妊治療や懐胎・出産は女性の心身に多大の影響を与えるものであるから，女性が家族のあり方を決定する自由や権利を男性と平等に行使しうる社会であることも必要である。

　近年急速に発達し，臨床応用されている生殖医療技術は，これまで難治性であった卵管性不妊や重度の精子減少症に対して，体外受精や顕微受精によって妊娠を可能にして，子どもを持つことをあきらめざるを得なかった人たちに大きな希望を与えている。その反面，第三者から精子，卵子や胚の提供を受けて子どもが生まれ，その場合，生殖医療技術を利用した依頼者の子どもとして成育するが生物学的には子どもの親は提供者であるために，法的地位が不安定であり，かつ，子ども自身が生物学的な親を知ることがほとんど不可能であるという，生まれてくる子どもの法的地位や人間としての尊厳を危うくする事態が発生している。またこの技術を利用すればいつでも子どもが生まれるというわけではないから，体外受精等を試みる女性に身体的・精神的な多くのリスクを与えると同時に，経済的にも大きな負担を与えている。

　生殖医療技術を利用するに当たっては，生まれてくる子どもの人権と法的地位の確保をめざし，利用者とりわけ女性の地位と権利を保護することは世界各国において共通の重要な課題であり，各国でそれぞれの国の歴史や社会・文化に応じた法的規制が行われている。

　しかし，わが国においては法的な取り組みが決定的に遅れている。生殖医療技術の適用の範囲及び方法など一定範囲のものに関しては，日本産科婦人科学会等の「会告」という自主的ガイドラインで対応がなされたりしているのみである。しかも，「会告」に反して生殖医療技術を利用した医師を学会から除名しても，その医師に対する規制は法的には行われていない

　私たち法律家は，この現状を放置することにより生じている様々な弊害を除去するために，検討を重ねてきた。生殖医療技術の乱用の防止と人権保障のために，最小限必要不可欠と考えられる点について，提言を行うこととする。

第1章　生殖医療技術がもたらした法的諸問題

第1　子どもの法的地位と権利にかかわる諸問題

1　卵子や精子の提供を受けた体外受精児の出現

　1998年6月5日，30代の妻（早期卵巣不全）が実妹から卵子の提供を受け，夫の精子を用いた体外受精により，1997年春に双児の男児を出産していたことを，長野県下の産婦人科医院の医師が公表した。第三者からの卵子提供による体外受精として国内初の公表事例である。また，20代の妻が無精子症の夫の実弟から精子の提供を受け，妻の卵子を用いた体外受精により1997年秋に出産し，40代の妻が同様にして1998年に出産していたこともあわせて公表した。

　わが国の産婦人科医が任意加入している日本産科婦人科学会は，1983年に生殖医療技術の利用者の条件として「婚姻しており，挙児を希望する夫婦で，心身ともに妊娠・分娩・育児に耐えうる状態にあり，成熟卵の採取・着床及び妊娠維持が可能な者とする」との会告を発表し，体外受精で精子や卵子の提供を受けてはならないとしていたので，同医師の行為はこの会告を破るものであった。

同医師の行為に対し，日本医師会は「生殖医療分野は，倫理的，法的及び社会的に未解決な問題が多い。従って，後世において批判を浴びることがないように心掛けて行為すべきであり，この医師の行為は，専門家集団により定められたガイドライン（自主規制）を踏みにじるものであって，誠に遺憾である」との「非配偶者間体外受精に対する見解」を発表し，日本産科婦人科学会は同医師を除名した。

アメリカや欧州の一部の国においては，医師は医師会に所属していなければ医療行為が出来ないために，医師会の倫理規定に違反して除名された場合には医療行為が出来なくなり，専門家集団の個々の医師に対する規制力は非常に強い。ところが，日本においては医師会や学会は任意団体であり，それに所属しなくても医療行為ができるので，日本産科婦人科学会の会告は任意団体内部の自主規制にとどまり，強制力を伴っていないことが鮮明になったのである。

更に，関東地方の医療機関で30代の妻が，無精子症の夫の実父から精子の提供を受け，妻の卵子を用いた体外受精を行っていたが妊娠に至らなかったこと，中部地方の医療機関でも30代の妻が，無精子症の夫の実弟から精子の提供を受け，妻の卵子を用いた体外受精をおこなったが妊娠に至らなかったことも新聞紙上で明らかにされている。

2　精子提供を受けた人工授精児数は約1万人

一方，人工授精に関しては，夫が無精子症などの場合に第三者の精子を使用して妻が妊娠するという非配偶者間人工授精（AID）は日本においては1949年から行われ，生まれた子どもは現在までの累計で1万人に上るといわれている。但し，その9割は慶応大学医学部附属病院で行われ，提供者は同大学の学生であるという特殊事情もあったために，表立って子どもの法的地位についての検討や批判はなされず，専門家集団においても会告を出して自主規制することはなかった。しかし1996年に至って，インターネットで提供者の健康状態などを直接依頼者が確認できるとする営利目的の精子売買広告が出されるに及んで，1997年5月，日本産科婦人科学会が日本不妊学会，日本泌尿器学会，日本授精着床学会，日本アンドロロジー学会の了承を得て，「本法（註・AIDのこと）以外の医療行為によっては，妊娠成立の見込みがないと判断され，しかも本法により挙児を希望する，法的に結婚している夫婦で，心身ともに妊娠・分娩・育児に耐えうる状態にあるもの」に限って実施するものとし，「精子提供は営利目的で行われるべきものではなく，営利目的での精子提供の斡旋もしくは関与または類似行為をしてはならない」として，商業利用を禁止する会告を出し，非配偶者間人工授精を原則として認める見解を公式に発表した。

前述したように，長野県下の医師が第三者から精子や卵子の提供を受けて体外受精をおこなったことに関しては，日本産科婦人科学会は，「非配偶者間人工授精は既に限られた医療機関で実施され約1万人以上の子どもが生まれており，人権に配慮したガイドラインがあり，また，卵子は精子と異なり，個体を形成する能力及び機能が格段に高い」こと等をあげて同医師のルール違反を批判する会長見解を発表しているが，精子提供による体外受精について，現実に広く実施されている非配偶者間人工授精との間に違いがあるのか，また，卵子提供と精子提供の間で違いはあるのかといった根本的な問題は残されている。

3　子どもの法的地位と権利についての検討の欠如

ところで，第三者から精子や卵子の提供を受けて子どもが生まれた場合には，その親は提供者か生殖医療技術を利用した依頼者かという深刻な問題が発生する。通常は生まれた子どもは依頼者の実子として届け出られ，実子として成育されるが，生物学的な親子関係はない。それが何らかの事由により発覚した場合に，それまで築かれてきた社会的な親子関係が崩れる可能性があって，子どもの法的地位は不安定である。また，子どもが生物学的な親を知りたいと考えた時に，その方法が存在しないので，子の出自を知る権利が侵害されるおそるがある。そのために，事前に親子関係の問題などについての専門的なカウンセリングやインフォームド・コンセントが不可欠であるにもかかわらず，生殖医療技術利用者と産婦人科医師の間でいかなるカウンセリングやインフォームド・コンセントがなされたのか，明らかにされていない。

1 生殖医療技術の利用に対する法的規制に関する提言

また，遺伝子治療等を行う際に事前に審査を行う倫理委員会などのような，第三者機関的組織による事前審査も経ていない。それは慶応大学医学部附属病院のような大病院であれ，前述した長野県下の医師のような小規模な診療所であれ，事情は同じであると考えられる。

今後，大病院においては，院内の倫理委員会による審査を経ることが実施の条件とされれば濫用に対する一応の歯止めにはなろうが，わが国においては，生殖医療技術の実施施設は，産婦人科医師の数が1名ないし数名という小規模の診療所が多いことが際立った特徴となっている。現在，日本産科婦人科学会が体外受精などについて登録制度をとっているが，登録しないで実施している施設も存在している模様であり，また，登録を抹消されても実施が出来なくなるわけでは無いので，登録制度自身の実効性にも大きな疑問が残る。

日本産科婦人科学会会長見解は，「［法的に整備されていない］技術を，［できるんだからやってあげようね］式で安易にやっている医師や，医療行為と商業主義のトワイライト・ゾーンで動き回る人々の無思慮と，その利益追求の姿勢こそが，今日の米国などに見られる生殖医療の混乱の原因ではないでしょうか」と述べているが，医師個人が「やりましょう」と言えばやれるのが現状である。現状のままでは，人工授精であれ，体外受精であれ，第三者から精子や卵子の提供をうけて子どもがうまれる場合には，生まれた子どもの法的地位は不安定であり，自己の出自を知る権利はみたされず，人間としての尊厳が危うくなっている。

生殖医療技術を利用することによって生まれてくる子どもは，意思と能力を持った，利用者とは別の人格である。子どもの権利を考慮した時に，生殖医療技術の濫用に対する歯止めを任意団体の自主規制にゆだねてよい時代は既に過ぎていると言わざるをえない。

第2 不妊治療にかかわる法的諸問題
1 「不妊治療」の意味

現在の生殖医療技術は「不妊」に対する「治療」として施されている。

不妊とは，「夫婦が結婚して避妊しない性行為を2年以上続けても妊娠しないこと」と定義される。夫婦の約10％が不妊であるが，アメリカでは1年間とするのでその頻度は10～15％となる。原因となる主な因子は，男性側の精子の要因（約40％），女性側の排卵機能不全（約20％）・異常な卵管機能（約30％）・子宮頚部の要因（約5％），原因不明（約10％）と考えられている（重複あり）。

このように，不妊とは，男女のある組み合わせに対して考えられる概念であるのに，もっぱら女性側に不妊の原因があるように思われて，子どもはまだかと言う周囲からの圧力の下に，女性が不妊治療に通うことが圧倒的である。しかも，精子に原因がある場合でも，女性の卵子を体外に取り出して体外受精を行い，場合によっては顕微受精まで行うことは，男性側の原因であるのに，女性が排卵誘発剤の投与を受け，採卵されて身体的侵襲を強く受けるのが現在の不妊治療である。

2 「不妊治療」における女性への身体的侵襲

不妊治療の初めは，まず適切な性交の指導であるが，その後は排卵促進剤の投与さらには排卵誘発剤の投与が行われる。排卵誘発剤には，吐き気，視覚障害，卵巣過剰刺激症候群，卵巣肥大などの副作用が報告されて，さらには脳血栓になり半身麻痺になったとして損害賠償請求訴訟も提起されている。また，多胎妊娠になりやすく，出生児に脳性麻痺・精神発達障害などの後遺障害をもたらしたり母体の合併症が増加して周産期死亡率が増加している。

体外受精のために卵子を母体外に取り出す際には，更に女性への身体的侵襲をもたらす。最も一般的に行われている採卵方法は，ゴナドトロピンを投与して卵胞発育を刺激し，経膣的超音波断層法により卵胞の大きさを確認して投与を中止してヒト絨毛性性腺刺激ホルモンを投与し，3日ほど後に採卵を行う方法である。一度に数個から数十個の卵を採取する。その方法の一つとして，腹部に針を刺し腹腔鏡で見ながら行う経腹法があるが，全身麻酔を要する大がかりな手術のため死亡事故や血管・臓器を傷つける事故も報告されているので，現在では，部分麻酔で行われる経膣法が採用されている。回収された成熟卵と回収・調整された精子を培養液中で混合し，受精が確認された受精卵を更に1，2日培養し，形態学的に正常に2～8細胞期まで卵割・発育していると判定され

た胚を子宮腔内に移植する。採卵技術が進歩したと言っても母体に対する侵襲は大きく、リスクは避けられない。

3 自己決定権の侵害

家族のありかたを決定する権利は、後述するように自己決定権の一つではあるが、「嫁して3年、子なきは去る」という言葉が示すように、女性が跡継ぎを生む道具とされる歴史は長く続いており、現在でもそれは払拭されていない。家族のあり方、夫婦のあり方、子どもを持つこと又は持たないことの意味についての正確なカウンセリングを受けず、また、不妊治療のリスクとベネフィットについての詳細な情報をえないまま、長期にわたって不妊治療を行い、経済的にも苦しくなり、身体的にも精神的にも疲弊する女性が存在することが指摘されている。

第2章 生殖医療技術の現状と実施状況

第1 概況

現在わが国で行われている生殖医療技術としては、精子を子宮腔に注入して卵子と授精させる人工授精、卵子を体外に取り出して培養液内において精子を加えて子宮内に移植する体外受精に大別される。体外受精の一種として、精子の運動能力が低い場合に顕微鏡下で卵細胞内に精子が入りやすくさせる顕微受精も存在する。

人工受精としては、①夫の精子を洗浄濃縮して妻の子宮腔に注入する配偶者間人工授精（AIH）、②夫以外の第三者（ドナー）の精子を妻の子宮腔に注入する非配偶者間人工授精（AID）の2種類が存在し、体外受精としては、③妻の卵子と夫の精子を使用して妻の子宮内に移植する夫婦間体外受精と、④第三者から精子や卵子の提供を受けて妻の子宮内に移植する非配偶者間体外受精が存在する。

世界的に見ればこれ以外に、⑤夫の精子を妻以外の女性に人工授精しその女性が妊娠出産するいわゆる「代理母（サロゲートマザー）」（以下、単に代理母（サロゲートマザー）という）、⑥夫の精子と妻の卵子を対外受精させて妻以外の女性に着床出産させるいわゆる「借り腹（ホストマザー、代理出産とも言う）」（以下、単に借り腹（ホストマザー）という。）も行われている。

第2 人工授精と実施状況

1 配偶者間人工授精（AIH）

夫が乏精子症などの場合、体外に精子を取り出して授精させやすくするために運動能力を高めるなどの処置をしてから、妻の体内にタイミングよく送り込んで授精させる方法である。精子の洗浄濃縮などに広く用いられているパーコールについては、日本産科婦人科学会は1994年8月の会告で、ＸＹ精子の分離には、未だ安全性は確立されていないとして「当分の間使用しない」としている。体外受精などの方法と比べて格段に身体に対する侵襲性は低いが、何回程度試みたら、他の方法に進むべきか検討する必要はある。

2 精子の提供を受ける非配偶者間人工授精（AID）

夫が無精子症の場合に、夫以外の第三者（ドナー）から精子の提供を受けて妻に使用する方法が非配偶者間人工授精である。日本では、1949年に慶応義塾大学医学部附属病院で第1号の子どもが誕生し、以降現在までに生まれた子どもは1万人に上るといわれているが、9割は同病院で生まれた子どもであるとされている。同病院では、学生等が感染症や血液型検査を受け、自己の知る限りの遺伝的疾患の無いことを保証して匿名でドナーとなる。ドナーの特定を避けるために複数の精子を混合して行うこともある。同病院によると大幅な減少傾向にあるが、現在でも毎年平均200名位が生まれているとされている。

技術的な困難性はないが、果たして「不妊治療」と言えるのかどうか根本的な問題があるうえに、生まれた子どもは遺伝的には明らかに夫の子どもではないので、倫理的法律的な問題は極めて大きい。

第3 体外受精・顕微受精の手法と実施状況

1 体外受精

体外受精は、妻が卵管通過障害の場合の不妊治療として登場した。妻の卵巣から卵子を数個ないし数十個採取し、培養液内で夫の精子と結合させて受精させ、2～8細胞期まで発育させた胚を細いカテーテルを用い、ごく少量の培養液とともに

子宮内に移植させる方法が体外受精—胚移植法（IVF-ET）である。他に，体外に取り出した卵子と精子を混合させ，受精を確認しないま腹腔鏡下に卵管内に移植するGIFT（配偶子卵管内移植法），両者を組み合わせる形の，卵子と精子を体外で受精させるがまだ接合子の段階で腹腔鏡下に卵管内に移植する方法（ZIFT）なども開発されている。

体外受精の方法により，子どもが産まれたことが報告されたのが1978年であるが，これまで自然の摂理にゆだねられていた「授精」を技術の力で人間が行ったために，イギリスのみならず世界中で生殖医療の領域ばかりか社会的にも大きな衝撃を与えた。反倫理的であるとの批判も巻き起こったが，その後の生殖医療技術の進展は全て体外受精から発していると言える。

日本で最初の成功例が報告されたのは1983年である。

2　顕微受精

体外受精・胚移植法は，次第に適応範囲を広げ，受精能力が極端に低い重症精子減少症，精子無力症，精子奇形症などの場合に，卵子の透明帯などを通過して精子を注入させる顕微受精も行われるようになっている。

顕微受精としては，1匹の精子を直接卵細胞質内に注入するICSI（卵細胞質内精子注入法）が主流であるが，他に囲卵腔に精子を数匹注入するSUZI（囲卵腔内精子注入法），透明帯に卵が通過できるような小孔をあけるPDZ（透明帯部分切開法）も存在する。

3　実施状況と治療結果

日本産科婦人科学会は，1986年以来，体外受精・胚移植などの生殖医療の実施に関して登録報告制を敷いている。施設・機関名，実施責任者名，実施医師名などを登録させ，毎年1回実施状況を報告させるものである。同学会は1999年6月に，1997年1月1日から12月31日までの1年間に治療周期を開始したすべての症例を対象として，1996年12月末日現在登録している394施設について調査した結果を発表している（後掲の表は「平成10年度　診断研究に関する倫理委員会報告」より抜粋したものである）。

ところで，1999年5月に公表された「生殖補助医療技術についての意識調査集計結果」（平成10年度厚生科学研究費補助金厚生科学特別研究［生殖補助医療技術に対する医師及び国民の意識に関する研究］研究報告書・主任研究者昭和大学医学部産科婦人科講座矢内原巧教授）（後掲の表はその概要である）によれば，日本産科婦人科学会体外受精登録施設以外の産婦人科医399施設に対するアンケート調査で回収された166施設のうち，人工授精を行っている施設71.1％（うち，AIDも行っている施設5.1％），体外受精を行っている施設18.7％（夫婦間のみが100％），顕微受精を行っている施設14.5％，生殖補助医療を全く行っていない施設20.5％であるので，日本産科婦人科学会の統計には表れていないケースも存在すると考えられる。

同学会の調査方法は，①新鮮胚（卵）を用いた体外受精（IVF-FT，GIFT，ZIFT），②凍結胚（卵）を用いた体外受精（IVF-FT，GIFT，ZIFT），③顕微受精法を用いたIVF-FT（PZD，SUZI，ICSI），ZIFT（PZD，SUZI，ICSI）に分類してそれぞれの治療成績を集計する方法であるが，集計の結果，次の事実が判明している。

(1)　登録施設の数，治療周期，出生児数

登録施設は1995年末の348施設から1996年末では388と40施設増加し，1997年末では394施設と6施設増加している。但し49施設が登録抹消されていることを考慮すると実際には新たに55施設が登録されたことになり，増加の勢いは強いと言える。治療周期総数は新鮮胚（卵），凍結胚（卵）及び顕微受精を用いた治療の全てをあわせると54028周期に及び，前年にくらべて10615周期もの著明な増加を見ている。その結果生まれた子どもの総数は9211名となり，2年にわたって年間1800名の増加となっている。内訳としては，2年間で，凍結胚（卵）を用いた治療が約3倍に，顕微受精を用いた治療が約2倍に増加していること，新鮮胚（卵）を用いた治療が着実に増加していることがあげられる。この結果累計して36472名が体外受精と顕微受精で生まれたことが明かとなった。

なお，前述したとおり，この統計は同学会に登録された施設における数値であり，実際にはこの数値を上回る人数であると考えられている。

(2)　移植あたりの妊娠率と生産率

ところで、体外受精は女性に多くの負担をかけるが、子どもが生きて生まれる確率（生産率）は、向上しているとは言えさほど高いとは言えない状況である。新鮮胚（卵）を用いた場合では、21649名の患者数に対して、5730の妊娠数であり、生産分娩数は3971、出生児数は5060名である。凍結胚（卵）を用いた場合では、4285名の患者数に対して、1086の妊娠数であり、生産分娩数は776、出生児数は902名である。顕微受精を用いた場合では、11517名の患者数に対して、3495の妊娠数であり、生産分娩数は2558、出生児数は3262名である。

報道や宣伝によると生殖医療技術を利用すればいつでも子どもを持てるような錯覚に陥りやすいが、現実にはそうはなく、すべての治療方法をあわせて、54028治療周期に対して、出生児数は9211名であり、費用と時間をかけて何回も試みても、結局子どもを持てない夫婦がたくさんいるのが現状である。

(3) 実施医療機関の規模

実施施設の規模としては、治療周期が1～50の小規模施設が、新鮮胚（卵）、凍結胚（卵）、顕微受精で、それぞれ56.8％、80.8％、52.4％を占めている。医師一人のクリニックも多い。

治療方法選択にあたってのカウンセリングやインフォームド・コンセントをどの程度行っているのか、特に第三者から精子や卵の提供をうけることについての問題がどこまで把握されているのか疑問がある。

(4) 第三者の卵子や精子の提供による体外受精

長野県下の医師が実施したことを公表しているが、統計は存在していない。

第4 諸外国で行われているその他の生殖医療技術

1 第三者から胚の提供を受ける体外受精

第三者が体外受精を行って出産した場合に、余剰胚が生ずる。この胚を挙児を希望する夫婦に提供する方法であるが、依頼する夫婦のいずれとも遺伝的な親子関係が存在しないと言う点で、早い時期での養子と考えるべきものである。わが国に於いては、まだ報告はなく、日本産科婦人科学会では禁止している。

2 代理母（サロゲートマザー）と借り腹（ホストマザー）

妻が卵巣や子宮などが無くて子どもを産めない時、夫の精子を代理母に人工授精して子どもを産んで貰い、その子どもを夫婦の子どもとして引き取り育てるケースがある。この代理母はサロゲートマザーと呼ばれるが、生まれた子どもの生物学的母であり、出産の母でもある。

妻が卵を生産するが子宮等が無くて出産出来ないとき、妻の卵子と夫の精子を体外で受精させて、別の女性に移植して出産して貰うケースもある。これは借り腹（ホストマザー）とよばれるが、生まれた子どもの生物学的母は妻であり、借り腹（ホストマザー）は出産のみの母となる。

アメリカでは有償で斡旋する組織も存在し、1991年までにサロゲートマザーから4000人、ホストマザーから80人の子どもが生まれたと報告されている。

代理母（サロゲートマザー）や借り腹（ホストマザー）は、9か月にわたって胎児を育んだのち出産するから、その間に、母子のつながりは生じ、依頼夫婦との間で、子どもの奪い合いという深刻な争いも発生している。

わが国では出産した女性が母として届出されるため、いずれのケースも行われていないが、1990年にはカリフォルニアの弁護士が日本の子ども4人を代理母により誕生させたと報道され、92年には日本人夫婦が夫の精子を用いてアメリカの代理母により子どもを出産し、戸籍上実子として届け出ていることが斡旋業者によって明らかにされた。

第5 多胎妊娠の増加と減数手術

1 多胎妊娠の増加

生殖医療技術が進歩するにつれて、多胎妊娠が増加した。

1996年度厚生省心身障害研究「多胎妊娠の疫学」（今泉洋子）によると、1996年の多胎出生率を1968年と比較すると、双児は1.3倍、三つ子は4.7倍、四つ子は26.3倍と顕著に上昇している。これは生殖医療技術の普及によることが大きいと思われる。ところで、生殖医療技術による多胎には、①排卵誘発剤の使用を原因とするものと、②

体外受精を原因とするものとが存在する。①は，排卵障害による不妊症の治療として卵胞の成熟・排卵を促すホルモン（ゴナドトロビン等）を投与することにより，多数の卵胞が同時に成熟・排卵し，複数組の精子と卵子が受精することによって生じる。②は，妊娠率を高めることを目的として複数個の受精卵を子宮に戻し，それが複数個着床することによって生じる。

1996年度厚生省心身障害研究「不妊治療のあり方に関する研究」（矢内原巧教授）によれば，3胎については，体外受精によるもの46.7％，排卵誘発剤によるもの43.2％，自然が8.5％，4胎については，体外受精によるもの52.9％，排卵誘発剤によるもの41.2％，自然が3.9％であるが，5胎に至っては体外受精によるもの33.3％，排卵誘発剤によるもの66.7％，自然0％となっている。

多胎妊娠は，当然のことではあるが，胎児数が増加するに従って，出性児の体重は減少し，脳性麻痺，精神発達障害，未熟児網膜症などの後遺障害が増加し，又，母の合併症が増加して周産期死亡率も増加している。

2　減数手術の実施

そこで，多胎による弊害を除くために，一部の胎児の心臓に塩化カリウムを注入して子宮内で死滅される方法が取られ，「減数手術」と称されている。「不妊治療のあり方に関する研究」においては，アンケートに答えた195施設のうち15施設において87例行われていることが報告されている。

ところで，生殖医療技術による多胎は，医原病であり，ある程度は防止することが可能である。排卵誘発剤については，使用量を可能な限り減量したり，使用方法を改善したりする方法で単一排卵率が高い方法が開発されており，体外受精による多胎は，子宮に戻す受精卵の数を2～3個に制限すれば，それ以上の多胎を防止することが可能である。3個以上の胚移植については，移植する受精卵の数を増やしても妊娠率はそれ程増加しないとされている。

第3章　法的規制の必要性

第1　生殖医療技術の濫用を防止する必要性

生殖医療技術の発展応用は，子どもを欲する男女に希望を与えると同時に，利用者，特に女性の身体的精神的侵襲をもたらし，生まれた子どもの法的地位を不安定にし，人権侵害をもたらしている。弊害を除去するためには，第1に，家族のあり方を決定する権利は誰にでも存在するが，生殖医療技術を誰にでも利用できるとするのではなく，利用者を夫婦に限るか，事実上婚姻関係にある男女にまで広げるか，独身者も可能とするのかという利用者についての条件を定める必要がある。第2に，第三者からの精子や卵子，胚の提供を受けたり，代理母（サロゲートマザー）や借り腹（ホストマザー）を利用することを認めるのか禁止するのかを法律で定める必要がある。第3に，生殖医療技術を利用するにあたっては，子どもを持つことの意味や親としての社会的責任及び不妊治療を受けることによる身体的・精神的・経済的負担の内容，不妊治療を受けても子どもが生まれないことについての正確に情報を受ける等，専門家によるカウンセリングやインフォームド・コンセントを確実に受ける体制を整備する必要がある。第4に，生まれてくる子どもの法的地位は現在では不安定であり，且つ，自己の出自を知る権利などが保障されていないから，法律で子の地位を確定し，子どもの権利を保障する必要がある。第5に，多胎妊娠による胎児や母体に対する危険性を除去するために行われる減数手術についての条件整備を行う必要がある。第6に，精子・卵子等の売買や斡旋は商業主義に堕し，人権侵害をもたらす恐れがあるから禁止する必要がある。最後に，生殖医療技術の適正な利用を図るために，管理機関を設置して生殖医療技術を利用できる医療機関を認可制とし，ガイドラインを公開で審議するための審議会を設置する必要がある。

第2　家族のあり方を決定する権利

1　自己決定権

憲法13条が規定する幸福追求権は，明治憲法下の封建的身分制度を否定して規定されたものであり，個人の尊重をその根源とする。幸福追求権

は個人の人格的生存に必要不可欠な権利・自由を包括する包括的権利であり，この包括的基本権から具体的な権利として人格価値そのものにまつわる権利である「プライバシーの権利」が導かれ，更に近年に至って人格的自律む権である「自己決定権」も導かれている。「プライバシーの権利」は，「一人でほっておかれる権利」や「自己に関する情報をコントロールする権利」であり，自己の私的領域や情報を他者から守ろうとする消極的な側面を持った権利であるが，「自己決定権」は，「自己の私的な領域に係わる事項を他者から干渉されることなく自らの意思で決定できる権利」であって，より積極的な権利である。従って，「自己決定権」は，他者からの干渉を排除すると言う消極的側面と同時に，自己の意思で自由に決定し行動するための条件を整備するように他者に対して要求するという積極的側面を有している。

この自己決定権の対象となるものとして，医療の場において十分な情報と説明を受けた上で治療方法を決定したり延命治療の中止を求めたりする「自己の生命・身体に関する権利」や，「家族のあり方を決定する権利」が存在すると考えられている。「家族のあり方を決定する権利」の中には，男女が法律婚と事実婚のいずれを選択するか，離婚するかと言った「家族の形成・維持に関する権利」と，子どもをもつかどうか，もつとすれば何人か，避妊するか，人工妊娠中絶を選択するかどうかなどの「リプロダクティブ・ヘルスに関する権利」が含まれる。

1948年に国連総会で採択された世界人権宣言が第16条1項において「成年の男女は，人種，国籍又は宗教によるいかなる制限を受けることなく，婚姻し，かつ家庭をつくる権利を有する」と規定し，更に1966年に国連総会で採択された国際人権規約B規約（市民的及び政治的権利に関する国際規約）が第23条2項において「婚姻をすることができる年令の男女が婚姻をしかつ家庭を形成する権利は認められる」と規定していることをあわせて考えれば，「リプロダクティブ・ヘルスに関する権利」は，男性も女性も有する自己決定権であると考えられる。

2　女性のエンパワーメント

ところで，「家庭のあり方を決定する権利」は，男性も女性も平等にもつ権利である。憲法24条2項が家族生活における個人の尊厳と両性の本質的平等を規定し，世界人権宣言が第16条1項後段において「成年の男女は，婚姻中及びその解消に際し，婚姻に関し平等の権利を有する」と規定し，更に国際人権規約B規約が第23条4項において「この規約の締結国は，婚姻中及び婚姻解消の際に，婚姻に係る配偶者の平等を確保するため，適当な措置をとる」と規定しているとおりである。

しかしながら，女性に対する差別は広範に存在している。とりわけ家庭においては，「嫁して3年，子なきは去る」という言葉が示すように，女性が跡継ぎを産み育てるための道具とされる歴史は長く続いており，現在もそれが払拭されていない。妊娠・出産・育児が，女性に対し，精神的・肉体的に多大の影響を与えるにもかかわらず，夫や家に対して発言権を有しない女性が多く存在していることは事実である。

男女の平等を確保するために，1979年に国連で採択され，1985年に日本でも発効した「女子に対するあらゆる形態の差別の撤廃に関する条約」第16条1項eは，男女の平等を基礎として「子の数及び出産の間隔を自由にかつ責任をもって決定する同一の権利並びにこれらの権利の行使を可能にする情報，教育及び手段を享受する同一の権利」を確保するための総ての適当な措置を取るものとしている。

また，1994年の世界人口開発会議カイロ宣言で正面からとりあげられたリプロダクティブ・ヘルス／ライツは，翌1995年の世界女性会議北京宣言に基づく行動綱領で，「性と生殖に関する権利」として結実した。「女性の人権には，強制，差別及び暴力のない性に関する健康及びリプロダクティブ・ヘルスを含む，自らのセクシュアリティに関する事柄を管理し，それらについて自由かつ責任ある決定を行う権利が含まれる」とされたのである。

3　生殖補助医療を利用する権利の根源と制約

以上述べたように，女性及び男性の自己決定権の中には，「リプロダクティブ・ヘルスに関する権利」は当然に含まれる。とりわけ，女性にとっては，家制度の名残りとして，「産む道具」であることを要求する勢力が強い場合には，その権利

性は強調しても，し過ぎることはない。

しかし，「自己決定権」の一つであるとは言っても，「リプロダクティブ・ヘルスに関する権利」は，人工妊娠中絶においては胎児に，生殖医療技術を利用しての挙児においては生まれてくる子どもに，直接かかわる権利であるから，おのづから制約が存在するのは当然と言える。とくに，精子又は卵子の提供をうけて子どもを生むことについては，生まれた子どもの父母は誰か，その法的地位は安定しているか，という問題があるので，生まれてくる子どもの独立した権利と福祉を最優先して考えなくてはならないことになる。

第3　子どもの権利
1　父母に養育される権利

子どもは権利の客体ではなく，一個の人格を持った権利の主体である。

世界人権宣言が「子どもは特別の保護及び援助を受ける権利を有する」と宣言し，国際人権規約B規約24条が児童の権利を唱い，1989年に国連で採択され1994年に発効した「子どもの権利条約」第6条が「締約国は，すべての子どもが生命に対する固有の権利を有することを認める。締約国は，子どもの生存及び発達を可能な最大限の範囲において確保する」と規定しているのは，この原理を鮮明にしたものである。

子どもの権利条約第7条は「子どもはできる限りその父母を知りかつその父母によって養育される権利を有する」と規定し，第9条は，「子どもがその父母の意思に反してその父母から分離されないこと」を規定しているのは，子どもがその父母の下で養育される権利を有することの表明である。

2　父母を知る権利

第三者から精子や卵子の提供を受けて出生した子どもは，法律上及び生活上の父又は母が生物学的な父又は母ではないことを知った時，大きな衝撃を受ける恐れが存在する。わが国に於いては養子の割合も少ないので，養子であることも隠したり，特別養子の場合にも戸籍上は一瞥しただけでは実子であるかのように見える記載方法を採用したりしている。その場合でも「血のつながりがない」ことを知った時の衝撃は大きいのではないかと考えられる。

しかし，養子や特別養子であれば，戸籍をたどれば実父母の記載に辿り着くことは可能であるのに，第三者からの精子や卵子の提供を受けた場合には，現在の状況では，その記載は戸籍上は存在しない。出産時の記録も，出産した診療所がわからなかったり，例えわかったとしてもカルテが5年の保存期間を経過して廃棄されていれば，それ以上の追求はほとんど不可能である。

子どもにとって，生物学的な親である提供者を知ることは，一般的な知る権利の一つであると言うよりもアイデンティティ（自己同一性）の確立にとって必要である。また，近親婚の防止のためにも，結婚の相手方が血のつながりがあるかどうかを確認する必要がある。特に，一人が精子や卵子を多数提供している場合には同一の提供者を生物学的な親とする子どもが多数出生し，近親婚の危険性が高まるからである。現在の非配偶者間人工授精では，子どもは生物学的な父を知ることができない状況であるが，それは上記の点に関して大きな問題を孕んでいる。

第3　子どもの法的地位を確定する必要性
1　父を確定する必要性
(1)　嫡出推定・否認制度の趣旨

民法772条は「妻が婚姻中に懐胎した子は，夫の子と推定する」とし，その推定を破ることのできる否認権は，出生を知った日から1年以内で，しかも夫だけが行使できると規定する。妻の生んだ子どもと夫との間に父子関係を法的に設定し，それを覆す場合を限定することによって，父子関係を早期に安定的に確立するという法技術は，明治民法制定時に，西欧から受け継いだものであった。嫡出推定制度は，法的な父子関係のうちに，血縁的には父子関係にないケースも含むことを承認したものである。

しかし，夫の不在や事実上の離婚など夫婦間に同棲の事実がない場合には「推定を受けない嫡出子」となり，夫からの嫡出否認を待つまでもなく生物学的な父から認知請求ができることを認めた最高裁判所昭和44年5月29日判決が存在する。又，医学的に父子関係を証明できなかった立法当時と異なり，医学の発展により，生物学的な父子

関係の有無の確定は父死亡後でも容易になされるようになった現在，生物学的な父子関係の不存在が証明された場合には，推定適用を排除するとの血統主義の考え方に立つ実務処理も多く見られている。

(2) 親子関係不存在確認の訴えの適用範囲

その最大のものは，親子関係不存在確認の訴えの類型の存在である。夫の死後にその相続を巡って，子どもの兄弟姉妹，夫の両親や夫の兄弟姉妹などの関係者が，父子間の親子関係不存在確認の訴訟を提起することも珍しくはない。

また，妻が他の男との間の子どもを妊娠出産した場合，夫との間の嫡出子として戸籍に記載されるが，夫が嫡出否認を行わないまま離婚した後に，妻が夫と子どもの間の父子関係不存在確認を求めることもまま行われている。血液鑑定により生物学的な父子関係がないことが判明すれば，社会的な父子関係が長期間続いていた場合であっても，わが国では血統主義が色濃く残っているので，実務的には父子関係がないとされていると考えられる。

(3) 欧米法における嫡出推定の意味

フランスにおいても嫡出「推定」制度は存在するが，日本と異なり，生物学的父子関係が存在しないことが判明したからと言って直ちに法律的な父子関係は覆されず，それ以外に特別の要件が必要であるとされている。そこでは，嫡出推定と言う法的親子関係は子どもの安全な成長を確保するために，外形的な事実から身分関係を安定的につくり出す制度であって，親であろうとする意思を持ち，育てる義務のある親が法律的に親として安定的に確保されて，子どもは成長すると考えられている。生物学上の親が医学的に容易に判明するようになった現在でも，血液鑑定やDNA鑑定を行うこと自体が裁判所の命令による場合に限られており，それも子どもが請求した場合には認められるが，親が請求した場合には原則的に拒否されている。しかも，嫡出推定を否定することができる提訴権者や提訴期間が制限されている。

アメリカ合衆国においても，連邦裁判所は1989年，血液検査の結果生物学上の父親と判明している原告（母の恋人）が，母の夫と子どもの間の嫡出父子関係の否定を請求した事件においてもその請求を認めなかった。

欧米においては，親子関係を否定することは，日本の親子関係不存在確認訴訟よりもはるかに限定的であって，子どもの法的地位は守られている。

(4) 非配偶者間人工授精における「父の推定」

日本においては，夫の同意がなく非配偶者間人工授精を行った場合には，嫡出否認が認められるとする地方裁判所の判決は存在するが，夫が同意していた場合についての判決は存在していない。一方，ドイツにおいては，1983年に連邦裁判所は，たとえ夫が事前に非配偶者間人工授精に同意している場合であっても夫は生まれた子どもに対する嫡出否認権が認められるという判決を下し，1989年には，子ども自身にも嫡出否認権と精子提供者に対する扶養と相続の請求権が認められなければならず，医師が精子提供者の名を明かさない場合に，その子どもは医師に対して賠償請求を行えるいう判決を下している。

日本の法務省民事局長が1999年5月17日に参議院決算委員会において，父親との間に親子関係があるかどうかということについては，「これは夫の意思にかかわっているわけでして，夫が嫡出否認の訴えを起こさないで一年を経過しますと嫡出否認の訴えはできなくなりますので，法的にはそれは父親と母親双方の嫡出子だと言う地位が確定するわけでございます」と答弁しているが，①1年以内に夫が嫡出否認の訴訟を提起した場合にどうなるか，②精子提供者から認知請求が提起された場合どうなるか，③子ども自身や子どもの兄弟姉妹，夫の両親や夫の兄弟姉妹など，扶養や相続の権利義務を負う関係者が親子関係不存在確認の訴訟を提起した場合にどうなるか，等の問題に対する回答はなされていない。子どもが生まれた後に夫婦関係が破綻し嫡出否認訴訟や親子関係不存在訴訟が提起されることも十分あり得るし，この場合，生物学的には父子関係がないのであるから，たとえ一旦同意したことにより父子関係を否定しようとすることが権利濫用であると評価されたとしても，親子関係自体は父と子の間の当事者関係だけを律するのでは無く，対世的に確定すべきものであることを考慮すれば，親子関係が存在しないとされる可能性は十分に存在する。③については，遺産相続に絡んで親子関係不存在確認訴

訟が提起されている現実を見れば，より危惧される事態である。

しかも，万一このような主張がなされた場合に，子どもとしては，父母が第三者から精子の提供を受けて生まれた子どもであることの証明が困難な事態も考えられる。②については，提供者に生物学的な子どもに対する執着が芽生えた場合にはあり得る事態である。

仮に，推定を否定された場合，嫡出子としての出生届に養子縁組届への無効行為の転換が認められるか否かについては，他の男女の間に生まれた子どもを嫡出子として届け出て養育してきた場合でも養子縁組届とみなすことを否定した最高裁判所昭和50年4月8日判決が存在しているので，子どもの地位は安定しているとは考えられない。

子どもの法的地位は不安定であるといわざるをえないのが現状である。

2　母を確定する必要性
(1)　非嫡出子に対する母からの認知

民法779条は「嫡出でない子は，その父又は母これを認知することができる」と規定し，母についても認知により法的母子関係が発生するとしている。しかし，最高裁判所昭和37年4月27日判決は「原則として母の認知をまたず，分娩の事実により当然に発生すると解するのが相当である」として，「分娩の事実」が法的母子関係発生の原因と判示した。

(2)　出産の母と生物学上の母の分離

しかし，第三者から提供を受けた卵子を用いて妻が出産した場合には，生物学的な母子関係は存在しないので，分娩の事実により母子関係が発生しても，それが覆らないと言う保障は存在しない。

イギリス，フランス等においては，法律で分娩の女性が母であると定められているので子どもの法的地位の不安定性はないが，わが国の現状では，子どもの法的地位は不安定である。

3　事実上婚姻関係にある男女の場合の認知強制の必要性

第三者から精子や卵子の提供を受けて子どもを生むことを，事実上婚姻関係にある男女に許容するとした場合には，戸籍上の問題として認知の義務付けが必要となる。子どもが生まれたのに認知しないというケースを許すべきではない。

4　同意と撤回

第三者から精子や卵子の提供を受けた場合には，生まれた子どもの親になるという強い意思表示が必要である。子どもを望む夫婦等が子どもにとって相応しい両親となりうるかについては家庭裁判所が調査監督すべきであるとの意見もあるが，医療機関において適切なカウンセリングとインフォームド・コンセントを受けて自己決定するシステムが整って行けば，公証人の下で公正証書を作成し，医療機関に届け出ることで，同意の意思の確認は足りると考えられる。

なお，一旦同意したとしても，施術を受ける前であれば，撤回することができ，その意思表示は相手方及び医療機関とすべきである。

第4　法形式の参考としての特別養子制度
1　産婦人科医師による「実子斡旋」問題

石巻市の産婦人科医師が，堕胎希望の女性に対して堕胎を思いとどまらせて出産させ，子どもを欲する夫婦に実子として斡旋するという事件が1973年（昭和48年）に表面化した。同医師は虚偽の出生証明書を書き，子どもを欲する夫婦の嫡出子として届出をさせたために，公正証書原本不実記載罪に問われたのである。

同医師はフランスの準正養子法を参考とした「実子特例法」の制定を主張しており，同医師の行為が社会的な反響を生んだことを契機として，1987年に特別養子制度が民法に取り込まれて制定された。

2　特別養子制度の立法趣旨

特別養子制度は，①実親の監護が著しく困難又は不適当であるなどの特別の事情のある子どもについて，②家庭裁判所が，試験的に6ヶ月以上養親となるべき者の手許で監護させてその状況を観察し，審判で特別養子の成立を認め，③成立によって，養子は養親の嫡出子の地位を取得すると共に，④実親との親族関係は婚姻障害を除いて終了する制度である。

通常養子と異なり，戸籍上は実の嫡出子とほぼ同様の記載がなされ，離縁については，養親による監護が養子の利益を著しく害し，且つ実親が相当の監護をすることができる時で養子の利益のため特に必要があると認める時には家庭裁判所の審

判で離縁させることができるとするものであり，原則的には離縁は認められていない。

特別養子制度は，子どもにとって実親に養育されるよりも，自分が親として責任をもって養育したいと望む養親に養育される方が幸せであるという子にとっての利益と，子どもが欲しいけれども出来ない夫婦に子どもを養育する喜びを与えるという養親にとっての利益の双方を目的とした制度である。

3　特別養子制度利用の状況

1988年（昭和63年）に発足した制度であって，同年に家庭裁判所に申し立てをした件数は1747件であった。平成元年の認容数は1205件になったものの，その後，次第に申立数及び認容数が減少しはじめ，平成9年からは認容数は400人を下回っている。制度開始後の認容数の合計は6271人であり，非配偶者間人工授精により誕生した子どもの数の半分程度となっている。

	申立数	認容数	却下数	取下数
昭和63年	1747	730	155	861
平成元年	1904	1205	139	560
平成2年	1135	743	87	304
平成3年	918	578	58	282
平成4年	688	469	37	182
平成5年	647	460	36	150
平成6年	599	452	29	118
平成7年	607	479	32	96
平成8年	532	426	17	89
平成9年	458	361	16	81
平成10年	472	375	11	86
（合計）	9707	6278	617	2809

減少した原因は公表されてはいないが，少子化と生殖医療技術の発達が主要な要因ではないかと考えられる。

第5　第三者の精子や卵子の提供を受けることに対する国民の意識

1　結婚及び子どもを持つことに対する国民の意識

「生殖補助医療技術についての意識調査集計結果」は，「第三者から精子の提供を受ける非配偶者間人工授精（AID）」「第三者から精子の提供を受ける非配偶者間体外受精」「第三者から卵子の提供を受ける非配偶者間体外受精」「夫婦以外の男女の受精卵の提供を受ける体外受精」「夫の精子を妻以外の女性の子宮に注入してその女性に妊娠出産してもらう代理母」「夫婦の精子と卵子による受精卵を妻以外の女性の子宮に移植して妊娠出産してもらう借り腹」の6種類の技術が親子関係を複雑にすることに鑑み，一般国民（配付3646名，回答2568名），日本産科婦人科学会体外受精登録施設の産婦人科医（配付402名，回答243名），およびその医療施設を受診している患者（配付804名，回答329名），他の産婦人科医（配付399名，回答166名），小児科医（配付400名，回答166名）にアンケート調査を行ったものである。

一般国民のうち39.6％の人は「結婚したら子どもをもつのが当たり前だと思う」との考え方に近い又はどちらかといえば近いと回答し，60.4％の人は「結婚しても子どもを持つ持たないは個人の自由だと思う」という考え方に近い又はどちらかと言えば近いと回答している。しかし30代の女性に限っては「結婚したら子どもをもつのが当たり前だと思う」との考え方に近い又はどちらかといえば近いと回答しているのは20.1％と低く，79.7％の人は「結婚しても子どもを持つ持たないは個人の自由だと思う」という考え方に近い又はどちらかと言えば近いと回答している。

一般国民のうち37.6％の人は「家を自分の代で途絶えさせてはいけないと思う」との考え方に近い又はどちらかといえば近いと回答し，62.4％の人は「家が自分の代で途絶えるとしてもそれはしかたのないことだと思う」という考え方に近い又はどちらかと言えば近いと回答している。しかし30代の女性に限っては「家を自分の代で途絶えさせてはいけないと思う」との考え方に近い又はどちらかといえば近いと回答しているのは18.8％にとどまり，81.2％の人は「家が自分の代で途絶えるとしてもそれはしかたのないことだと思う」という考え方に近い又はどちらかと言えば近いと回答している。

一般国民のうち54.4％の人は「血は水よりも濃し（親子関係は血のつながりが大切）」との考え方に近い又はどちらかといえば近いと回答しているのに対し，45.6％の人は「産みの親より育て

の親」という考え方に近い又はどちらかと言えば近いと回答している。しかし，養子や特別養子がそれほど多くないこと，里親制度がそれほど発達していない状況をみれば，まだ，わが国は，夫婦とその間に生まれた子が一つの家族として生活するのが割合的に見て多く，まだ多くの国民はその家族を望んでいるようにも思われる。

2　生殖医療技術に対する一般国民の許容度

自分が，これらの技術を利用するかどうかについては，一般国民・患者ともに70％以上の者が，「配偶者が望んでも利用しない」と回答したが，一般論としては，一般国民は「精子提供」「卵子提供」は60％近い人が「認めてよい」「条件付きで認めてよい」としていた。これは夫婦のうち半分の遺伝子を受け継いだ子を妻が妊娠出産するため，抵抗感が少ないためではないかと考えられる。これは，夫の遺伝子を引継いだ子を妻以外の女性が妊娠出産する代理母について，43.7％しか「認めて良い」「条件付きで認めてよい」としていないことと好対照である。また，妻が妊娠出産するといっても，夫婦のいずれとも遺伝的つながりがない受精卵の場合には，早期の養子のようなものであるから，42.9％しか「認めて良い」「条件付きで認めてよい」がなかったのだと考えられる。これとは逆に，夫婦の遺伝子を完全に引継いだ受精卵を他の女性に生んでもらう借り腹については，52.8％が「認めて良い」「条件付きで認めてよい」としているが，妻が卵管不全などのために出産できないケースで姉妹など身近な人間が妊娠出産するケースを想定しているのではないかと考えられる。

3　親子関係に関する一般国民の意識

親子関係については，第三者から精子の提供を受けた場合には58.4％が依頼者夫婦の実子とし，11.5％が夫の養子・妻の実子，夫と妻の養子としていた。第三者から卵子の提供を受けた場合にも，傾向は同じである。第三者の受精卵を得て出産した場合には，依頼者夫婦の実子とするが40.4％であるのに対して，夫婦の養子とするが18.7％にのぼっていることを考慮すると，一般的には，依頼者夫婦の子どもとすることには賛成であるが，血のつながりの有無を明確にすべきだとの意見も多いと考えられる。

一方，提供者と子どもの関係については，57.1％が「一切関係を持つべきでは無い」と考えている。

4　子どもの権利に関する一般国民の意識

子どもが提供者を知る権利については，「知らないでいるべきである」が33.2％であるのに対して，「いつでも」「成人になったら」「結婚年令になったら」知る権利があるとする者が36.3％と僅かに上回っている。

ただ，アンケート結果からは，提供者の医学的所見だけでは無く，氏名や属性まで知る権利があるとしているのかどうかは不明である。

第6　利用者の範囲及び利用できる技術の範囲

1　利用者の範囲

生殖医療技術を利用できる人の範囲を夫婦に限るか，事実上婚姻関係にある男女にまで広げるか，独身者にも認めるか，同性愛者にも認めるかについては，後述するように各国の歴史的社会的状況に応じて，規制は様々である。

たしかに，家族をつくる権利は個別的なものであり，生まれる子どもにとって男女が両親としてそろっているべきであるかどうか，その方が幸せであるといえるのかどうかについては議論はある。しかし，法律婚と事実婚のいずれを選択するかは当事者の自由であること，非嫡出子の法定相続分が嫡出子の半分であるとの規定が廃止される方向にあること等を考慮すれば，わが国においても事実婚を法律婚と同視する方向に動いていると考えられるので，現在においては，生殖医療技術は，結婚関係にある夫婦のみならず，事実上婚姻関係にある夫婦も利用することを認めるのが相当である。独身者に認めるかどうかは今後検討すべき課題である。

2　利用できる技術の範囲

第三者からの精子の提供は現実に長年月にわたって行われてきており，出生した子どもも多数であること，各国でも認められていることから考えて，わが国においても他に手段がないなどの厳格な条件の下に許容すべきである。それと同様に，卵子の提供も，女性に対して身体的侵襲は非常に大きいが，商業主義にならないような手当てをした上で，許容すべきであろう。

これに対して，第三者から受精卵の提供を受けることは，依頼者男女のいずれも生物学的な親ではないこと，懐胎段階からの養子と考えられるのに双方の実子として届出を行い養育するのは実体と乖離が激しいことから，親子の血の繋がりを重視しているわが国の現状に於いては，認めることは時期尚早であると考えられる。

第三者の女性に夫の精子を提供して代理出産させる代理母（サロゲートマザー）及び第三者の女性に夫婦の胚を移植して代理出産させる借り腹（ホストマザー）は，懐胎出産する女性の心身に長期にわたって多大の影響を与え，女性の人権侵害の恐れがあり，商業主義に発展する恐れが大きいことから禁止されるべきである。

3　カウンセリングとインフォームド・コンセントの必要性

生殖医療技術を利用しても，子どもを得ることができるとは限らないし，身体的・精神的な負担や悪影響も多い。それにもかかわらず，なぜ子どもを持ちたいのかなど社会的心理的側面について，また生殖医療技術を利用した場合の子どもを得る確率やそのための費用等について，専門家によるカウンセリングを受ける制度は確立されていない。特に，第三者から精子や卵子の提供を受けて妊娠出産をする生殖医療技術を利用するに当たっては，夫婦のあり方，親子のあり方，養子制度等について専門家によるカウンセリングは不可欠である。カウンセリング制度の必要性は強く認識されているにもかかわらず，専門教育を受けたカウンセラーは少なく，又，施術を行う医療機関とは独立した存在であることが望ましいにもかかわらず，その制度はととのってはいない。

また，不妊の原因，治療方法，リスクとベネフィット等医学的な問題について充分な説明を受けた上で，書面による同意を行なわなければならないが，成功率の説明等インフォームド・コンセントがどの程度確立しているかについては疑問なしとしない。

第7　多胎妊娠と減数手術の法的問題
1　胎児及び胚の地位

民法では，「私権の享有は出生に始まる」と規定され，権利義務の主体となるのは出生の時とされている。ただ，相続能力に関しては，胎児は既に生まれたものとみなされている。

体外受精によって生産された胚の地位については，人間とは何かという根本的な問題と絡んで，胚をどのように見るかという問題が存在する。胚は人間になる可能性を持つ存在であり，人間と同様にあつかうべきだとの考え方は，ローマ法王をはじめカソリック教徒の間では広く存在している。一方では，胎児にもならない段階の授精卵や胚は，ものに過ぎないとする考え方もある。しかし，人が人となるのは，授精を始点として順次完成に向かっていくのであり，授精後二週間程度たって神経系の形成が見られた後は物としてみてはならないと考えられる。

2　減数手術の法的問題

母体保護法では，人工妊娠中絶は，「胎児が母体外において，生命を保続することができない時期に，人工的に，胎児及びその附属物を母体外に排出することをいう」とされており，医師会の指定する医師が，「妊娠の継続又は分娩が身体的又は経済的理由により母体の健康を著しく害する恐れがある」と認定した者に対してのみ行うことができるとされている。この定義及び要件は，刑法上の堕胎罪の適用を免れるための定義および要件であるので，解釈上疑義があるべきではない。

ところで，減数手術は，母体内で複数の胎児の一部の心臓に塩化カリウムを注入する等の方法で当該胎児を死滅させるものであって，当該胎児を母体外に排出させて死滅させるものではないから，母体保護法による人工妊娠中絶の定義には該当しない。従って，堕胎罪の構成要件には該当すると考えざるを得ない。

また，妊娠中に3胎以上の多胎が判明したときにはまだ胎児は小さくて，直ちに母体に対する現在の危難が生じているとは考えがたいから，刑法上の緊急避難の要件に該当するとは考えがたい。

しかも，自然に妊娠できない場合に，人工的に生殖医療技術を利用しておいて多胎妊娠になったからと言って，安易に胎児を死滅させることは余りにも産む側の事情ばかり考慮して，胚や胎児の地位をないがしろにするものであるといわざるを得ない。

多胎妊娠に至る原因の一つに体外受精において

受精卵を多数子宮内に戻すことがあげられているのであるから，戻す数を3個以下，場合によっては2個以下に制限すべきである。また，患者に対してはあらかじめに多胎妊娠の可能性や判明した時の対処の仕方について十分に話し合っておくべきである。排卵誘発剤を使用する場合には使用方法を工夫したりして単一妊娠をすすめ，それでも多胎になった場合には，母体保護法の要件をみたしている限りにおいて堕胎を行うべきである。

母体保護法の人工妊娠中絶の定義は，生殖医療技術が発達していない時期につくられたものであり，胎児の妊娠を中絶すると言う目的と効果に於いては同一であるから，減数手術も含まれるように母体保護法の定義を変更すべきである。なお，「減数手術」といい，数のみを減らすような文言を使用しているが，地位を尊重すべき胎児であるから，「一部妊娠中絶手術」とでも言うべきである。

第4章　各国における法的対応

第1　各国の概要

1　政策形成のあり方の違い

生殖医療技術にかかわる政策は，家族のあり方，親子・夫婦のあり方，個人のあり方といった社会の基本的な単位を対象とする。従って，個々人の価値観に踏み込むものであり，社会的な合意形成がどのようになされるかによって大きく異なる。不妊治療を受けられる条件や，第三者からの精子や卵子，又は受精卵の提供を認めるか否か代理母（サロゲートマザー）や借り腹（ホストマザー）を認めるか，生まれてくる子の保護をどうするか等，具体的な生殖医療技術の利用の範囲や条件をどうきめるかは，社会的合意がどのように形成されてきたかに依存する。又，政策的な目標をどのような手段で達成するか，例えば，法律で規制するか，それとも職能集団のガイドラインで行うか，行政が管理するのか，それとも職能集団の自主的管理にゆだねるのかという点も各国の職能集団の社会的機能の違いによって異なる。

2　医師職能集団の法的性格の違い

特に，職能集団である医師会が，公的資格をもつ強制加入の団体か，それとも任意加入団体であるか，団体からの排除が医師としての資格停止に直結しているかどうか，団体自治がゆきとどいているかどうか，なども大きな違いをつくるゆえんである。

わが国においては，医師会や産科婦人科学会は任意団体であるので，除名が医師資格の剥奪に直結しないが，ドイツにおいては懲罰規定を持つ公的身分団体である連邦医師会が存在し，16の州に支部はとして州医師会が存在する。強制加入団体であるから，医師会のガイドラインが強力な力を持つ。

イギリスにおいても，ジェネラル・メディカル・カウンシルは強制加入団体であり，産婦人科学会などが設立した自発的認可機関が「ヒトの受精と胚研究等に関する登録認可機関（HFEA）」に引継がれ，法的規制権限を有する独立機関になって，各施設に対する指導監督を行い，生殖医療技術の水準を全国的に保障し，倫理的側面への配慮も行っている。

フランスにおいても，医師会は強制加入の身分団体であり，職業倫理にかかわる自主的なガイドラインを定め，それへの違反者には懲戒や除名などの制裁を科している。医師会を除名されると医師としての活動が出来なくなるので，ガイドラインは遵守される。

アメリカにおいても各州にローカル・メディカル・ソサイアティがあって，強制加入団体である。これらは日本と決定的に異なっている。

3　規制機関の存否の違い

また，法規制の方法としても，法律で細かく規定し，刑罰をもってのぞむドイツのやり方もあれば，法律で独立した専門機関（HFEA）を設立し，そこが規約集（コード・オブ・プラクティス）を作って具体的に規制するイギリスのやり方もある。フランスは生命倫理法のもと，人間の誕生に関係する生殖医療技術については国家的な規制と管理を行う制度をとっている。生殖医療技術を行う機関は国の許可制により，提供された精子・卵子・受精卵の収受・冷凍管理・譲渡は認可をえた精子の研究保存センター（CECOS）のみが行っている。これに対し，アメリカでは生殖医療や胚研究に関する連邦法は存在せず，各州が規制法を制定する。自己決定権が重視される国であり，その結

果商業主義が横行する状態となっているが、問題が発生した都度、裁判所がきめ細かな判決を下す制度となっている。

4 各国の概要
(1) ドイツの概要
1990年に制定された胚保護法においては、禁止事項を法制化し、刑罰規定をおく。養子斡旋及び代理母斡旋禁止に関する法律は1989年に制定された。前述したように、医師会のガイドラインが強い力をもっており、そこでは、精子提供は一定条件で認められているが、裁判所が夫の子どもに対する嫡出否認権を認めたり、子ども自身の精子提供者に対する扶養及び相続請求権が認められなければならず、医師が明かさない場合は医師に対して損害賠償請求ができると判決しているので、実際には非配偶者間人工授精は余り行われなくなったと言われている。

体外受精については、医師会のガイドラインなどで、利用者は医学的に不妊の配偶者間に限るとされ、卵子提供は、卵の採取が侵襲的であり、胚移植はホルモン治療を要するから医学的に問題があるとして禁止されている。

全体にドイツにおいては生殖医療技術の利用は非常に抑制的である。

(2) イギリスの概要
立法としては、1985年に商業代理出産斡旋法が作られ、90年にはヒトの授精及び胚研究等に関する法律（HFE法）が制定された。

特徴としては、HFEA（ヒトの授精及び胚の研究等に関する登録認可機関）が統一的な政府の行政機関（保健省の外局）であり、詳細で実効的な実施要項をもつ。

生殖医療技術を利用できる条件としては、形式的には独身者も可能であるが、子どもの福祉の観点から、実質的には男女のカップルが大部分である。精子・卵子・胚提供も可能である。

親は、法律で、母＝分娩した女性、父＝人工生殖に同意した男性とされ、代理母（サロゲートマザー）による出産の場合には、裁判所が「親決定」をする。子どもの出自を知る権利は結婚予定者との血縁関係の有無などを調べられるだけであるが、近年、もっと知る権利を保障すべきだとの議論がなされている。

(3) フランスの概要
立法としては、1994年の生命倫理法が存在し、「人体に関することは人権と言う公序にかかわる事柄」として国家的規制管理が必要とされる。

特徴としては、精子の保存提供はセコス（CECOS）が統一的に行う事であり、生殖医療技術の利用者は法律婚又は2年以上の事実婚のカップルとされている。精子・卵子の利用は可能であり、余剰胚の提供も厳格な要件の下で可能とされている。但し、代理母（サロゲートマザー）・借り腹（ホストマザー）は禁止されている。

親は、法律で、母＝分娩した女性、父＝人工生殖に同意した男性とされ、生殖医療技術利用の同意は、裁判官又は公証人の確認が必要とされている。子どもの出自を知る権利は否定されている。

(4) アメリカの概要
連邦の立法としては、1973年に制定された統一親子法があるのみである。これは、夫の同意をえた非配偶者人工授精（AID）児については夫婦間の子とみなすものであって、人工授精の記録と同意書は州保健省にファイルされる。

代理母（サロゲートマザー）などについては、商業的な代理母斡旋業が横行し、88年以降有償契約禁止の州法が10州程度でできている。

第2 ドイツの法制
1 生殖医療に関する法律
ドイツで生殖医療に関して定める法律は、「養子斡旋および代理母斡旋禁止に関する法律」（1989年12月）および「胚保護法」（1990年12月）の二法で、技術の施術に関する詳細は医師会の自主的規制による。

(1) 養子斡旋および代理母斡旋禁止に関する法律
この法律は、女性が、出産後に子どもを第三者に対して養子またはその他の受け取りを目的として永続的に委譲する意図で、自然的若しくは人工的な受精を引き受けること、または自分を出自としない胚を自分に移植させ若しくは懐胎することを「代理母」と定義し、これを禁止している。

また、代理母から生まれた子どもを養子またはその他の形で引き取ることを望むものと代理母を引き合わせることを「代理母斡旋」と定義してこ

れを禁止し，これに反する行為は自由刑または罰金刑の対象となる。

代理母に関する広告も禁止され，これに違反した場合は罰金刑の対象となる。

(2) 胚保護法

この法律は，一定の生殖医療技術の利用を広く禁止し，違反者に刑罰を科すこととしている。禁止される行為はつぎのとおりである。

① 生殖技術の濫用

他人の卵子を女性に移植すること，一回の月経周期内に三つを超える胚を女性に移植すること，代理母に人工受精を行うことなど，女性に対する生殖医療技術の施術のうち一定のもの。

② 人の胚の濫用

人の胚の売却，胚の維持に役立たない目的の譲渡，利用など，および妊娠をもたらす以外の目的で人の胚を体外で発育する行為など。

③ 性選択

性染色体により精子細胞を選別して卵細胞に受精させ，性選択をすること。ただし，一定の重い伴性遺伝病の発病を防ぐため，権限のある機関がこれを行う場合は例外的に許される。

④ 同意なき受精および胚移植，ならびに死後の人工的受精

精子提供者（男性）およびその精子によって卵細胞が受精されるもの（女性）の同意がない人工授精，胚を移植される女性の同意がない胚移植，および死亡した男性の精子を用いた人工授精。

⑤ 人の生殖系列細胞の人為的変更

人の生殖系列細胞の遺伝形質の人為的変更およびこれを受精に利用する行為。

⑥ クローン

他の胚，胎児または人と同じ遺伝情報を持つ人の胚が生まれる事態を人為的に引き起こすこと。

⑦ キメラおよびハイブリッドの形成

異なる遺伝形質を有する複数の胚を，少なくとも一つの人の胚を用いて細胞結合させること，人の胚と，その胚の細胞と異なる遺伝形質をもち，この胚と一緒になっても分裂がさらに可能な他の細胞を結合させること，人と動物の配偶子を用いて分裂可能な胚を生成すること。

これらに加えて，この法律は，医師が利用することができる生殖医療技術の内容を定めている。

2 医師会の自主的規制

ドイツには，連邦医師会および16の州にそれぞれ州医師会があり，州の医師会には，生殖医療に関するつぎの二つの委員会がある。

常設委員会　生殖技術に関して「人の不妊治療としてのIVF（体外受精胚移植）および胚移植実施に関するガイドライン」（後述）が遵守されているかどうかを監視し，その結果を掌握する。

倫理委員会　配偶子や胚を含めた医学実験の可否を審査する。

IVFを行うためには，医師はその旨を州医師会に届け出て許可を得なければならない。1997年時点で，許可されたIVF施設がドイツ全土に75ヵ所ある。医師がガイドラインを遵守しない場合，IVFのライセンスを剥奪されたり，場合によっては医師が陪審員を務める職業裁判所の判断により開業医のライセンスを失うこともある。

医師は，生殖医療技術を使用するにあたり，医師会が定めた次のガイドラインを遵守することが義務づけられている。

(1)「人の不妊治療としてのIVFおよび胚移植実施に関するガイドライン」

1985年の旧西ドイツの第88回ドイツ医師会議が承認し，1988年及び1991年に改正された。主な内容は，次のとおりである。

① 精子または卵子の卵管移入，体外受精による胚移植，細胞室内への精子注入（以下，「生殖補助医療」と略す）は，ほかの治療方法が効果がなかったかあるいは見込みがない場合に不妊治療法としてなされる。

② 生殖補助医療を実施しようとする医師は，医師会に実施予定を届け出，医師会は，人的・物的許可条件を満たした場合にのみこれを許可する。

③ 医師会は，共同で記録センターを設置しうる。

④ 生殖補助医療を施術するグループは，記録センター所定の方法で生殖補助医療に関する記録文書を作成し，登録しなければならない。
⑤ 医師会は，許可された生殖医療補助施設で行われた処置に関して報告する。
⑥ 生殖補助医療の実施は，夫婦の精神的負担と生まれてくる子どもの福祉を考慮して，原則として婚姻関係にある夫婦間のみにおいて認められる。
⑦ 事実婚のカップルへの実施は医師会の委員会による事前の審議を経なければならない。
⑧ 独身女性及び同性関係に実施することはできない。
⑨ 非配偶者間人工授精（AID）は，医師会の委員会の同意を要する。
⑩ 借り腹（ホストマザー）及び代理母（サロゲートマザー）は認められない。
⑪ 医師は，生殖補助医療の実施前に，予定される措置，治療内容，成功の見込み，合併症の可能性を含む医学的，法律的，社会的見地から説明を行い，治療を受けるカップルの同意を得なければならい。この説明と同意は文書で確認される。
⑫ 多胎による危険を避けるため，移植される胚は原則として3個を限度とし，女性が35歳以下の場合には2個とすべきである。
⑬ 胚の実験利用及び有償譲渡，譲受は禁止される。

(2)「初期人胚を用いた研究に関するガイドライン」

1985年10月4日，ドイツ連邦医師理事会で採択されたもので，IVF許容の条件について定めている。その主な内容は次のとおりである。

① 医師会により職務規定の一部とされたガイドラインの枠内でのみ行う。
② 医学的適応事由
……顕微外科手術で治療することができない卵管閉鎖と卵管の機能不全の場合は，制限なく認められる。
男性側のある種の生殖障害，免疫性の不妊および子宮内膜の機能不全の場合は，他の不妊治療がすべて試された後にのみ認められる。
③ 医学的禁止事由
……妊娠に結びつかないことが明らかな場合は一切禁止される。この処置により，女性の健康および子どもの発育に関し，医学的に重大な危険があるとき，または心因性の不妊の場合も禁止される。
④ 親にかかわる条件
……カップルに，子どもの幸福に必要な安定した関係があるかを慎重に考慮する。原則的には，夫婦のみに対し，その夫婦の卵子，精子を使用して行う。例外は，医師会内の委員会が審議して認める。
代理母（誕生後譲渡する目的で，他人の卵子で懐胎すること）は禁止する。
⑤ 診断上の前提
……治療結果と子どもの健康に意味を持つすべての要素を考慮した慎重な診察を夫婦両方に行わなければならない。
⑥ 説明と同意
……予想される手術，治療の詳細，成功の見込み，合併症の危険，費用，胚が移植できなくなった場合に可能な措置について事前に説明し，同意を得る。この説明，同意は文書で確認し，医師が署名する。
⑦ 施術する側の条件
人的条件……治療グループに以下の分野の専門家（医師または科学者）がいること。1人が同時に兼任できるのは2分野まで。
 1 生殖の内分泌学
 2 婦人聴診学
 3 手術婦人科学
 4 試験管内培養に重点をおく，実験的ないし応用的生殖生物学
 5 男性学
物的（設備的）条件
 1 ホルモン実験室
 2 超音波診断
 3 麻酔チームを持つ手術準備
 4 IVFと試験管内培養の実験室
⑧ 胚の取得と移植
……治療にとって有意義かつ十分で，母親に対し一度に移植可能な数だけの胚を移植する。

⑨ 胚の凍結保存
　……着床条件の向上や別の移植までの保存などのために，一定期間のみ認められる。
⑩ 移植されなかった胚の処置
　……世界医師会ヘルシンキ宣言および東京宣言が倫理的に許容できないとした研究に用いることはできない。
⑪ 入精後，前核融合にいたっていない卵細胞の凍結は，連邦医師会中央委員会に届出なければならず，それ以上の培養は，移植目的でかつ夫婦の同意を得た場合のみに限られる。
⑫ 治療グループの責任者たる医師は，毎年医師会に報告書を提出する。
　報告書には，
　　1　治療を受けた患者の数
　　2　治療の適用事由と方法
　　3　取得された卵細胞の数
　　4　受精・妊娠・出生の確立
　　5　各事例ごとの妊娠率
　を記載する。
⑬ 胚の商業的利用の禁止

3　家族法
(1) 非配偶者間の生殖医療技術
① 非配偶者間人工授精（AID）の場合
　1983年，連邦裁判所は，夫が AID に同意した場合でも，それによって生まれた子どもに対する嫡出否認権があることを認める判決を出した。しかし，学説の中には，事前に医師の十分な説明を受けて同意した場合に子どもの嫡出性を否認することは権利の濫用になるとする見解が主張されている。
② 他人の卵子と夫の精子による胚の提供を受けて出産する場合
　①と同様の理由により，出産者たる女性の嫡出否認権は権利の濫用として許されないとする見解がある。
③ 代理母（遺伝的母と出産者が同じ場合）
　代理母が婚姻している場合，子どもはまず代理母の夫の嫡出子と推定され，代理母の夫が嫡出否認後，遺伝上の父が法律上の父として確認される。母となることを望む女性は養子縁組を通じてしか法律上の母となることはできない。但し，この技術の利用は禁止されている。

④ ホストマザー（借り腹）
　ホストマザーは生まれてきた子どもの遺伝上の母親ではないから，生まれてきた子どもとの親子関係を否認することは否認権の濫用とならないとの見解がある。但し，この技術の利用は禁止されている。
(2) 代理母ないしホストマザー契約から発生する権利義務
① 代理母ないしホストマザー契約の有効性
　代償を得て代理母ないしホストマザーになる契約は公序良俗に反するため無効であると考えられる。友情または好意から代理母またはホストマザーになると約束した場合，その契約自体は公序良俗に反するとは言えないが，契約上の人的義務は，養子法上の強行法規的理由により，やはり無効と考えられる。
　すなわち，養子縁組を行うためには，子どもの誕生から8週間の熟慮期間を経た後，後見裁判所に対する実親同意が必要であるのに，出生後すぐに子どもの引渡し義務を強制し得るとするとすることは，この規定の脱法行為を許すことになるからである。ホストマザーは，子どもの遺伝的母親ではないが，妊娠および出産を通じて子どもに対する強い母性的感情が生まれることがあるので，代理母と同様に保護されるべきであるとされる。
② 依頼者の引き取り義務
　代理母ないしホストマザーに妊娠と出産を依頼したものが，子どもの引き取り義務を負うことはないと考えられている。なぜなら，子どもを引き受けることを望まないものに子どもを押しつけることは，子どもの福祉のため，「養親と子どもの間に親子関係が発生する」ことが期待されなければならないとする民法の条文と矛盾するからである。
(3) 子どもの権利
　子どもは，
　　① 一定の要件のもとで自分の嫡出性を否認でき，
　　② 嫡出性が疑わしいときは，訴えにより親子関係の存在を確認でき，
　　③ 嫡出性が否定された場合は，遺伝上の父母に対する扶養判決を得ることができる。
　子どもは，基本法1条および2条により保護さ

れる人格権の構成要素として，自分の血のつながりを知る権利を持っていると考えられている。しかし，子どもの遺伝上および表見上の親に対する情報請求権は，親の私的・個人的な領域の保護を求める権利と抵触するため，子どもには親に対する積極的な情報請求権は認められない。

ただし，子どもは，人工授精を実施した医師に対し，精子提供者および卵子提供者が誰かについての報告を求める権利を持っている。医師が子どもの情報請求に応じないと，場合によっては子どもに対して損害賠償義務を負うことがある。しかし，医師が提供者に匿名を約束したにもかかわらず，その氏名を明かしたときは，提供者に対して損害賠償義務を負う。

なお嫡出子と非嫡出子の間の法的差別は可能な限り取り払われている。

(4) 胚 保 護

体外受精で多数の胚が作られても，1度に女性に移植できるのは最大3個であるから，胚を使い尽くす前に女性が妊娠したり，移植される予定の女性が死亡したりして，胚が残ってしまうことがある。この過剰な胚をどのようにするのかという問題は，まだ解決に至っていない。現行法では，胎児は母体で着床したときに初めて堕胎の対象として法的保護を受けられるから，それ以外の，体外で作られ，維持されている胚に対してはまったく法的保護がない。

(5) 判　例

1983年，連邦裁判所は，夫がAIDに同意した場合でも，それによって生まれた子どもに対する嫡出否認権があることを認めた。

1989年　連邦憲法裁判所は，基本法の人権規定により，AIDの子にも嫡出否認権と精子提供者に対する扶養および相続請求権が認められるべきであるとした。

4　ドイツの法制の特徴

(1) 精子の提供は認められているのに卵子の提供が禁じられている点で男女不平等である。
(2) 一定範囲で医療保険の適用がある。
(3) 制度の再評価のシステムがない。
(4) 不妊治療，遺伝疾患治療の改善のために必要な胚の実験ができない

第3　イギリスの法制

1　沿　革

イギリスは1978年に世界初の体外受精子を誕生させた国で，その後の10年間に体外受精などによって1581人の子が生まれており，生殖医療技術がさかんな国のひとつと言える。また，現在ではもっとも先進的な制度を整えている国として各国のモデルとなるとも言われている。

イギリスの生殖医療技術に関する法整備の経過の概略は次のとおりである。

1982年　ヒト受精および胚研究調査委員会
　　　　（ウオーノック委員会）設置
1984年　同委員会報告書（64の勧告を含む報告書）
1985年　代理出産契約法経過措置として営利目的の代理母禁止
1986年　コンサルテーションペーパー（ウオーノック委員会報告書の64の勧告を社会的に合意が得られたものと，未だ合意がなくさらに検討すべきものにわかりやすく整理した文書）を公表。これをベースに半年間，広く国民から意見を求めた。
1987年　白書「立法化への枠組み」
1990年　ヒトの受精および胚研究等に関する法律（HFE法）成立
1991年　HFEA（ヒトの受精および胚の研究等に関する登録認可機関）発足

イギリスの立法過程の特徴は，ウオーノック委員会という調査委員会を設置して，医学界だけでなく社会全体に対して広く議論を吸い上げて政策形成していった点にある。また，その過程で早急な対応が必要と判断された営利目的の代理母禁止などを個別の法で禁止するなど段階的措置を踏んでいる。HFEAについてもある時点で突如，新しい規制組織を作ったのではなく，1985年に自発的認可機関VLAが設立され，それが1989年に暫定的認可機関（ILA）となり，それがさらにHFEAへと発展的に解消する過程を踏んでおり，スムーズな移行が可能となった。

2　制度の概要とHFEAの機能

(1) 制度の概要

イギリスでは，胚の作成・配偶子の保管，使用・臨床サービス・研究のすべてについてHFEA

の与えるライセンスが必要となっている。ライセンスを受けた医療機関は毎年報告書の発行が義務づけられており，かつ，年1回HFEAの調査を受ける。HFEAの代表者は医学専門外の人でなければならず，メンバーのうち医学の専門家は3分の1以下でなければならない。HFEAから保健大臣への年次活動報告書は誰でも入手可能である。HFEAには規約集（コード・オブ・プラクティス）があり，拘束力を有する。規約集は定期的に改訂される。

1997年現在の生殖医療関係認可施設数は117（体外受精・人工授精の治療だけでなく，配偶子・胚の保管，生殖医療に関する研究チームを含む／うち体外受精治療専門の認可施設76）である。

（2）　HFEAの機能

HFEAの機能は，分類すると以下の4つである。

① 認可機能

上記のとおり，HFE法で定められた範囲で不妊治療や研究に当たるための認可を付与する。各治療・研究施設から治療計画書や研究計画書を提出させ，内部の認可委員会が年限つきで認可を行う。年1回の査察を行い，その結果によっては認可の停止や剥奪も行う。

② 広報機能

患者や提供希望者に情報提供する。また，政府に対して年次報告書を提出する。国内の状況を常に把握し，議会や外国に対して公的広報機関としての役割を果たす。

③ 指導機能

規約集を通じて現場の指導を行う。現場の状況等に応じて，規約集の改訂作業も行う。

④ 情報管理機能

治療によって出生した子どもと提供者についての機密情報を保持管理する。

3　法律および規約集の内容

（1）提供者による精子・卵子および胚の提供の可否および条件

精子・卵子の提供及び胚の提供のいずれも認められている。ただし，無償・匿名が原則であり，商業的なものは禁止されている。精子・卵子を提供できるのは，提供者が第三者の場合女性は18歳以上35歳以下，男性は18歳以上40歳以下である。配偶者間の提供であれば年齢制限はない。

利用者が選べるのは，髪の毛の色・目の色・身長・体重のみである。

血液型はRh＋，－のみを選択できる。性別の選択は許されない。

兄弟姉妹からの精子・卵子提供も可能である。死亡した男性の精子，死亡した男性の精子によって形成された胚を使用することもできる。ただし，死亡した男性は父とはならない。

（2）生殖技術を受けられる主体

婚姻している男女だけでなく実質上男女のカップルはもちろん，独身者も生殖医療技術を利用することができる。しかし，HFE法で父の必要も含めて生まれる子どもの福祉を考慮することなしに，サービスは女性に提供されないと規定されており，実際はカウンセリングの段階でかなりスクリーニングされているようである。生殖医療技術を利用する場合は，必ずカウンセリングを受ける必要がある。要件を形式的に絞るのではなく，門戸を開放しつつ，治療のプロセスで実質的な判断をしていくというのがイギリスの制度の特徴の一つといえよう。

（3）親子関係について

イギリスでは，前項のとおり精子・卵子や胚の提供，従って非配偶者間体外受精や代理母（商業的でないもの）も認められている。従って，父及び母が誰かについて紛争が生じうるが，父および母が誰かについては法律によって明確に定義づけられている。

HFE法によれば，原則として分娩をした女性が母となり，人工生殖に同意した男性が父となる。ただし，精子・卵子提供者のための親決定の手続きがあり，妻でない女性が分娩した場合で妻の卵子または夫の精子のいずれかないし両方が使用されており，下記の要件を満たす場合には，その妻および夫を両親とする決定を裁判所が下すことができるとされている。

① 子どもは，委託した夫婦のどちらかと遺伝的つながりがある。

② 代理両親は，子どもの出生から6週間以後に命令の申請に同意している。同意することができない，あるいは所在不明の場合を除く。

③ 委託した夫婦は結婚している。そして，2

④　人とも18歳に達している。
　④　委託した夫婦は，子どもの出生以後6ヶ月以内に命令を申請している。
　⑤　代理出産契約に関連して，裁判所の許可がある場合を除いて，費用以外の金銭支払いがなされていない。
　⑥　子どもが，委託した夫婦と同居している。
　⑦　委託した夫婦は連合王国，チャネル諸島，マン島のいずれかに居住している。
　管轄は，委託した夫婦の居住地域の家庭裁判所（治安判事裁判所）である。
　法律扶助が受けられる。
　(4)　生まれてくる子どもの保護
　イギリスでは，子どもの権利の保護が，生殖医療時術に関する政策決定の上で一つの重要な基本原理となっており，子どもの権利の保護には最大限の配慮がはらわれている。従って，嫡出否認は禁止されている。また，混合精子は禁止されている。
　子どもの出自を知る権利については，子どもが18歳になった段階で子どもは自分の素性を知る権利を持つ。しかし，その権利は限定的であり，自分が生殖医療技術を利用して出生した児であるか否か，及び配偶者予定者との血縁関係の確認（この場合は18歳以上に限定されない）の範囲のみで情報開示が認められている。なお，HFEAの登録簿には，人工生殖の事実，精子・卵子・胚の提供，その結果産まれた子どもについて個人を特定できる情報が管理されている。
　(5)　その他の規定
　①　受精卵の凍結保存期間
　受精卵の凍結保存期間は，5年までである。但し，一定の条件を満たす場合は延長できる。
　一人の提供者から生まれる子どもの数は原則として10人までとする。
　例外は，利用者が同じ提供者によって次の子どもを持ちたいと希望する場合などである。
　移植できる胚または卵子は一治療サイクルで3個までとされている。
　②　減数手術
　減数手術は可能であり，中絶にあたらないとされている。
　③　クローン等
　キメラ・ハイブリッド・クローンは禁止されており，違反に対しては罰則がある。

　4　わが国において参考となる点
　イギリスは，冒頭にも述べたように生殖医療技術について先進的な国であり，その制度については見るべき点が少なくない。
　特にHFEAという独立の機関を設けて，統一的に生殖医療技術を管理運営していることは，わが国でも導入されるべき制度である。また，認可機能，指導機能を持つことによって，各施設の生殖医療技術の医療水準が全国的に一定程度保証されることになり，利用者である国民の利益に資する。また，法律や規則の遵守についても実質的に担保することが可能となっている。
　また，HFEAは提供者と子どもに関する情報を一元的に管理しており，厳密な情報の管理と子どもの知る権利の保障を図ることができると思われる。
　さらに，規約集では詳細な規定を置いて，提供されるべき情報，インフォームドコンセント，患者へのカウンセリングについて定めている。
　イギリスの制度の特徴のひとつは，3(2)に述べたように形式的にはあらゆる人に治療の門戸を開放していながら，治療のプロセスで実質的判断を行っている点にある。その指導原理となっているのはやはり「子どもの福祉」である。
　たとえば，規約集では治療を求められた場合，以下のファクターに留意しなければならないとされている。
　①　子どもを持ち育てることへの彼らの関わり方
　②　治療の結果生まれる子どもに安定した支えになる環境を用意する彼らの能力
　③　彼らの医療歴と家族の医療歴
　④　彼らの健康状態と，将来子どもの世話をし，そのニーズに応える能力があるか
　⑤　彼らの年齢と，将来子どもの世話をし，そのニーズに応える能力があるか
　⑥　多胎出生の可能性を含めて，治療の結果生まれる子ども（たち）のニーズに応じる彼らの能力
　⑦　遺伝性異常あるいは感染症の危険，妊娠中の問題，放棄あるいは虐待の危険を含めて，

生まれる子どもへの危害の危険性
⑧　家族中に生存している子どもに対する新生児の影響

この考慮すべきファクターは，提供者による精子・卵子を利用する場合，子どもが法律上の父親を持たない場合，産みの母親によって養育されない場合は，さらに増加する。

HFEAという統一の統括機関を持つことによって，このように実質的なスクリーニングを通じて，適切かつ適正な生殖医療技術の実施が可能となっているものと思われる。

第4　フランスの法制
1　生殖技術に対する基本的視点
(1)　生殖技術の普及のあり方

初めての体外受精児は，1982年のアマンディーヌであるが，その後，体外受精による出生が増加し，90年代には，年間77万人の出生の内の約1％に上るようになった。体外受精の利用率は，オーストラリアについで世界第2位である。

1973年に精子の保存や提供を統一して行うため，精子銀行としてセコス（CECOS）が医師の主導により設立され，その後セコスを介して出生したAIDによる子供は，1万5000人以上に及ぶ。

セコスでは，精子提供と利用希望者の精子取得にいたる経過を，規律して来た。規律のあり方は，精子提供者については，①年齢の制限，②子どもをもったことがある既婚者に限る，②妻の同意などである。また，提供は無償で，匿名とされており，年間の提供者は約1000名にのぼっている。

利用者については，①法律婚や事実婚の安定したカップル，②1年間の待機期間が原則として必要なことなどである。その間に不妊の検査などか行われ，心理カウンセリングなどを受けることとされている。

(2)　生殖技術をめぐる紛争と裁判例
①　非配偶者間人工授精（AID）をめぐる裁判例の出現

1976年以後，父親からのAIDによる子どもとの親子関係否認訴訟やAIDの子どもを認知した事実婚の夫からの認知取消訴訟が為され，AIDで生まれた子どもの法的地位を定めるかが必要とされ，また夫死亡後夫が残した精子を使って妊娠して出産した子どもからの嫡出子の身分を求める訴訟も起きた（アンジェ大審裁判所1992年11月10日）。

これらは人工生殖の限界を定める必要性を提起した。

②　代理母契約をめぐる裁判例

夫と代理母との間で生まれた子どもについて，妻からの完全養子縁組請求が認められた事案（ヴェルサイユ大審裁判所1986年7月9日，ポー控訴院1991年2月19日）を経て，完全養子縁組請求が否定された裁判例が続いた（破棄院大法廷1991年5月31日，破棄院民事第一部1994年6月29日）。

その理由は，無償であっても，ある女性が出産と同時に遺棄するために子どもを妊娠することを取り決める契約は，人体の非処分性，および人の身分の非譲渡性の原則に反する」と言う論理であった。

フランスでは，このように法律で規制される以前に，人工生殖をめぐる裁判が続き，私人間の裁判例により代理母に対しては否定的な態度がすでに形成されていた。

その他，国としても積極的に代理母の問題に関わり，代理出産の斡旋団体であった「アルマ・マーテル協会」に対して，設立許可の取消す訴訟を起こし，その結果設立許可は89年に取消された。

2　沿革と法的制度
(1)　1994年の生命倫理法のできるまで

アマンディーヌ誕生の翌年である83年に，政府は，生物学医学健康の領域における研究によって生じる倫理的諸問題に対して意見を述べることを目的として，「生命科学と健康に関する全国倫理諮問委員会（CCNE）」を設立した。その後86年には，当時のシラク首相が，法制局兼行政最高法院（コンセイユ・デタ）に対して，人間の生死から臓器移植にいたる生命倫理の諸局面に関する法律の草案作成を求めたことを受け，政府報告書として，プレバン報告（89年），ルノワール報告（91年）が提出された。

92年3月に政府より，生殖技術だけでなく人の臓器，組織，遺伝子にかかわる医学技術全般を規制する3つの法案が議会に提出され，議会は94年に最終案の生命倫理法を可決し，7月に法

律として公布された。

(2) 生命倫理法の基本理念

生命倫理法の理念として「人体に関することは人権と言う公の秩序に関わる事がらである」として，人体やその一部，産物を扱う先端医療技術に対し，公の利益を守るため，無償，匿名，そのほかの規制を国家が法律により及ぼすことを正当化している。

これによれば，①人間の死に関係する臓器移植については，原則として脳死者が反対の意思を表明しない限り，臓器移植のための摘出が許される法制度となり，②人間の誕生に関係する生殖技術については，国家的な規制と管理を行う制度となる。これらは，アメリカ的な自己決定万能主義とは対立する考え方である。

(3) 生殖技術についての法規制

① 法規制としての姿勢

許容される生殖技術としては，非配偶者間人工授精（AID），精子および卵子の提供，余剰胚の譲渡であり，厳格な要件のもとで行われる。

サロゲートマザー（代理母），ホストマザー（借り腹）は無償であっても許されない。この立場は，生殖技術を個人の自己決定権を基礎として認める方向性を取るイギリス，オーストラリアと，厳重な規制を行うドイツの中間を取る。しかしフランスは法規の規制をかけながらも，実際には先端技術や生殖技術が非常に普及している国でもある。

② 法規制の内容

フランス法の特徴は，

第1に生殖技術を行う機関についての許可制により，国家が関与する姿勢を取ったことである。提供された精子・卵子の収受，冷凍処理，保存，譲渡は，認可を得た非営利の保健施設のみ（特にセコス）が行い，不妊の患者に対する医療的介助は許可を受けた施設で，記名認可された臨床医のみができる（第L152-9条，同673-5条）。生命倫理法に違反には刑事罰に加え，実施施設の許可の取消と言う行政罰が科される。

第2に，生殖技術を来受けることができる主体を，法律婚または2年以上の事実婚をしているカップルとしたことで，独身女性や，同性愛のカップルをはずしたことである（第L151-2条第1項，3項）。これは生殖技術をあくまで不妊治療としてとらえていることと，出生してくる子どもにとっての安定した家庭を考慮に入れていると考えられる。また生殖技術を受ける主体については，生殖年齢にあることなども条件とされている。なお精子や卵子の提供は許されるが，夫婦のどちらかと遺伝的につながりがあることが原則であり，全く遺伝的なつながりのない第三者の胚については，生殖技術を受けた夫婦の余剰胚を譲渡を受け場合だけが例外的に許される。

第3に，精子の提供について無償性，匿名性の原則を取り，また精子提供者の条件として，すでに子どもをもったことがあるカップルの男性であることや，年齢を限った。また提供者の配偶者の書面による同意を要件としている（第L673-2条）。

第4に，子どもの側からの「出自を知る権利」については明確に否定し，生まれた子どもは新しい家族との関係だけで育てられる。精子・卵子の提供者と子どもとの間には，いかなる親子関係も設定されない。

第5に，法的な意味での「誰が母親か」については，フランス法では従来から出産した女性が母親となる。父親については，提供者が介在する生殖技術を受けることに同意した父親は，将来はあらゆる親子関係の争いの訴えまたは身分の訴えは禁止される。このように強力な効果を生む『同意』であるから，第三者の提供による精子などを用いる場合には，非訟裁判の形式で裁判官または公証人がカップルの同意を受ける必要がある。

③ セコス（CECOS 精子の研究保存センター）の果たす役割

フランスでは，各大学病院にセコスと呼ばれる国立の機関があり，そこで精子の研究と保存が行われ，従来からAIDのための精子バンクとしての機能を果たしてきた。現在全国で20のセンターがある。

以前はAIDが産婦人科医の下で秘密裏に行われ，独身男性から対価を支払って精子を得ていた事実が存在したが，これに対して1973年にパリ南大学の教授が精子の取扱基準を設け，同大学のビセートル病院に精子バンクを設けたのが始まりである。

AIDに必要な精子は，精子の提供により集めるが，提供の無償，および提供者が既婚であるこ

とや，子どもがいる既婚の男性であるなどの制限の他に，年齢の制限（現在は55才）などがあり，そのほか提供者は，血液検査や精子検査の他，遺伝的な特徴を調べるための親族についての入念な質問を受ける。提供精子として使用できる場合には，提供者には6回センターに来てもらい精子を採取する。精子は細い筒状の容器に入れられ，冷凍保存される。同一提供者の精子によって生まれる子どもの数は，近親婚を避けるために最高5人に限定された。

精子の希望者は，既婚（事実上の婚姻を含む）女性であることが求められるが，実際の使用には「夫の生殖不能」が必要であるので，産婦人科医の診断が必要である。産婦人科医の診断により，精子の要求が正当と認められた場合には，夫婦はAIDに同意する証明書に署名する。夫婦は実際の取得までに，心理カウンセリングを受けなければならない。提供精子の選択は，セコスで行い，血液型の不一致はないかや，身長や髪の色，目の色などの形態学上の特徴が考慮される。

またセコスは精子を提供する場所であり，施術はかかりつけの医者が行い，希望者夫婦は液体窒素による冷凍精子をセコスまでもらいに行き，医者に持参するシステムである。

このようにして提供者と希望者のマッチングをセコスが行う以上，提供者の情報は正確に管理されなければならず，また1人の提供者から出生する子どもの数を5人に制限している以上，精子提供が出産に結びついた事実などの記録などの管理が非常に重要となる。従って精子の希望者は，施術後その結果についてセコスに報告義務がある。報告は医師による施術をした旨の報告と，結果の報告である。どちらの場合も基礎体温の変化グラフの提出が求められる。通常1回の施術では成功しないので，数回施術が必要であるが，1回の施術ごとに上記の2種の報告がなければ次の精子を引き渡さないことになっている。

セコスの厳しい基準に基づく精子提供，精子の管理により，70年代全般までは，AIDが秘密裏に行われていた状況が変更された。

(4) 生命倫理法の機能と行政による管理

生命倫理法が，生殖技術規制の実効性をささえるものは，

第1に，法規自身が長年の議論を経て，世論に支えられて法定された完成度の高い法律であることである。法規作成の段階で，親子関係をめぐる法律も定められており，生殖技術により誕生した子どもの身分の安定が計られている。

第2には，提供された精子や受精卵の管理を，セコスと言う生殖センターが管理していることである。セコスでは，精子の提供から，受け入れ希望者とのマッチングまで行われていることであり，情報が管理されていることで，提供者の提供回数などの監視もできる。アメリカ，あるいはイギリス型を採用せずに，生殖技術に規制をかけて行く場合には，「提供精子，卵子，胚の保存」を「どこで」「誰が」行うか，「情報はどこで管理するか」から，まず考えられなければならないであろう。

第3には，プレバン報告でも指摘されたように，規制を守らせる手段としては法律の他に，専門職団体による倫理規定と懲罰が必要であるが，この点は実際のフランスでは，日本の弁護士会のように，医師会加入が義務付けられており，法により，職業倫理の制定と懲戒の権限があり，倫理規制が実効性あるものとして機能していることも重要な点である。即ち，フランス医師会の策定する職業倫理は，「医の倫理規定」として，コンセイユ・デタの議を経て，行政令の形で公布される。そしてその遵守を担保する懲戒は，行政処分に準じた公的な格付けを持つ。医師会による懲戒処分の最終審は行政裁判の最終審であるコンセイユ・デタが受け持つのである。

3　わが国が参考にできる点

(1) 我が国の実情

我が国の実情としては，生殖医療は，法的規制がないままに，産科婦人科学会等のガイドラインによる規制にのみ任されている状況である。しかも産婦人科学会や日本医師会は任意団体であり，団体から除名したとしても医師としての資格の剥奪に直結しないことから，ガイドラインからずれた行為についての実効力のある規制ができない。

またひとつの問題として，現在は小さな診療所で生殖医療が行われており，その正確な内容が把握できないことである。

そこで生殖医療を希望する者に対して，一定の

医療水準による技術が確保された形での安全な医療行為を受ける権利や，生殖医療の対象が主に女性であることから女性の生殖の権利を保証するため，また生殖医療により出生する子どもの法的地位を安定させるために，生まれてくる子どもの人権を考慮する法的整備の必要性は明らかである。

(2) 具体的な法律の制定に関して

第1に，生殖医療を行う側に対する規制としては，生命倫理法の規定する，生殖医療実施機関の許認可制度が参考になる。

第2には，実際の方針として，AIDを認める立場に立つのであれば，提供精子についての感染症等のチェックや，情報管理とともに，提供精子を受け取る側とのマッチングの問題を含め，管理するシステムが必要であると考えるので，セコスの設置や具体的運営内容が非常に参考になる。なお日本では現実の個々の診療所や病院での，事実上規制のない精子の冷凍保存などが開始している状況の下で，今後セコスのような集中的管理方法に対しては抵抗が強いのではないかと言う問題点がある。しかしそもそも73年にセコスができた背景の事情は，現在の日本のようにAIDが秘密裏に行われることが可能な状況と類似している面もあるので，参考にできる面は多いと考える。

第3に，生まれる子どもの地位については，将来子どもの地位を確保するために嫡出否認訴訟などはできないとした点が参考になる。

また提供者の関与を必要とする不妊治療に対する「同意」については，同意により，生涯子どもの親になると言う重大な結果を発生させるのであるから，その同意については，公証人または裁判官に対して行う形式が参考になる。また同意は，将来親子関係を否定できないと言う，重大な効果を発生させるから，生殖医療の実行前に，書面で同意の撤回ができることも参考になる。また同じ趣旨で，生殖医療実行前に，カップルが別居した場合には，同意は効力を失うことなどの規定も参考になる。

第4に，施術を行う側の医療機関や医師については，特に生命を扱うことに関する重要性から，法的規制と平行して，フランスにおけるような専門家集団としての「職業倫理の徹底」の方法の模索が望まれる。即ち，このような職業倫理の徹底があってこそ，法規の実効性が確保されるものであるからである。

第5　アメリカの法制
1　法制度の現状
(1) 連邦法の不存在

アメリカでは先端生殖医療のもたらす倫理的問題について，1970年代に中絶の是非論争と直結して論議された。中絶に関しては，1976年に連邦遺伝病法が制定されて，少なくとも遺伝病を含めた重度の先天異常に関しては積極的に選択的に中絶をするという政策がとられた。しかし，先端生殖医療は中絶の是非論争と直結されてしまい，身動きでない状態になった。

このため連邦レベルの対応がとれなくなり，生殖医療や胚研究に関する連邦法は存在しない。各州がそれぞれ法律を制定するか，問題が起きた際にその都度裁判所が判決を下すことによって結論を出す制度になっている。

連邦レベルでは，1978年に厚生省（DHEW）内に設けられた倫理諮問委員会（EAB）は1979年にゴーサインを出した後，レーガン，ブッシュ政権の消極的政策のために委員の更新がされず事実上解散された。この倫理諮問委員会と同等物として1979年から1983年まで開かれた大統領委員会も遺伝カウンセリング以外は生殖技術関連の問題を扱わなかった。1985年連邦議会が倫理諮問委員会を設けたが，座長人事が中絶をめぐる政治的対立のために頓挫して一つの報告書も出させないまま1989年に解散をし，それ以来生殖技術に対する連邦レベルの政策形成はないまま今日に至っている。

従って精子や卵子を操作することによる不妊治療に関する連邦法は存在せず各州が独自に対応し，何かことがおこった場合には裁判所に任されている。

アメリカでは，不妊治療は医療というよりもビジネス産業となり年間数十億ドル市場が形成され，商業的精子銀行が設立されて優秀な精子は主力商品となった。さらに卵子の売買，代理母斡旋業などにより莫大な収益をあげるものもでてきた。このためケンタッキー，イリノイ，ルイジアナ，ニューメキシコ，ペンシルバニア州法では研究や

商業目的で胚の創出，卵の売買などを禁止しており，1988年にはミシガン州，1992年にはニューヨーク州法では代理母斡旋業を禁止する法律が制定された。

(2) 統一親子法

親子関係に関しては，例外的に1973年に統一親子関係法が制定された。これにより，夫の同意を得て医師の監督のもとに第三者から精子の提供を受けて生まれた非配偶者間人工授精（AID）児は，夫婦間で生まれた子どもと同様に取り扱われるようになった。AIDの記録は同意書と共に州の保健局に保管される。ほとんどの州でこの法律が採択されて州法となっている。

2 生殖医療の現状

前記ミシガン州などでは，研究目的による胚の創出，商業目的による胚の創出，卵の売買が禁止されており，ミシガン州，ニューヨーク州などでは，代理母斡旋業が禁止されているが，それ以外には何の規制もない。

胚の第三者への提供，精子の提供は誰に対しても許されており，未婚女性，男性，同性愛のカップルに対しても何の規制もない。

精子銀行への精子の提供は医学生からの提供が多く，提供が15例になったらリストからはずす措置がとられている。

代理母斡旋業の斡旋料は，現在では4000ドル，代理母10000ドル，斡旋料4000ドル，卵子2000ドル（卵の提供サービスの対価）程度で取引されているといわれている。卵子提供者は学生が多い。

こうした生殖医療を行う施設に対しては，1992年制定の法律によって，妊娠成功率を疾病管理予防センターを通じて保健大臣に報告することが要求されている。

又，アメリカ・ソサイエティ・フォア・リプロダクティブ・メディシンの倫理委員会が詳細なガイドラインを設けて国内外会員に通知しているが公的な規制機関は存在しない。

3 著明な判例

(1) 代理母（サロゲートマザー）をめぐる裁判

ベビーM事件として有名な裁判は，1986年ニュージャージーで行われた。これは，ニューヨークの不妊センターの紹介で代理母契約を結び，依頼者の夫の精子と代理母の卵子で出産した子どもについて，代理母が契約を破棄し子どもを連れて逃げたのに対し，依頼者夫婦が子どもを取り戻した事件である。地方裁判所は代理母に親権も養育権も認めなかったが，最高裁判所は依頼者に代理母よりも子の養育環境に恵まれているとして養育権を認め，代理母を子の母と認めて訪問権を認めた。

(2) ホストマザー（借り腹）をめぐる裁判

夫婦の卵子と精子による受精卵をホストマザーに移植し，妊娠出産を依頼したが，契約金の支払いが遅れたことと，夫妻から精神面で充分援助が期待できないことを理由に，妊娠7ヶ月のホストマザーが契約違反の主張をして自分が母であるとして親権及び養育費を求める裁判を提起した。1990年カリフォルニア州オレンジ郡の裁判所は，ホストマザーに対して，遺伝的にも母ではなく，腹を貸したにすぎないとして母とは認めず，訪問や面会も禁止した。

4 アメリカの現状の日本への影響

日本では，代理母（サロケートマザー）及び借り腹（ホストマザー）は行われていないので，希望者はアメリカに行って希望をかなえている模様であり，次のような報道がなされている。

① 1991年9月アメリカの代理母斡旋業者の情報センター「不妊情報サービス」が東京に事務所を開き相談の受付をはじめ1990年カリフォルニア州弁護士が日本の子供4人を誕生させる契約を結んだ。

② 米国の斡旋業者が1992年4月日本人夫婦が夫の精子を用いて米国籍の代理母により子供を出産して戸籍上実子として届け出平穏に暮らしていることを明らかにした。

③ 1995年1月サンフランシスコ大平洋不妊センターで日本人夫婦の依頼で他人が提供した精子と卵子で白人代理母の子宮に受精卵移植を行い妊娠した。

5 アメリカの法制で参考にできる点

アメリカでは統一親子法により，夫の同意を得て医師の監督のもとでAIDで生まれた子を夫婦間で生まれた子と同様に扱うとしており，AIDで生まれた子に対する何の法的保護もない日本の現状においては早急に少なくともこの点だけでも民法に規定すべきである。

第Ⅱ章　弁護士会の意見書

第5章　提　言

生殖医療技術の濫用を防止し，生まれる子どもを含めた利用者の人権を保障するために，次の提言を行う。

提言1（生殖医療法の制定）

①　**生殖医療法を制定する。**

生殖医療技術に関し，不妊治療を願う婚姻関係にある夫婦又は事実上婚姻関係にある男女が生殖医療技術を適正に利用するための基本となる事項を定め，並びに生殖医療技術の濫用を防止し，生まれてくる子どもの人権並びに生殖医療技術を利用し又は利用しようとする男女の人権を保障するために，生殖医療法を制定する。

②　**民法その他の関連法規を整備する。**

生殖医療管理機関並びに生殖医療審議会を設置する法律を定める。子どもの法的地位を確定するために，民法第772条（嫡出の推定）等を改正し，母体保護法等関連法を改正する。

提言2（生殖医療管理機関と生殖医療審議会の設置）

管理機関と審議会の設置

①　**政府の行政的な監督の下に，生殖医療技術の適正な利用を図り，濫用を防止するために，生殖医療管理機関（以下，「管理機関」という。）を設置する。**

イギリスにおいて，1991年に発足したHFEA（ヒトの授精および胚の研究等に関する登録認可機関）は，胚の作成，精子や卵子の保管・使用・研究等を行う医療機関に認可を与え，報告を受け，調査を行っている。詳細な実施要綱を有し，実効的な管理を行っているので参考にすべきである。

②　**管理機関に対して，提言や答申を行うために，生殖医療審議会（以下，「審議会」という。）を設置する。**

任意団体である日本産科婦人科学会の自主規制としての会告ではなく，他分野のメンバーを含めた開かれた審議会における議論と提言・答申は，生殖医療技術の適正な使用のためには不可欠である。そのために，審議会の委員は，医師，生殖医療カウンセラー，倫理学者，弁護士，患者代表その他から構成されるものとし，医師には生殖医療を専門とする医師の他に他分野の医師も含むほか，審議委員の過半数は医師以外から選任されるものとする。

管理機関の任務

①　管理機関は，審議会の審議を経て，生殖医療技術を使用できる医療機関並びに施術する専門医師を認可する。毎年1回，医療機関から報告を受け，調査を行う。

②　生殖医療技術を不適切に使用した医療機関または専門医師に対しては，審議会の答申を受けて認可を取消すことができる。取消すに際しては，当該医療機関，当該医師並びに日本産科婦人科学会等の意見を聞かなければならない。

③　管理機関は，ガイドラインにより審議会の審議を要するとされた医療技術については，当該技術を利用する前に施術を希望する医療機関から届出を行わせ，審議会の議を経て，その結果を医療機関に通知する。

審議会の任務

①　審議会は生殖医療に関し，適正な利用を図り濫用を防止するためのガイドラインを策定する。

②　第三者の精子や卵子の提供を受ける等，ガイドラインにより審議会の審議を要するとされた生殖医療技術の利用に関し，倫理的・法律的・技術的面から審議し利用の是非を決める。

③　審議会は，管理機関が生殖医療技術を使用できる医療機関並びに施術する専門医師を認可し，又は認可を取消すに際して，意見を述べる。

提言3（情報の一元的管理と子どもの出自を知る権利の保障）

情報の一元的管理

①　生殖医療技術の利用に関する情報は一元的に管理し保管されなければならない。その管理・保管は管理機構が行う。

① 生殖医療技術の利用に対する法的規制に関する提言

② 医療機関は，生殖医療技術を使用した時には，利用者名，施術した専門医師名，施術前にカウンセリングを行ったカウンセラー名等，一定の事項を届けなければならない。

③ 第三者の精子又は卵子を使用した場合には，医療機関は，その提供者の本籍・住所・氏名を届け出ると同時に，当該生殖医療技術を利用することについての利用者の同意書を提出しなければならない。

子どもの出自を知る権利の保障

① 出生した子どもが成人に達した後または特別の事情により，自己のために，妊娠・出産の記録を閲覧することを要求した場合には，記録は開示されなければならない。

② 第三者から精子又は卵子の提供を受けて生まれた子どもに対しては，精子又は卵子の提供者に関する記録は本籍・住所・氏名を含めて開示されるべきである。

生まれた子どもが出自を知る権利については各国の法制度はその国の実情にあわせて大きく異なっている。フランスでは提供者の氏名は決して明かされず，生まれた子どもに治療上の必要がある場合には医師だけが提供者の無記名の情報にアクセスできるとされている。一方ドイツでは子どもは提供者の名を明かすよう請求でき，医師はそれを義務付けられている。イギリスでは，結婚予定者との血縁関係の有無だけが調査できるが，99年に至って，18才になったら親を知る権利を認める方向で法改正が検討されている。

子どもの権利条約7条において「子どもはできる限りその父母を知る権利がある」とされ，親の都合によってその権利を阻害される理由は存在しないと考えられるから，子ども自身が望んだ場合には，知らせるべきである。

子どもが生物学上の父又は母を知りたいと考えた時には，子どものアイデンティティの確立のためにその要請に応えられるよう，ドナーに関する記録は顕名で残されなければならない。

子どもは自己の出自を知る権利を有するものであり，また，親が死亡した後に相続等をめぐって親子関係不存在確認の訴訟を提起され，子どもが第三者から精子や卵子を提供されて出生したことを証明する必要が生じた場合などは，情報が一元的かつ永久的に保存されている必要がある。

現在のように，個々の医療機関が記録を保管しているのでは，医療機関の廃止，移転，統廃合などにより，利用者にとってどこの医療機関で生殖医療技術を利用したのか不明になることも考えられ，又，記録の散逸も強く懸念される。

提言4（精子・卵子・胚の一元的管理と保管）

① **医療機関に対して提供された精子又は卵子及び胚は一元的に管理されなければならない。その管理・保管は管理機関が行う。但し，その保管を医療機関に委託することができる。**

② **精子・卵子・胚の冷凍保存期間を5年とし，その期間が経過した時，またはその提供者が自然生殖年令を越えた場合に廃棄する。提供者または医療機関から提供者が婚姻関係を解消した旨の通知を受けた場合も同様とする。**

③ **提供者が医療機関に対して告知した自己の病歴，遺伝，感染症の有無，医療機関による検査結果等の記録は管理機関が保管し，精子又は卵子を使用しようとする医療機関からの問い合わせに応じ回答する。**

わが国においては，生殖医療技術を使用する医療機関は小さな診療所が多く，使用される精子が提供者とされる男性のものであるのか，また感染症の予防その他，精子の質の確保はなされているかといった問題が発生する恐れがある。とりわけ，インターネットで精子売買が行われる現実を見れば，フランスのCECOS（精子研究保存センター）が精子の保存・提供を厳しい基準をもうけて統一的に行って，第三者から精子の提供を受ける非配偶者間人工授精（AID）が秘密裏に行われるのを排除して来た経過は参考になる。第三者からの精子提供を認めるのであれば，提供精子について一定の品質を確保し，生まれる子どもの数を制限する必要があるので，一元的管理が必要である。

また，長期間保存することにより，冷凍技術の問題が発生したり，精子・卵子の提供者の年令が自然生殖年令を越えたり，胚提供者の婚姻生活状況が変動したりするので保存期間を制限すべきである。

提言5 （生殖医療技術利用者の条件）

① 生殖医療技術は，当面，婚姻関係にある夫婦または事実上婚姻関係にある夫婦（以下，「夫婦等」という。）に限り利用することができるものとする。

子どもの安定した成育にとって，婚姻関係にある夫婦が不可欠であるか，事実上婚姻関係にある夫婦で足りるか，また，独身者や同性愛者でもよいのかについては，様々な意見が存在する。生まれる子どもの福祉を最優先に考えるときには，非嫡出子が嫡出子と差別されている現状をみれば，生殖医療技術の利用者を法律上婚姻関係にある夫婦に限るべきであるとの意見もありえようが，民法改正論議の中で非嫡出子の法定相続分を嫡出子と同等として差別を撤廃する方向にあること，法律婚と事実婚のいずれを選択するかは当事者の自由であること等を考慮すれば，わが国においても事実婚を法律婚と同視する方向に動いていると考えられるので，事実上婚姻関係にある夫婦についても生殖医療技術の利用を認めてもよいと考えられる。独身者や同性愛者が利用できるかについては，今後の議論に待つべきである。

② 夫婦等は，その夫婦等の間において自然的経過による妊娠懐胎が行われず，不妊であることが判明した後に生殖医療技術を利用することができる。

利用する場合には，事前に，認可を受けた専門医師及びカウンセラーから，不妊の原因や治療方法並びに女性の身体的精神的負担と危険性等に対して適切な理解を行うための十分な情報提供がなされ，これに基づいた意思決定がなされなければならない。

提言6 （第三者の精子・卵子を利用する際の厳格な条件）

〈利用する夫婦等の条件〉

① 不可欠なカウンセリング

第三者から精子・卵子の提供を受ける生殖医療技術の利用を希望する夫婦等は，認可を受けた専門医師及びカウンセラーから，精子又は卵子の提供者との親子関係の有無，養子制度，管理機関の役割，子どもの自己の出自を知る権利などについての情報とカウンセリングを受けなければならない。

② 公正証書による同意書の作成と撤回

利用を希望する夫婦等は，生まれる子どもの利益になるような親になるとの意思を明確に確認するために公正証書による同意書を作成する。

施術を受けるまでは，同意を撤回することが出来る。その場合には，書面を医療機関に提出する。

③ 胎児認知の義務付け

事実上婚姻関係にある男女の場合には，男性は胎児認知を義務付けられる。

④ 同意書の管理・保管と開示

医療機関は施術にあたっては右同意書の提出を受け，妊娠・出産の記録とともに管理機関に提出する。管理機関はその記録を半永久的に保管し，生まれた子どもから要求があれば開示する。

第三者から精子の提供を受けて子どもをもうけると生まれた子どもの法律上の父と生物学的父が異なり，また，第三者から卵子の提供を受けて子どもをもうけると，出産した女性は生物学的な母ではないので，誰が親かといった基本的問題に混乱が生ずる。精子の提供を受けて生まれた子どもは，母の実子ではあるが父との関係は出産前からの養子に等しく，又，卵子の提供を受けて生まれた子どもは，父の実子ではあるが母との関係では出産前からの養子に等しいので，夫婦双方の実子として届出がなされた場合には子の福祉に重大な影響をあたえる。子どもの人権や尊厳を危うくする恐れがあるので，安易に利用することは絶対に避けなくてはならない。他に代替手段がなく，生まれる子どもにとって利用者が親となって妥当な家庭を築きうる条件がある等，厳格な条件のもとでのみ許容される。

〈提供者の条件〉

① 提供者の事実告知と医療機関による検査

精子又は卵子の提供者は，医療機関に対し，自己の病歴，親族の病歴，感染症の有無などについて，正確な情報を告知しなければならない。

医療機関は，血液検査，感染症の検査等必要な検査を行い，感染症等の発症の恐れがないことを確認してから使用しなければならない。

② 年令制限と生まれる子どもの数の制限

提供者は年令制限を受け，更に生まれた子どもの数が一定数以内に留まるよう，提供された精子又は卵子の使用回数を制限される。

精子や卵子を提供する者が感染症等に罹患している場合には，生まれる子どもが感染症を受け継ぐ恐れがある。また，一人の提供者からの子どもが多数生まれると，近親婚が発生する可能性も否定できない。各国で規制しているように，精子や卵子の管理を正確に行って，生まれる子どもの数を制限する必要がある。

提言7（カウンセリング制度の確立と義務付け）

① カウンセリングの義務付け

生殖医療技術を利用する場合には，事前に，なぜ子どもを持ちたいのかなど社会的心理的側面について，また生殖医療技術を利用した場合の子どもが生まれる確率やそのための費用等について，専門家によるカウンセリングを受けなければならない。

特に，第三者から精子や卵子の提供を受けて妊娠をする生殖医療技術を利用するに当たっては，その技術を利用する前に，提供者も依頼者も，それぞれ，夫婦のあり方，親子のあり方，養子制度等について専門家によるカウンセリングを受け，親子関係に関する法的な問題と同時に，妊娠出産の記録保存と管理がどこでなされるか，子どもの出自を知りたいという希望はどのようにしてかなえられるかも説明されるべきである。精子や卵子の提供は原則として匿名で行われるものであり，この場合には，依頼者には知りたくない権利もあるから，提供者が誰であるかは依頼者に対しては告知されないことの説明も受けるべきである。

② カウンセリングの独立制

施術を行う医療機関がカウンセリングを行うと，施術を受けること自体の是非についての情報が得られにくく，かつ施術を断りにくい状況に置かれる恐れがある。カウンセリングは，施術を行う医療機関とは独立した制度として行われるべきである。

カウンセリング制度の必要性は強く認識されているにもかかわらず，専門教育を受けたカウンセラーは少なく，又，施術を行う医療機関とは独立した存在であることが望ましいにもかかわらず，その制度はととのってはいない。

日本産科婦人科学会等関係学会の協力をえて，早急にカウンセリング制度の確立を目指し，生殖医療技術を利用するにあたってはカウンセリングを受けることを義務付けるべきである。

③ 精子・卵子の提供者に対するカウンセリングの義務付け

精子及び卵子の提供者は，提供者と生まれる子との間には親子関係は原則として発生しないが，子どもの出自を知る権利との関係で，自己の記録が管理機関に顕名で保存され，生まれた子どもが，将来自己のためにその記録を見ることができることを事前に知らされなければならない。

提言8（インフォームド・コンセントの義務付け）

① 利用者に対する義務付けと書面による同意

生殖医療技術を利用するにあたっては，認可をうけた専門医師により，不妊の原因，治療方法，身体的侵襲の程度，後遺障害発生の恐れなど，リスクとベネフィットについて医学的な問題として充分な説明を受けた上で，書面による同意を行なわなければならない。

② 卵子提供者に対する義務付け

卵子の提供を行うものは，専門医師により，身体的侵襲の程度及び危険性などについて十分な説明を受け，提供を行うか否かを自己の意思で決定しなければならない。

提言9（精子の提供を受けて出生した子どもの地位）

① 第三者から精子の提供を受けて出生した子どもの父は，その生殖医療技術を利用し出産した妻の夫とする。

② 精子提供者と出生した子どもとの間には，**養育義務，扶養請求権，相続関係などの親子関係は原則として発生しない。**

現行民法の「推定規定」ではなく，「みなし規定」を置くことによって，生まれた子どもが将来にわたって，法律上の父から嫡出否認の訴えを提起されることや，利害関係者から親子関係不存在

確認の訴えを起こされることがないことになる。
　問題は精子提供者との関係である。精子提供者は営利を目的としないボランティアであって原則として匿名であり，親子関係が発生する場合を全く考えていないこと，法律上の父を定めることによって子どもの福祉は守られていること等を考慮すれば，精子提供者との親子関係は原則として発生しないとすべきである。フランス，イギリス，アメリカその他の国において精子提供者との父子関係を一切否定していることも考慮すべきである。
　但し，日本の特別養子制度に於いては，民法817条の10において，①養親による虐待，悪意の遺棄その他養子の利益を著しく害する事由があり，②実父母が相当の監護をすることができ，③養子の利益のために特に必要があると認める時には，家庭裁判所は，養子，実父母又は検察官の請求により，特別養子縁組の当事者を離縁することができると規定する。この趣旨からすれば，右のような事情が存在する場合には，子どもの側から法律上の父との関係を否定し，精子提供者に対して扶養等を求める権利を与える余地もあると考えられる。今後検討すべき課題である。

提言10（子の母は出産した女性とする）

　法律上，「母」を「出産した女性」と定義するによって，第三者から卵子の提供を受けて出生した子の母は，その生殖医療技術を利用し出産した女性とみなされる。出産した女性を母とみなすことについては，母となるという強い意思の下で，卵子の提供を受けて夫の精子により受精した胚の移植を受けて妊娠懐胎出産し，その過程で更に母性及び母子の絆が生まれるとも考えられることも大きな理由となる。イギリス，フランス等の国にもこの定義が置かれている。
　卵子提供者と出生した子との間には母子関係は原則として発生しないようにすべきであるが，子どもの側から親子関係の確定を求めることができるようにするかどうかについては，精子提供の場合と同様に考えるべきである。

提言11（代理母（サロゲートマザー）や借り腹（ホストマザー），胚の提供は禁止する）

　① 第三者の女性に夫の精子を提供して代理出産させる代理母（サロゲートマザー）及び第三者の女性に夫婦の胚を移植して代理出産させる借り腹（ホストマザー）は禁止されるべきである。

　代理母（サロゲートマザー）においては代理母が生物学的にも母親である。又，借り腹（ホストマザー）においては，懐胎出産する女性が単なる「腹を貸す道具」になるおそれがある。しかも，いずれの場合においても懐胎出産する女性の心身に長期間にわたって多大の影響を与え，女性の人権侵害の恐れがあり，商業主義に発展する恐れが大きいことから禁止されるべきである。

　② 第三者から胚の提供を受けることは，依頼者男女のいずれも生物学的な親ではないことから禁止されるべきである。

　これは懐胎段階からの養子と考えられるので，生まれた場合に双方の実子として届出を行い養育するのは実体と乖離が激しいと考えられる。フランスやイギリスにおいては，体外授精を行って余剰となった胚について厳格な要件の下に使用が認められてはいるが，親子の血の繋がりを重視しているわが国の現状に於いては，認めることは現在では時期尚早であると考えられる。

提言12（多胎減数手術の条件整備）

　① 体外受精において，子宮内に移植する胚の数は3個以下とする。
　② 母体保護法を改定する。

　体外受精でなく排卵誘発剤を使用する妊娠においても多胎妊娠があり，また3胎でも母体及び胎児に悪影響をおよぼす場合もあるから，一定の条件の下では減数手術は認められるべきこともあるので法の整備を行う。
　4胎以上の妊娠娠出産が，母体対して大きな負担と危険性を与え，胎児の健康にも重大な影響をあたえることを考慮すれば，子宮に戻す胚の数を通常は2個，最大でも3個に制限すべきである。
　多胎減数手術は，母体内にある胎児に薬物を注

入して体内で生命を消滅させるものであり，胎児を母体外に排出して生命の保持を不可能ならしめる方法と目的と結果を同じくするものである。母体保護法が，医師による人工妊娠中絶を，「妊娠の継続又は分娩が身体的又は経済的理由により母体の健康を著しく害する恐れのあるもの」など一定の条件の下に，刑法上の堕胎罪の違法性を阻却することを規定していることを考慮すれば，人工妊娠中絶の定義を母体保護法の定義である「胎児が，母体外において，生命を保続できない時期に，人工的に，胎児及びその附属物を母体外に排出すること」から，「胎児を母体外において，生命を保続できない時期に，人工的に，胎児及びその附属物を母体外に排出し，又は母体内において，人工的に生命を保続できなくすること」とすべきである。これを行わないと，多胎減数手術は，堕胎罪の適用があると考えられ，又，逆に母体保護法の要件に該当しないのに行われる恐れも存在するからである。

提言13（商業主義の禁止）

① 第三者から精子や卵子の提供を受けるにあたっては，実費等の金額を除き，有償を禁止する。
② 精子，卵子の授受の斡旋を有償で行ってはならない。
③ 代理母や借り腹の斡旋を有償で行ってはならない。

提言14（刑罰）

① 認可を受けない医療機関が生殖医療技術を使用した場合及び認可を受けた専門医師以外の者が生殖医療技術を施術した場合には，刑罰を科す。
② 生殖医療技術にかかる秘密を漏洩したものには刑罰を科す。
③ 商業主義の禁止に違反した場合には，刑罰を科す。

第Ⅱ章　弁護士会の意見書

② 「厚生科学審議会先端医療技術評価部会生殖補助医療技術に関する専門委員会報告書」に対する意見書
（平成13年（2001年）3月9日，日本弁護士連合会）

1　はじめに

　この意見書は，厚生科学審議会先端医療技術評価部会生殖補助医療技術に関する専門委員会が2000年12月28日公表した「精子・卵子・胚の提供等による生殖補助医療のあり方についての報告書」（以下，「報告書」という）について，日本弁護士連合会の意見を述べることを目的としている。

　同専門委員会は，遅くとも3年以内に立法を含めた制度の整備が行われることを求め，これを受けて，法制審議会は，民法改正の検討を開始した。日弁連は，既に2000年3月，「生殖医療技術の利用に対する法的規制に関する提言」を行い，生殖医療法を制定して子どもの権利条約等に基づく子どもの法的地位と権利を確立することを求めている。

　報告書は，提供された卵子を利用して子を妊娠出産した人をその子の母とし，妻が夫の同意を得て提供された精子を利用して妊娠・出産した子はその夫の子とするなど，子どもの法的地位を確定する法制度を求め，公的審議機関や公的管理運営機関の設立をうたうなど日弁連の提言をある程度は取り入れている。しかし，報告書は，「生まれてくる子の福祉を優先する」ことを基本的考え方の第1に正しく掲げながら，具体的結論において生まれてくる子どもの権利を擁護する視点が極めて希薄であり，随所に生殖医療技術の利用者・提供者・施術者の立場・利益を優先させている。公的管理運営機関も単なる情報集約機関にすぎないものと限定している。

　日弁連は，生まれてくる子どもは親とは別の人格を持つ人間であるからその人権を確保し，利用者とりわけ女性の地位と権利を保護する法的規制が必要であるとの上記提言の基本的な立場から，少なくとも以下に指摘する報告書の基本的な問題点は今後の法的整備の過程で改善されなければならないと考える。

2　子の出自を知る権利について

　(1)　報告書は，子の出自を知る権利を実質的に保障していない。報告書は，子どもに開示できるとする提供者の個人情報は個人を特定できないものであって，提供者が開示を承認した範囲内に限るとしており，結婚希望相手と結婚した場合に近親婚とならないことの確認を求めることができるとしているだけである。報告書は，提供者を具体的に特定できる範囲まで個人情報を与えると，子どもと提供者が面会することによって顕名の関係を作ることができ，子どもや提供者の生活に多大の悪影響を及ぼす事態も想定され，こうした弊害は提供者の減少を招きかねないこと等を理由としている。

　(2)　しかし，報告書が「基本的考え方」として「生まれてくる子の福祉を優先する」ことを第1に掲げる以上は，出自を知る権利を実質的に認めるべきである。

　生まれてきた子どもが自己のアイデンティティを確立して幸福な生活を営むためには，親子の生物学的なつながりを知ること，すなわち自己の出自を知ることは不可欠の要素である。生まれた子どもの自我が芽生え，生物学的な親が他にいると知った時に，子どもを持ちたいという親の都合と子どもを産ませたいとする医療側の都合のみによって，「生殖医療技術を利用して第三者より精子・卵子・胚の提供を受けて生まれた子ども」であることしか判明しえないとしたら，子どもの人間としての尊厳は確保されず，「生まれてくる子の福祉」は絵にかいた餅に過ぎなくなり，人権は保障されない。

　(3)　精子・卵子の提供を受けて生まれた子どもは，法的な父または母とは異なる生物学的な父または母を持つから，第三者の精子・卵子を利用して子を作ることはもはや「不妊治療」の枠を超え，養子制度を生殖補助医療の名のもとに取り込んで

② 「厚生科学審議会先端医療技術評価部会生殖補助医療技術に関する専門委員会報告書」に対する意見書

いることになる。特別養子制度においては、子は戸籍を辿ることによって生物学的な親を知ることが出来る。それとの比較においても、生まれてくる子どもの権利をより確立するような法的制度が望まれる。

3 提供胚について

(1) 報告書は、余剰胚（他の夫婦が自己の胚移植のために得た胚であって、当該夫婦が使用しないことを決定したもの）については、基本的考え方のいずれに照らしても「特段問題があるものとは言えない」し、胚提供者に新たに身体的リスクを負わせるものではないとして胚の利用を認めている。

(2) しかし、余剰胚が作られる過程はブラックボックスであり、「特段問題があるものとはいえない」との判断には何ら根拠がない。この結論は、生まれてくる子の福祉を優先させ、人間の尊厳を確保する上で問題がある。実子と養子の区別をしている現行法制度の存在及び国民意識に鑑み、なお時期尚早であると考えられる。

(3) 報告書は、余剰胚の提供を受けることが困難な場合に限ってではあるが、精子・卵子両方の提供を受けて得られた胚の移植を認めた。報告書は、その必要性を説くのみで許容される倫理的根拠を示していない。

(4) 第三者から精子の提供を受けるAID（非配偶者間人工授精）において生まれた子どもがすでに1万人を超えているという事実は、夫から見れば、生まれた子どもは妻の遺伝子を受け継いでおり、更に妻が妊娠出産をしているという事実により父親としての自覚と責任を持ちやすいという原因があったためであろう。

両親のいずれも生物学的な親ではないということは、懐胎段階からの養子と言い得る。わが国は、報告書が述べているような「親子の遺伝的なつながりを重視する血縁主義的な考え方は、絶対的な価値観として人々を拘束するものではなく、それを重視するか否かはもっぱら個人の判断に委ねられていると考えられる」段階には未だ至っていないと考えられる。提供胚の移植まで認めることは、なお時期尚早であると言わなければならない。

4 兄弟姉妹等からの精子・卵子・胚の提供について

(1) 報告書は、十分な説明・カウンセリングを受けることと公的管理運営機関に申請して事前の審査を受けることを条件として兄弟姉妹等（親友等も含まれよう）から提供された精子・卵子・胚の利用を認めている。

(2) しかし、兄弟姉妹等から提供された精子・卵子・胚を利用して生まれた子どもにとっては、提供者が身近な叔父叔母等として存在することになり、感情的には複雑な人間関係が形成されることとなる。現在では施術をする医療機関とは独立したカウンセリング制度は確立しておらず、また、報告書のいう公的管理運営機関は単なる情報集約機関にすぎない。こうした制度が確立していない現段階では、兄弟姉妹等からの精子・卵子・胚の提供は時期尚早と考えられる。

5 公的審議機関と公的管理運営機関について

(1) 報告書は、提供された精子・卵子・胚による生殖補助医療の実施に関する指針、医療施設の指定の基準の策定等について、倫理的・法律的・技術的側面から検討を行い、必要な提言を行う公的審議機関を設けること、利用者夫婦の同意書や提供者の個人情報等を管理する公的管理運営機関を設置することとしている。

(2) 日弁連も、審議会および管理機関の設立を求めてきたので、報告書がこの点について言及したことについては評価することが出来る。

しかし、実効性をもたせるためには、審議会は法律に基づくものであって、医師、倫理学者、弁護士、患者代表その他多様な分野から構成されるものでなくてはならない。また、管理機関は、施術できる医療機関に関する許認可権限を持った、法律に基づく機関でなければ実効性はない。さらに、公的管理運営機関は、情報の集約機関であるに止まらず、提供された精子・卵子の管理保管の責任機関でなければならない。生殖医療法を制定し、その中で公的審議機関と公的管理運営機関を位置付けるべきである。

6 生殖医療法の制定について

(1) 報告書は、営利目的での精子・卵子・胚の

授受・授受の斡旋や代理懐胎のための施術・施術の斡旋および秘密漏洩に関しては罰則を伴う法律によって規制するとしている。しかし，いかなる法律によって罰則を定めるのかについて言及していない。

(2) 法律による規制は当然のことであるが，生殖医療技術の乱用を防止し，生まれてくる子どもを含めた利用者の人権を保障するための法律を制定し，その中で罰則を伴う規制をするべきである。

(3) 生殖医療技術は，生命の誕生に直接かかわる技術であり，家族のあり方や社会，文化等，様々な分野にかかわりを持っている。誕生する子どもにとって，その法的地位が確立し，人間として尊重される体制が整っていることが生殖医療技術を利用するための必須の条件である。しかし，報告書の結論においては，生殖医療技術が利用者および施術者にとってどこまで可能かという利用者および施術者の立場が強調されている。専門委員会の構成メンバーについても問題がなかったとはいえない。今後の法整備の中では，青少年問題や児童心理問題に造詣の深い研究者など，生まれてくる子どもの権利を擁護する立場の意見を適正に反映させ，子どもの権利を強固にすることが強く望まれる。

7　むすび

新しい医療技術が開発され臨床応用されるについて，他の医療分野では当然のように行われる臨床研究，臨床実験の慎重な段階的実施が，何故か生殖医療の分野では，行われてこなかった。体外授精や顕微授精で生まれた子どもたちは未だ次の世代を生んでいないと言われている。その意味では，未だ，壮大な実験が続いているとも言い得る訳で，利用者・提供者・施術者・医療施設の責任の負えない事態が起こらないとも限らない。これからの生殖医療技術の可否や条件，その法制化の審議に際しては，単に技術的可能性に汲々とすることなく，世代を超えた責任という見地に立って，慎重の上にも慎重な検討が期待される。

③ 「生殖医療技術の利用に対する法的規制に関する提言」についての補充提言——死後懐胎と代理懐胎（代理母・借り腹）について——

（平成19年（2007年）1月19日，日本弁護士連合会）

はじめに

　生殖医療技術は，生命の誕生に関わる技術である。この技術は，不妊症のカップルに子どもを持つことを可能にしてきた。現在では，凍結保存した精子を利用して死後に懐胎することも，第三者の女性に妊娠，出産を代行してもらうことも，技術的には可能となってきた。かかる生殖医療技術の進展によって人為的に生命の誕生を操作できるようになってきている。

　生命の誕生のあり方は，人間の存在そのものに関わるテーマである。従って，生殖医療技術の利用は，これに関わる人々の人権や，人間としての尊厳確保という人権の基本原則と深く関連する。また，家族や社会のあり方にも関連し，倫理上の問題もある。

　子どもを得たいと願い，それを可能にする生殖医療技術があるならこれを利用したいという要求は，理解することができる。生殖医療技術の利用を規制することは，この願いに道を閉ざすことになるのではないかとの危惧が生じる。その要求に応えてあげようと協力する人がいて，これを可能とする技術があるなら，生殖医療技術の利用をできるかぎり是としようとする考えもある。しかしながら，このことは十分に考慮しつつも，他方で，生殖医療技術を利用して生まれてくる子どもや，生殖医療技術の利用者となる女性などの人権が守られ，人間の尊厳が保持される社会を堅持したうえで生殖医療技術の利用が図られるべきことも，また論を俟たない。とりわけ，生殖医療技術を利用して生まれてくる子どもは，成育環境や遺伝的な影響，出生の秘密やこれに関わる自己のアイデンティティのあり方などを一生抱えて生きていくものであることが想起されなければならない。

　生殖医療技術の利用の規制のあり方を巡っては，生まれてくる子どもや生殖医療技術を利用する人々の人権，人間としての尊厳を確保したうえで，子どもを欲しながら子どもを持つことのできない人の望みをどのように尊重するのかが問われているのである。

　かかる視点にたって，日本弁護士連合会（以下「当連合会」という。）は，生殖医療技術の濫用を防止し，生まれてくる子の人権と法的地位の確立及び利用者とりわけ女性の地位と権利を保護するため，2000（平成12）年3月，「生殖医療技術の利用に対する法的規制に関する提言」（以下「2000年提言」という。）を行い，生殖医療法の制定と制度整備を求めた。この2000年提言は生殖医療技術の利用に関する法的規制のあり方を検討するうえでの基本的な手がかりを提供した。

　しかしながら，2000年提言後，政府による法整備に向けた検討が，2003年7月の法制審「要綱中間試案」段階で止まり，遅々として進まない状況の下で，生殖医療を利用した子の出生をめぐって深刻な法的紛争が新たに発生し続けている。2006（平成18）年9月には，最高裁判所が，死後懐胎子をめぐり，早急な法整備を促すともいえる判決を下した。こうした事態に政府は，先頃ようやく日本学術会議にそのあり方を諮問するに至ったところである。

　そこで，当連合会は，かかる現状において，基本的人権の擁護，法律制度の改善に努力をすることを使命とする弁護士の団体として，2000年提言について，現時点で，次のとおり補充したうえで，再び生殖医療法の制定と制度整備を求める提言をする。

　なお，当連合会は，生殖医療技術の利用をめぐって，人権の擁護と人間の尊厳を貫く見地に立ちつつ，子どもを持ちたいとの願いにも調和する法整備のあり方や，法整備がなされないうちに生まれてきた子の法的地位が不安定にならないように環境を整備することなどについて，引き続き検

討を続ける。

補充提言の趣旨

1 精子・卵子・胚の保存と廃棄
(1) 生殖医療技術を利用しようとする者が自ら使用するために医療機関に預託した，又は，法律上もしくは事実上の夫婦が使用するために第三者より提供された，精子もしくは卵子又は胚の凍結保存期間は5年とし，その期間が経過したときはこれを廃棄する。

但し，提供者又は預託者の意思で5年ごとに期間を延長することができる。

(2) 凍結保存された精子もしくは卵子又は胚は，預託者もしくは提供者が死亡したときは，預託者又は提供者の意思にかかわらずこれを廃棄する。胚については，婚姻関係ないし事実上の婚姻関係を解消したときにもこれを廃棄する。

2 精子・卵子・胚の使用と同意
(1) 凍結保存された精子もしくは卵子又は胚を使用するときには，使用の都度，預託者又は提供者の同意を得なくてはならない。

(2) 死亡した配偶者の精子又は卵子はこれを使用してはならない。

補充提言の理由及び2000年提言の補充

第1 生殖医療法の制定と制度整備の必要性
1 「生殖医療技術の利用に対する法的規制に関する提言」について
当連合会は，2000年提言において，次の14項目に及ぶ包括的な提言を行った。

(1) 生殖医療法を制定し，民法その他の関連法規を整備する。

(2) 生殖医療技術を使用出来る医療機関並びに施術する専門医師を認可する等の業務を行う生殖医療管理機関（以下「管理機関」という）を設置し，ガイドラインの策定及び第三者から精子又は卵子の提供を受ける場合に利用の是非を決定する生殖医療審議会を設置する。

(3) 管理機関は情報を一元的に管理し，子の出自を知る権利を保障する。

(4) 管理機関は第三者から提供された精子もしくは卵子又は胚を一元的に管理し保管する。

(5) 生殖医療技術の利用者は法律上又は事実上の夫婦に限る。

(6) 第三者から提供された精子又は卵子を利用する夫婦は，公正証書による同意書を医療機関に提出し，管理機関がそれを保管する。精子又は卵子の提供者は年令制限や生まれる子の数の制限を受ける。

(7) 第三者の精子又は卵子を利用する夫婦及び精子又は卵子の提供者に対しては，医療機関から独立したカウンセラーによるカウンセリングが義務付けられる。

(8) 第三者の精子又は卵子を利用する夫婦及び精子又は卵子の提供者に対しては，インフォームド・コンセントが義務付けられる。

(9) 精子の提供を受けて出生した子の父は，その生殖医療技術を利用し出産した女性の夫とし，子と精子の提供者との間の親子関係は発生しない。

(10) 生殖医療技術を利用して生まれた子の母は，出産した女性とする。

(11) 代理母（サロゲートマザー）や借り腹（ホストマザー）及び胚の提供は禁止する。

(12) 体外受精において母体に移植される胚の数は，3個以内とする。

(13) 第三者から精子又は卵子の提供を受けるにあたっては，有償によることを禁止する。精子又は卵子のあっせん及び代理母や借り腹のあっせんを有償で行ってはならない。

(14) 認可を受けない医療機関が生殖医療技術を使用した場合は，刑罰を科す。商業主義の禁止に違反した場合は，刑罰を科す。

我が国では1949（昭和24）年から匿名の第三者の精子を使用して妻が懐胎出産し，夫婦の実子として届け出る非配偶者間人工授精（AID）が行われ，これまでに約1万人の子が出生したとされている。それにも関わらず，生殖医療技術の利用の規制については，任意団体である日本産科婦人科学会の「会告」が存在するだけであり，法的な取り組みが決定的に遅れている。そのことに対する強い懸念があるなか，実妹から卵子の提供を受けて妻が夫の子を出産したケースや，夫の実弟から

精子の提供を受けて妻が出産したケースなど，子の法的地位や人権にかかわる問題が表面化したこと等が2000年提言を行った背景にあった。

2 生殖医療法制定の動きと現状

旧厚生省も，第三者から精子もしくは卵子又は受精卵（胚）の提供を受けて子をもうけることについて関係法規の立法化を目指し，厚生科学審議会先端医療技術評価部会のもとに「生殖補助医療技術に関する専門委員会」を設置した。同委員会が2000（平成12）年12月に公表した「精子・卵子・胚の提供による生殖補助医療のあり方についての報告書」（以下「専門委員会報告書」という）を受け，3年後の法制化を目指して厚生科学審議会生殖補助医療部会が設置された。そして，2003（平成15）年4月には，子の出自を知る権利を全面的に認める内容を含んだ「精子・卵子・胚の提供等による生殖補助医療制度の整備に関する報告書」（以下「制度整備報告書」という）が公表された。

一方，出生した子と生殖医療技術利用者との親子関係については，法制審議会生殖補助医療関連親子法制部会で議論され，2003（平成15）年7月，「精子・卵子・胚の提供等による生殖補助医療により出生した子の親子関係に関する要綱中間試案」（以下「中間試案」という）が公表された。

しかしながら，その後，厚生労働省は，2004（平成16）年の時点で法案提出を断念して現在に至っているため，第三者から精子又は卵子等の提供を受けて出生した子の法的地位は不安定なままである。

3 生殖医療法の制定と制度整備の必要性

(1) 代理母，借り腹の事例

法整備がこのように遅れる中にあって，体外受精児数は飛躍的に増加し，現在では我が国で生まれる子の約1.6％は体外受精児である。

妻に子宮がなくて子を産めないときに他の女性に夫の精子を人工授精して子を生んでもらう代理母の他に，体外受精技術を利用して，夫婦の受精卵（胚）を第三者の女性に移植して女性が懐胎出産する借り腹が可能となり，2000年提言後，国内においても，夫婦の受精卵（胚）を妻の妹や姉あるいは実母の子宮内に移植して懐胎させた事実が発表された。

卵子提供・代理母出産斡旋センターによれば，日本人夫婦が海外で代理母又は借り腹によって子をもうけたケースも約70名存するとされる。

そのような中，2000年提言後，「妻が出産したのではない」として出生届が受理されない事件も発生した。

夫の精子と米国人女性の卵子により受精した胚を別の米国人女性に着床させて子をもうけた事件では，大阪高等裁判所は「分娩により母子関係は形成される」として出生届不受理処分を相当とする決定（大阪高裁2005〔平成17〕年5月20日決定・判例時報1919号108頁以下。以下「大阪高裁決定」という）を下し，最高裁判所も特別抗告を棄却した（最高裁2005〔平成17〕年11月25日決定・未掲載。以下「平成17年最高裁決定」という）。

しかし，日本人夫婦の受精卵を米国人女性に着床させて子をもうけた事件では，東京高等裁判所は「子の福祉」を重視する視点から出生届の受理を命ずる決定（東京高裁2006〔平成18〕年9月29日決定・最高裁ホームページ掲載。以下「東京高裁決定」という）を出し，現在最高裁判所に係属している。

(2) 妻が亡夫の凍結精子を利用して子を出産した事例

また，2000年提言後，妻が亡夫の凍結精子を利用して子を出産した事件も複数件明らかになった。

これに対し，高松高等裁判所は，子と父の間に血縁上の親子関係があることに加えて，父の同意があったとして子の認知請求を認容したが（高松高裁2004〔平成16〕年7月16日判決・判例タイムズ1160号86頁以下。以下「高松高裁判決」という），最高裁判所は，「民法の実親子に関する法制は，死後懐胎子と死亡した父との間の親子関係を想定していないことは明らかである」として，認知請求を退けた（最高裁第二小法廷2006〔平成18〕年9月4日判決・最高裁ホームページ掲載。以下「平成18年最高裁判決」という）。

(3) 生殖医療法の制定と制度整備の必要性

当連合会や厚生科学審議会，法制審議会などの場で，第三者から精子もしくは卵子又は胚の提供を受けて子をもうけることについて議論がなされてきたのは，法律の制定と制度整備の必要性が強

く認識されていたからである。

それにもかかわらず，現在に至るまで，生殖医療技術の利用に関する法律は制定されていない。

そうしたなか，現に，2000年提言後，前記のとおり，代理懐胎の事例や，夫死亡後に凍結保存精子を利用して子が生まれる事例など，倫理的問題のみならず法律的問題がいくつも発生している。このままでは，子の法的地位が不安定な状態が今後も続くことになる。

従って，2000年提言と死後懐胎について本提言を踏まえた内容の生殖医療法を早急に制定し，民法その他の関連法規を整備し，子の出自を知る権利等を保障するための制度整備を行うべきである。

第2 提供者等死後の提供精子等の廃棄・死後懐胎を検討する際の視点

1 はじめに

（1）平成18年最高裁判決は，死後懐胎について，「死亡した者の保存精子を用いる人工生殖に関する生命倫理，生まれてくる子の福祉，親子関係や親族関係を形成されることになる関係者の意識，更にはこれらに関する社会一般の考え方等多角的な観点から検討」すべきと判示している。

（2）上記最高裁判決に示されているとおり，精子もしくは卵子又は胚を提供した夫婦以外の第三者（以下「提供者」という），自ら利用するために精子もしくは卵子又は胚を提供した者（以下「預託者」という）の死亡後に，提供された精子もしくは卵子又は胚を廃棄せずに，それを利用して懐胎すること（以下「死後懐胎」という）が認められるか否かについては，生命倫理上の視点，提供者又は預託者意思の尊重，生まれてくる子の福祉の観点などから多角的に検討する必要がある。

2 生命倫理上の理由

（1）精子もしくは卵子又は胚の提供などによる生殖医療を受けることができるのは，夫婦が不妊症のために子を持つことができない場合に限られる。

生命倫理の観点から，人為的に生命を新たに誕生させる技術である生殖医療の利用はむやみに拡大されるべきではないからである。

（2）制度整備報告書も，不妊症（生殖年令の男女が子を希望しているにもかかわらず妊娠が成立しない場合であって，医学的措置を必要とする場合）のために子を持つことができない人に限って，精子もしくは卵子又は胚の提供などによる生殖医療を受けることができるとしている。

（3）預託された精子もしくは卵子又は胚が廃棄されず死後懐胎を認めるとすれば，不妊症の治療のために限定的に認められている生殖医療技術が，許容されている範囲を超えて利用されることになる。

すなわち，夫婦のうち夫が死亡すれば，残された妻は不妊症であるかどうかにかかわらず，その亡夫の子を懐胎することはできない。一方，妻が死亡すれば，残された夫はその妻との子を得ることはできない。これは，人の誕生にかかる基本的な自然の摂理である。

預託された精子もしくは卵子又は胚が廃棄されずに死後懐胎が許容されるならば，この自然の摂理を根底から揺るがすことになる。

従って，死後懐胎は自然の摂理に反する医療の濫用とも言えるものであり，認めるべきではない。提供者又は預託者が死亡した後は，提供された精子もしくは卵子又は胚は廃棄すべきである。

3 提供者又は預託者の意思の確認の必要性

生殖医療のために精子又は卵子を提供又は預託することは，提供者又は預託者の自由意思に基づき行われる。このような意思は，時の経過に伴い，さまざまな環境の変化によって変遷しうるものである。提供又は預託時にこの意思があるからといって，懐胎時に必ずこの意思が存在するとは限らない。従って，提供者又は預託者に精子もしくは卵子又は胚を利用する意思があるかどうかは，利用の度毎にその都度確認されなければならないし，提供又は預託を撤回したい場合には，自由に撤回ができなくてならない。

ところが，提供者又は預託者が死亡した後は，この意思を確認できないし，また撤回することは不可能である。

従って，提供者又は預託者の意思を尊重すべきとの観点からも，提供者又は預託者の死亡が確認された場合には，提供された精子もしくは卵子又は胚は廃棄されるべきであり，死後懐胎は認めるべきではない。

4　生まれてくる子どもの権利と子どもの福祉

(1) 1989（昭和64）年に国連で採択され、我が国においても批准され、1994（平成6）年に発効した「児童の権利に関する条約」第7条は、「子どもはできる限りその父母を知りかつその父母によって養育される権利を有する」と定めている。これは、子どもが、その父母の下で養育される権利を有することの表明である。

我が国の民法も、特別養子制度について、養親となる者が夫婦であること、つまり養親となりうる父母がそろって存在することを条件と定めている（民法817条の3）。

ところが、預託者が死亡後に預託された精子が廃棄されずに保存され、死後懐胎に利用されることを許容するならば、懐胎時にすでに夫が死亡しているため、生まれる子にとっては、父親が存在することが絶対的に不能な状態になっている（死後懐胎以外の懐胎では、かかる状況はあり得ない）。これは、子どもが父母の下で養育される権利を懐胎時から完全に喪失させることであり、子どもの福祉に適わないものである。

(2) 我が国においても、さまざまな事情によって、現に父母に養育されていない子どもが少なくないことは確かであり、そのような境遇だから不幸である訳では決してない。両親がいなくても、両親に代わる十分な愛情をうけて幸せに育っている子どももたくさんいる。逆に、両親がいても、幸せな環境にない子どもも少なくない。

しかしながら、そのような個別の現状と、生殖医療を利用して人工的に子どもをもうけるときに、子どものためにどのような条件を設定して制度設計し、法整備するかを考えることとは、別問題である。法制度を考えるにあたり、我が国において、一般的に、より子どもにとって望ましい環境を整備すべく制度設計することは我々大人の責務である。

(3) この点について、平成18年最高裁判決の滝井繁男裁判官の補足意見が、「本来、子は両親が存在して生まれてくるものであり、不幸にして出生時に父が死亡し、あるいは不明であるという例があるにしろ、懐胎時には、父が生存しており、両親によってその子が心理的にも物質的にも安定した成育の環境が得られることが期待されている」のであるが、「既に死亡している者が提供した冷凍保存精子を用いて出生した子はそもそもこのような期待を持ち得ない」のであって、かかる子の出生を両親の合意によって可能とするというのは、「親の意思と自己決定を過大視したもの」と指摘することは、正鵠を得ている。

(4) 以上から、生まれてくる子どもの権利と子どもの福祉の観点からも、提供者又は預託者が死亡後には提供した精子を廃棄すべきであり、死後懐胎は認めるべきではない。

5　制度整備報告書の内容

制度整備報告書は、夫婦以外の第三者からの提供された精子もしくは卵子又は胚について、提供者の死亡後は、提供された精子もしくは卵子又は胚を廃棄するものとしている。

その理由について、同報告書は、

① 使用を認めると、既に死亡している者の精子もしくは卵子又は胚から子が生まれることになり、倫理上大きな問題である、

② 死亡した場合には提供の意思が撤回できないので、撤回できる生前と比較して提供者に酷である、

③ 出生した時点で遺伝上の親が存在しないこととなり、子の福祉という観点からも問題である、

としている。

同報告書は、倫理上の観点、提供者の意思の撤回の観点、子の福祉の観点から検討した結果、提供者死亡後に提供精子等を廃棄すべきとしているのであり、提供者に関しては当連合会の見解と同意見である（なお、同報告書は、預託者については検討していない）。

6　まとめ

以上から、生命倫理、提供者又は預託者の自由意思尊重、子の福祉の観点に照らし、提供者又は預託者が死亡後は、提供された精子もしくは卵子又は胚は廃棄されるべきであるし、死後懐胎は認められるべきではない。

第3　補充提言1について

1　凍結保存期間

前記のとおり、生殖医療のために精子又は卵子を提供することは、提供者又は預託者の自由意思

に委ねられているのであり，この意思は，時の経過に伴い変遷しうるものである。提供または預託時の意思をもって利用を予定していると推定して，半永久的にこれを保存し続けることは相当でない。それゆえ，提供者又は預託者に精子もしくは卵子又は胚を利用する意思があるかどうかは，定期的に確認されなければならない。

従って，精子もしくは卵子又は胚の凍結保存期間を5年と定め，5年間の凍結保存期間が経過し，かつ延長されなかったときは廃棄すべきである。ただし，凍結保存期間満了時に，提供者又は預託者の意思によって，廃棄せず，5年ごとに期間を延長することができるものとすべきである。

2 提供者又は預託者死亡後の提供精子等の廃棄

前記のとおり，生命倫理，提供者又は預託者の自由意思の尊重，子の福祉の観点から，提供者又は預託者が死亡した後は，精子もしくは卵子又は胚は廃棄されるべきである。同様の理由から，胚については，婚姻関係ないし事実上の婚姻関係を解消したときには廃棄すべきである。

なお，生命倫理上の観点から，人為的に生命を新たに誕生させる技術である生殖医療の利用はむやみに拡大されるべきではないため生殖医療は，不妊症のために子をもつことができない場合に限って認められるべきである。よって，預託者が自然生殖年令を越えたときには，精子もしくは卵子または胚は，廃棄されることが妥当である。また，2000年提言は，提供者が自然生殖年令を越えた場合には，精子もしくは卵子または胚は廃棄すべきであるとしている。従って，今後，かかる生殖年令を何歳と定めることが相当であるかなどについて，さらに専門家の見解などを踏まえて検討し，議論を進めることが相当である。

3 まとめ

(1) 以上から，生殖医療技術を利用しようとする者が自ら使用するために医療機関に預託した，又は，法律上もしくは事実上の夫婦が使用するために第三者より提供された，精子もしくは卵子又は胚の凍結保存期間は5年とし，その期間が経過したときはこれを廃棄すべきである。但し，提供者又は預託者の意思で5年ごとに期間を延長することができるとすべきである。

(2) また，凍結保存された精子もしくは卵子又は胚は，預託者もしくは提供者が死亡したときは，預託者又は提供者の意思にかかわらずこれを廃棄すべきである。胚については，婚姻関係ないし事実上の婚姻関係を解消したときもこれを廃棄すべきである。

第4 補充提言2について

1 死後懐胎を巡る外国法制

亡夫の凍結保存精子を妻が使用することができるかに関しては，それぞれの国情により取扱が異なっている。

アメリカの新統一親子法において，「原則として亡夫は父とならないが『死後に人工授精した場合にも親となる同意』がある場合には親となる」と規定されており，同意を条件にして亡夫の精子利用を容認している。

イギリスにおいても，死者の精子もしくは卵子又は胚については生前に有効な同意があった場合には死後も使用することができるとされている。1997年には，亡夫の生前の同意がなかったために「人間の受精及び胚研究認可庁」（HFEA）が国内における亡夫の凍結保存精子の使用を許可しなかったところ，控訴審裁判所が国外で医療サービスを受ける権利が妻にあることを認めたために，妻が国外で施術を受けるという事件が発生している。

これに対し，フランスにおいては，生殖医療技術を利用する者の条件として，「生きて生殖年令にあり，法律上の夫婦又は少なくとも2年以上共同生活をしている事実上の夫婦である」とされているために，夫の凍結保存精子を夫の死後に利用することはできない。

ドイツにおいては，「情を知って男性の死亡後にその精子でもって卵子を人工的に受精させた者」を罰則をもって禁止し，死後の精子利用の抑制を図っている。なお，受精をした女性については処罰されないこととしている。

2 我が国の実情

我が国においては，夫が死亡した後に，妻が亡夫の凍結保存精子を用いて懐胎出産し出生届をしたところ，夫死亡後300日を超えて出産したものとして，嫡出子としての届出が受理されなかった

3 最高裁判決

(1) 夫が骨髄移植をする前に精子を凍結保存して死亡した後，妻が凍結保存精子を用いて子を出産し，検察官に対して死後認知を求めた事件について，請求を棄却した一審判決を取り消した高松高裁判決は，「人工授精の方法による懐胎の場合において，認知請求が認められるためには，認知を認めることを不相当とする特段の事情が存在しない限り，子と事実上の父との間に自然血縁的な親子関係が存在することに加えて，事実上の父の当該懐胎についての同意が存することという要件を充足することが必要であり，かつ，それで充分であると解するのが相当」とした上で，父の同意があったとして，請求を認容した。

(2) しかし，平成18年最高裁判決は，民法の実親子に関する法制は，死後懐胎子と死亡した父との間の親子関係を想定していないことは明らかであるとし，また，死後懐胎子と死亡した父との関係は，親権・扶養・相続・代襲相続など，法律上の親子関係における基本的な法律関係が生ずる余地がないものであるとした。その上で，死後懐胎子と死亡した父との間の「法律上の親子関係の形成に関する問題は，本来的には，死亡した者の保存精子を用いる人工生殖に関する生命倫理，生まれてくる子の福祉，親子関係や親族関係を形成されることになる関係者の意識，更にはこれらに関する社会一般の考え方等多角的な観点からの検討を行った上，親子関係を認めるか否か，認めるとした場合の要件や効果を定める立法によって解決されるべき問題であるといわなければならず，そのような立法がない以上，死後懐胎子と死亡した父との法律上の親子関係の形成は認められない」として認知請求を退けた。

最高裁に係属していた他の2件も，同様に請求は棄却された。

(3) 法制審議会生殖補助医療関連親子法制部会において，第三者より精子もしくは卵子又は胚の提供を受けて出生した子の親子関係については議論されており，その際，死後懐胎子については認知請求することはできないとの意見も出された。しかし，同部会においては夫婦以外の第三者からの提供のみを議論の対象としていたために，夫の凍結保存精子を夫の死後に利用して懐胎出産した場合の子の親子関係については議論の対象から外された。

(4) 現時点においては死後懐胎についての規制法がない以上，平成18年最高裁判決が民法の解釈として前記結論を導き出したことは妥当ではあろう。同判決の今井功裁判官の補足意見が，子の認知請求を認めることによる子の利益はそれほど大きいものではないのに対し，「これを認めることは，未だ十分な社会的合意のないまま実施された死後懐胎による出生という既成事実を法的に追認することになるという大きな問題を生じさせることになって相当ではない」としている。そして，平成18年最高裁判決は「死亡した者の保存精子を用いる人工生殖に関する生命倫理，生まれてくる子の福祉，親子関係や親族関係を形成されることになる関係者の意識，更にはこれらに関する社会一般の考え方等多角的な観点からの検討を行った上，親子関係を認めるか否か，認めるとした場合の要件や効果を定める立法によって解決されるべき問題である」として解決を立法に委ねているのである。

4 夫死亡後の凍結保存精子利用は禁止すべきである

(1) 不妊症治療のために精子の凍結保存が認められるべきものであること

第2及び第3に述べたとおり，自己の精子の凍結保存が認められるのは，その夫婦が不妊症の場合に生殖医療として認められるに過ぎない。ところが，その夫が死亡した段階で残された妻が子を持てない理由は「不妊症」ではなく，夫が死亡したことにある。夫が死亡したときには，すでに不妊症の夫婦は存在しないのである。よって，亡夫の凍結保存精子を利用して懐胎することは許されない。

(2) 生まれてくる子どもの権利と子どもの福祉

死後懐胎の問題は，死後懐胎によって生まれてくる子の権利や福祉をないがしろにして考えることは許されない。前記のとおり，子の福祉の観点からも，死後懐胎は認められない。

(3) 亡夫の意思確認ができないこと

また，亡夫の意思確認という点でも問題がある。夫婦が子をもうけるに当たっては，懐胎時に子

をもうけるという意思と，その後出生した子を育てるという意思が必要であると考えられる。よって，体外受精したが母体に戻されなかった胚を凍結した後に，その胚を融解利用しようとする場合には，融解利用する時点で夫婦は婚姻を継続しており，子をもうけ，育てるとの意思が双方に必要である。離婚していたり，片方が死亡したりした場合には，片方だけの意思で子をもうけることは避けなければならない。子をもうけ，育てようとする意思は変化があり得る意思であり，胚を母体に戻すまでは，双方に撤回の意思が認められるべきである。

それと同様に，前記のとおり，凍結保存精子を利用する場合には，その精子の預託者の意思を確認する必要がある。使用の意思はいつでも撤回可能であるから，使用の度毎に確認されなければならない。夫が死亡することによって，同意の意思を撤回する機会が失われた場合には，その意思確認の手段がないのであるから，凍結保存精子の利用はなされてはならない。

(4) 法整備の必要性

従って，凍結保存されている精子もしくは卵子又は胚は，提供者又は預託者が死亡した場合には廃棄されるべきであり，死後の利用は禁止する必要がある。現状では法律による規制がないため，事実上死後の利用が実施されている。子が出生し混乱を招く状況は，生まれた子にとっても妻（母親）にとっても望ましくないため，法律を早急に制定すべきである。

第5 代理懐胎（代理母・借り腹）禁止についての提言理由の補充

1 代理懐胎についての諸外国の状況

諸外国の状況については，それぞれの国情により多様である。

アメリカにおいては，1976（昭和51）年に代理母による初めての子が誕生したと言われるが，1980（昭和55）年のケンタッキー州での出産事例が合法的な代理母による出産の最初だとされる。代理懐胎（代理母及び借り腹）を認めるか否かについては，連邦として決定しているのではなく，州によって結論が分かれている。代理懐胎契約を許容している州では，妊娠中の指示・遵守事項が契約によって定められ，出産報酬は3万ドルから4万ドルと言われる。日本人夫婦が渡米して代理懐胎を行う時に必要となる費用は1000万円を超え，8000万円を越えたケースもあると言われている。

イギリスでは，「人間の受精及び胚研究に関する法律」（HFE法）によって，営利を目的としない限り許容されることとなり，あっせん関与も違法ではないとされた。保健省が支払・費用などのガイドラインを作成しており，概ね1万ポンド弱とされている。なお，イギリス医師会は，1990（平成2）年8月に，従前反倫理的であるとした代理懐胎につき，子の福祉が守られるのであれば最後の手段として認められると見解を変更した。

フランスでは，代理懐胎をあっせんする団体が複数あるが，非合法とされている。代理懐胎契約は，生みの親に子の遺棄をそそのかし，生まれた子を売買することになると考えられるため，無効とされる。また子を引き取った親がこれを実子として身分簿に登録させるのは，5年以上10年以下の懲役に当たる犯罪とされている。

ドイツでは「胚保護法」によって，生殖医療技術を代理懐胎に用いることは禁止され，仲介者や協力した医師は処罰の対象とされる。ただし，制度を利用した両親には処罰は及ばないことから，海外での代理懐胎により生まれた子を養子にすることは事実上可能である。

2 代理懐胎についての日本の状況

1992（平成4）年，日本人夫婦がアメリカ人の代理母によってアメリカで出産し，戸籍上は実子として届け出て帰国したこと，1993（平成5）年には，アメリカで日本人留学生の提供した卵子と夫の精子との体外受精による受精卵を自分の子宮に移植して妊娠したことが，アメリカの代理母斡旋会社の日本事務所によって公表された。

国内においては，2001（平成13）年，夫婦の受精卵（胚）を妻の妹の体内に移植して代理懐胎が行われ，2003（平成15）年には義姉の体内に移植して代理懐胎が行われたこと，2006（平成18）年には，妻の実母の体内に移植して代理懐胎が行われたことがそれぞれ公表された。このような場合，我が国では出生届には出産した女性が母と記載されて届けられるから，遺伝上の母との間では養子

縁組届出がなされたと報道されている。

3 代理懐胎（代理母）契約の効力を否定した大阪高裁決定

（1） 日本人夫婦が，アメリカで，アジア系アメリカ人女性の卵子と夫の精子を体外受精させ，更に別のアメリカ人女性に着床させて2002（平成14）年10月に出生した双子の出生届を，2004（平成16）年1月に市役所に提出したところ，妻は分娩していないとして出生届の受理を拒否されるという事件が発生した。

（2） 日本人夫婦は，卵子提供者との間では卵子の贈与を受ける旨の契約を締結し，代理懐胎母との間では，夫婦に帰属する受精卵によって代理懐胎母が懐胎分娩する旨の契約を締結した。懐胎した後，日本人夫婦は代理懐胎母とその夫を被告として受精卵より生まれてくる子との父子関係及び母子関係の確認を求める訴訟を州裁判所に提起したところ，州裁判所は，父については法的かつ遺伝学的な父親であり，母については法的な母親であるとする旨の判決を言い渡し，出生に責任のある医師・病院・公的登録機関に対し，その作成する出生証明書に夫婦が父母である旨を記載するように命じた。双子が生まれた後，夫婦は養育を開始して帰国し，夫婦から生まれたことを証明する旨の記載のある出生病院医師作成の出生証明書等を添付した上で，父母を夫婦とする出生届を提出したところ，妻が子を分娩していないとして出生届を受理しない旨の処分が行われた。そのため夫婦は，戸籍法118条に基づき，処分を取り消して出生届けを受理するよう求める申立を神戸家庭裁判所明石支部に対して行ったが，同家裁明石支部は，2004（平成16）年8月12日，申立を却下した。

（3） 夫婦が申し立てた即時抗告につき，大阪高裁決定（2005〔平成17〕年5月20日）は，母子関係について，「我が国においては，母子関係の有無を決する基準について，これを明定する法律の規定はないが，従前から，母子関係の有無は分娩の事実により決するのが相当であると解されてきた。母子関係の発生を分娩という外形的事実にかからせることは，母子間の法律関係を客観的な基準により明確に決することが出来るという利点があり，また，経験上，女性は子を懐胎し，胎内での子の成長を実感しつつ分娩に至る過程において，出生してくる子に対する母性を育むことが指摘されていることから，子の福祉の観点からみても，分娩した女性を母とすることには合理性があると考えられるばかりか，昨今の医療技術の進展に伴って採用が検討されている卵子提供型の生殖補助医療により出生した子についても，自然懐胎による子と同様に取り扱うことが可能になることなどから見て，分娩の事実により母子関係の有無を決するという従前の基準は，生殖補助医療の発展を考慮に入れてもなお維持されるのが相当」と判示し，分娩した女性を母とする基準を相当であるとした。

同決定はその上で，代理懐胎については「人を専ら生殖の手段として扱い，第三者に懐胎・分娩による多大な危険を負わせるもので，人道上問題があるばかりか，代理懐胎を依頼した夫婦と代理懐胎を行った女性との間で生まれた子をめぐる深刻な争いが生じる危険性を胚胎しているとして否定的に評価する見解が有力である。『制度整備報告書』は，このような理由により代理懐胎を禁止するとの結論を出している。この立場によると，代理懐胎契約は公序良俗に反するものとしてその効力は否定されるものと解され，当裁判所も見解を同じくする」として，代理懐胎を容認しないことを明言した。

最高裁判所も，特別抗告を棄却した（平成17年最高裁決定）。

4 代理出産（借り腹）の出生届を受理すべきだとした東京高裁決定

（1） 子宮を摘出した女性が，夫婦の受精卵をアメリカにおいてアメリカ女性に移植して双子をもうけた。アメリカの州裁判所は，夫婦は法的かつ遺伝学的な父母であるとする旨の判決を言い渡し，医師・病院・公的登録機関に対し，その作成する出生証明書に夫婦が父母である旨を記載するように命じた。夫婦は品川区に出生届を提出したところ，妻が出産したものではないとして出生届が受理されなかったため，夫婦は不受理処分を取り消して出生届けを受理するよう求める申立を東京家裁に対して行ったが，家裁は申立を却下した。

（2） 夫婦が申し立てた即時抗告につき，東京高裁決定（2006〔平成18〕年9月29日）は，出生届けを受理すべきことを品川区長に命じた。

東京高裁判決は「我が国の民法は，生殖補助医療技術が存在しなかった時代に制定されたが，現在はこうした技術で人為的な操作による妊娠や出産が可能となっている」と指摘し，「法制定時に想定されていなかったからといって，人為的な操作による出生が，我が国の法秩序に受け入れられない理由とはならない」と判断した。母子関係については，「夫婦と子には血縁関係があり，親子と認めるアメリカ・ネバダ州裁判所の命令が確定している。日本で夫婦の子と認められないと，子は法律的な受け入れる国がない状態が続く。子の福祉を優先し，州の確定裁判を承認しても公序良俗に反しない」と判断し，出生届の受理を命じたものである。

(3) 品川区は法務省と協議の上，許可抗告の申立を行ったため，事件は現在最高裁判所に係属している。

5 専門委員会報告書と制度整備報告書が「禁止」していること

専門委員会報告書は，基本的考え方として，①生まれてくる子の福祉を優先する，②人を専ら生殖の手段として使ってはならない，③安全性に十分配慮する，④優生思想を排除する，⑤商業主義を排除する，⑥人間の尊厳を守る，との6点を掲げる。

その上で，代理懐胎（代理母・借り腹）は「第三者の人体そのものを妊娠・出産のための道具として利用するものであり，基本的考えに真っ向から反する」「生命の危険さえも及ぼす可能性がある妊娠・出産を代理する第三者に，子が胎内に存在する約10ヶ月もの間，24時間受容させ続けるものであり，基本的考え方に照らしても到底容認出来るものではない」「精子・卵子・胚を提供する人とは異なり，自己の胎内において約10ヶ月もの間，子を育むことになるから，その子との間で，通常の母親が持つのと同様の母性を育むことが充分に考えられるところであり，アメリカで実例があるように，依頼した夫婦と代理懐胎を行った人との間で生まれた子を巡る深刻な争いが起こることが予想され，基本的考え方に照らしても望ましいものとはいえない」として禁止すべきであるとの結論に達している。

制度整備報告書も，「代理懐胎を禁止すること は幸福追求権を侵害するという理由等からの反対意見がある」ことに言及しつつも，専門委員会報告書と同様の理由で禁止している。

6 日本産科婦人科学会の会告も「禁止」していること

日本産科婦人科学会も2003（平成15）年4月，全会員に対し，「代理懐胎の実施は認められない。対価の授受の有無を問わず，本会会員が代理懐胎を望むもののために生殖補助医療を実施したり，その実施に関与してはならない。また代理懐胎のあっせんをしてはならない」旨を会告として周知させている。

同会告は，代理懐胎を禁止する理由を，次の4点と説明する。

第一に，生まれてくる子の福祉を最優先すべきであること

第二に，代理懐胎は，身体的危険性・精神的負担を伴うこと

第三に，家族関係を複雑化すること

第四に，代理懐胎契約は，倫理的に社会全体が許容しているとは認められないこと

7 代理懐胎は，法律で禁止すべきであること

代理懐胎を認めない場合には，自分たちの子が欲しいという切実な夫婦の願いを無視し，不妊で悩む夫婦の幸福追求権・自己決定権を侵害する，との意見が存在する。しかし，人の生命の誕生に関わる生殖医療技術をどういう形で利用するかは，個別の夫婦の問題だけではなく，生まれてくる子ども，代理懐胎母となる女性を含め，社会全体の問題として捉えられなければならない。その意味で，夫婦の幸福追求権や自己決定権は，決して無制約ではない。

代理懐胎は，以下に述べるように，生まれてくる子どもの福祉や「人間の尊厳」自体を侵害する危険性が高いなど，根本的な問題があり，更に個々の代理懐胎契約は，深刻な人権侵害の可能性を有するものである。よって，代理懐胎は禁止すべきである。

学会のガイドラインがあっても法律による規制がないまま一部の医療機関において事実上実施され，倫理的・法律的にも混乱を招いている現状にあることから，早急に法律による規制を設けることが必須である。

③「生殖医療技術の利用に対する法的規制に関する提言」についての補充提言

(1) 根本的な問題

代理懐胎については根本的で原理的な疑問や問題点が存し，積極的に推進していくという考えが世界の趨勢であるとは言えない。

問題の第一は，生まれてくる子の福祉の問題である。女性は，10ヶ月の妊娠・出産という過程のなかで，子に対する愛情を育んでいく。ところが，代理懐胎の場合には，代理懐胎母は，お腹の赤ちゃんはいずれ他人に引き渡すべき存在なのだから過剰な愛情や思い入れを持ってはいけないと考えながら妊娠を継続し，出産し，かつ，出産直後に依頼した夫婦に子どもを引き渡すことになる。そのこと自体，妊娠・出産によって育まれる母と子の関係を無視するものであって，子の福祉に反する。また，代理懐胎によって，必ずしも望んだとおりに健康な子が得られるとは限らない。子の出生時には，依頼した夫婦がすでに子を望まない環境になっていることもある。一方，代理懐胎母が，出産した子に強い愛情を抱き，離れがたい思いから子を引き渡せなくなることもある。このように，代理懐胎によって出生した子を巡って，依頼した夫婦と代理懐胎母との間で，子の奪い合いや，逆に子の押し付け合いといった紛争が生じうることは，アメリカでの実例で明らかである。このような事態は，子どもの人権を侵害し，子どもの福祉に反することになる。

第二には，人間の尊厳を害するおそれである。医学が進歩した現代にあっても，妊娠・出産は，女性に大きな肉体的・精神的負担を伴う行為である。代理懐胎は，この大きな肉体的・精神的負担だけを第三者である女性に負担させることになる。代理懐胎母には，10ヶ月間懐胎し「お腹を痛めて」出産した後に子を引き渡すことによって，喪失感が発生することが報告されている。これは，本来の妊娠・出産の意味を大きく変容させることでもある。よって，このような代理懐胎は，有償・無償を問わず，女性が妊娠・出産行為だけを請け負い，あたかも「生殖の道具」となることであり，人間の尊厳を害することになりかねない。

第三は，依頼する層と代理母を引き受ける層が生じることによる経済的差別の持つ危険性である。

第四は，商業主義を排し「ボランティア」として代理懐胎母を求めた場合に発生する，家族関係が変質する危険性である。商業主義を排した場合，我が国においては実際上そのほとんどが近親者となる可能性が高い。そうなれば，懐胎出産の事実は代理懐胎母の夫や子らにおいて知られないはずがなく，近隣の者にもその事実が認識される可能性が高く，匿名性は失われる。その結果，親族間では誰もが知る「暗黙の了解事項」となり，家族関係が変質すると考えられる。生まれた子どもにとっても，混乱をもたらしかねない。

第五には，女性の自己決定の担保の問題である。我が国には，現在もなお，自分の遺伝子を引き継ぐ子を持つべきという風潮が残存し，それが，不妊に苦しむ女性のなかに，かならずしも本意でない不妊治療の受診や継続を促している場合があるという現状が指摘されている。そういうなかで，仮に近親者への代理懐胎が認められるとなると，近親者へ依頼することも，近親者からの依頼を引き受けることについても，不妊の女性もその近親者の女性も，いずれも近親者故により拒否しがたく，真にその自由意思が担保されるのか大いに疑問が残る。

(2) 代理懐胎契約のもつ問題点

代理懐胎を認めた場合には，依頼する夫婦と代理懐胎母との間で，代理懐胎契約が締結されることになるが，この代理懐胎契約には，有償・無償にかかわらず，次のような様々な問題があり，深刻な人権侵害を引き起こす可能性がある。

まず，「児童の権利に関する条約」は，第35条で，児童はあらゆる目的のための又はあらゆる形態の売買または取引の対象とされてはならないと定めるが，代理懐胎契約に基づく子どもの引き渡しは，この条約に抵触する可能性がある。

さらに，代理懐胎契約上，誰が依頼者となり得るのか，誰が代理懐胎母となり得るのか，代理懐胎母に対する「健全な子」を生むための行動制限はあるのか，懐胎中や出産時に子や妊婦に疾病や障害が生じた場合，あるいは死亡した場合にはどうするのか，子の引き取りに関する条項は有効なのか，10ヶ月の間妊娠していることに対する補償や対価をどのように決めるか等数多くの問題が指摘されている。

有償の代理懐胎契約では，女性の商品化，子どもの売買に通じかねない。経済的に弱い立場の女

性が搾取されかねない。営利的あっせん機関が介在すれば，なおさらその危険性が高くなる。

無償の代理懐胎契約では，上記のとおり，我が国では近親者がその対象となろうから，その契約が真に自由意思によるものかどうかに疑念を持たざるをえない。

(3) 外国法制度と日本法制度の差異からもたらされる不都合

我が国で代理懐胎を禁止したとしても，代理懐胎契約を有効と認める外国へ行って代理懐胎を行うケースが発生する可能性は否定できない。たとえば，前述した事例（131頁参照）では，アメリカの州裁判所の裁判によって日本人妻が法的に母であることが確定しているために，分娩したアメリカ人女性を母とすることはアメリカ州法上出来ない。一方，我が国では分娩した女性を母とする法制度を維持するとすれば，両国間の法規制の違いによって，法律上，「分娩した母」が存在しないという不都合が発生する。しかしながら，このような不都合があるからと言って，生まれた子の母を代理懐胎を依頼した女性とすることは，代理懐胎を容認することになるから，認めるべきではない。

現実に生まれた子については，日本人男性が出生前に認知した子として日本国籍を取得させ，日本人妻との間では養子縁組を行って，法的な母子関係を形成すべきであろう。そして，法制度の違いを子どもに十分に説明するなどすれば，かかる取り扱いによって，上記不都合は，子の福祉を害さない程度にまで解消できると考える。

以上

[参考資料]
【1】 生殖医療技術の現状
1 非配偶者間人工授精（AID）

不妊の男女が妊娠を望む場合，まず性交指導や各種ホルモン療法，人工授精等の一般的不妊治療が行われる。それでも妊娠しない難治性不妊症のうち，夫側に不妊原因のある無精子症等の場合に対し，これまではAIDが行われてきた。AIDは，生殖医療技術の歴史の中では一番古く，1793年にイギリスで最初に行われ，我が国では1949年に慶応大学医学部附属病院で第1号の子が誕生した。しかし，AIDは夫または妻に対する「医学的治療」ではなく，夫は生まれた子の遺伝上の父ではないので，家族のあり方や社会，文化等，様々な分野に深刻な問題を投げかけてきた。

2 体外受精

体外受精は，妻側に不妊原因のある卵管通過障害等の場合の不妊治療として登場した。妻の卵巣から卵子を10個程度採取し，培養液内で夫の精子と結合させて受精させ，受精卵（胚）を母体内に移植させる方法が体外受精・胚移植法（IVF-ET）である。イギリスで世界初の体外受精児ルイーズちゃんが誕生したのが1978年であるが，それまで自然の摂理に委ねられていた「受精」を技術の力で人間が行ったためにイギリスのみならず世界に大きな衝撃を与えた。反倫理的であるとの批判も起ったが，1980年にはオーストラリアで，1981年にはアメリカ，フランス，ドイツで，1983年には我が国でも体外受精児が誕生した。

体外受精・胚移植法は次第に適応範囲を広げ，受精能力が極端に低い重症精子減少症，精子無力症などの場合に，器具を用いて精子を直接卵細胞質内に注入させる顕微受精が発達し，現在我が国では，これが中心となっている。

3 精子・卵子・胚（受精卵）の凍結保存

精子もしくは卵子又は胚（受精卵）の凍結保存技術は急速に進み，人工授精や体外受精の臨床応用を支えるようになった。1回の体外受精で10個程度の受精卵（胚）ができることも多くなったが，多胎妊娠を避けるために，日本産科婦人科学会の会告で体内への移植は原則として3個以内に制限されているために，使用されなかった胚を凍結保存して，必要に応じて融解し，胚移植する技術も臨床応用されている。卵子の凍結保存も技術的には可能であり，臨床応用されつつある。

4 体外受精の実施状況と成績

日本産科婦人科学会2005年度報告によれば，体外受精により生まれた子は18,168人であり，2004年の出生者数のうち1.6％を占めている。

ところで，出産に至るまでは，採卵・受精・移植・妊娠の複雑な過程を通るので，採卵を行い，体外受精をこころみたからといっていつでも子が生まれるわけではない。2004年では治療周期総

数に対して，出生児数は，15.6％である。多胎も多いので，子を生むことができた夫婦の割合は15％未満である。少子化対策の一環として体外受精に対する経済的支援も一部で行われつつあるが，体外受精をしたからといって子を持つことができる割合は決して高くはない。体外受精は，それを試みる女性に身体的・精神的な多くのリスクを与えると同時に，家族に対しても精神的経済的にも大きな負担を与え，どこまで・いつまで・不妊治療を行うべきか，という課題を突きつけている。

5 代理懐胎の現状と問題点
(1) 代理母
妻が卵巣や子宮がなくて子を生めないとき，他の女性に夫の精子を人工授精して子を生んで貰い，その子を夫婦の子として引き取ることがあるが，このケースでは子の遺伝上の母は出産した女性（代理母）であり，アメリカ生殖医療学会により，伝統的代理母（トラディショナル・サロガシー）と定義されている。子の奪い合いで訴訟にまで発展したベビーM事件が著名である。

(2) 借り腹
体外受精が可能になると，卵子はあるが子宮等がない妻の卵子を取り出して夫の精子と融合させた受精卵（胚）を，別の女性に移植して懐胎出産させることも可能となった。このケースは妊娠上の代理母（ジェステイショナル・サロガシー）と定義され，狭い意味での「代理懐胎」とも言われている。アメリカのカルバート事件においては，州最高裁は卵子を提供した依頼者を法律上の母とした。

(3) 国内の状況
我が国においては2001年に，夫婦の受精卵（胚）を妻の妹の体内に移植して代理懐胎が行われ，2003年には義姉の体内に移植して代理懐胎が行われたことが公表された。このような場合，我が国では出生届は出産した女性を記載した出生証明書と共に届け出られ，戸籍上は出産した女性が母となるから，生まれた子と遺伝上の母との間では養子縁組届出がなされたと報道されている。

(4) 日本人の海外における代理懐胎
ところで，既に数十組の日本人夫婦が海外で上記いずれかの方法による代理懐胎によって子をもうけていると言われてきたが，妻が出産したものではないとして出生届が受理されなかった事件が起きている。

代理懐胎は，出産する女性にとって，懐胎出産に伴う身体的精神的負担を引き受けた上で子を生み，出産した子を契約によって手放すものであって，女性の人間としての尊厳を傷つける恐れはあり，人権侵害の可能性は否定できない。また，生まれた子にとっても，懐胎出産にのみ関与した女性がいるとの事実が大きな精神的負担をもたらすであろうことは否定し得ず，法的倫理的問題は非常に大きい。

6 提供者死亡後の精子・卵子・胚（受精卵）の利用
夫婦間で人工授精を行うために凍結された精子や，体外受精によって得られたのに利用されずに凍結された胚（受精卵）に関する保存や廃棄状況は不明である。しかし，夫死亡後に凍結精子を利用して子が生まれて死後認知を求め，最高裁が認知請求を退けた事件が存在する。

【2】 各国における法規制の現状
1 アメリカ
(1) 沿革と特徴
アメリカの生殖医療技術は，ビジネス面が強調されている反面，厳しい規制を求める風潮も存在する。連邦法による規制はなされず，州法による規制がなされるのが一般であるが，生命の誕生に人為的に手を加えるという側面を有するため，地域の文化や意識を反映し，州により生殖医療技術に対する姿勢は一様ではなく，異なる法的規制がなされている。そこで，ヨーロッパの国々と異なり，政府や公的機関が生殖医療技術の実施施設の管理を行う仕組みはとられていない。ただし，アメリカ生殖医療学会や生殖補助技術学会が，詳細なガイドラインを設けることにより自主規制を行い，一定の秩序を与えている。ガイドラインの遵守は，個々の実施機関に任されることになるが，ガイドライン遵守を掲げて実施機関の信用性を高め，それを利用者獲得に繋げる一種の市場原理が働く余地は存する。ただし，違反に対する制裁がないため，ガイドライン違反も存在するとされる。

一方，生殖医療技術によって生まれた子の親子

関係の確定が法的に争われた場合には，各州の裁判所がそれぞれの家族法の解釈に従って解決をしてきた。その後，各州で解決が分かれることを避けるため，州議会で採択されれば州法となるモデル法案（アメリカの諸州で統一的に制定されることを期待して，さまざまな機関が提案する法律の案）が提案された。「統一親子法」（ほぼ全州採択）及び「技術援助により懐胎した子の法的地位に関する統一法」である。その後両法は，2000年に一本化され，「新統一親子関係法」が作成された。同法は，定義等の一般規定，親子関係の確定の仕方，連邦法によって強化された父子関係の承認手続，養子縁組手続・親の権利終了手続に関する通知を未婚の父が得るための父子関係の登録制，親子関係を確定するための遺伝子検査，親子関係決定手続，生殖補助技術によって生まれた子の親子関係，懐胎母契約等の規定をおいている。その採択は各州に委ねられるが，採択の範囲として，懐胎母契約の編を含めるかは州の判断による。

(2) 規制内容

全州の法律をまとめることはできないが，概ね次のような規制が存在する。

ア 利用者

利用者は，法律上及び事実上の夫婦に限られず，独身者や同性愛者でも認められる。

イ 精子・卵子・胚の提供

精子もしくは卵子又は胚の提供は認められる。

ウ 代理懐胎

代理懐胎契約については，制定法で有効とするのは10州，無効とするのは9州とされ，大半の州が態度を明確にしていない。有効とする州は，アーカンソー，フロリダ，イリノイ，ネヴァダ，ニューハンプシャー，テキサス，ユタ，ヴァージニア，ワシントン，ウェスト・ヴァージニアであり（うち，新統一親子関係法の代理母契約の編を採択しているのは2州），このうち報酬や対価付きの代理懐胎契約の締結を禁止する州が4州，親となる意思を有する者を親とする明文を置く州が7州である。一方，無効とする州は，アリゾナ，コロンビア特別区，インディアナ，ケンタッキー，ルイジアナ，ミシガン，ネブラスカ，ニューヨーク，ノース・ダコダである。また，制定法はないものの，事実上代理懐胎が行われている州も存する。

エ 親子関係

分娩した女性が母となり，人工生殖に同意した夫が父となる。代理懐胎の場合は州により異なる。

オ 生まれる子の権利

出自を知る権利は，制定法や判例にはなく，養子の出自を知る権利を類推できる場合には，認められる可能性がある。近時，提供者の事前の同意がある場合や，身体的特徴や医学的情報などの本人を特定できない個人情報については子の知る権利を優先させるべきではないかとの立場が有力とされる。

2 イギリス

(1) 沿革と特徴

イギリスは生殖医療技術が盛んに行われている国の一つであり，「人間の受精および胚研究に関する法律」（1990年）及び「代理出産取り決め法」（1985年）がある。前者によって「人間の受精および胚研究認可庁」（HFEA）が設置され，実施機関の許可制と監査制度を設けている。出自を知る権利については，規則の制定により，2005年4月1日以降に登録された提供者の精子又は卵子の提供により生まれた子は18歳になった段階で，提供者の情報を知ることができるように変更された。政府は，懸念される提供者の減少を防ぐ目的で，提供者は，生まれてくる子に対し，どのような責任もないということを知らせるキャンペーン"Give Life, Give Hope"を実施している。

(2) 規制内容

ア 利用者

生殖医療技術の利用者は法律上の夫婦に限られず，事実上の夫婦はもちろん，独身者でも認められる。

イ 精子・卵子・胚の提供

精子もしくは卵子又は胚のいずれの提供も認められているが，無償・匿名が原則であり，商業的なものは禁止されている。兄弟姉妹等からの精子もしくは卵子又は胚提供は禁止されておらず，死者の精子又は胚については，生前に有効な同意があった場合には，死後も利用できるとされる。

ウ 代理懐胎

営利を目的とする代理懐胎のあっせんと広告は，「代理出産取り決め法」（1985年）により犯罪とされるが，当事者及び施術をした医師の行為は犯罪

③ 「生殖医療技術の利用に対する法的規制に関する提言」についての補充提言

とされない。代理懐胎契約は無効ではないが，裁判所に訴えて強行することはできない。

エ　親子関係

原則として分娩した女性が母となり，人工生殖に同意した男性が父となる。妻でない女性が分娩した場合で妻の卵子または夫の精子のいずれかないし両方が使用されており，法律の要件を満たせばその妻及び夫を両親とする決定を裁判所が下すことができる。

オ　生まれる子の権利

生まれる子を保護するために，人工生殖を求める男女については，子に安定した支えになる環境を準備する能力などがあることが求められている。現在では，18歳になった段階で子どもは出自を知る権利を持つが，自分が生殖医療技術を利用して生まれた子であるかどうか及び配偶者予定者と血縁関係があるかどうかを確認する範囲のみで情報開示がなされるという限定的なものである。2005年4月1日以降に出生した子は提供者を知る権利を持つ。

3　フランス

(1)　沿革と特徴

生命倫理法（1994年，2004年改正）により，生殖補助技術の大半が規律されている。生殖医療技術について，国家の関与がなされており，行政機関から認可を得た施設で認可された医師によって行われ，認可施設は，毎年保健担当相に報告書を提出する義務がある。提供精子又は卵子の保存，不妊になる可能性のある治療を受ける者の精子又は卵子の治療前の保存，体外受精で得られた受精卵（胚）の保存を行うのは，セコス（CECOS：人胚および精子の研究および保存センター）という公的な機関である。

(2)　規制内容

ア　利用者

生殖補助技術の利用者は，生存し同意可能で，生殖年齢にある，法律上の夫婦または少なくとも2年以上共同生活をしていることが証明でき，事前に胚移植または授精に同意しているカップルである。同性カップルや独身者は，対象とならない。

イ　精子・卵子・胚の提供

精子もしくは卵子又は胚の提供は認められるが，匿名で無償でなければならない。1人の提供者から生まれる子の数は10人に制限される。なお，対価を得て人の胚を取得する行為とその斡旋，胚の有償譲渡などについて罰則が規定されている。夫またはカップルの男性が死亡した後の精子・胚の利用は認められない。2004年の改正時に，生前に男性の書面による同意がある場合には，利用を可能とする規定が提案されたが，生まれてくる子の利益，親子関係や相続に関する複雑な問題への解決への疑問等の理由で，採択されなかった。

ウ　代理懐胎

代理懐胎契約は公序に反して無効であり，認められない。生まれた子と母親との養子縁組についても裁判所は縁組の効力を認めない。

エ　親子関係

原則として分娩した女性が母となり，同意した男性が父となる。精子もしくは卵子又は胚の提供者と生まれた子との間にはいかなる親子関係も確定することはできず，第三者からの精子もしくは卵子又は胚の提供を求める夫婦は，事前に裁判官または公証人の承諾を得なければならない。形成された親子関係を否定することできない。

オ　生まれる子の権利

出自を知る権利は，匿名が原則であるとして認められていない。

4　ドイツ

(1)　沿革と特徴

ドイツは，生殖医療技術のように人間や生命に関連する技術については謙抑的であり，養子あっせん・代理母あっせん禁止法（1989年）及び胚保護法（1990年）が制定されている。生殖補助医療の実施は，主に連邦医師会の指針に沿って行われている。

(2)　規制内容

ア　利用者

利用者は，原則として法律上の夫婦である。事実上の夫婦の場合には個別に医師会内部の常置委員会で審査することとなっているもののほとんど認められていないとされる。同性カップルには認められない。

イ　精子・卵子・胚の提供

胚保護法により，提供卵子による体外受精及び提供を目的とする胚の作成が禁止されている。提供精子による体外受精については，医師会のガイ

ドラインによって実施されている。胚保護法は，夫死亡後の精子又は胚使用も禁止している。夫死亡後の精子や胚または余剰胚の提供については胚保護法に規定がないため，他の夫婦への提供の可能性は残されている。

　ウ　代理懐胎

　胚保護法および養子・代理母あっせん規制法により，代理懐胎は認められない。代理母のあっせん者が処罰されるが，代理母及び依頼夫婦は処罰対象ではない。

　エ　親子関係

　親子関係法改正により，分娩した女性が母となる。AIDについては特別な規定はないが，民法の一般原則に従って母の夫が父と推定され，同意した父または子の母による父性否認は認められない。

　オ　生まれる子の権利

　出自を知る権利は，1989年の連邦憲法裁判所判決により（ただし，嫡出否認ないし嫡出でない子の父に関する事案），一般的人格権として保護される。

5　スウェーデン

(1)　沿革と特徴

　スウェーデンでは，1984年に人工授精法，1988年に体外受精法（2002年改正）が制定され，早い時期に法整備がなされた国として知られている。

(2)　規制内容

　ア　利用者

　利用者は，法律上の夫婦と婚姻類似の形のカップル（sambo）である。

　イ　精子・卵子・胚の提供

　精子または卵子の提供は認められるが，胚の提供は認められない。受精卵の作成までに提供者が死亡していることが分かった場合その者の精子または卵子の使用は認められない。

　ウ　代理懐胎

　胚の提供が認められてない以上，借り腹は認められない。代理母についても，非配偶者間の体外受精は，利用者について医学的・心理的・社会的審査がなされ，精子の提供者の選択は医師に任されていることや人工授精法に違反した場合の罰則の存在があることから，実施されることは考えにくい。

　エ　親子関係

　親子法典により，子を出産した女性が法律上の母となる。出生した子の法律上の父は，人工生殖の実施に書面で同意した夫またはsamboの男性である。嫡出否認の訴えは認められておらず，samboの男性が認知を拒否した場合には，母または子の請求により，裁判所が認知を命じることができる。

　オ　生まれる子の権利

　スウェーデンの人工授精法・体外受精法は，人工授精人工授精，非配偶者間対外受精によって生まれてきた子は，相当の年齢に達したとき，病院に保存されている精子・卵子提供者の資料を入手することができる。医師は，提供者の情報を特別カルテに記載し，70年間保存する義務がある。また，社会福祉委員会は，本人が体外受精によって懐胎したと信ずべき相当の事由があり，本人の請求があった場合，体外受精実施病院の特別カルテに記載されている個人情報の収集に協力しなければならないとされている。2003年3月現在で，実際に出自を知る権利を行使した例はない。

　出自を知る権利を制定法で認めている国は，ほかに，イギリス，オーストリア，オースラトリアのヴィクトリア州・西オーストラリア州・南オーストラリア州，オランダ，スイス，スペイン，香港である。このうち，イギリス，スペイン，香港は，知ることのできる情報の範囲を，ドナー個人を特定できない情報に限定している。

6　韓　国

(1)　沿革と特徴

　大韓産婦人科学会の「生殖補助技術倫理指針」（1999年）という自主規制によって生殖医療技術が行われていたが，1997年末から生命倫理の立法化の動きがあり，政府内の意見調整や一般への意見公募を経て，2003年，「生命倫理および安全に関する法律」が制定され，2005年施行された。ただし，同法律は，審議・管理監督機関，人胚等の作成及び研究，遺伝子検査と遺伝情報の保護，遺伝子治療，行政庁による監督，罰則などを規定するが，生殖補助技術に特化した法律ではなく，不妊治療目的での生殖補助技術全般をどう規制するのかという問題，特に代理母の是非等について

は，積み残されたままである。
(2) 規制内容
ア　利用者
法律上の夫婦に限られる。
イ　精子・卵子・胚の提供
精子又は卵子の提供は認められ，無償匿名で行われる。提供胚による体外受精は行われていない。死者の精子又は卵子の利用は禁止されている。余剰胚の利用は，不妊治療，避妊技術開発，難病治療などの研究目的に限られる。
ウ　代理懐胎
大韓医師協会の「医師倫理指針」が，金銭目的での代理母を禁止しているが，」大韓産婦人科学会の「補助生殖術倫理」では，非配偶者間の人工授精の実施に準じることとし，代理懐胎の実施を間接的に許容している。女性の身体を守らなければならないとする女性団体と，容認を主張する医師団体の立場が対立している。
エ　親子関係
提供精子又は卵子により出生した子はこれを依頼した夫婦の子とされ，提供者は親権を主張することはできない。
オ　生まれる子の権利
出自を知る権利については規定がなく，認められないと考えられる。

7　台　湾

(1) 沿革と特徴
1980年代に生殖医療技術が大きく発展したが，規制する法律はなく，法的規制は，行政令の「人工協助生殖技術管理弁法」（1994年制定，1997年，1999年に改正）による。管理弁法に規定されていない事項は，現行の包括法としての医師法や医療法で対処されている。
台湾では，儒教や仏教による影響で血縁主義が重視される傾向があったが，一方で家系を維持するためには養子縁組を選択する方法もとられていた。ところが，今日の生殖医療技術の普及に伴い，不妊に悩む夫婦によっては，養子を迎えるより体外受精や代理懐胎のほうが望ましい選択肢にみえ，自分と遺伝的つながりのある子を欲する傾向が強まっているとされる。国民の間で，生殖医療技術が及ぼす夫婦及び生まれてくる子の権利という人権概念への認識が不足しているとも言われる。

(2) 規制内容
ア　利用者
利用者は法律上の夫婦に限定される。
イ　精子・卵子・胚の提供
提供精子又は卵子による体外受精は認められているが，提供胚の利用は禁止されている。精子又は卵子の提供は匿名及び無償原則のもので認められ，提供は1回に限定される。提供精子又は卵子の保存期間は最大10年で，提供者の死後は廃棄される。提供者と提供を受ける夫婦に親族関係がある場合の提供は原則として禁止されるが，例外的に，親族関係の倫理を乱すような懸念がないように確認することを条件に認められている。代理懐胎は禁止されている。
ウ　親子関係及び生まれる子の権利
提供者と提供を受ける夫婦との間の権利・義務や子どもの法的地位に関する規定はない。

8　中華人民共和国

(1) 沿革と特徴
法的規制は，「人類補助生殖技術管理弁法」（2001年），「人類補助生殖技術規範」及び「人類精子バンク管理弁法」の管理規則並びに，「人類補助生殖技術的倫理原則と人類精子バンク倫理原則」（2003年）による。なお，これらの生殖補助技術をめぐる規制の決定過程が不透明であるとの指摘が存する。国家により進められてきた「一人っ子政策」や出生前診断や婚前健康診断の推奨などの人口・生殖政策の実施が，今後生殖補助技術の普及とどのように調和していくのかは不明の状況である。その中で，代理出産については，血縁に基づく家庭及び家族関係の明確かつ安定的な状態を維持することは重要であり，深刻な倫理上の混乱を及ぼすことが指摘されている。また，捜査機関の摘発が今案なため，多くの代理母仲介業者が存在することや，代理母志願者の目的は，代理出産で高収入を得ることが目的であるとの報告もある。

(2) 規制内容
ア　利用者
法律上の夫婦に限定され，独身女性への実施は禁止される。
イ　精子・卵子・胚の提供
精子もしくは卵子又は胚の提供はすべて認めら

れる。精子提供回数は5回（提供を受けられる者は最大5名）に限定される。提供は匿名無償が原則であるが，提供者へ休業日分の日当，交通費や医療費の支給はできるとされる。余剰胚は，胚の所有者の意思に基づき処分するとされる。

　ウ　代理懐胎

「人類補助生殖技術管理弁法」により禁止されている。

　エ　親子関係

依頼した夫婦の子とされる。

　オ　生まれる子の権利

出自を知る権利については規定がなく認められるか否かは不明である。

　カ　香港の規制

なお，香港は，イギリスによる長年の植民地支配により中国と異なる生殖医療技術の規制が存する。法的規制の「人類生殖科技条例」は，イギリスの法律と酷似しており，例えば代理懐胎は推奨されないが商業的でない場合には認められたり，16歳で限定的ではあるが出自を知る権利が認められる。しかし，このように広い範囲で生殖医療技術を認めるのは，家系の維持のためであり，儒教的要素が反映していることも否定できないとされる。香港の生殖医療技術に関する規制が，中国の規制にとって変わられるのか否かは今後の変化を見守る必要がある。

【3】　用語集

【非配偶者間人工授精（AID）】　夫以外の男性（ドナー）の精液を注入器を用いて直接に妻の子宮腔に注入し，妊娠を図る方法

【代理懐胎（代理母・借り腹）】

① 「代理母」とは，妻が卵巣と子宮を摘出したこと等により妊娠できない場合に，夫の精子を妻以外の女性の子宮に注入し，その女性に妊娠出産して貰い，その子を依頼者夫婦の子とすることをいう。子の遺伝上の母は出産した女性である。サロゲート・マザーとも呼ばれているが，アメリカ生殖医療学会（America Society of Reproductive Medicine,「ASRM」という。）により，伝統的代理母（トラディショナル・サロガシー）と定義されている。

② 「借り腹」とは，卵巣はあるが子宮を摘出したりして妻が妊娠できない場合に，夫の精子と妻の卵子を体外受精してできた受精卵（胚）を妻以外の女性の子宮に入れてその女性に妊娠出産して貰い，その子を依頼者夫婦の子とすることをいう。子の遺伝上の母は依頼者である。ホスト・マザーとも呼ばれるが，妊娠上の母（ジェステイショナル・サロガシー）と定義されている。この方法のみを代理懐胎ということもある。

【ベビーM事件】　1985年，アメリカ・ニュージャージー州で，女性が依頼者男性の精子を利用して人工授精により妊娠出産して子が生まれた場合は養子契約に署名して引き渡し，報酬として1万ドルうけとるとの契約が締結された。1986年3月，女性は出産したが子の引き渡しを拒否したために，依頼者側が代理母契約に基づいて子の引き渡しを求めて提訴した。ニュージャージー州地裁は代理母契約を有効として子の引き渡しを命じたが，2審の州最高裁は，1998年2月，金銭授受を伴う代理母契約は無効とし，父は依頼者，母は出産した女性としたが，子の養育については「子の最善の利益」に従って父に養育権を与え，出産した女性には訪問権のみを与える判決を下した。

【カルバート事件】　1991年，アメリカ・カリフォルニア州で，依頼者夫婦の受精卵（胚）を代理懐胎した代理母が法律上の母であることを主張して争った事件において，州最高裁は，依頼者夫婦の意思がなければ子は存在せず，代理母も受精卵の移植前に母になる意思を示していたら妊娠出産する機会は与えられなかったはずである，として自ら養育する意思で代理母を依頼した遺伝上の母が法律上の母であると判示した。

【体外受精・胚移植（IVF-ET）】　人為的に卵巣を過剰刺激して採取した平均10個の卵子を培養器の中で精子と受精させると，平均8個が受精し，うち5個程度が良好受精卵となる。着床率を高めるために2〜3個を子宮腔や卵管に戻し，妊娠を期待する方法をいう。

【顕微受精とICSI】　卵をとりまく膜等に穴を開けて精子を卵の内部に入れて受精させること。

③ 「生殖医療技術の利用に対する法的規制に関する提言」についての補充提言

精子を卵細胞質の中に直接入れることをICSIという。

【受精卵・胚】　精子と融合して１つの細胞となった卵子を受精卵という。受精卵は受精後３日で桑実胚となり，４〜５日で胚盤胞となり，７日後に子宮に着床する。「胚」は広い意味では受精して卵割を始めた受精卵をさすが，狭い意味では，受精後14日を経過し原始線条が現れた以降をいう。

【人間の受精及び胚研究認可庁（HFEA）】　イギリスで，1984年のウォーノック委員会と国民の広い意見を聴取して1990年に制定された「人間の受精及び胚研究に関する法律」（HFE法）により設置された機関。広範で実効的な実施規定を持ち，①不妊治療サービスの提供，②精子・卵子及び胚の保管，③研究活動に対する認可を与える。

【統一親子法】　統一親子法（Uniform Parentage Act (1973), UPA）は，AIDによって生まれた子は，通常の夫婦間で生まれた子と同様に取扱われることを定めた連邦モデル法案であり，ほとんどの州で制定されている。「技術援助により懐胎した子の法的地位に関する統一法（Uniform Status of Children of Assisted Conception Act, USCACA）」は，代理母と依頼者との間の子の引渡しをめぐる紛争に対応した連邦モデル法案であり，州毎に対応は異なる。2001年には親子関係に関する統一法が一本化され，新統一親子関係法が作成された。

【主な参考文献】

厚生科学審議会先端医療技術評価部会・生殖補助医療技術に関する専門委員会「精子・卵子・胚の提供等による生殖補助医療のあり方についての報告書」
　　　　　　　　　　（2000年12月，⇨Ⅰ章①1）

厚生科学審議会生殖補助医療部会「精子・卵子・胚の提供等による生殖補助医療制度の整備に関する報告書」　　（2003年４月，⇨Ⅰ章①2）

法制審議会生殖補助医療関連親子法制部会「精子・卵子・胚の提供等による生殖補助医療により出生した子の親子関係に関する民法の特例に関する要綱中間試案」　　　　（2003年７月，⇨Ⅰ章②1）

日本産科婦人科学会「平成17年度倫理委員会・登録・調査小委員会報告」日産婦誌58巻９号
　　　　　　　　　　　　　　　　　　（2006年９月）

日本産科婦人科学会・会告「体外受精胚移植に関する見解」　　　　　　　　　（1983年10月）

「非配偶者間人工授精と精子提供に関する見解」
　　　　　　　　　　　　　　　　　　（1997年５月）

「代理懐胎に関する見解」
　　　　　　　　　　（2003年４月，⇨Ⅲ章②4）

クリスティアーネ・ヴェンデホルスト「ドイツにおける生殖補助医療——法的状況と実務」ジュリスト1312号72頁　　　　　　　　　　　（2006年）

総合研究開発機構・川井健共編『生命倫理法案』
　　　　　　　　　　　　（商事法務，2005年）

樋口範雄・土屋裕子編『生命倫理と法』
　　　　　　　　　　　　　（弘文堂，2005年）

橳島次郎＝小門穂『フランスにおける先端医療技術管理体制の再整備』
　　　　　（科学技術文明研究所 Studies，2005年）

張瓊方「台湾における生殖技術への対応(1)〜医療とジェンダーポリティクス；「人工生殖法」立法をめぐって」　（科学技術文明研究所 Etudes，2003年）

洪賢秀「韓国における生殖技術への対応(1)〜「生命倫理」の立法化過程(1)」
　　　　　（科学技術文明研究所 Etudes，2003年）

洪賢秀「韓国における発生・生殖技術への対応(2)〜「生命倫理および安全に関する法律」の成立とその後　（科学技術文明研究所 Etudes，2005年）

剱陽子・岩本治也・棚村政行他「諸外国における生殖補助医療に係る制度の研究」　　（2003年）

菱木沼八朗「改正されたスウェーデンの体外受精法」　　　　（専修法学論集第85号，2002年）

第Ⅲ章

医学会の指針等

解　題

町　野　　朔

　本章の資料は，生殖補助医療に関係する医学会の指針（ガイドライン）などである。

1　法律と倫理指針

　日本には生殖補助医療に関する法律はない。「優生保護法」は人工妊娠中絶と優生手術を規定していたが，1996年の改正によって，人工妊娠中絶の許容要件から優生学的事由が削除され，優生手術に代えて母体保護のために行われる不妊手術が規定された。法律の名称も「母体保護法」となった。日本における生殖補助医療の在り方は，このような母体保護法，さらには家族制度の枠組みを定めている民法を背景にしながら考えていかなければならないが，手掛りとなるものはあまり多くはない。

　他方，臨床現場で日々問題に直面している医療関係者の戸惑い，悩みは大きなものがある。彼らは法律，判例が出る前に自分たちで決定しなければならないのであり，そのために医学会の諸指針が作られることになる。これは法令ではないが，医療プロフェッションの合意であり，それらを検討することは法的にも必要なことである。

2　日本医師会

　日本医師会は1947年に設立された任意加入の「民間学術団体」であるが，脳死・臓器移植，あるいは終末期医療に関する生命倫理懇談会の報告書など，多くの重要な提言を行ってきている。医療関係者の倫理の向上もその関心事であり，「医師の倫理」（1951年），「医の倫理綱領」（2000年），「医師の職業倫理指針」（2004年）を作成している。①は「医師の職業倫理指針［改訂版］」（2008年）の「生殖医療」の部分を収録する。

　これは，時期的には日本学術会議の報告書（本書第Ⅴ章）の直後に出されたものであり，また，それまでの医学関係のガイドラインの動向を踏まえたものである。

3　医　学　会

　(1)　日本産科婦人科学会は，臨床・研究において「倫理的に注意すべき事項」への注意喚起を行ってきた。その「会告」は，生殖補助医療に関係する医療関係者，医学研究者のマニュアルとして，現場においては重要な意味を持っているばかりでなく，本書に収録された各報告書もその存在を踏まえたものとなっている。②はこれらを収録する。

　死亡胎児・新生児の臓器の研究使用に関する1は直接には生殖補助医療に関係するものではないが，中絶胎児の幹細胞使用の倫理的意味が問題とされている現在，参照されるべきものである。母体保護法の建前との関係で困難な問題を提供するのは出生前診断であり，14はその適用の範囲に関する。受精胚に関して行われる着床前診断は，スクリーニングの手段として人工妊娠中絶を用いることはない。むしろそのために，ここでは子を持つ権利，差別，遺伝子診断などの倫理的問題が前面に出ることになる。

　日本産科婦人科学会は1998年10月，「ヒトの体外受精・胚移植の臨床応用の範囲」についての見解（2-a），「着床前診断」に関する見解（2-b）という2つの会告を出した。これには，会員への次の

第Ⅲ章　医学会の指針等

ようなメッセージが付けられていた。

> 学会会員　殿
> 　理事会内に設置された診療・研究に関する倫理委員会は，ヒトの体外受精・胚移植の臨床応用の範囲ならびに着床前診断について，各界の意見を十分に聴取するとともに慎重な検討を重ねた結果，その適応，実施範囲，施行に際して考慮されるべき倫理的諸問題に対する見解を理事会に答申しました。理事会（第2回理事会，平成10年6月27日）はこれを承認しましたので，会告として会員にお知らせします。なお，本見解は，日本不妊学会，日本泌尿器科学会，日本アンドロロジー学会，日本周産期学会，日本人類遺伝学会，日本マス・スクリーニング学会よりその主旨，内容に関する了承を得ております。
> 　平成10年10月
>
> 　　　　　　　　　　　　　　　　　　　　　　　社団法人　日本産科婦人科学会
> 　　　　　　　　　　　　　　　　　　　　　　　　　　　　会長　佐藤和雄

　その後，2007年12月，日本産科婦人科学会は着床前診断が許容される条件を厳格に限定するとともに，その実施に当たっては，実施機関内倫理委員会の承認，さらに学会倫理委員会の審査，学会の許可を必要とした。このような独自の倫理審査システムの詳細は，「『着床前診断』に関する見解に対する解説の一部変更について」（2－c）によって示されている。2006年2月には，「染色体転座に起因する習慣流産に対して着床前診断の審査基準を明確」にするために，「着床前診断に関する見解」について（2－d）が出されている。

　しかし，以上のような着床前診断に関する学会の自律的体制は，会告の有効性を争うという形で，学会員から訴訟を提起されることとなる。これについては第Ⅳ章①参照。

　3がES指針（ヒトES細胞の樹立及び使用に関する指針）を援用しているように，「会告」は，倫理指針などの行政の見解があるときにはそれに従う。代理懐胎を禁止する4，胚・卵子の凍結保存の期間を限定する10，提供者死亡後の凍結精子の使用を禁止する12は，いずれも厚生科学審議会生殖補助医療部会の報告書（第Ⅰ章①2）の結論に従ったものである。（なお，提供者である夫の死亡後に凍結精子を用いてその妻であった者が出産したときの父子関係に関する最高裁判例については，第Ⅴ章③参照。）例外は，提供された胚による生殖補助医療を禁止する5であり，限定的にこれを許容した同報告書とは別の立場をとっている。

　（2）日本生殖医学会も古い歴史を持つ生殖医学に関する学会であるが（かつては「日本不妊学会」と称した），生殖補助医療およびその研究に関しても独自の見解を出している。③はこれらに関するものである。

　5ではクローン人間の産生には反対するが，6では，動物性集合胚以外の特定胚研究を禁止するクローン技術規制法と特定胚指針に対して，治療クローニングを含めて将来の医療応用の可能性を主張している。古く2では，代理懐胎についてはなお議論を継続すべきであるとして，禁止まで主張はしない。②8日本産科婦人科学会の会告が，体外受精を法律的婚姻関係にある男女に限定しているのに対して，③9において「事実婚カップルに由来する生殖細胞」を用いた体外受精・胚移植を認めることにしている。

　第三者からの配偶子の提供，特に卵子の提供に関する医療ガイドライン整備に向けて作成されたもの

が12である。厚生科学審議会生殖補助医療部会の報告書（第Ⅰ章①2）を参照しながら，提供者・被提供者の条件，施設の整備などについて述べるが，出生した子の出自を知る権利の保障については，抑制的対応を主張し，報告書と対立していることが注目される。また，既に公表されていた④2日本生殖補助医療標準化機関（JISART）ガイドラインに続いて，提供者の匿名性を維持すべきだとしながらも，匿名の第三者からの卵子提供が実際には困難であることから，例外的に，姉妹，友人からの提供を是認する態度を示している。

（3）JISARTは，患者のために生殖補助医療の質を向上させることを目的として，2003年に生殖補助医療専門施設が作ったものである。JISARTが生殖補助医療実施機関の適性基準を示したものが④1である（膨大な内容のため，一部だけを収録した）。

生殖補助医療部会の報告書（第Ⅰ章①2）は夫婦が妻以外の女性から卵子の提供を受けることを認め，法制審議会生殖補助医療関連親子法制部会はこれによって出生した子と妊娠・出産した妻との間の母子関係を認める（第Ⅰ章②1・2いわゆる「分娩者＝母ルール」）。実際には，夫婦の近親者，友人以外に卵子を提供する者は殆どいないであろう。ところが報告書は，精子・胚と同様，卵子の提供も匿名でなければならないとしているから，この方法も不可能ということになる。

友人，姉妹からの卵子提供による実施計画の申請を会員施設から受けたJISARTは，厚労省，日本産科婦人科学会，日本学術会議に意見を求めたが，どこもその許否については回答しなかった。JISARTは，一定の要件のあるときにはJISART倫理委員会の決定により，匿名でない卵子提供も認められる独自のガイドライン④2を作り，申請を認めた。その間の経緯をJISARTが説明したのが④3である。

1　日本医師会「生殖医療」
『医師の職業倫理指針［改訂版］』（2008年9月，41～46頁）

1　生殖補助医療

(1) 生殖補助医療は，子をもとうとする被施術対象者夫婦の精子と卵子を用いて行うことを原則とする。

　現在，わが国における生殖補助医療（assisted reproductive technology；ART）はそれに関する法規制がなく，日本産科婦人科学会の見解に準拠し，医師の自主規制のもとに実施されている。日本産科婦人科学会の平成17年の報告によれば，体外受精により生まれた児は18,168人で平成16年の出生者数の1.6％を占めている。

　現在，生殖補助医療について最も社会的関心が高いのは「第三者からの提供配偶子（精子・卵子）を用いた生殖補助医療」の倫理的妥当性に関する議論である。わが国においては，匿名第三者からの提供精子を用いる非配偶者間人工授精（artificial insemination with donor semen；AID）は昭和24年の最初の児の誕生以来，50年以上の臨床経験の蓄積があり，すでに1万人以上の児が誕生している。しかしながら，民法上の親子関係の構築や，出自を知る権利などの子の福祉に関するさまざまな問題が今なお存在する事実を考慮すれば，第三者の配偶子を用いる生殖補助医療を担当医師が積極的に推奨するべきではない。生殖補助医療は，あくまで子をもとうとする生存している不妊夫婦が，自身の配偶子を用いて行うことが原則であることを認識するべきである。

　しかし，第三者からの提供配偶子を用いる生殖補助医療が，当該以外の医療行為では妊娠成立の可能性がないと医学的に判断され，必要な医療情報を十分に理解した夫婦に対し，カウンセリングのうえで行われることは，必ずしも非倫理的とはいえない。この場合は，子の出自を知る権利に対する対応や，配偶子提供者の個人情報保護の観点から，十分な体制が整備された医療機関においてのみ実施されるべきである。さらに，営利目的での配偶子提供の斡旋または関与は，断じて許されるべきではない。

〈解説〉
　厚生科学審議会生殖補助医療部会報告書（平成15年4月）において，第三者からの配偶子，胚提供による生殖補助医療の実施に関しては，厚生労働大臣または地方自治体の長が指定する施設のうち，あらかじめ国が定めた施設基準と人的要件に合致したものでなければならないと定められている。さらに同報告書において，精子・卵子・胚の提供等による生殖補助医療のうち，AID以外は同報告書における結論を実施するために必要な制度の整備がなされるまで実施されるべきではないとの見解が示されている。

(2) 体外受精・胚移植を実施する施設は登録制とし，実施件数，成績などの報告を行う。

　体外受精・胚移植を実施する施設は，日本産科婦人科学会に登録しなければならない。登録にあたって，その施設は施設基準，人的基準，書面によるインフォームド・コンセントの徹底，カウンセリング機会の保持，施設内倫理審査委員会（IRB）構成の適否などを慎重に調査され指導されている。

　また，登録施設は生殖補助医療の実施件数のみならず，症例ごとの臨床成績を報告しなければならない。

(3) 代理懐胎は認められていない。

　代理懐胎として考えられる様式としては，子を望む不妊夫婦の受精卵を妻以外の女性の子宮に移植する場合（いわゆるホストマザー）と，依頼者夫婦の夫の精子を妻以外の女性の子宮に人工授精する場合（いわゆるサロゲートマザー）がある。現在，海外での症例をみても前者が代理懐胎の主流となっている。

　前者・後者のいずれにおいても，特に子の福祉

の観点からさまざまな問題がある。児童の権利に関する条約（1989年国連総会採択）第35条は，児童はあらゆる目的のための，またはあらゆる形態の売買または取り引きの対象とされてはならない，と定めているが，代理懐胎契約はこれに抵触するとの意見もある。

厚生科学審議会生殖補助医療部会報告書（平成15年4月）では，代理懐胎は禁止されており，代理懐胎の施術，施術の斡旋は罰則をもって規制すべきであると記載されている。また，日本産科婦人科学会の見解，日本弁護士連合会の提言においても代理懐胎は認められていない。

営利目的で代理懐胎を斡旋することや斡旋に関与すること，あるいは代理懐胎を前提とした生殖医療の一端を担うことは非倫理的であり，慎まなければならない。

―〈解説〉―
　最近，日本人夫婦の依頼によりアメリカ人の代理母（ホストマザー）が出産した子の出生届の受理をめぐり国内で裁判が行われた結果，最高裁判所において日本人夫婦の実子と認めない判断が下された（2007年3月）。また，国内においても姉妹間，親子間などの親族間での代理懐胎（ホストマザー）の事実が報道され，社会的関心が高まっている。現在，日本学術会議でも代理懐胎に関する検討が行われている。代理懐胎がその夫婦の唯一の子をもつ方法である場合には，一定の条件下で国内での実施を認めるべきとの意見も根強く存在している。その際には，限定的に認許するための審査機構，親子関係を規定する法整備が当然ながら必要とされるが，これらの点はいまだ解決されていない。ただし，現実として国外において代理懐胎により子をもうける不妊夫婦が存在することを考えれば，子の権利・福祉という観点から，その是非とは別に，代理懐胎で生まれた子の親子関係を検討する必要がある。

―〈参考〉―
　生殖補助医療（ART）に関する詳細なガイドラインには日本産科婦人科学会の見解や日本生殖医学会のガイドラインがある。

　わが国には生殖補助医療を規制する法律はないが，海外ではイギリス，フランス，ドイツのように法律で規制している国やアメリカのように州によりルールを決めている国などさまざまである。以下に主な諸外国の現状を示す（表1）。

2　着床前診断

着床前診断は極めて高度な技術を要する医療行為で，臨床研究として行われており，症例ごとに審査されている。

着床前診断とは，体外受精によって得られた初期胚から顕微鏡下操作により，割球を採取して，目的とする遺伝子を検査し診断する方法であり，

〔表1〕

	アメリカ	イギリス	フランス	ドイツ	韓国	日本[*2]
規制法	なし（一部の州法）	ヒト受精と胚研究に関する法律，代理出産斡旋法	生命倫理法	胚保護法 代理母斡旋禁止法	なし[*1]	なし
提供精子による人工授精	容認	容認	容認	容認	容認	容認
提供精子による体外受精	容認	容認	容認	禁止	容認	規定なし
提供卵子による体外受精	容認	容認	容認	禁止	容認	規定なし
提供胚の移植	容認	容認	容認	禁止	未実施	禁止
代理出産	一部の州で容認	非営利のみ容認（一定の支払いは可）	禁止（公序良俗違反）	禁止	非営利のみ容認（最後の手段として確保）	禁止

[*1] 大韓産婦人科学会の「補助生殖術倫理指針」，精子・卵子・受精卵の管理を定める「生命倫理および安全に関する法律」に基づく。
[*2] 日本産科婦人科学会の見解による。

1 日本医師会「生殖医療」

児の重篤な遺伝性疾患の発症や習慣流産を回避する目的で利用される。

世界的には4,000件以上が実施され，わが国においても平成16年以降，現在まで6施設，31例が日本産科婦人科学会の個別審査で承認されている。その一方，本技術は生命の選別にあたるとして，強く反対する意見も社会には存在している。

着床前診断の実施には，排卵誘発・採卵・胚移植など母体に負担を強いる技術が必要とされるばかりでなく，それに伴う合併症や副作用の問題，割球採取による胚への影響，診断精度，さらには生命倫理的側面など多くの問題点が存在している。

このため，着床前診断は，実施施設の倫理審査委員会および日本産婦人科学会で症例ごとに審査され，承認を受けた臨床研究として，生殖医学に関する高度の知識と技術を有する医師および医療機関に限定され実施されるべきである。

着床前診断を希望する夫婦に対しては，本技術に関する十分な説明と同意を得るのみならず，臨床遺伝学に精通した者による遺伝カウンセリングが実施されなければならない。本技術を非医学的理由（夫婦の希望による男女産み分け）に利用してはならない。

〈参考〉

着床前診断に関する各国の制度

	アメリカ	イギリス	フランス	スウェーデン	ドイツ	オーストリア	スイス	オーストラリア（ヴィクトリア州）	日本*
規制法	連邦法なし	ヒト受精と胚研究に関する法律（1990）	生命倫理法（2004改正）	政府指針（1995，1999）	胚保護法	生殖医学法（1992）	生殖医学法（1998）	不妊治療法（1995）	なし
遺伝性疾患児の出産を回避するため	○	○（重篤な遺伝性疾患）	○（不治の重篤な遺伝性疾患）	○（早期死亡する重篤な進行性遺伝性疾患）	×	×	×	○（遺伝的疾患リストあり）	○
男女産み分け	○	○（医学的理由）	○（医学的理由）	○（医学的理由）	×	×	×	○（医学的理由）	×
HLA適合胚を得るため	○	○	○（遺伝性疾患児の出産回避に付随して）	×	×	×	×	○（付随的）	×
着床率・出生率の向上のため（異数性）	○	条件付き○ 不妊治療機構が審査	×	×	×	×	×	○	×

*日本産科婦人科学会の見解による。

（科学技術文明研究所・日医総研）

②　日本産科婦人科学会会告（日本産婦人科学会雑誌60巻8号1497〜1555頁）

1　死亡した胎児・新生児の臓器等を研究に用いることの是非や許容範囲についての見解

〔昭和62年1月〕

　流産・早産などにより死亡した胎児・新生児の臓器等を研究に用いることの是非や許容範囲を，本学会では，慎重に協議したが，問題の対社会的・道義的責任の重大さに鑑み，本会会員が，次の諸事項を守られるよう要望する。

記

(1)　妊娠期間の如何に拘らず，死亡した胎児・新生児の取り扱いは，死体解剖保存法が既に定めているところに従う。
(2)　死亡した胎児・新生児の臓器等を研究に用いることは，それ以外には研究の方法がなく，かつ期待される研究成果が，極めて大きいと思われる場合に限られるべきである。
(3)　死亡した胎児・新生児の臓器等を用いて研究を行うものは，原則として医師でなければならない。また，その研究協力者も，すべて，研究の特殊性や対社会的重要性などを，十分に認識したものでなければならない。
(4)　死亡した胎児・新生児の臓器等を研究に用いようとするものは，予めその目的を母親及び父親（親権者）によく説明の上，その許可を得ておく必要がある。また胎児・新生児及び両親等のプライバシーは，十分尊重されなければならない。

　なお，生存中の胎児・新生児に関しては，明らかにその予後を好転させると考えられる研究的処置に限り，母親及び父親（親権者）の同意が得られた場合に行うことができる。

> 「死亡した胎児・新生児の臓器等を研究に用いることの是非や許容範囲についての見解」に対する解説
>
> （日産婦誌54巻2号付録8頁）

　妊娠12週以上で死亡した胎児・新生児は，死体解剖保存法に基づき取り扱うが，妊娠12週未満で死亡した胎児の取り扱いは同法に規定されていない。しかしながら，妊娠期間の如何に拘わらず，胎児は将来人になる存在として生命倫理上の配慮が不可欠であり，尊厳を侵すことのないよう敬虔の念をもって取り扱わなければならない。

　最近，死亡した胎児・新生児の臓器に存在する組織幹細胞の再生医療への応用が注目されている。本学会は，そのような目的での研究の発展を禁止するものではない。産婦人科は主として臓器を提供する立場となるが，会員各位がその研究の意義を自ら充分に理解され，自主的に協力の可否を判断して頂きたい。また，如何なる研究目的にせよ，当該施設の設置する倫理委員会の承認を得ることが必要であることはいうまでもない。

（解説追加　平成13年12月15日）

2-a　「ヒトの体外受精・胚移植の臨床応用の範囲」についての見解

〔平成10年10月〕

　ヒトの体外受精・胚移植を不妊治療以外に臨床応用することを認める。ただし，その適用範囲については，日本産科婦人科学会に申請のあった臨床応用について個別に審議し決定する。申請の書式などの手続きについては別に定める。

> 「ヒトの体外受精・胚移植の臨床応用の範囲」についての見解に対する解説

ヒトの体外受精・胚移植（以下本法）は日本産科婦人科学会（以下本会）会告（昭和58年10月）に基づき，不妊治療に適用され実施されてきた。しかし，本法の根幹をなす生殖生理学の知識は往時より飛躍的に増加し，その結果ヒトの未受精卵，受精卵の取扱い技術は著しく進歩した。このような生殖医療技術の進歩を背景にして，従来不妊の治療法としてのみ位置付けられていた本法に，新たな臨床応用の可能性が生じており，今後もその範囲は拡大するものと思われる。

このような現状に鑑み，本会は本法の不妊治療以外への臨床応用について，国内外の基礎ならびに臨床研究成績をもとに慎重に検討した結果，本法の適用範囲を拡大する必要性が存在し，かつわが国の技術水準で十分可能であるとの結論に達した。

しかし，適用範囲の歯止めのない拡大に繋げないため，その実施は生殖医療について十分な技術的背景と経験を持った施設で，適正な適用範囲のもとに行われるべきであり，そのため実施機関と適用範囲については本会において個別に審議し決定することとする。

（4）本法は重篤な遺伝性疾患に限り適用される。適応となる疾患は日本産科婦人科学会（以下本会）において申請された疾患ごとに審査される。なお，重篤な遺伝性疾患を診断する以外の目的に本法を使用してはならない。

（5）本法の実施にあたっては，所定の様式に従って本会に申請し，認可を得なければならない。また，実施状況とその結果について毎年定期的に報告する義務を負う。なお，申請にあたっては，会員が所属する医療機関の倫理委員会にて許可されていることを前提とする。

（6）本法の実施は，強い希望がありかつ夫婦間で合意が得られた場合に限り認めるものとする。本法の実施にあたっては，実施者は実施前に当該夫婦に対して，本法の概略，予想される成績，安全性，従来の出生前診断との異同などを文書にて説明の上，患者の自己決定権を尊重し，文書にて同意（インフォームドコンセント）を得，これを保管する。また被実施者夫婦およびその出生児のプライバシーを厳重に守ることとする。

2-b 「着床前診断」に関する見解（抄）
〔平成10年10月〕

1　受精卵(胚)の着床前診断(以下本法)に対し，ヒトの体外受精・胚移植技術の適用を認め，遵守すべき条件を2に定める。

2　本法を実施する場合は，以下に示す条件を遵守する。

（1）本法は極めて高度な技術を要する医療行為であり，臨床研究として行われる。

（2）本法の実施者は，生殖医学に関する高度の知識・技術を習得した医師であり，かつ遺伝性疾患に対して深い知識と出生前診断の豊かな経験を有していることを必要とする。

（3）本法を実施する医療機関は，すでに体外受精・胚移植による分娩例を有し，かつ出生前診断に関して実績を有することを必要とする。また，遺伝子診断の技術に関する業績を有することを要

2-c 「着床前診断」に関する見解に対する解説の一部変更について
〔平成11年7月5日改定，平成18年12月16日改定〕

倫理委員会の改組によって，審議機構として審議会，小委員会ならびに連絡会が設置されました。これにともない，「着床前診断」に関する見解に対する解説，および着床前診断の実施に関する細則の一部を変更いたしました。

「着床前診断」に関する見解に対する解説

日本産科婦人科学会（以下本会）は，着床前診断の臨床応用の是非の審議に際し，本法がさまざまな医学的，社会的，倫理的な問題を包含していることに鑑み，可能な限り広い範囲の意見を聴取し，各方面と意見交換を行った。特に，障害者の立場を考慮して本件の審議を行い，臨床研究の範囲で会員が実施する際のガイドラインとして本見

第Ⅲ章 医学会の指針等

解を作成した。生殖医療の高度化に伴い，本法が無秩序に実施されれば社会に測り知れない不利益をもたらすおそれがあるため，本ガイドラインは適正な自主規制と歯止めを目的としたものである。本会は，本法を実施するに際して，その進展を注意深く監視し，本法の適正な運用に努める。

1 受精卵（胚）の着床前診断（以下本法）に対し，ヒトの体外受精・胚移植技術の適用を認め，遵守すべき条件を2に定める。

〈解説〉
　近年，ヒトの体外受精・胚移植の実施例は急増し，これに伴い生殖生理学の知識と技術は大きく進歩した．特にin vitroでの受精卵の取扱い技術の進歩と，分子生物学的診断法の発展は，個体発生に影響を与えることなく受精卵の割球の一部を生検し，これにより当該個体の有する遺伝子変異を着床以前に検出，診断することを可能にした．国外ではすでに本法の臨床応用例が数百例報告され，国内においても基礎研究成績が発表されている．

　本会は本法の成績を慎重に審議し，本法はこれを望む夫婦には意義があること，国内外の成績から本法はわが国においても臨床応用が可能であると判断した．本法の臨床応用を認めるにあたり，体外受精・胚移植が本法の実施に不可欠な技術であることから，体外受精・胚移植の適用範囲を広げ，本法に臨床応用することを認めることにした．

2 本法を実施する場合は，以下に示す条件を遵守する。

（1）本法は極めて高度な技術を要する医療行為であり，臨床研究として行われる。

〈解説〉
　着床前診断はまだ一般化されていないため，臨床研究の範囲に限定して行われるべきである．そのため，実施にあたっては本会の認可制とし，本会の監督下に行われるものとする．なお，一定の期間後に本法の有用性を再評価する．

（2）本法の実施者は，生殖医学に関する高度の知識・技術を習得した医師であり，かつ遺伝性疾患に対して深い知識と出生前診断の豊かな経験を有していることを必要とする。

〈解説〉
　本法には，体外受精・胚移植，胚生検および遺伝子診断の高度な技術が必要である．したがって本法の実施者および協力者には体外受精・胚移植の実績があること，胚の取扱いに習熟していること，そして高い倫理意識を持つことが要求される．さらに高い精度が要求される遺伝子診断にも十分な知識と技術を持つこと，遺伝性疾患に関する深い知識と出生前診断の豊かな経験を有していることが要求される．本法の実施者は本会の認定医であることが望ましい．

（3）本法を実施する医療機関は，すでに体外受精・胚移植による分娩例を有し，かつ出生前診断に関して実績を有することを必要とする。また，遺伝子診断の技術に関する業績を有することを要する。

〈解説〉
　（2）と同様に，実施機関に関しても，体外受精・胚移植，遺伝性疾患に関する出生前診断に関して，十分な実績を有していることが要求される．さらに，着床前診断に関しても，胚生検，遺伝子診断などについて動物実験を含め，十分な技術的水準の裏付けがあることを必要とする．

（4）本法は重篤な遺伝性疾患に限り適用される。適応となる疾患は日本産科婦人科学会（以下本会）において申請された疾患ごとに審査される。なお，重篤な遺伝性疾患を診断する以外の目的に本法を使用してはならない。

〈解説〉
　本法の対象になる疾患は，重篤かつ現在治療法が見出されていない疾患に限られる．なお，「重篤」ということに関しては，実施者や被実施者によって見解が異なる可能性があるので，本会において適応疾患を個々に審査する必要があり，申請により個々に決定するものとする．

　このような手続きを必要としたのは，1）前記の会告に示された範囲が多岐にわたること，したがって，2）適応疾患が拡大解釈される可能性があること，3）治療法の進歩により一度認定された疾患が今後永久に適応となるとは限らないこと，4）将来予想される受精卵の遺伝子スクリーニング，遺伝子操作を防止することを目的としているからである．

　本法では，受精卵の遺伝子診断のみならず染色

体異常や性判定などが可能である。しかしその目的はあくまで重篤な遺伝性疾患を診断することであり，疾患遺伝子の診断を基本とする。しかし，それが困難な伴性遺伝性疾患の遺伝子病型については，性判定で対応することもやむを得ない。目的外の男女生み分けなどに使用してはならない。当然のことながら遺伝子操作は行わない。

(5) 本法の実施にあたっては，所定の様式に従って本会に申請し，認可を得なければならない。また，実施状況とその結果について毎年定期的に報告する義務を負う。なお，申請にあたっては，会員が所属する医療機関の倫理委員会にて許可されていることを前提とする。

〈解説〉

本会が認可を与える場合は，審査小委員会で申請事項が条件を満たしていることを慎重に審査する。また，報告の義務を課することにより，臨床研究の進捗状況を把握し，運用状況を監視し，有用性の評価のための適切な情報の収集を行う。さらに可能な範囲でその成績あるいは情報を公開する。

本会は毎年の定期的な報告に基づいて，認可後も，実施者および実施施設が条件を満たしているか，見解が適正に遵守されているかを監視する義務を負う。もし認可条件に違反したり，見解を遵守していない場合は，認可の取り消しを含めた適切な指導を行う義務を有する。

(6) 本法の実施は，強い希望がありかつ夫婦間で合意が得られた場合に限り認めるものとする。本法の実施にあたっては，実施者は実施前に当該夫婦に対して，本法の概略，予想される成績，安全性，従来の出生前診断との異同などを文書にて説明の上，患者の自己決定権を尊重し，文書にて同意（インフォームドコンセント）を得，これを保管する。また被実施者夫婦およびその出生児のプライバシーを厳重に守ることとする。

〈解説〉

本法の対象となる夫婦は，本法に対し夫婦間で合意が得られ，さらに本法の実施を強く希望する夫婦に限られる。

本法の実施者は，本法を希望する夫婦に対して，本法の概略，予想される成績（検出率，正診率，診断限界など），安全性，従来の出生前診断（羊水検査，絨毛検査，胎児鏡，胎児臍帯血検査，超音波検査など）との異同等を詳細に説明し，当該夫婦の理解と選択のために十分な情報を提供しなければならない。特に，体外受精・胚移植の実施と同程度の安全性であるが，現在のところ診断精度に関して限界があること，また臨床研究の段階にある医療技術であることの十分な説明と同意を要する。説明は文書で行い，同意も必ず文書にて取り，これを診療録とともに保管しなければならない。なお，本法施行の際の遺伝性疾患に関するカウンセリングは，十分な遺伝医学的知識と経験を持ち，カウンセリングに習熟した者が行うこととする。また，説明書および同意書は当該医療機関で個々に作成するが，その内容については申請の際の審議の項目とする。

また本法は通常の医療以上に当事者のプライバシーに関わる部分が大きいため，医師を初めとした医療関係者が被実施者夫婦および出生児のプライバシーを厳重に守ることは当然の義務である。

着床前診断の実施に関する細則

1　申請方法

1) 着床前診断の実施を希望する施設は，下記の申請書類一式を日本産科婦人科学会理事長宛に送付する。
  (1) 申請書（様式1）
  (2) 論文および学会発表の抄録のコピー
  (3) 申請施設の倫理委員会の許可証のコピー
  (4) 申請施設での夫婦に対する説明書と同意書の書式
  (5) 実施責任者の履歴書
  (6) 実施者の履歴書（複数の場合は全員）
2) 診断する疾患ごとに申請すること，なお，用いる診断方法をすべて記載すること。

2　審査小委員会

1) 本小委員会は，原則として本会理事または倫理委員，および理事長が委嘱する着床前診断に豊富な知識を有する専門家をもって構成され，合計5名とする，委員の再任は妨げない。
2) 小委員長は小委員の互選により選出される。
3) 小委員会は会長の諮問あるいは必要に応じて小委員長が召集する。
4) 小委員会の職責遂行を補佐するため，小

3　施設の認定
1) 審査小委員会は申請内容を書類にて審議し，必要に応じて調査を行う。
2) 審査小委員長は申請審議内容を倫理委員会に報告し，理事会は認定の可否を決定する。
3) 認定は疾患および診断方法について行い，申請者に通知する（様式2）。

4　実施報告義務
1) 本件に関わる報告対象期間は毎年4月1日から翌年3月31日までとする。
2) 実施施設は，前年度の報告を毎年6月末日までに個々の実施報告書（様式3），実施報告のまとめ（様式4）を倫理委員長宛に送付する。
3) 当該年度に実施例がない場合でも，実施報告のまとめは送付する。
4) 倫理委員会は報告書を審議し，その結果を理事会に報告する。

5　会告の遵守
1) 倫理委員会は認定施設および実施者が会告を遵守しているかを検討し，違反した場合にはその旨理事会に報告する。
2) 理事会は会告に違反した施設および会員に対して本会会告の遵守に関する取り決めに従って適切な指導・処分を行う。

6　臨床研究の評価
1) 倫理委員会は本臨床研究の有用性を当面2年ごとに再評価する。

平成11年7月5日改定
平成18年12月16日改定

2-d　「着床前診断に関する見解」について

〔平成18年2月〕

着床前診断は，平成10年10月に見解を発表して以来，申請された症例ごとに実施施設における倫理委員会および本会の審査小委員会で審議し，臨床研究としての実施の可否を決定してまいりました。このたび染色体転座に起因する習慣流産に対して着床前診断の審査の対象を明確にいたしましたので，「平成10年10月見解」について考え方を追加いたします。

平成18年2月

社団法人　日本産科婦人科学会
理事長　　　武谷　雄二
倫理委員長　吉村　泰典

習慣流産に対する着床前診断に関する見解

染色体転座に起因する習慣流産（反復流産を含む）を着床前診断の審査の対象とする。

習慣流産に対する着床前診断に関する見解に対する考え方（解説）

習慣流産夫婦の7〜8％に染色体構造異常がみられ，4.5％が均衡型転座保因者である。2回以上の流産既往後に均衡型相互転座保因者と診断された夫婦のうち，夫が保因者の場合は次回妊娠で流産する率は61.1％（生児獲得率は38.9％），妻が保因者である場合の流産率は72.4％（生児獲得率は27.6％）であり，夫婦の少なくとも一方が保因者である場合の流産率は68.1％になるとする報告がある。一方，2回以上の流産既往のある非転座保因者についてはその流産率は28.3％と報告されている（Sugiura-Ogasawara et al. 2004）。

これらの結果は，習慣流産に占める染色体転座保因者の率は決して高くないものの，流産既往のある染色体転座保因者は非転座保因者に比して高い率で流産を反復することを示している。一方，染色体転座に起因する習慣流産症例に対する着床前診断実施後の生児獲得率68.0％（ESHRE PGD Consortium の長期調査）は，染色体転座に起因する習慣流産症例における自然妊娠での累積生児獲得率68.1％（Sugiura-Ogasawara et al.）と現時点ではほぼ同率である。

しかしながら，このような流産の反復による身体的・精神的苦痛の回避を強く望む心情や，着床前診断を流産を回避する手段の選択肢の一つとして利用したいと願う心情は十分に理解しうる。

近年，着床前診断技術は急速に進歩しており，

全世界で4,000周期以上が実施され，診断技術の向上に伴って，その科学的なデータが蓄積されるようになってきている．また，現在，本会の着床前診断に関する小委員会における審査制度も十分に機能している．さらに臨床遺伝専門医などによる着床前診断を希望するクライエントに対する遺伝カウンセリング体制も充実してきている．

これらの諸状況を総合的に検討した結果，染色体転座に起因する習慣流産（反復流産を含む）の着床前診断の基準を明確にする必要があると結論した．

要　件

1　審査対象
染色体転座に起因する習慣流産（反復流産を含む）を着床前診断の審査の対象とする．

2　実施医療機関の資格要件
染色体転座に起因する習慣流産に対する着床前診断は臨床研究と位置づけられ，これを実施する医療機関は，現在の重篤な遺伝性疾患を適応とする場合と同じ資格要件を備える必要がある．本法を実施するにあたって，実施者は，1）染色体転座保因者の正確な細胞遺伝学的診断ができる知識と技術を有する者，2）体外受精の診療に習熟した医師，3）体外受精における検査室での手技に習熟した者，4）間期細胞核 FISH 法（fluorescence in-situ hybridization）を実施することのできる知識と技術（プローブの選択を含む）を有する者，5）単一細胞による CGH Micro-array 技術を有する者，であることを要し，さらに情報管理者の関与が必須である．本法の実施責任者は実施分担者を組織し，精度管理の責任を負う．本法の実施責任者は生殖医学や不育症医療に関する高度の知識・技術を習得した医師であり，かつ遺伝性疾患や染色体異常に対して深い知識と出生前診断の豊かな経験を有することを必要とする．

3　遺伝カウンセリング
着床前診断の実施には，排卵誘発，採卵，胚移植，黄体機能支持など母体への負担を強いる治療・技術を駆使する必要があり，それらに伴う合併症や副作用（OHSS，麻酔の合併症，臓器・血管の損傷など）も存在する．また割球採取の胚への影響，技術的問題などに伴う正診率（診断精度），倫理に関する問題，さらに経済的負担などの問題があり，これらに関する十分な説明をクライエント夫婦に行った上で同意を得る必要がある．そのためには本法の実施責任者による説明の他に，臨床遺伝学に精通した者（臨床遺伝専門医等）による児の予後などを含めた遺伝カウンセリングが実施される必要がある．

その中で，染色体転座に起因する習慣流産症例に対する着床前診断実施後の生児獲得率（ESHRE PGD Consortium の長期調査：68.0%）は，現在のところ，染色体転座に起因する習慣流産症例における自然妊娠での累積生児獲得率（Sugiura-Ogasawara et al.：68.1%）とほぼ同率であり，染色体転座に起因する習慣流産に対する着床前診断の優位性は確立していないこと，親の均衡型染色体構造異常に由来する染色体異常以外の原因による流産が起こる可能性なども含め，本法の意義や限界についても言及しておく必要がある．

4　検査法
出生前診断において不均衡型染色体構造異常を同定する際には十分量の細胞を得るべく培養を行い，分裂中期核板を作製し，複数の細胞を解析するのが一般的であるが，4〜8細胞期の受精卵から得られる1〜2細胞（割球）のみを材料とする着床前診断では，間期細胞核を用いた FISH 法により，目的とする染色体の量的変化の有無を解析することになる．その際に使用されるプローブは，染色体転座保因者の転座の内容によって選択される．

間期細胞核を用いた FISH 法の診断精度には限界があり，プローブによっても精度が異なるため，本法を実施する際には，事前に当該転座保因者において不均衡型染色体構造異常の検出が可能かどうか，予備実験を含め十分検討しておく必要がある．

最近，単一細胞の全ゲノムを数 μ l まで増幅し CGH Micro-array 法を行うことにより，全ての染色体情報が得られるようになった（Wells D et al. Nucleic Acids Res. 1999）．この方法を用いれば転座に関連した均衡型，不均衡型の診断に留まらず，均衡型保因者で問題となる inter-chromosomal effect に由来するトリソミーの診断も可能であり，

第Ⅲ章　医学会の指針等

FISHでは検出できない精度の高い染色体情報も得ることができる。ただし，一個の細胞の全ゲノムを満遍なく増幅するには高度の技術を要するので，前もって最適の増幅法を習熟しておく必要がある。

5　申請手続き

現在の着床前診断は臨床研究の段階にあり，重篤な遺伝性疾患を適応とする場合は，現段階では症例ごとに，本学会の倫理委員会の下に設けられた審査小委員会で審査している。染色体転座に起因する習慣流産を適応とする着床前診断は，手技などに関して現在の重篤な遺伝性疾患を適応とする場合と同じであることを考慮すれば，これまでと同様の手続きや審査法を適用すべきである。ただし，これまでの実績やクライエントへの配慮から，手続きの簡略化や審査の迅速化を図る必要がある。

申請書類には，①症例の概要（妊娠歴，流産歴，分娩歴，夫婦および流産児の染色体分析結果，不育症関連の諸検査成績，その他），②施設内倫理審査委員会における審議内容および審議結果，③インフォームド・コンセントの内容（説明者，説明書類，同意書，その他），④施設および実施者の資格要件に関する書類（生殖医療に関する実績，遺伝性疾患・染色体異常・出生前診断に関する実績，その他），⑤遺伝カウンセリング体制，内容および担当者の実績（資格，経験等），を含める。

本学会は，着床前診断に関する本学会の見解や資格要件，手続きなどを定期的（3～5年ごと）に見直し，技術的進歩や社会的ニーズを適切に反映したものにする必要がある。

6　審査小委員会

本学会は，現在の着床前診断の申請例に対するものと同様の審査小委員会を設置し，症例ごとに対応する。

〈参考文献〉

1. Sugiura-Ogasawara M, Ozaki Y, Sato T, Suzumori N and Suzumori K Poor prognosis of recurrent abortions with either maternal or paternal reciprocal translations. Fertil Steril 81, 367-373, 2004.
2. ESHRE PGD Consortium Steering Committee (2001) ESHRE Preimplantation Genetic Diagnosis Consortium; data collection III. Hum Reprod 17, 233-246, 2002.
3. Wells D, Sherlock JK, Handyside AH and Delhanty JDA Detailed chromosomal and molecular genetic analysis of single cells by whole genome amplification and comparative genomic hybridization. Nucleic Acids Res 27, 1214-1218, 1999.

3　ヒト精子・卵子・受精卵を取り扱う研究に関する見解（抄）

〔平成14年1月〕

1　研究の許容範囲

精子・卵子・受精卵は生殖医学発展のための基礎的研究ならびに不妊症の診断治療の進歩に貢献する目的のための研究に限って取り扱うことができる。

なお，受精卵はヒト胚性幹細胞（ES細胞）の樹立のためにも提供できる。

2　精子・卵子・受精卵の取り扱いに関する条件

精子・卵子及び受精卵は，提供者の承諾を得たうえ，また，提供者のプライバシーを守って研究に使用することができる。

(1) 非配偶者間における受精現象に関する研究は，その目的を説明し，充分な理解を得たうえで，これを行う。

(2) 受精卵は2週間以内に限って，これを研究に用いることができる。

(3) 上記期間内の発生段階にある受精卵は凍結保存することができる。

3　研究後の処理

研究に用いた受精卵は，研究後，研究者の責任において，これを法に準じて処理する。

4　精子・卵子・受精卵の取り扱い者

ヒト精子・卵子・受精卵を取り扱う責任者は，原則として医師とし，研究協力者は，その研究の重要性を充分認識したものがこれにあたる。

5　研究の登録報告等

ヒト精子・卵子・受精卵を取り扱う研究を本学

会員が行うにあたっては，学会指定の書式に準じてこれを報告する。

ヒト精子・卵子・受精卵を取り扱う研究に関する見解と，これに対する考え方

（日産婦誌54巻2号付録2～3頁）

1 研究の許容範囲

精子・卵子・受精卵は生殖医学発展のための基礎的研究ならびに不妊症の診断治療の進歩に貢献する目的のための研究に限って取り扱うことができる。なお，受精卵はヒト胚性幹細胞（ES細胞）の樹立のためにも提供できる。しかしながら，その使用の状況いかんによっては，提供に際し学会として独自の判断をせざるを得ない場合もあり得る。

〈解説〉

生殖医学に関する研究は，一般に動物を用いて行われている。しかし動物で得られた研究成績をヒトの生命現象にあてはめることは，必ずしもできない。特に体外受精の臨床応用を行うためには，ヒトの生命現象の特殊性を認識することが必要で，そのためにも，ヒト精子・卵子・受精卵を用いての生殖医学全般についての幅広い研究が必要である。

したがって，この研究の許容範囲には，生殖医学発展のために必要な全ての研究が包含されることが原則であり，研究の発展をいささかも規制するものではないが，将来の臨床応用への可能性も充分考慮して，研究者としての良識に立脚して行うこととする。例えば，研究に用いた精子・卵子・受精卵を臨床に用いてはならない。

またヒトES細胞については，ヒトのあらゆる細胞，組織に分化しうる能力を有する可能性があることから再生医療等への応用が期待されている。しかしながら，その樹立においてはヒトの生命の萌芽であるヒト受精卵（生殖補助医療に使用する目的で作成されたヒト胚のうち，使用されないことの決定した余剰胚）を使用するという面から，生命倫理上の配慮が不可欠であり，人の尊厳を侵すことのないようヒト受精卵を提供する者の人権を保護しかつ敬虔の念をもって取り扱わなければならない。また，それらの提供者，すなわち生殖補助医療を受けている人々にとっては，受精卵は特別な意味を持ち，これに対する配慮が必要である。さらに；卵の応用は厳正なルールに基づいてなされるべきである。ヒト受精卵を使用したES細胞の樹立，使用および提供に関しては，国の定めるガイドライン（ヒトES細胞の樹立および使用に関する指針，平成13年文部科学省告示第155号）があり，少なくともこれを遵守することは当然である。しかしながら，ES細胞の研究の状況によっては，生命の創出に直接関わる本会としての独自の見解を明白にし，国のガイドラインとの整合を図る必要性も生ずる事態もあり得るであろう。

2 精子・卵子・受精卵の取り扱いに関する条件

精子・卵子及び受精卵は，提供者の承諾を得たうえ，また，提供者のプライバシーを守って研究に使用することができる。

2-1 非配偶者間における受精現象に関する研究は，その目的を説明し，充分な理解を得たうえで，これを行う。

〈解説〉

非配偶者間における受精現象に関する研究とは，主として，精子と卵子の受精過程，ならびに受精卵に関する研究などをいう。

2-2 受精卵は2週間以内に限って，これを研究に用いることができる。

〈解説〉

受精卵は受精後3日で桑実胚，4～5日で胞胚となり，7日後に子宮に着床する。さらに胎芽は着床後に胚葉形成期に入るが，受精後14日までは2胚葉期であり，16～17日以後に3胚葉形成期となって，その後の臓器分化を開始する。ヒトの生命がいつ始まるかは議論のあるところであるが，ヒトが個体として発育を開始する時期は個体形成に与かる臓器の分化の時期をもって，その始まりとすることができ，それ以前はまだ個体性が確立されず胚胚細胞が多分化性をもつ時期でもある。それゆえヒトが個体としての発育能を確立する以前の時期，すなわち受精後2週間以内を研究許容時期と定めた。同様の観点から諸外国でも受精後2週間以内を研究許容期間の限度としていることも，本見解の根拠のひとつとなっている。

2-3 上記期間内の発生段階にある受精卵は凍結保存することができる。

第Ⅲ章　医学会の指針等

〈解説〉
　生物学や医学の研究においては，細胞を生きたまま保存することが極めてしばしば必要となるが，その方法としては，凍結保存が最良のものとして一般に用いられている。このため受精卵の保存にも，本法が用いられている。しかし，受精卵の特殊性を考慮し，その保存期間は提供者の生殖年齢を超えないこととする。

3　研究後の処理
　研究に用いた受精卵は，研究後，研究者の責任において，これを法に準じて処理する。

〈解説〉
　本項における法とは，死体解剖保存法（法律第204号，昭和24年6月10日）を指し，研究のためには死体あるいは手術などにより生体より分離された肢体などを保存することが可能であるが，保存の必要がなくなった場合は，一般社会通念に反しないよう，適宜処置して差し支えない。

4　精子・卵子・受精卵の取り扱い者
　ヒト精子・卵子・受精卵を取り扱う責任者は，原則として医師とし，研究協力者は，その研究の重要性を充分認識したものがこれにあたる。

〈解説〉
　本項における医師とは，産科婦人科学・生殖生理学・発生学・その他関連領域の医学知識や技術を身につけた医師をいう。また研究協力者は，必ずしも医師である必要はないが，上記医師の指導や監督のもとに研究を行うものを指す。

5　研究の登録報告等
　ヒト精子・卵子・受精卵を取り扱う研究を学会員が行うにあたっては，学会指定の書式に準じてこれを報告する。また，ES細胞樹立のためにヒト受精卵の提供を行う場合も同様に学会にこれを報告する。

〈解説〉
　本学会が「ヒト精子・卵子・受精卵を取り扱う研究に関する見解」を公表し，ヒト受精卵等の取り扱いについての基本姿勢を示してきたことの目的は，この分野の研究を規制することではなく，研究の自由をできるだけ尊重することにある。しかし，この問題の対社会的な重大性を考慮した場合，本学会として，この分野の研究実施状況を把握することは，医学的にも，社会的にも当然であり，そのためには，学会員がこの分野の研究を開始する場合，所定の書式によって本学会に登録・報告することにした。

4　代理懐胎に関する見解
〔平成15年4月〕

1　代理懐胎について
　代理懐胎として現在わが国で考えられる態様としては，子を望む不妊夫婦の受精卵を妻以外の女性の子宮に移植する場合（いわゆるホストマザー）と依頼者夫婦の夫の精子を妻以外の女性に人工授精する場合（いわゆるサロゲイトマザー）とある。前者が後者に比べ社会的許容度が高いことを示す調査は存在するが，両者とも倫理的・法律的・社会的・医学的な多くの問題をはらむ点で共通している。

2　代理懐胎の是非について
　代理懐胎の実施は認められない。対価の授受の有無を問わず，本会会員が代理懐胎を望むもののために生殖補助医療を実施したり，その実施に関与してはならない。また代理懐胎の斡旋を行ってはならない。
　理由は以下の通りである。
(1) 生まれてくる子の福祉を最優先するべきである
(2) 代理懐胎は身体的危険性・精神的負担を伴う
(3) 家族関係を複雑にする
(4) 代理懐胎契約は倫理的に社会全体が許容していると認められない

代理懐胎に関する見解とこれに対する考え方

1　生まれてくる子の福祉を最優先するべきである

〈解説〉
　児童の権利に関する条約（1989年国連総会採択，注1）は，児童はあらゆる目的のための又はあらゆる形態の売買又は取引の対象とされてはならないと定めている（第35条）。代理懐胎におい

ては，依頼されて妊娠し子を産んだ代理母が，出産後に子を依頼者に引き渡すことになる。このこと自体，妊娠と出産により育まれる母と子の絆を無視するものであり子の福祉に反する。とくに，出産した女性が子の引渡しを拒否したり，また，子が依頼者の期待と異なっていた場合には依頼者が引き取らないなど，当事者が約束を守らないおそれも出てくる。そうなれば子の生活環境が著しく不安定になるだけでなく，子の精神発達過程において自己受容やアイデンティティーの確立が困難となり，本人に深い苦悩をもたらすであろう。

2 代理懐胎は身体的危険性・精神的負担を伴う

〈解説〉

代理懐胎は，妊娠・出産にともなう身体的・精神的負担を第三者たる女性に引き受けさせるものであって，人間の尊厳を危うくするものである。たとえ代理懐胎契約が十分な説明と同意に基づいたとしても，代理母が予期しなかった心理的葛藤，挫折感などをもたらしかねない。これらの観点からみれば代理懐胎は不妊治療の範囲を越えるものであり認め難い。

3 家族関係を複雑にする

〈解説〉

妊娠・出産した女性が子の母であることは世界的に広く認められ，わが国においても最高裁判決（昭37・4・27民集16巻7号1247頁）によってそのように認められており，さらに遠くない将来，その旨の明文規定が置かれるものと思われる。そうなると代理懐胎契約は家族関係を複雑にし，社会秩序に無用な摩擦や混乱をもたらす。

4 代理懐胎契約は倫理的に社会全体が許容していると認められない

〈解説〉

代理懐胎契約は，有償であれば母体の商品化，児童の売買又は取引を認めることに通じ，無償であっても代理母を心理的に，又は身体的に隷属状態に置くなどの理由により，公序良俗（民法90条）に反するという見解が有力である（注2）。代理懐胎契約が認められるためには，これらの理由に論拠がないことが示され，さらに，倫理的観点から社会全体の許容度が高まらなければならないが，現状ではこれらの条件は整っていない。

また，現在の状態のまま放置されれば営利を目的として代理懐胎の斡旋をする者又は機関が出現し，経済的に弱い立場にある女性を搾取の対象とし，ひいては実質的に児童の売買といえる事態が生じかねないので代理懐胎の斡旋についても禁止する。

（注1）

Article 35 第35条

States Parties shall take all appropriate national, bilateral and multilateral measures to prevent the abduction of, the sale of or traffic in children for any purpose or in any form.

締約国は，あらゆる目的のための又はあらゆる形態の児童の誘拐，売買又は取引を防止するためのすべての適当な国内，二国間及び多数国間の措置をとる。

（注2）
1．二宮周平・榊原富士子『21世紀親子法へ』20頁（有斐閣，1996）
2．金城清子『生命誕生をめぐるバイオエシックス―生命倫理と法』166頁（日本評論社，1998）
3．大村敦志『家族法』211頁（有斐閣，1999）
4．菅野耕毅「代理出産契約の効力と公序良俗」（東海林邦彦編『生殖医療における人格権をめぐる法的諸問題』（1994）115頁）

〈付帯事項〉

（1）本会倫理規範の自主的遵守の重要性

本会はこの代理懐胎が依頼主の夫婦間にとどまらず，生まれてくる子，代理母ならびにその家族のみならず社会全体にとって倫理的・法律的・医学的な種々の問題を内包している点を会員各位が認識し，法的規制の議論にかかわらず，会員各位が高い倫理観を持ち，専門家職能集団としての本会倫理規範を遵守することを強く要望する。

（2）将来の検討課題

代理懐胎の実施は認められない。ただし，代理懐胎が唯一の挙児の方法である場合には，一定の条件下（例えば第三者機関による審査，親子関係を規定する法整備など）において，代理懐胎の実施を認めるべきとする意見も一部にあり，また，将来には，社会通念の変化により許容度が高まるこ

とも考えられる。代理懐胎を容認する方向で社会的合意が得られる状況となった場合は，医学的見地から代理懐胎を絶対禁止とするには忍びないと思われるごく例外的な場合について，本会は必要に応じて再検討を行う。

再検討の場合にも，代理懐胎がわが国で永年築かれてきた親子・家族の社会通念を逸脱する可能性が高いという認識に立ち，生まれてくる子の福祉が守られるよう十分な配慮が払われなければならない。

また，その際には限定的に認許するための審査機構を含め種々の整備が必要であることはいうまでもない。

5　胚提供による生殖補助医療に関する見解

〔平成16年4月〕

わが国には現在まで生殖補助医療に関し法律やガイドラインによる規制はなく，生殖補助医療は日本産科婦人科学会（以下本会）の会告に準拠し，医師の自主規制のもとにAIDを除いて婚姻している夫婦の配偶子により行われてきた。しかし，平成12年12月の厚生科学審議会・先端医療技術評価部会・生殖補助医療技術に関する専門委員会の『精子・卵子・胚の提供による生殖補助医療のあり方についての報告書』において，「第三者からの精子・卵子または胚の提供を受けなければ妊娠できない夫婦に限って，第三者から提供される精子・卵子による体外受精および第三者から提供される胚の移植を受けることができる」と報告され，本件は現在，厚生科学審議会生殖補助医療部会で審議が続いている。この胚の提供による生殖補助医療に関する議論により，わが国の胚提供による生殖補助医療の是非の問題に対し，社会的関心が高まった。

胚提供による生殖補助医療は生まれてくる子とその家族のみならず社会全体にとって，倫理的および法的な種々の問題を内包していると考えられる。このため本会は平成13年5月，胚提供の是非について本会倫理審議会に諮問し，平成14年6月4日に答申を受けた。これをもとに本会倫理委員会は本会会員からの意見募集を経て，以下の見解をまとめた。

「胚提供による生殖補助医療に関する見解」

1　胚提供による生殖補助医療について

胚提供による生殖補助医療は認められない。本会会員は精子卵子両方の提供によって得られた胚はもちろんのこと，不妊治療の目的で得られた胚で当該夫婦が使用しない胚であっても，それを別の女性に移植したり，その移植に関与してはならない。また，これらの胚提供の斡旋を行ってはならない。

2　胚提供による生殖補助医療を認めない論拠

(1)　生まれてくる子の福祉を最優先するべきである

(2)　親子関係が不明確化する

胚提供による生殖補助医療に関する見解とこれに対する考え方

1　生まれてくる子の福祉を最優先するべきである

〈解説〉

胚提供による生殖補助医療の結果生まれてくる子には，遺伝的父母と，分娩の母および社会的父という異なる二組の親がいることになる。兄弟姉妹についても理念的には二組存在することになる。精子・卵子ともに提供され体外受精させた胚を用いるとしたら，不妊治療で用いられなかった胚を用いる場合よりも，さらに問題は複雑になる。胚提供によって生まれた子は，発達過程においてアイデンティティーの確立に困難をきたすおそれがあり，さらに思春期またはそれ以降に子が直面するかも知れない課題（子の出生に関する秘密の存在による親子関係の稀薄性と子が体験し得る疎外感，出自を知ったときに子が抱く葛藤と社会的両親への不信感，出自を知るために子の生涯を通して続く探索行動の可能性）も解明されてはいない（参考文献1，2）。

また，胚提供によって生まれた子が，障害をもって生まれ，あるいは親に死別するなど予期せぬ事態に遭遇した場合，前者では社会的親に，後者では事情を知るその親族に，その子の養育の継

続を期待することは難しくなる可能性があり，子は安定した養育環境を奪われる危険にさらされるかもしれない。生まれてくる子の福祉に関するこれら諸問題に対応する継続的カウンセリング制度などの社会的基盤がなお未整備である我が国の現状においては，子の福祉がともすれば軽視される恐れがあるといわざるを得ない。

2 親子関係が不明確化する

〈解説〉

実親子関係は遺伝的なつながりがあるところに存在する。そのようなつながり（たとえ親の一方とだけだとしても）に，子に対する自然の情愛と撫育の基盤があると感じるのが一般的な捉え方であろう。我が国の民法798条においても，「未成年者を養子とするには，家庭裁判所の許可を得なければならない。但し，自己又は配偶者の直系卑属を養子とする場合は，この限りでない。」と規定されており，実親子関係における遺伝的つながりの重要性はこの法律からも窺い知ることができる。

胚提供における法的親子関係については誰が親であるのか（遺伝的親なのか，分娩の母とその夫なのか）が必ずしも自明ではない。親となる意思をもたない配偶子提供者を親とせずに，その意思のある分娩した女性とその夫を親とするためには，以下の二つの根拠付けが想定される。

・「分娩者が母である」というルールに従って，分娩した女性を母とし，さらにAIDの場合の父の確定方法に則って施術に同意した夫を父とするという考え方である。この場合の父の確定方法は，実親子概念に対して変則を設けることになる。このような変則を父だけでなく，母とも遺伝的関係がない子の場合にまで及ぼすことは実親子概念の度を越えた拡大であり，容認することは難しい。

・「分娩者が母である」というルールによって母を確定したうえで，分娩した女性の「直系卑属」である子を夫が養子とするという考え方である。この場合は，社会的父母と，そのいずれとも遺伝的関係のない子との間に家庭裁判所の関与なしに親子関係を成立させることになる。これは現行の特別養子制度（民法817条の2〜11）との整合性からみて問題である。子と遺伝上の親およびその血族との親族関係を断絶して，胚の提供を受けた夫婦との間に法的親子関係が形成されるためには，特別養子制度に類似した制度（例えば家庭裁判所の審判を要すると

する）を新設するなど，子の福祉に反する関係の成立を排除するための機構を設ける必要があろう。また，受精後のどの時期をもってヒトとしての個体の始まり（生命の萌芽）とするかについては一概に決定することは極めて難しく，この点からも胚提供の場合には特別養子制度類似の制度を創設して対処するのか，公的第三者機関の関与を介在させるか等の検討が必要である。

ただし，いずれの考え方を立法化するとしても，親子概念に全く別の要素を取り込むことになり，1に上述した子の福祉の見地から，胚提供による生殖補助医療を許容する意義を認めることは難しい。

〈参考文献〉

1. *Turner AJ, Coyle A*. What does it mean to be a donor offspring? The identity experiences of adults conceived by donor insemination and the implications for counselling and therapy. European Society of Human Reproduction and Embryology, Human Reproduction 2000 : 15 : 2041-2051
2. *McWhinnie A*. Gamete donation and anonymity Should offspring from donated gametes continue to be denied knowledge of their origins and antecedents? European Society of Human Reproduction and Embryology, Human Reproduction 2001 : 16 : 807-817

〈付帯事項〉

（1） 本会倫理規範の自主的遵守の重要性

本会はこの胚提供による生殖補助医療が生まれてくる子とその家族のみならず社会全体にとって倫理的・法的な種々の問題を内包している点を会員各位が認識し，会員各位が高い倫理観を持ち，専門家職能集団としての本会倫理規範を遵守することを強く要望する。

（2） 将来の検討課題

胚提供による生殖補助医療は認められない。平成11年に発表された『生殖補助医療技術についての意識調査』（厚生科学研究費特別研究　主任研究者　矢内原巧）によれば，不妊患者に対する

第Ⅲ章　医学会の指針等

「第三者からの受精卵の提供を利用するか否か」との質問に対して，84.1％が「配偶者が望んでも利用しない」と回答している。このことは不妊患者も「第三者からの胚提供」の利用には抵抗感を抱いていることを示している。

　しかしながら，以下の二つの理由から提供胚をもって生殖補助医療を行うこともやむを得ないとの考え方もある。

・不妊治療に用いられなかった胚の提供による生殖補助医療は，卵の採取など提供する側に新たな身体的負担を課するものではない。そのため，胚を提供する夫婦と，これを用いて不妊治療を受ける夫婦の双方に対してそれぞれ十分な説明を行ったうえで，自由な意思による同意を得て行われるのであれば，医学的見地からはこれを認めないとする論拠に乏しい。

・卵子の提供が想定されにくい日本の現状に鑑みれば，卵子提供があれば妊娠できる夫婦に対しても，提供胚をもって生殖補助医療を行ってもよい。

　これらの状況を考慮すると，将来において社会通念の変化により胚提供による生殖補助医療の是非を再検討しなければならない時期がくるかもしれない。ただし，その場合には，以下の二つの規制機関について検討がなされなければならない。

(a) 医療としての実施を規制するための機関（登録または認可された医療機関内倫理委員会，公的第三者機関等）
(b) 血縁的遺伝的親とのつながりを法的に断絶し，分娩の母とその夫を法的親とすることの是非を判定する機関（公的第三者機関，家庭裁判所等）

　この際にも生まれてくる子の福祉が最優先されるべきであることから，上記の規制機関の整備の他，以下の条件が充足される必要がある。

・確実なインフォームドコンセントの確保
・カウンセリングの充実
・無償原則の保障
・近親婚防止の保障
・子の出自を知る権利の範囲の確定とその保障

6　生殖補助医療実施医療機関の登録と報告に関する見解

〔平成18年4月〕

　本学会は，昭和61年3月の会告"体外受精・胚移植の臨床実施"の"登録報告制"について"により，"体外受精・胚移植，およびGIFTの臨床実施に関する登録申請"を従来から会員にお願いしてまいりました。また，同様に昭和63年4月には，"ヒト胚および卵の凍結保存と移植に関する登録申請"を，平成4年1月には，"顕微授精の臨床実施に関する登録申請"を，平成9年5月には，"非配偶者間人工授精に関する登録申請"を，さらに平成14年1月には，"ヒト精子・卵子・受精卵を取り扱う研究に関する登録申請"を求めてまいりました。

　今日にいたる生殖補助医療の著しい発展と普及拡大，登録施設数の急速な増加にともない，この程，治療を求めるクライエントが，今後も安全で質の高い生殖医療を安心して受けていただけるように，これらの登録申請を集約し，新規登録審査について，別に示す規定に従いより厳正に施行するとともに，既登録機関全施設にも新様式による再登録をお願いすることになりました。なお本登録の有効期間は5年間で，登録継続にあたっては毎回，厳正な再審査が行われます。また有効期間終了6ヶ月前から，登録継続の審査を受け付けます。

　各登録施設名につきましては日本産科婦人科学会雑誌誌上および日本産科婦人科学会ホームページで公開されるとともに，関係諸機関に各施設名が提供されます。また，各登録施設は治療成績の報告を遅滞なく行う義務があり，報告が行われない場合，登録が抹消されることがあります。治療成績報告の要領は別に示します。

平成18年4月
　　　　　社団法人　日本産科婦人科学会
　　　　　理事長　　　　　武　谷　雄　二
　　　　　倫理委員会委員長　吉　村　泰　典

1 生殖補助医療の実施登録施設の具備すべき要件と設備

生殖補助医療（ART）は不妊診療の重要な選択肢のひとつであり，難治性不妊症に対する治療法として位置付けられている。

本医療の実施にあたっては，ARTを受ける患者の医学的，社会的，経済的かつ心理的側面より，施設，設備，スタッフなどについて基準を満たすことが必要である。なお，ここでいうARTとは，日本産科婦人科学会へ登録義務のある生殖補助医療である。

(1) 施設登録の申請および審査

ART実施医療施設登録を義務制とし，登録申請の承認された施設がこれを実施する。

登録申請の審査は日本産科婦人科学会倫理委員会で行う。

(2) 登録施設における報告義務

ARTの治療実績は，国や社会の関心が高く，登録施設は治療実績の報告義務があると考えられる。正当な理由なく3年以上の報告義務違反があった場合は登録を抹消することもある。

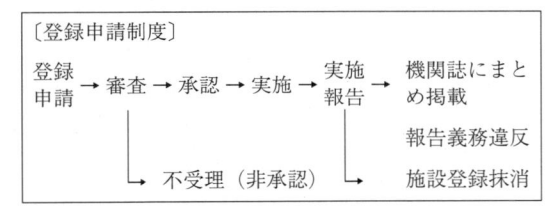

〔登録申請制度〕
登録申請 → 審査 → 承認 → 実施 → 実施報告 → 機関誌にまとめ掲載
　　　　　　　↓　　　　　　　　　　　　　報告義務違反
　　　　　　不受理（非承認）→ 施設登録抹消

(3) 登録施設の設備

登録申請を行う際には，下記の具備すべき施設基準を満たすように努力すべきである。

(a) 基準施設
・採卵室
　採卵室の設計は，基本的に手術室仕様とする。
・培養室
　培養室内では，基本的に手術着，帽子，マスク着用で手洗いを行う。
　培養室内は，エアフィルターを通した清浄空気を循環させる。
・凍結保存設備

(b) その他の望ましい施設
・移植室
・採精室
・カウンセリングルーム
・検査室

(4) 登録施設の要員

(a) 必要不可欠な基準要員
・実施責任者（1名）
・実施医師（1名以上，ただし実施責任者と同一人でも可）
・看護師（1名以上）
　不妊治療，および不妊患者の看護に関する知識，技術を十分に修得した看護師であること。

(b) その他の望ましい要員
・精巣内精子生検採取法（TESE），精巣上体内精子吸引採取法（MESA）等を実施する施設では，泌尿器科医師との連携がとれるようにしておくことが重要である。
・配偶子，受精卵，胚の操作，取り扱い，および培養室，採精室，移植室などの施設，器具の準備，保守の一切を実際に行うARTに精通した高い倫理観をもつ技術者を有することが望ましい。
・生殖医学・遺伝学の基礎的知識，ARTの基礎的知識および心理学・社会学に深い造詣を有し，臨床におけるカウンセリング経験をもち，不妊患者夫婦を側面からサポートできるカウンセラーとの連携が望ましい。

2 生殖補助医療の実施登録施設における実施責任者の要件

本会に登録の必要のあるARTを申請する施設の実施責任者は次の各項の条件を全て満たす者であることを要する。また，実施責任者に異動が生じた場合には，遅滞なく報告する。ただし，異動により下記の条件を満たす医師が欠ける場合には，その欠員が充足されるまで実施を停止する。

(1) 日本産科婦人科学会認定産婦人科専門医であること。
(2) 専門医取得後，不妊症診療に2年以上従事した者。
(3) 日本産科婦人科学会の体外受精・胚移植に関する登録施設において1年以上勤務，または1年以上研修を受け，体外受精・胚移植の技術を習得した者。

注：平成18年4月における本会告改定以前の登録施設については，(3)の文中の「日本産科婦人科学会の体外受精・胚移植に関する登録施設」を「日本産科婦人科学会の体外受精・胚移植，およびGIFTの臨床実施に関する登録施設」と読み替えるものとする。
登録申請時に，その勤務・研修を行った施設の実施責任者による勤務・研修証明書を添付する。

3 生殖補助医療に関する登録申請にあたり留意すべき事項

(1) 実施場所
(a) 採卵室・培養室・移植室を分娩室と兼ねることは好ましくない。
(b) 実施場所の設備配置に関する詳細な見取り図を提出すること。見取り図は実施場所の清潔性，安全性（施錠）の評価が可能なものとすること。

(2) 実施責任者および実施医師
(a) 実施責任者は常勤医師でなければならない。
(b) 実施医師は実施責任者のもとARTの実施を行う。
(c) ART研修歴のうち，国外でART技術を習得したものはその詳しい内容を示す証明書の原文と邦訳を提出すること（国外でのART研修歴について実施責任者要件に見合うものであるか否かは個別に審査する）。

(3) 実施協力者
(a) ARTの実施にあたっては，実施医師・実施協力者を含め複数のスタッフで行うことが望ましい。
(b) 実施協力者はART研修歴を有することが望ましい。

(4) 倫理委員会
(a) 倫理委員会を設置することが望ましい。特にヒト精子・卵子・受精卵を取り扱う研究を実施する施設，ならびに非配偶者間人工受精（AID）を実施する施設は倫理委員会を設置し，承認を得る。
(b) 倫理委員会は中立を保つため委員構成に配慮が必要であり，中立的な外部委員を複数入れることが望ましい。
(c) 倫理委員会委員長を施設責任者・実施責任者が兼ねることは望ましくない。
(d) 倫理委員会の審査記録を添付すること。但し，審査記録には審議議題と結果ならびに審査者氏名を含むこと。

7 日本産科婦人科学会会告「XY精子選別におけるパーコール使用の安全性に対する見解」の削除について

〔平成18年4月〕

日本産科婦人科学会は，重篤な伴性劣性遺伝性疾患の回避に限ってXY精子選別におけるパーコール使用を認めてきたが（会告38巻11号），その安全性が確立されていないとの理由から，平成6年8月にはXY精子の選別に対しパーコールの使用を認めないとの立場をとるに至った（会告46巻8号）。しかし，現実的には国内外の多くの施設でヒト精子の洗浄濃縮にパーコールが使用されており，また本製品の使用が原因で重篤な副作用が発生したという報告もなされていない。これらの現状を踏まえて，本会では「XY精子選別におけるパーコール使用の安全性に関する見解」を会告から削除することとする。なお，ヒト精子調整におけるパーコールの使用は「医薬品以外の製品の目的外使用」に相当し，十分なインフォームドコンセントを得たうえでの使用は医師の裁量権の範疇に属する問題であり，今回の会告削除によって本会がパーコールの目的外使用を容認するものではないことを付言する。

8 体外受精・胚移植に関する見解（抄）

〔平成18年4月〕

体外受精・胚移植（以下，本法と称する）は，不妊の治療，およびその他の生殖医療の手段として行われる医療行為であり，その実施に際しては，わが国における倫理的・法的・社会的基盤に十分配慮し，本法の有効性と安全性を評価した上で，これを施行する。

1 本法は，これ以外の治療によっては妊娠の可能性がないか極めて低いと判断されるもの，および本法を施行することが，被実施者またはその出生児に有益であると判断されるものを対象とする。
2 実施責任者は，日本産科婦人科学会認定産婦人科専門医であり，専門医取得後，不妊症診療に2年以上従事し，日本産科婦人科学会の体外受精・胚移植の臨床実施に関する登録施設(注)において1年以上勤務，または1年以上研修を受けたものでなければならない。また，実施医師，実施協力者は，本法の技術に十分習熟したものとする。
3 本法実施前に，被実施者に対して本法の内容，問題点，予想される成績について，事前に文書を用いて説明し，了解を得た上で同意を取得し，同意文書を保管する。
4 被実施者は婚姻しており，挙児を強く希望する夫婦で，心身ともに妊娠・分娩・育児に耐え得る状態にあるものとする。
5 受精卵は，生命倫理の基本に基づき，慎重に取り扱う。
6 本法の実施に際しては，遺伝子操作を行わない。
7 本学会会員が本法を行うにあたっては，所定の書式に従って本学会に登録，報告しなければならない。

(注) 今回の改定以前からの登録施設に関しては，「体外受精・胚移植，およびGIFTに関する登録施設」と読み替えるものとする。

9　顕微授精に関する見解（抄）
〔平成18年4月〕

顕微授精（以下，本法と称する）は，高度な技術を要する不妊症の治療行為であり，その実施に際しては，わが国における倫理的・法的・社会的基盤に十分配慮し，本法の有効性と安全性を評価した上で，これを実施する。本法は，体外受精・胚移植の一環として行われる医療行為であり，その実施に際しては，本学会会告「体外受精・胚移植に関する見解」を踏まえ，さらに以下の点に留意して行う。

1 本法は，男性不妊や受精障害など，本法以外の治療によっては妊娠の可能性がないか極めて低いと判断される夫婦を対象とする。
2 本法の実施にあたっては，被実施者夫婦に，本法の内容，問題点，予想される成績について，事前に文書を用いて説明し，了解を得た上で同意を取得し，同意文書を保管する。
3 本学会会員が本法を行うにあたっては，所定の書式に従って本学会に登録・報告しなければならない。

10　ヒト胚および卵子の凍結保存と移植に関する見解
〔平成18年4月〕

ヒト胚および卵子の凍結保存と移植（以下，本法と称する）は，体外受精・胚移植や顕微授精の一環として行われる医療行為である。その実施に際しては，本学会会告「体外受精・胚移植に関する見解」，および「顕微授精に関する見解」を踏まえ，さらに以下の点に留意して行う。

1 この見解における凍結保存と移植の対象は，本学会会告「体外受精・胚移植に関する見解」，および「顕微授精に関する見解」に基づいて行われた体外受精・胚移植または顕微授精等で得られた胚および卵子である。
2 本法の実施にあたっては，被実施者夫婦に，本法の内容，問題点，予想される成績，目的を達した後の残りの胚または卵子，および許容された保存期間を過ぎたものの取り扱い等について，事前に文書を用いて説明し，了解を得た上で同意を取得し，同意文書を保管する。
3 胚の凍結保存期間は，被実施者夫婦の婚姻の継続期間であってかつ卵子を採取した女性の生殖年齢を超えないこととする。卵子の凍結保存期間も卵子を採取した女性の生殖年齢

を超えないものとする。凍結融解後の胚および卵子は，卵子を採取した女性に移植するが，施術ごとに被実施者夫婦の同意を取得し，同意文書を保管する。

4　本法の実施にあたっては，胚および卵子の保存やその識別が，安全かつ確実に行われるよう十分な設備を整え，細心の注意を払わなければならない。

5　本学会会員が本法を行うにあたっては，所定の書式に従って本学会に登録，報告しなければならない。

11　非配偶者間人工授精に関する見解（抄）

〔平成18年4月〕

精子提供による非配偶者間人工授精（artificial insemination with donor semen; AID，以下本法）は，不妊の治療として行われる医療行為であり，その実施に際しては，わが国における倫理的・法的・社会的基盤に十分配慮し，これを実施する。

1　本法は，本法以外の医療行為によっては妊娠の可能性がない，あるいはこれ以外の方法で妊娠をはかった場合に母体や児に重大な危険がおよぶと判断されるものを対象とする。

2　被実施者は法的に婚姻している夫婦で，心身ともに妊娠・分娩・育児に耐え得る状態にあるものとする。

3　実施者は，被実施者である不妊夫婦双方に本法の内容，問題点，予想される成績について事前に文書を用いて説明し，了解を得た上で同意を取得し，同意文書を保管する。また本法の実施に際しては，被実施者夫婦およびその出生児のプライバシーを尊重する。

4　精子提供者は心身とも健康で，感染症がなく自己の知る限り遺伝性疾患を認めず，精液所見が正常であることを条件とする。本法の治療にあたっては，感染の危険性を考慮し，凍結保存精子を用いる。同一提供者からの出生児は10名以内とする。

5　精子提供者のプライバシー保護のため精子提供者は匿名とするが，実施医師は精子提供者の記録を保存するものとする。

6　精子提供は営利目的で行われるべきものではなく，営利目的での精子提供の斡旋もしくは関与または類似行為をしてはならない。

7　本学会員が本法を行うにあたっては，所定の書式に従って本学会に登録，報告しなければならない。

"非配偶者間人工授精に関する見解"に対する考え方（解説）

今回，平成9年5月の会告「非配偶者間人工授精と精子提供」に関する見解を見直し，改定するにあたり，この会告がより正しく理解されることを目的とし，本解説を付した。

非配偶者間人工授精は不妊の治療として行われる医療行為であるが，その影響が被実施者である不妊夫婦とその出生児および精子提供者と多岐にわたるため，専門的知識を持った医師がこれらの関係者全て，特に生まれてくる子供の権利・福祉に十分配慮し，適応を厳密に遵守して施行する必要がある。

1　本法は，本法以外の医療行為によっては妊娠の可能性がない，あるいはこれ以外の方法で妊娠をはかった場合に母体や児に重大な危険がおよぶと判断されるものを対象とする。

〈解説〉
女性側に明らかな不妊原因がないか，あるいは治療可能であることが前提条件となる。臨床的にこれ以外の方法では妊娠が不可能，あるいはこれ以外の方法で妊娠をはかった場合に母体や児に重大な危険がおよぶと判断される，と医師が臨床的に判断した場合に適応となりうる。しかしながら，原則として本法の施行は無精子症に限定されるべきである。
慎重な配慮なしに他の治療法で妊娠可能な症例に本法を行うことは，厳に慎まなければならない。さらに，本治療開始前に，夫婦にカウンセリングの機会を可能な限り提供することが推奨される。

2　被実施者は法的に婚姻している夫婦で，心

身ともに妊娠・分娩・育児に耐え得る状態にあるものとする。

> ―〈解説〉―
> 本法の対象者が法律上の夫婦であることを確認するため，戸籍謄本を提出することが望ましい。本法の実施にあたっては，同意書を各施設で責任をもって保存する。

3　実施者は，被実施者である不妊夫婦双方に本法の内容，問題点，予想される成績について事前に文書を用いて説明し，了解を得た上で同意を取得し，同意文書を保管する。また本法の実施に際しては，被実施者夫婦およびその出生児のプライバシーを尊重する。

> ―〈解説〉―
> 本法において夫婦の同意を確認することは，生まれてくる子どもの福祉を考える上で極めて重要である。そのため治療開始前に，本法により出生した子どもは夫婦の嫡出子と認めることを明記した同意書に，夫婦が同席の上で署名し，夫婦とも拇印を押すなど本人確認を行ったのちに治療を開始する。この同意書等は各施設で責任をもって一定期間保存する。また治療中夫婦の意思を再確認するため，本法を施行するごとに，夫婦の書面による同意を得ることとする。
> 本法は，当事者のプライバシーに関わる部分も通常の医療以上に大きいため，医師をはじめとした医療関係者が，被実施夫婦および出生児のプライバシーを守ることは当然の義務である。

4　精子提供者は心身とも健康で，感染症がなく自己の知る限り遺伝性疾患を認めず，精液所見が正常であることを条件とする。本法の実施にあたっては，感染性を考慮し，凍結保存精子を用いる。同一提供者からの出生児は10名以内とする。

> ―〈解説〉―
> 精子提供者は，感染症（肝炎，AIDSを含む性病等），血液型，精液検査を予め行い，感染症のないこと，精液所見が正常であることを確認する。また，時分の2親等以内の家族，および自分自身に遺伝性疾患のないことを提供者の条件とする。その上で提供者になることに同意する旨の同意書に署名，拇印し，提供者の登録を行う。
> 実施にあたっては，HIV-1／2をはじめとする感染症にwindow期間が存在し，実際に新鮮精液使用によるこの期間の感染が報告されていることを考慮し，少なくとも180日凍結保存してその後提供者の感染症検査を行って陰性であった凍結保存精液のみを使用する。
> 同一の精子提供者からの出生児数は10人を超えないこととし，実施施設では授精の記録および妊娠の有無を把握するよう努力する。
> また本法の実施者は提供者が本法について理解して提供することができるよう，十分に説明をし，提供前後にわたって必要があればプライバシーを厳密に保持しつつカウンセリングを受けられる体制を整備する。

5　精子提供者のプライバシー保護のため精子提供者は匿名とするが，実施医師は精子提供者の記録を保存するものとする。

> ―〈解説〉―
> 精子提供者のプライバシー保護のため，提供者はクライエントに対し匿名とされる。実施医師は，授精のたびごとに提供者を同定できるよう診療録に記載するが，授精ごとの精子提供者の記録は，現時点では出生児数を制限するために保存されるべきものである。但し，診療録・同意書の保存期間については長期間の子どもの福祉に関係する可能性がある本法の特殊性を考慮し，より長期の保存が望ましい。

6　精子提供は営利目的で行われるべきものではなく，営利目的での精子提供の斡旋もしくは関与または類似行為をしてはならない。

> ―〈解説〉―
> 本法は，これ以外の医療行為によっては妊娠の可能性のない男性不妊に対して適応されるべきであり，その施行にあたっては医学的立場のみならず，倫理的，かつ社会的基盤が十分に配慮されるべきである。営利目的で本法の斡旋もしくは関与またはその類似行為を行うことは許されるべきではない。本法の商業主義的濫用は，生殖技術の適正利用が保障されなくなると同時に被実施夫婦や提供者のプライバシーや出生児の権利も保障されなくなる。

7　本学会員が本法を行うにあたっては，所定の書式に従って本学会に登録，報告しなければならない。

第Ⅲ章　医学会の指針等

〈解説〉
本学会員が本法を施行する際，所定の書式に従って本学会に登録，報告することとする。

12　精子の凍結保存に関する見解
〔平成19年4月〕

ヒト精子の凍結保存（以下本法）は人工授精ならびに体外受精などの不妊治療に広く臨床応用されている。

一方，悪性腫瘍に対しては，外科的療法，化学療法，放射線療法などの治療法が進歩し，その成績が向上してきたものの，これらの医学的介入により造精機能の低下が起こりうることも明らかになりつつある。そのため，かかる治療を受ける者が将来の挙児の可能性を確保する方法として，受療者本人の意思に基づき，治療開始前に精子を凍結し保存することは，これを実施可能とする。

なお，本法の実施にあたっては以下の点に留意して行う。

1　精子の凍結保存を希望する者が成人の場合には，本人の同意に基づいて実施する。精子の凍結保存を希望する者が未成年者の場合には，本人および親権者の同意を得て，精子の凍結保存を実施することができ，成人に達した時点で，本人の凍結保存継続の意思を確認する。
2　凍結保存精子を使用する場合には，その時点で本人の生存および意思を確認する。
3　凍結精子は，本人から廃棄の意思が表明されるか，あるいは本人が死亡した場合，廃棄される。
4　凍結保存精子の売買は認めない。
5　本法の実施にあたっては，精子凍結保存の方法ならびに成績，凍結保存精子の保存期間と廃棄，凍結した精子を用いた生殖補助医療に関して予想される成績と副作用などについて，文書を用いて説明し，了解を得た上で同意を取得し，同意文書を保管する。
6　医学的介入により造精機能低下の可能性がある場合は，罹患疾患の治療と造精機能の低下との関連，罹患疾患の治癒率についても文書を用いて説明する。

平成19年4月

社団法人　日本産科婦人科学会

13　「出生前に行われる検査および診断に関する見解」の発表，および「先天異常の胎児診断，特に妊娠絨毛検査に関する見解」の扱いについて
〔平成19年4月〕

日本産科婦人科学会は，昭和63年1月，「先天異常の胎児診断，特に妊娠絨毛検査に関する見解」を発表し，妊娠前半期に胎児診断を行うに際し，本学会会員がこれら見解を遵守するように求めてまいりました。以来，わが国における胎児医療の水準は，世界的な技術の向上に歩調を合わせ，めざましい進歩を遂げてきました。特に，胎児を対象とした診断は，新たな技術の開発，対象となる疾患の多様化等，著しい変容をみせ，かかる医療技術への要求も多面的なものとなっています。それに加えて，すべての医療技術が高いレベルでの安全性，倫理性，社会性を担保することについての社会の要請はますます大きくなっております。このような現代社会の生殖・周産期医療に対する期待を踏まえて「先天異常の胎児診断，特に妊娠絨毛検査に関する見解」（昭和63年1月）をみると，この見解は必ずしも時代の要求に合っているものとはいえません。

ここに，本学会は「先天異常の胎児診断，特に妊娠絨毛検査に関する見解」（昭和63年1月）については，これを廃し，現代社会の情勢，法的基盤の整備，倫理的観点を考慮しつつ，生殖・周産期医療の現状および将来の進歩の可能性に立脚した新たな見解「出生前に行われる検査および診断に関する見解」を発表することといたしました。

学会は，本学会会員が診療を行うにあたり，この新見解を厳重に遵守されることを要望いたします。

平成19年4月

社団法人　日本産科婦人科学会

理事長　　　　　　　吉　村　泰　典
倫理委員会委員長　　星　合　　昊

出生前に行われる検査および診断に関する見解

　妊娠の管理は，母体が安全に妊娠・出産を経験できることを旨とするが，同時に胎児の異常を早期に診断し，もって児の健康の向上，あるいは児の適切な養育環境を提供する判断材料に資するものでもある．胎児の検査・診断に関しては，胎児異常の有無の検索と重篤な疾患が強く疑われる場合の検査に大別される．特に後者において遺伝学的検査を実施するにあたっては，日本産科婦人科学会ならびに遺伝医学関連学会による「遺伝学的検査に関するガイドライン[1]」を遵守し，さらに出生前検査および診断については下記の事項を遵守する．なお，妊娠前半期に行われる出生前検査および診断には，羊水，絨毛，その他の胎児試料，母体血中胎児由来細胞などを用いた細胞遺伝学的，遺伝生化学的，分子遺伝学的，細胞・病理学的方法，および超音波検査などを用いた画像診断的方法などがある．

　1　出生前検査および診断として遺伝学的検査および診断を行うにあたっては，倫理的および社会的問題を包含していることに留意しなければならず，特に以下の点に注意して実施しなければならない．
（1）胎児が罹患児である可能性および検査を行う意義，検査法の診断限界，母体・胎児に対する危険性，合併症，検査結果判明後の対応，等について検査前によく説明し，十分な遺伝カウンセリングを行うこと．
（2）胎児試料採取の実施は，十分な基礎的研修を行い，安全かつ確実な技術を習得した産婦人科医により，またはその指導のもとに行われること．
　2　絨毛採取，羊水穿刺など，侵襲的な出生前検査および診断（胎児試料，母体血中胎児由来細胞を用いた検査を含む）については，下記のような場合の妊娠について，夫婦からの希望[注]があり，検査の意義について十分な遺伝カウンセリング等による理解が得られた場合に行う．

（1）夫婦のいずれかが，染色体異常の保因者である場合
（2）染色体異常症に罹患した児を妊娠，分娩した既往を有する場合
（3）高齢妊娠の場合
（4）妊婦が新生児期もしくは小児期に発症する重篤なX連鎖遺伝病のヘテロ接合体の場合
（5）夫婦の両者が，新生児期もしくは小児期に発症する重篤な常染色体劣性遺伝病のヘテロ接合体の場合
（6）夫婦の一方もしくは両者が，新生児期もしくは小児期に発症する重篤な常染色体優性遺伝病のヘテロ接合体の場合
（7）その他，胎児が重篤な疾患に罹患する可能性のある場合
　3　重篤なX連鎖遺伝病のために検査が行われる場合を除き，胎児の性別を告げてはならない．
　4　法的措置の場合を除き，出生前親子鑑定など医療目的ではない遺伝子解析・検査のために，羊水穿刺など侵襲的医療行為を行わない．
　5　着床前検査および診断は，極めて高度な知識・技術を要するいまだ研究段階にある遺伝学的検査を用いた医療技術であり，倫理的側面からもより慎重に取り扱わなければならない．実施に際しては，日本産科婦人科学会「着床前診断に関する見解」と「着床前診断に関する見解に対する解説」[5][6][7]，および日本産科婦人科学会「習慣流産に対する着床前診断に関する見解」と「習慣流産に対する着床前診断に関する見解に対する考え方（解説）[8]」を遵守する．
　6　母体血清マーカー検査の取り扱いに関しては，厚生科学審議会先端医療技術評価部会出生前診断に関する専門委員会による「母体血清マーカー検査に関する見解」[2]，日本人類遺伝学会倫理審議委員会による「母体血清マーカー検査に関する見解[3]」および日本産科婦人科学会周産期委員会による報告「母体血清マーカー検査に関する見解について[4]」を十分に尊重して施行する．
　7　出生前診断技術の精度については，常にその向上に努めなければならない．
　遺伝学的検査の適切な実施については，厚生労働省の「医療・介護関係事業者における個人情報

の適切な取扱いのためのガイドライン[9]」の中に、「遺伝情報を診療に活用する場合の取扱い」の項目があり[1]，遺伝医学関連学会による「遺伝学的検査に関するガイドライン」とともに遵守すること。またこれらが改定された場合には，本見解もその趣旨に沿って改定を行うものとする。

---

[1] 遺伝学的検査の適切な実施について・遺伝学的検査に関するガイドライン。日本産科婦人科学会雑誌57：1768-1783，2005
[2] 「母体血清マーカー検査に関する見解」厚生科学審議会先端医療技術評価部会・出生前診断に関する専門委員会。1999（平成11）年6月23日
 http://www1.mhlw.go.jp/houdou/1107/h0721-1_18.html
[3] 「日本人類遺伝学会倫理審議委員会の母体血清マーカー検査に関する見解」1998（平成10）年1月19日。【J Hum Genet, 43(3), 1998にて誌上通知】
[4] 「母体血清マーカー検査に関する見解について」1999年5月【寺尾俊彦・周産期委員会報告。日本産科婦人科学会雑誌 51：823-826, 1999にて誌上通知】
[5] 「ヒトの体外受精・胚移植の臨床応用の範囲」についての見解。日本産科婦人科学会。1998（平成10）年10月
[6] 「着床前診断」に関する見解。日本産科婦人科学会。1998（平成10）年10月（⇒Ⅲ章[2]2-b）
[7] 「着床前診断」に関する見解に対する解説。日本産科婦人科学会。2006（平成18）年12月16日改定（⇒Ⅲ章[2]2-c）
[8] 「習慣流産に対する着床前診断に関する見解」と「習慣流産に対する着床前診断に関する見解に対する考え方（解説）」。日本産科婦人科学会。2006（平成18）年2月（⇒Ⅲ章[2]2-d）
[9] 医療・介護関係事業者における個人情報の適切な取扱いのためのガイドライン。厚生労働省。平成18年4月21日改正 http://www.mhlw.go.jp/topics/bukyoku/seisaku/kojin/dl/170805-11a.pdf
[注] 夫婦の希望が最終的に一致しない場合は，妊婦の希望が優先されるという意見がある。

14 「多胎妊娠」に関する見解改定について

〔平成20年4月12日〕

　日本産科婦人科学会（以下，本学会）は，生殖補助医療の普及にともない増加した多胎妊娠を防止する目的で，平成8年「多胎妊娠」に関する見解を発表し，会員に遵守を求めてまいりました。その後，生殖補助医療の技術はさらにめざましい進歩を遂げ，治療成績と安全性の向上をみるに至っています。一方，周産期医療の場に目を転じると，母体および新生児の管理を担う体制は，施設，医療者とも，その量において相対的にきわめて不十分な状況となっています。これには，多胎妊娠の増加にともない，管理を要する母体と出生する早産児が増加したことも，その要因として大きく関与していると考えられます。

　ここに本学会は，母体および胎児・新生児の健全なる福祉を保持する観点から，生殖補助医療にともなって発生する多胎妊娠をさらに減少せしめることが急務と考え，現在の生殖補助医療技術の水準を基に，次のとおり見解を改定いたします。

生殖補助医療における多胎妊娠防止に関する見解

　生殖補助医療の胚移植において，移植する胚は原則として単一とする。ただし，35歳以上の女性，または2回以上続けて妊娠不成立であった女性などについては，2胚移植を許容する。治療を受ける夫婦に対しては，移植しない胚を後の治療周期で利用するために凍結保存する技術のあることを，必ず提示しなければならない。

　平成20年4月12日
　　　　　社団法人　日本産科婦人科学会
　　　　　理事長　　　　　吉　村　泰　典
　　　　　倫理委員会委員長　星　合　　昊

③ 日本生殖医学会

1 日本不妊学会理事会・倫理委員会の見解および顕微授精法の臨床応用に関する見解
〔平成2年11月15日〕

「顕微授精法（microinsemination）」（以下本法と称する）は，極めて高度な技術を要する不妊症の治療行為であり，わが国における倫理・法律・社会的な基盤を考慮し，本法の有効性と安全性を十分に評価した上で慎重に実施されなくてはならない。

1　本法は，難治性の受精障害で，これ以外の医療技術によっては夫婦間における妊娠の見込みがないか極めて少ないと判断されるものを対象とする。
2　実施者は生殖医学に関する高度の知識・技術を習得した医師であり，また実施協力者は本法の技術に十分習熟したものでなければならない。
3　本法を実施する医療機関は，すでに体外受精・胚移植（IVF・ET）などによる妊娠・分娩の成功例を有するなど，一定の技術水準以上の機関であることを必要とする。
4　被実験者に対しては，現在まで本法によって出生した児の染色体異常などの報告はないが，未だ確立された技術とはいい難いので，本法の内容と予想とされる成績について十分に説明し，了解を得る。

平成2年11月15日

社団法人　日本不妊学会
理事会

2 『代理母』の問題についての理事会見解
〔平成4年11月5日，平成6年3月〕

代理母（ホストマザー・サロゲイトマザー）については本学会倫理委員会で検討し，さらに不妊患者および本会役員，評議員に対しアンケート調査を行った。

本法以外には解決できない不妊症患者に対し，現在の医学的技法をもって対処することは可能であるが，なお本法の実施に関しては，
(1) 医学的適応と社会的，倫理的妥当性との間に認識の差がある。
(2) 本法は婚姻関係以外の受精・妊娠・出産であるため，ホストマザーなどの受精・妊娠出産に際しての医学的リスクや，社会的，心理的問題点に関しての議論をつくす必要がある。
(3) 法的解決にもさまざまな意見がある。
(4) 本法の実施に際し，第三者による金銭の授受が介在する可能性がある。

したがって，この問題には社会的，倫理的，法律的要素が大きく，本委員会においてはその実施について明確な結論を得るに至らなかった。現時点においては本学会を含めて各関連学会にこの問題を提言した上，討議を依頼し，広く社会のコンセンサスを得る必要がある。

〈アンケート結果〉
サロゲイトマザーに関しては反対意見が約70％であったが，ホストマザーに関しては約45％が賛意を示した。（アンケート調査結果39巻1号に掲載）

平成4年11月5日

社団法人　日本不妊学会
理事長　　　　　　飯塚　理八
倫理委員会委員長　高木　繁夫

第Ⅲ章　医学会の指針等

以上の見解とアンケート調査結果を平成5年2月に各関連学会会長，理事長へお送り致しました。

平成6年3月

　　　　　　　社団法人　日本不妊学会
　　　　　　　理事長　　　　入谷　　明
　　　　　　　倫理委員会委員長　廣井　正彦

3　日本不妊学会倫理委員会報告
〔平成8年5月28日〕

最近，生殖医療に非医療従事者が精子提供を含め，営利目的で関与していることが報道されている。

これらの事態は，倫理的・社会的にも憂慮すべきことであり，本委員会では生殖医療関係者である本学会会員はこれに関与すべきでないという結論に達した。

平成8年5月28日

　　　　　　　社団法人　日本不妊学会倫理委員会
　　　　　　　　　　委員長　廣井　正彦

4　染色体の数異常や構造異常による男性不妊の精子の臨床応用について
〔平成12年3月27日〕

染色体の数異常や構造異常に起因する高度乏精子症あるいは無精子症の男性不妊では，通常の方法での妊娠成立は困難である。最近になって，顕微授精（ICSI）などの生殖補助医療技術（ART）を応用することによって，極めてわずかしか存在しない射出精液中あるいは精巣上体または精巣より採取した精子による受精・妊娠の報告がみられるようになった。

しかし，これらの精子を用いた不妊症への臨床応用は新たな医学的，倫理的問題を惹起する可能性がある。したがって，その臨床応用にあたっては，次のような事柄に充分に留意し，慎重であることが望ましい。

(1) 染色体の数異常や構造異常と不妊との関連について充分に説明する。

(2) このような精子によって成立した妊娠では，児に同様の染色体の数異常や構造異常の形質を伝える可能性があることを充分に説明する。

(3) 遺伝カウンセラーを交えた説明や情報提供が望ましい。

(4) 文章によるインフォームド・コンセントを夫婦から得ておく。

平成12年3月27日

　　　　　　　社団法人　日本不妊学会
　　　　　　　理事長　森　　崇英

5　Y染色体微少欠失を有する不妊患者に対する顕微授精について
〔平成12年9月26日〕

近年，Y染色体長腕上のAZF領域における微少欠失（Y-microdeletion）が，重症造精機能障害男性に高頻度に認められることが明らかになる一方，これら患者でもその精子を用いた顕微授精（ICSI）により挙児可能となってきた。

さらに，最近，この種の変異遺伝子が次世代男児に伝達されるとの報告も散見されるので，出生時の将来の妊孕性に対する影響が懸念される。

本学会は，さきに「染色体や数異常や構造異常による男性不妊の精子の臨床応用について」（平成12年3月27日）を通して，染色体異常保有男性の精子を用いる顕微授精（ICSI）を実施する上での遺伝医学的，倫理的問題点について会員の注意を喚起してきた。Y染色体上の遺伝子異常を保有する造精機能障害患者の精子を用いる顕微授精（ICSI）施行に際しても，同様の留意と配慮が必要であるとの考えから，倫理委員会の議を経て，理事会において次の結論に達したので，ここに報告致します。

(1) Y染色体上の微少欠失と造精機能障害との関連について充分に説明する。

(2) このような精子を用いた顕微授精によって成立した妊娠では，出生児が男児の場合，同様の遺伝子異常が伝達される可能性があることを充分に説明する。

(3) 遺伝カウンセラーを交えた説明や情報提供が望ましい。
(4) 夫婦から文書によるインフォームド・コンセントを得ておく。

平成12年9月26日

　　　　　　　社団法人　日本不妊学会
　　　　　　　　　理事長　森　　崇英

6 「クローン人間の産生に関する」日本不妊学会の見解

〔平成13年3月30日〕

　日本不妊学会は，昨年12月に制定された「ヒトに関するクローン技術等の規制に関する法律」の制定過程において，日本不妊学会としての考えを表明してきた。同時にクローン技術が生殖補助医療の今後の発展にどのように貢献するかについて検討し，現在も検討中である。

　最近の海外からの報道によると，クローン人間産生が計画され，日本人学者の関与が伝えられている。また，クローン人間を希望する日本人夫婦の存在も報道されている。

　このような状況から，日本不妊学会倫理委員会ならびに理事会は「クローン人間産生」に関して検討した結果，次のような結論に達したので，日本不妊学会の見解として発表する。

> 日本不妊学会は，「ヒトに関するクローン技術等の規則に関する法律」に基づいて，人間の尊厳に関わるクローン人間の産生に関与しないことを宣言する。

〈理　由〉
(1) ヒト生命の誕生は男女両性の有性生殖によるものであり，受精過程を経ることなく既存の個体と同一の遺伝子構成を有する個体を産出することは，自然の摂理に反するといえる。
(2) 男女両性の有性生殖によらないクローン人間の産生は不妊症の治療法とは認められない。

平成13年3月30日

　　　　　　　　　社団法人　日本不妊学会

3　日本生殖医学会

　　　　　　　　理事長　伊藤　晴夫

7 「クローン技術の生殖補助医療への応用に関する検討」に関する報告

〔平成13年6月15日〕

　倫理委員会では「ヒトに関するクローン技術等の規制に関する法律」が制定される過程で，平成12年6月27日第41回倫理委員会において「クローンに関するワーキンググループ」を設置することを決定して，下記の項目について検討してきた。その経過と結果を報告する。

平成13年6月15日

　　　　　　　　　倫理委員長　永田　行博

> 「クローン技術の生殖補助医療への応用に関する検討」に関する報告

　「ヒトに関するクローン技術等の規制に関する法律」が平成12年11月に成立し，12月に公布された。平成13年6月には正式に発効し，今後その施行細則が制定される予定である。

　日本不妊学会倫理委員会は「ヒトに関するクローン技術等の規制に関する法律」の成立過程において管轄官庁である科学技術庁（現文部科学省）と意見の交換を行ってきた。

　一方当委員会内に「クローンに関するワーキンググループ」を設置して，クローン技術の生殖補助医療への応用の可能性とその内容を検討してきた。

　その結果，次のような事項について，将来的に生殖補助医療に応用できる可能性があるとの大方の意見の集約を見たので報告する。

1　特定胚のうち，ヒト胚分割胚の作製とその臨床応用の可能性について

> 〈理由〉
> 排卵誘発剤に対する低反応卵巣の治療に応用できる可能性がある。また将来，卵巣刺激法による卵巣過剰刺激症候群などの副作用の予防となりうる。

2　特定胚のうち，ヒト胚核移植胚の作製とその臨床応用の可能性について

〈理由〉
高齢婦人の不妊治療ならびにミトコンドリア病の治療に応用できる可能性がある。

3　ヒト胚核移植胚の作製にあたり，未受精卵の提供について

〈理由〉
卵および胚の質の低下が着床障害の大きな原因となっているので，卵細胞質の老化の改善には除核した卵細胞質の提供が必要である。

4　ヒト胚性幹細胞（ES細胞）樹立のためのヒト体細胞クローン技術の生殖医療への応用について

〈理由〉
体細胞クローン技術を利用した再生医学や移植医療分野における応用のみならず，分化誘導によるヒト配偶子の形成に利用できる可能性がある。

（注）特定胚とは，ヒト胚分割胚，ヒト胚核移植胚，人クローン胚，ヒト集合胚，ヒト動物交雑胚，ヒト性融合胚，ヒト性集合胚，動物性融合胚，動物性集合胚をいう。

以上の4項目が将来的に生殖補助医療に応用の可能性があるクローン技術として集約された。最近の報告によると，米国ではすでにミトコンドリア病の治療に第2項および第3項の技術を利用して，卵細胞質の提供による核移植技術が臨床応用されていることが明らかにされた。

本委員会は，上記の技術がわが国で直ちに臨床応用されるものではないとの一致した認識のもとに，「ヒトに関するクローン技術等の規制に関する法律」の発効に伴い，施行細則が制定される過程で，人類の健康と福祉のために，未受精卵および余剰胚を用いたクローン技術の医学研究が続行できるように配慮されることを希望するものである。

8　「医学的介入により造精機能低下の可能性のある男性の精子の凍結保存」に関する日本不妊学会の見解

〔平成15年9月30日〕

ヒト精子の凍結保存は臨床応用されてからすでに50年の歴史をもち，その技術水準が向上したため，現在では不妊治療を中心として多数の施設で実施されている。一方，悪性腫瘍に対しては，外科療法，化学療法，放射線療法などの治療法が進歩し，その成績が向上してきたものの，これらの治療により造精機能の低下が起こりうることも明らかになりつつある。そのため，本人の意思に基づき，将来挙児を確保する方法として，治療開始前に精子を凍結保存する選択肢も考えられる。

このような状況から，日本不妊学会倫理委員会ならびに理事会は「医学的介入により造精機能低下の可能性のある男性の精子の凍結保存」に関して検討した結果，次のような結論に達したので，日本不妊学会の見解として発表する。

1　悪性腫瘍の治療などによって造精機能の低下をきたす可能性のある場合には，精子を凍結保存することができる。
2　希望者が成人の場合には本人の同意に基づいて，また未成年者の場合には本人および親権者の同意を得て，凍結保存を実施することができる。
3　実施にあたっては，以下の事項について口頭および文書にて十分に説明し，インフォームドコンセント（IC）を得ること。〈注釈〉
4　凍結精子は本人から廃棄の意志が表明されるか，あるいは本人が死亡した場合，直ちに廃棄する。廃棄する凍結精子は研究目的には使用しない。
5　本人および親権者は，凍結精子を第三者に提供することはできない。

〈注釈〉
ICは患者治療に係わる医師（主治医　泌尿器科医または産婦人科医）が以下の諸点について説明する。

(1) 罹患疾患の治療と造精機能の低下との関連
(2) 罹患疾患の治癒率
(3) 精子凍結保存の方法ならびに成績
(4) 凍結保存精子の保存期間と廃棄
(5) 凍結した精子を用いた生殖補助医療に関して予想される成績と副作用
(6) 費用，その他

社団法人　日本不妊学会
理事長　伊藤　晴夫

9　「事実婚における本人同士の生殖細胞を用いた体外受精実施」に関する日本不妊学会の見解

〔平成18年2月2日〕

わが国においては，昭和58年の日本産科婦人科学会（日産婦）の会告"体外受精・胚移植"に関する見解"（以下「日産婦会告」）により，体外受精などの不妊治療が法的婚姻関係のある夫婦に限定されている。日本不妊学会では，倫理委員会（野田洋一委員長）と理事会において「事実婚における本人同士の生殖細胞を用いた体外受精実施」に関して，討議を重ねてきた。その結果，今後予想される生殖医療の法制化への動きなどを鑑み，以下に述べるような結論に達したので，ここに日本不妊学会の見解として発表する。

近年，親子・男女の結合・家族のあり方や考え方は大きく変容し，多様化している。また，社会の側も多様化したカップルに対して寛容であることが求められている。不妊治療として体外受精を希望するカップルのなかには，事実婚を選択したカップルも少なくない。そのため，不妊カップルに対する体外受精の実施にあたり，対象者を法的婚姻関係にある夫婦に限定した日産婦会告については，治療を受けるカップルおよび治療を行なう医療機関双方からその問題点が指摘されている。

先進諸国において，体外受精の対象者を法的婚姻関係にある夫婦に限定する国は稀で，日本の現行法においても，体外受精の対象者を法的婚姻関係にある夫婦に限定すべき直接的な根拠はない。しかし，現行法および現時点までの判例を前提にすると，生まれてくる子の法的地位の安定のためには，事実婚カップルを対象に体外受精を実施する場合には，事実婚カップルに由来する生殖細胞を用いる治療に限定することが望ましいと考えられる。

したがって，日本不妊学会は，事実婚の不妊カップルに対する本人同士の生殖細胞を用いた治療を可能とすべきと考える。

2006年2月2日

社団法人　日本不妊学会
理事長　岡村　均

10　日本生殖医学会倫理委員会報告「精子の凍結保存について」

〔平成18年9月1日〕

社団法人日本生殖医学会倫理委員会は，「精子の凍結保存」について検討を行ってきたが，この度結論に達したのでその経過と結果を報告する。

「精子の凍結保存について」

平成15年9月，「医学的介入により造精機能低下の可能性のある男性の精子の凍結」に関する日本不妊学会の見解が公表された。倫理委員会では精子凍結保存の普及にともなって今後発生しうる問題点に対応するため，より詳細なガイドラインを作成する方針を決定し，これまで検討を行ってきた。その結果，以下のような「精子の凍結保存について」に関するガイドライン案を作成した。

(1) 精子を凍結保存する施設は精子凍結依頼者に対して，文書及び口頭で，凍結保存精子を用いて生殖補助医療を実施する際のリスクや問題点を含む留意すべき点について十分な説明を行い，文書により同意を得た上で，精子を凍結保存する。

(2) 精子の凍結期間に関して
　精子の凍結保存期間は精子の由来する本人が生存している期間とする。また定期的に凍結継続の意思確認と本人生存の確認をとることを奨励する。

(3) 保存責任について

凍結保存していた精子が天災など予期せぬ事情（地震，火災，液体窒素の不足など）により使用不可能になった場合，依頼者がそれまでに支払った精子保管料程度を弁済すること（それ以上の責任は負わないこと）を明文化するよう奨励する。

(4) 費用負担について

前項に関連し精子の凍結保存の費用に関しては有償であることを奨励する。

平成18年9月1日

　　　社団法人　日本生殖医学会
　　　　理事長　　　　　　岡村　均
　　　　倫理委員会委員長代行　石原　理

11　日本生殖医学会倫理委員会「多胎妊娠防止のための移植胚数ガイドライン」
〔平成19年3月16日〕

日本生殖医学会は，近年の生殖補助医療の進歩とわが国における多胎妊娠数の著しい増加に鑑み，倫理委員会において多胎妊娠防止のための移植胚数に関するガイドラインを検討してきました。わが国および諸外国における治療成績などを検討した結果，このたび以下の様な結論に達しましたので，報告いたします。

1　ART周期においては，日本産科婦人科学会会告に従い，移植胚数を3個以内とすることを厳守する。
2　ただし，多胎妊娠のリスクが高い35歳未満の初回治療周期では，移植胚数を原則として1個に制限する。なお，良好胚盤胞を移植する場合は，必ず1胚移植とする。
3　前項に含まれない40歳未満の治療周期では，移植胚数を原則として2個以下とする。なお良好胚盤胞を移植する場合は，必ず2個以下とする。
4　移植胚数の制限に伴い，治療を受けるカップルに対しては，移植しない胚を凍結する選択肢について，各クリニックにおいて必ず提示することを求める。

（注）移植胚数の妊娠率に及ぼす影響は，既に数多くの報告があるが，当委員会では，当ガイドライン作成にあたり，下記の代表的な報告を参照した。

Papanikolaou EG, Camus M, Kolibianakis EM, Van Landuyt L, Van Steirteghem A, Devroey P, In vitro fertilization with single blastocyst-stage versus single cleavage-stage embryos. N Engl J Med. 2006 Mar 16 ; 354(11): 1139-46.

Pandian Z, Templeton A, Serour G, Bhattacharya S. Number of embryos for transfer after IVF and ICSI : a Cochrane review. Hum Reprod. 2005 Oct ; 20(10): 2681-7.

Pinborg A. IVF/ICSI twin pregnancies : risks and prevention. Hum Reprod Update. 2005 Nov-Dec ; 11(6): 575-93.

Kissin DM, Schieve LA, Reynolds MA. Multiple-birth risk associated with IVF and extended embryo culture : USA, 2001. Hum Reprod. 2005 Aug ; 20(8): 2215-23.

Bergh C. Single embryo transfer: a mini-review. Hum Reprod. 2005 Feb ; 20(2): 323-7.

Thurin A, Hausken J, Hillensjo T, Jablonowska B, Pinborg A, Strandell A, Bergh C. Elective single-embryo transfer versus double-embryo transfer in in vitro fertilization. N Engl J Med. 2004 Dec 2 ; 351 (23): 2392-402.

2007年3月16日
　　　　　　　　日本生殖医学会倫理委員会

12　日本生殖医学会倫理委員会報告「第三者配偶子を用いる生殖医療についての提言」
〔平成21年3月〕

日本生殖医学会倫理委員会では，2007年3月から約2年間にわたり，第三者配偶子を用いる治療について，合計10回の委員会を開催し，委員会外部からの報告者を含む出席者による報告・提案をもとに，慎重な議論を積み重ねてきた。本報告は，この間の委員会議論を取りまとめ，わが国における不妊治療の専門家集団である日本生殖医学会に対して提言するものである。

1 第三者配偶子を用いる生殖医療についての議論——その歴史的経緯

第三者配偶子を用いる不妊治療は，1940年代から日本を含む世界の限られた施設で行なわれてきた非配偶者間人工授精に，その原点がある。また，1978年に英国において初の体外受精による子が出生したのち，外国では既に，1985年に提供卵子を用いる体外受精が行なわれている。しかし，わが国では，1983年10月に日本産科婦人科学会から出された"『体外受精・胚移植』に関する見解』"が，生殖補助医療の適用を婚姻関係にある夫婦に限定したことを尊重し，体外受精・胚移植における第三者配偶子の使用は施行しないこととして各施設により自主規制されてきた。

旧厚生省は，1998年10月，厚生科学審議会先端医療技術評価部会の下に「生殖補助医療に関する専門委員会」を設置し，2000年12月に「精子・卵子・胚の提供等による生殖補助医療のあり方についての報告書」を発表した。次いで，2000年6月に設置された厚生労働省厚生科学審議会生殖補助医療部会は，「精子・卵子・胚の提供等による生殖補助医療制度の整備に関する報告書」を2003年4月に提出し，非配偶者間人工授精を含む第三者配偶子を用いる生殖医療を一定の条件のもとに施行可能とする方向性を示した。また2003年7月には，法制審議会生殖補助医療関連親子法制部会が，「精子・卵子・胚の提供等による生殖補助医療により出生した子の親子関係に関する民法の特例に関する要綱中間試案」を公表し，第三者配偶子を用いる医療により出生した子の民法上の親子関係を規定するための法整備が着手された。

一方，第三者配偶子を用いる生殖医療の実際についても検討がすすめられ，たとえば2002年度厚生労働科学研究（子ども家庭総合研究事業）「配偶子・胚提供を含む総合的生殖補助技術のシステム構築に関する研究（主任研究者吉村泰典）」において，提供配偶子を用いる治療の医学的適応や業務の進め方，カウンセリングなどについて，詳細な検討が行なわれ報告された。このように，第三者配偶子を用いる生殖医療について，約6年前に既に具体的な準備が完成しつつあった。

しかし，法律制定についてはその後，今日に至るまで進展が見られない。また，2006年11月に厚生労働相と法相から出された要請に対して，2008年4月，日本学術会議生殖補助医療の在り方検討委員会が報告を行なったが，そこにおいても第三者配偶子を用いる生殖医療については具体的に触れられず，「今後，新たな問題が将来出現する可能性もあるので，引き続き生殖補助医療について検討していくことが必要である」と述べるに留められた。他方，日本産科婦人科学会は2006年に「非配偶者間人工授精に関する見解」を含む関連する会告を改訂したが，第三者配偶子を用いる生殖補助医療については，これまで何も述べていない。

この間，一般国民の生殖医療に対する意識を知るために，旧厚生省ないし厚生労働省の研究班は，1999年と2003年の2度にわたり，約4000名の一般国民を対象として大規模なアンケート調査をおこなった。それらによると，第三者配偶子を用いる体外受精について，回答者が当事者の場合7割前後が「配偶者が望んでも利用しない」と回答したものの，一般論としては，第三者配偶子を用いる体外受精を「認めてよい」あるいは「条件付きで認めてよい」とする回答が6割近くであった（「わからない」と「認められない」は，ともに2割程度であった）。これら2度の大規模調査から，第三者配偶子を用いる生殖医療に対して，国民の少なくとも6割近くが一般論として容認していると考えられる。

以上より，日本生殖医学会倫理委員会では，これまでの諸学会および諸委員会・審議会における第三者配偶子を用いる生殖医療に関する各種検討の経緯に鑑み，不妊治療専門家集団としての日本生殖医学会が，第三者配偶子を用いる生殖医療について，会員と患者および社会に向け，何らかの方向性を示す必要性と妥当性がある時期に達したと判断した。

2 第三者配偶子使用の必要性と合理性

精巣精子の使用を含む顕微授精の普及に伴い，第三者提供精子を必要とする不妊夫婦の数は減少した。しかし，日本産科婦人科学会倫理委員会登録調査委員会の集計によると，非配偶者間人工授精は最近も年間3000-4000周期程度施行され，毎

年100人前後の子が誕生している。したがって、体外受精に提供精子を必要とする不妊夫婦は、少数ながら現在も一定数存在すると考えられる。

第三者提供卵子を必要とする不妊夫婦は、卵巣形成不全、早発卵巣不全（早発閉経）、卵巣摘出術後、放射線治療や化学療法後など、妊娠するためには卵子提供を受ける絶対的な適応のある例と、加齢に伴う卵巣反応性低下による体外受精の治療成績低下などを提供卵子により代替する例がある。前者は多数ではないものの一定数存在するが、現在のところ、国内で妊娠する可能性を提供することはできない。後者は近年の初婚年齢の上昇に伴い不妊治療開始年齢も上昇したことから、その数は増加傾向にあると推定される。40歳を超えた不妊女性が提供卵子を用いない生殖医療により挙児に至る可能性は数％に過ぎないことが報告されており、自らの卵子にこだわる限り、多数回治療を行うにせよ、最終的に挙児目的を達することのできない女性が多いと考えられる。なお、平成12年度厚生科学研究矢内原班の調査から推計された提供配偶子を必要とする夫婦の総数は、1年間に提供精子が999組、提供卵子が374組とされている。

現状では、第三者配偶子を用いる治療を国内で受けることは困難であるため、米国など国外に渡航して治療を受けた夫婦が、これまで少なくとも1000例程度あると推定される。しかし、渡航費用を含む費用として、少なくとも数百万円以上を必要とするために、実際に治療を受けられる夫婦は希望者の一部にすぎず、さらに治療の安全性についての懸念も大きい。すなわち、第三者配偶子を用いる治療について、明確なガイドラインが存在しないため、生殖年齢を超えた高齢女性や妊娠することが健康に重大な影響を及ぼす疾患を持つ女性が提供卵子を用いる治療の対象となる可能性がある。また、非配偶者間人工授精によりこれまでに出生した子を含めると、実際に提供配偶子により妊娠出生した累計1万人以上の子が国内に存在していると推定される。しかし、わが国では親子法など関連法規について、制定後の生殖医療の進歩に対応するために必要な改定が行なわれていないため、子の権利と福祉が十分にこれまで担保されてきたか、また現状のままで、今後担保され

るかどうか懸念がある。さらに、養子など家族形成のための他の選択肢の提供が必ずしも十分でない状況で、第三者配偶子を用いる生殖補助医療などを受ける際に、子を持たないという選択肢も含めた範囲で熟慮された女性の自己決定が十分に尊重されるかどうか不安が残る。

本委員会は、今後解決すべき問題点は多いとはいえ、第三者配偶子を用いる治療を必要とする夫婦が明らかにわが国に一定数存在する以上、提供者・被提供者各々の医学的適応の限定、提供者・被提供者各々への十分な情報提供と同意の任意性の確保、治療によって生まれる子の出自を知る権利への配慮など子どもの福祉に関する厳密な条件を設定した上で提供配偶子を使用することについて、その合理性は十分あると考える。

3 第三者配偶子を用いる治療の諸外国の動向

本委員会では、諸外国における第三者配偶子を用いる生殖医療の実情を調査したが、その対応はさまざまである。

カトリック教会の強いイタリアやオーストリアなどでは、第三者配偶子を用いる治療は法律で禁止されている。イスラム教を信奉する多くの国々においても、イスラム法学者から出されるファトワと呼ばれる勧告（法的判断）により許容されるイラン等の一部の国を除いて、第三者配偶子を用いる治療を受けることは基本的にできない。

一方、英仏などの多くのヨーロッパ諸国では、配偶子提供者の範囲についての制限、提供者への報酬支払を認めないなど一定の条件のもとに、第三者配偶子を用いる生殖医療を可能としている。また、1980年代に、提供卵子を用いる治療を禁止する法律をいったん制定したスウェーデンなどでも、その後の法改正により、治療が可能となった。ESHRE（ヨーロッパヒト生殖会議）によれば、2004年のヨーロッパにおいて、10334周期の提供卵子を用いた生殖補助医療の治療周期と17592周期の非配偶者間人工授精が行なわれている。また、韓国、台湾、シンガポールなどのアジア諸国は、最近になり生殖医療に関連する法整備を行ない、いずれもヨーロッパ諸国と同様に、配偶子の無償提供など一定の条件のもとに、第三者配偶子を用いる生殖医療を可能としている。

この背景には，第三者配偶子を必要とするカップルが，いずれの国においても一定数存在する（多くの国で提供配偶子を用いる治療周期数は全周期数の1％未満から数％に相当する）以上，法律やガイドラインで禁止しても，海外渡航して治療を受けることを規制することは困難なため，規制の実効性のないことがある。事実，制限の厳しいイタリアやスイス，ドイツなどでは，第三者配偶子を必要とするカップルが国外のクリニックにおいて治療を受けている。ESHRE（ヨーロッパヒト生殖会議）は，この現状を鑑み，安全で有効な治療を確保するため国境を越えた生殖医療（Cross-border Reproductive Care）についての国際調査を2008年から開始した。

米国には，第三者配偶子提供に関連する連邦法はなく，また卵子提供者に対して報酬の支払が一般的に行なわれている。その結果，2005年には米国で施行された体外受精と顕微授精134260周期のうち，提供卵子周期は14646周期と全治療周期の10％を超えており，日本を含む海外から治療を受けるために渡航するカップルもある。

本委員会は，治療を受けるわが国に在住する夫婦の安全と利益を担保し，生まれてくる子の権利と福祉を守るために，米国を除く諸外国で選択されている，法律やガイドラインなど一定の条件に基づく管理された形の第三者配偶子を用いる治療が，わが国においては妥当であると考える。

4 第三者配偶子を用いる治療についての主たる論点と委員会の提言

わが国におけるこれまでの議論に加え，実際に第三者配偶子を用いる治療が行なわれている先行国の事例を検討し，英国HFEAのCode of Practice, ESHREやASRM（米国生殖医学会）などのガイドラインを参照すると，主たる論点は以下の各項目に集約可能である。本報告では，本委員会における検討の結果として，国内でこれまでに報告された各種提案を参照し，それぞれの論点に対する本委員会の提言を述べる。

(1) 配偶子被提供者の適応と要件について

卵子の提供を受ける女性は，患者の体内に卵子が存在しないか，存在しても卵巣刺激に反応しないなど医学的理由が明確で，かつ法律上の夫婦に，現時点では限定すべきである。また，要件として，(a)機能を有する子宮を備える，(b)妻の年齢は45歳以下，(c)健康状態が良好であり，出産・育児に支障がないことを必要とすることを提案する。

精子の提供を受ける男性は，精巣から成熟した精子が得られないか，得られても医学的に授精・胚発生能が備わっていない精子を持つものとすべきである。また，妻に体外受精・胚移植の適応がなければ，まず提供精子を用いた人工授精を行なうこととする。人工授精により妊娠に至らない場合には，体外受精・胚移植を行なうことができる。

非配偶者間人工授精術を含む提供配偶子を用いる治療を行なう施設には，配偶子提供を受ける夫婦に対する適切で十分なカウンセリングとインフォームド・コンセントのための要員および場所の確保を義務付けるべきである。一方，配偶子提供を希望する夫婦には，配偶子提供の決定に先立ち，配偶子提供者の要件，将来において子が出自を知る権利を認められる可能性などを含め，詳細で包括的な情報提供を受けたうえで，十分な時間を費やしたカウンセリングを受けることを，義務付けるべきである。

(2) 配偶子提供者の要件と安全性およびプライバシーの確保について

卵子提供者は，35歳未満の身体的，精神的に健康な成人であることを要し，原則として被提供者に対して匿名の第三者を優先する。1回の採卵における被提供者は2名に限定し，1人の提供者からの卵子によって誕生する子は10人までとする。しかし，諸外国における先行事例から匿名提供者の確保は現実にはきわめて困難であることが実証されている。したがって，例外として本人の実姉妹や知人などからの提供も可能とする。なお，複数の提供者がある場合は，既婚で妊孕能の明らかな提供者を優先する。

卵子提供者に対しては，卵子提供に伴う投薬や採卵手技の内容，これに伴う合併症その他のリスク，これによって生まれた子が将来において出自を知る権利を認められた場合には，提供者の情報が開示されうることなどについて，詳細で包括的な情報を提供したうえで，提供への同意を得ること，さらに十分な時間を費やしたカウンセリングを受けることを義務づけるべきである。さらに，

治療施設は，提供者に対して，カウンセリングとならんで，感染症スクリーニングをはじめとする諸検査により，卵子提供に支障のないことを証明しなければならない。

精子提供者は，55歳未満の身体的，精神的に健康な成人であることを要し，被提供者に対して匿名の第三者とする。1人の提供者からの精子によって誕生する子は10人までとする。ただし，被提供者が，同一の提供者から2人目以降の子を得たいと希望する場合はこの限りでない。提供者には，精子提供に伴うさまざまな問題，特に将来において子が出自を知る権利を認められる可能性などについて，詳細で包括的な情報提供を受けたうえで，十分な時間を費やしたカウンセリングを受けることを義務づけるべきである。さらに，治療施設は，提供者に対して，カウンセリングとならんで，感染症スクリーニングをはじめとする諸検査により，精子提供に支障のないことを証明しなければならない。また，十分に良好な精液所見であることが既に検証されている必要性は言うまでもない。

(3) 第三者配偶子により出生した子の権利と福祉について

従来，わが国の限られた施設で行なわれてきた非配偶者間人工授精では，精子提供者は被提供者および出生した子の両者に対して完全な匿名が保たれてきた。そして，これまで日本において精子提供を受けた夫婦に対するアンケート調査においても，大多数の夫婦は完全匿名の維持を支持していることが窺える。しかし，1989年の国連における「子どもの権利条約」において，「子はできる限りその父母を知り，かつ父母によって養育される権利を有する」と規定され，さらに被配偶者間人工授精により出生した子自身から，世界の各地で精子提供者の情報開示についての要請がある。また，最近になって，英国，フィンランドなどいくつかの国において，提供配偶子により出生した子自身に，一定の年齢に達した時点で，一定の範囲で自らの出自を知る権利を認める方向へ方針が転換され，日本においても，一般の人びとに対する最近の調査では，特に卵子提供において，子自身への提供者情報の開示について許容的な意見が増加する傾向にある。

したがって，国際的な今後の方向性としては，子に対して出自を知る権利を認める一般的傾向にあると考えられ，わが国においても，その必要性と合理性について，慎重に検討する必要がある。

スウェーデンにおいては1984年の人工授精法により，提供精子による妊娠により出生した子が18歳に達した時点で，精子提供者についての情報開示を求める権利を認めた。しかし，実際には2008年まで情報開示を求めた例はない。すなわち，提供の事実が実際には子に伝えられていない可能性，また提供配偶子により妊娠した事実を早期に開示された子においては，配偶子提供者の出自についての情報の開示を求める欲求が，さほど大きくならない可能性が示唆された。

一方，配偶子の提供者について見ると，スウェーデンにおける精子提供者数は，人工授精法成立以後，一時的に著しく減少した（その後，やや回復したものの，提供者が年齢層の高い既婚者に変化している）。同様に，子の出自を知る権利を最近になって認めた英国においては，今のところ精子，卵子いずれも提供者数の著しく減少した状況が続いている。

以上より，本委員会は，わが国における提供配偶子を用いる治療において，被提供者夫婦に対しては非開示の原則を維持することを提案する。そして，治療により出生した子には成人に達した時点で，情報を得る権利を認めることを提案する。子に対して開示すべき配偶子提供者の具体的情報開示範囲については，住所，氏名以外の基本情報（提供時の年齢，身長，体重，血液型，疾病情報など身体的情報，医学的情報と学歴，職業など社会的情報）は開示を原則とするが，本人を特定できる住所，氏名は提供者の希望により非開示の余地を残すことを提案する。ただし，今後の立法の動向によっては，住所，氏名についても開示が認められる可能性があり，その場合にはこれらの情報も開示されうることは，あらかじめ提供者に説明しておかなければならない。

なお，配偶子提供者から提供された個人情報については，後述するように，医療機関が年度末に生殖医療公的管理運営機関に対して報告する義務を有するとともに，各医療機関においても，同一の情報の80年間保存を推奨することを提案する。

また，出自に関する子の権利と福祉を守るためには，親が積極的に配偶子提供の事実を本人に伝えるtellingの必要があり，両親がその時期と実際の方法について考えることを促す教材やシステムを整備する必要がある。同様に，生まれた子自身が必要とする場合に，相談できる窓口を準備することも重要となる。

(4) 提供者への補償について

生殖医療に対する配偶子の提供は，一部の例外を除いてほとんどの場合，基本的に無償とされている。本委員会も，配偶子提供に対する一切の金銭等の対価を供与することは認めず，無償の提供とすることを提案する。しかし，特に卵子提供の場合，提供者が多大な時間的負担，身体的侵襲を負担することを考慮すると，精子提供と同等と判断することは適切でなく，諸外国においても妥当な範囲の補償が行なわれる場合が多い。すなわち，卵子提供のために要するゴナドトロピン注射など薬剤費と通院のための交通費などの実費相当分，休業及びその他の不都合に対する補償は，妥当な範囲の補償と考えられる。また，卵巣過剰刺激症候群の発症など，卵子提供者が要した予期しない医療費についても，補償することは妥当と考える。

費用の一部を負担することで生殖補助医療を受ける第三者女性から得られた卵子の一部提供を受けるエッグシェアリングは，卵子提供者を確保するために，わが国においても，その可能性を検討すべきである。しかし，提供女性自身の治療が挙児にいたらず，提供を受けた女性の治療が挙児にいたった場合などに紛争が生ずる可能性のあることを考慮し，出産した女性が母親であることが法的に明確化されるまで，当面その施行を見合わせるべきである。

一方，精子提供者に対する補償は，非配偶者間人工授精において，現在，提供者に対して支払われている標準的な額と同程度が，妥当な補償の範囲と考えられる。

(5) 第三者配偶子を用いる治療を行なう施設について

厚生労働科学研究報告書によれば，提供配偶子を用いる治療を必要とする夫婦の初診数は，わが国全体で，非配偶者間人工授精が1日あたり3例弱，提供卵子を用いる生殖補助医療が1日1例強になると推定される。したがって，提供配偶子を用いる治療を行なう施設数を限定することが可能で，国内に5施設程度あれば十分と考えられる。治療施設の認定は，認定を希望する施設からの申請により，その内容と地域を考慮し，生殖医療に関する公的な管理運営機関（以下では，公的管理運営機関と略す）を創設し，この機関が精査した上で認定することが望まれる。

各施設は，提供する生殖医療について十分な経験と実績を有することが必須であるが，各症例の医学的適応について検討を行なうための症例検討委員会と，提供配偶子を用いることに付随する倫理的問題を検討する倫理委員会を備える必要がある。特に姉妹，知人から卵子提供を受ける場合には，その医学的適応と倫理的問題について，提供者および被提供者夫婦のカウンセリングを実際に実施したカウンセラーを含めて詳細に検討し，個別に慎重な判断を行なうべきである。

また各施設において，適切で十分なカウンセリングの機会とインフォームド・コンセント形成の環境を提供することが必要条件であるため，施設内に十分な専門知識を持つカウンセラーを置くか，外部の専門カウンセラーと継続的で包括的な提携をすることを必要とする。カウンセラーは，治療に関与する医師や胚培養師から独立した立場で，必要に応じて何回でも配偶子提供者あるいは被提供者のカウンセリングを行なわなければならない。また，各施設は，子が生まれた後も，両者に十分なカウンセリングの機会を提供しなければならない。

十分なカウンセリングの機会が提供される限り，提供配偶子を受け入れる施設と生殖医療を実施する施設は別施設でも構わない。しかし，各施設は提供配偶子を用いる治療周期毎に，提供者および被提供者夫妻から，書面による同意を得なければならず，同意後も，実施前に両者のいずれかから撤回の申し出のあった場合は，直ちにその実施を中止しなければならない。

生殖医療を実施する各施設は，配偶子提供者と被提供者夫婦の同意書を含む文書と情報のすべてを少なくとも80年間保存すると共に，その写しのすべてを公的管理運営機関に送付する必要がある。また，施設が閉鎖された場合，廃業した場合，

あるいは原本を保存できない何らかの事態が生じた場合には，すべての文書と情報を公的管理運営機関に付託しなければならない。

(6) 公的管理運営機関と法律整備の必要性について

第三者配偶子を用いる生殖医療には，a）配偶子提供者の募集，b）配偶子提供者と被提供者夫婦とのマッチング，c）提供配偶子を用いる治療（非配偶者間人工授精または提供配偶子を利用した生殖補助医療）に加えて，d）提供者情報の保管管理，e）出生した子についての情報の保管管理，f）出生した子が成人に達した後の提供者情報開示請求への対応，g）各施設の査察監督と治療実績の収集，統計処理及び公表，さらにh）第三者が関与する生殖医療のこれからのあり方の検討，が必然的に付随する。

公的管理運営機関の業務に上記a）およびb）を含めた場合，少なくとも提供者のカウンセリング業務の一部について，公的管理運営機関が担当する必要性が生ずる。また，提供精子については，例えば首都圏に精子提供専門クリニックを1ヶ所設置して提供者を募集し，凍結精子を全国へ発送する方法が実現可能である。しかし，提供卵子の場合，この方法では明らかに実施が困難である。すなわち，公的管理運営機関が生殖補助医療部会報告書の述べるマッチング業務を担当すると，業務量が著しく増加すること，また，日本全国から当事者を一ヶ所に集めることが現実的でない可能性がある。そこで，本委員会では，公的管理運営機関の業務として，d），e），f），g），h）とすることを提言する。

公的管理運営機関は，各施設から送付された配偶子提供者と被提供者夫婦の同意書を含む文書と上記情報のすべてを，少なくとも80年間保存する。公的管理運営機関は，たとえば国立成育医療センター内に，新規部門として設立する可能性が考えられる。

生殖補助医療に関連する法整備の必要性については，前述したように長い間議論が行なわれてきた。しかし，本委員会は，包括的な合意形成が困難である以上，現時点で必要とする法律は，最小限の法律とするべきで，それは民法上の法的親子関係を明確化する法律（親子法）の整備であると確信する。すなわち，a）子を懐胎，分娩した女性が子の法的な母であること，b）分娩した女性の夫で第三者による配偶子提供に同意した者が法的な父であること，c）精子提供者は，治療によって生まれた子を認知することができず，子から提供者に対して認知請求することもできないこと，を明確化することが最低限必要である。以上の点については，現時点で合意が形成されやすいと考える。

この範囲の法律が制定されれば，第三者配偶子を用いる生殖医療の運用は，ガイドラインと政策的配慮により十分実現可能であると考えられる。

5 まとめ

(1) 日本生殖医学会倫理委員会では，日本生殖医学会が，第三者配偶子を用いる生殖医療について，会員と患者および社会に向け，何らかの方向性を示す必要性と妥当性がある時期に至ったと判断した。

(2) 解決すべき問題点が多いとはいえ，第三者配偶子を用いる治療を必要とする夫婦が一定数存在する以上，遵守すべき条件を設定した上で提供配偶子を使用した治療を実施する合理性がある。

(3) ただし，治療を受ける夫婦の安全と利益を担保し，生まれてくる子及び提供者の権利と福祉を守るために，法律やガイドラインなど一定の条件に基づく管理された治療が妥当である。

(4) 国は，第三者配偶子を用いる生殖医療の情報管理のための生殖医療に関する公的管理運営機関の設立と民法上の法的親子関係を明確化する法律整備について至急取り組む必要がある。

6 日本生殖医学会倫理委員会における第三者配偶子を用いる生殖医療についての審議経過

第61回　平成19年3月16日（金）12：00-14：00
　　　　日本生殖医学会事務局
　　　　上杉委員　多元的・多層的な親子・家族関係の可能性

第62回　平成19年6月15日（金）17：00-19：00
　　　　お茶の水ビジネスセンター1F
　　　　長沖委員　AID当事者へのインタビューから考える

第63回　平成19年9月14日（金）12：00-14：00
　　　　東京国際フォーラムG601
　　　　家永委員　生殖補助医療の法規制
第64回　平成19年12月7日（金）16：00-18：00
　　　　日本生殖医学会事務局
　　　　市川委員　泌尿器科におけるAIDの意義
第65回　平成20年3月7日（金）12：00-14：00
　　　　東京ステーションカンファレンス402A
　　　　慶應病院産婦人科　久慈直昭先生
　　　　　慶應病院における精子提供の現状
第66回　平成20年6月13日（金）12：00-14：00
　　　　東京国際フォーラムG602
　　　　梶原委員　卵子提供の現状とその問題点
第67回　平成20年7月25日（金）16：00-18：00
　　　　日本生殖医学会事務局
　　　　セントマザークリニック　田中温先生
　　　　　当院における非配偶者間のART
第68回　平成20年9月19日（金）12：00-14：00
　　　　東京国際フォーラムG608
　　　　広島ハートクリニック　高橋克彦先生
　　　　　JISART非配偶者間体外受精ガイドライン
第69回　平成20年12月12日（金）16：00-18：00
　　　　日本生殖医学会事務局
　　　　第三者配偶子を用いる生殖医療についての論点整理
第70回　平成21年2月6日（金）16：00-18：00
　　　　日本生殖医学会事務局
　　　　日本生殖医学会倫理委員会報告「第三者配偶子を用いる生殖医療についての提言」（案）の検討

日本生殖医学会倫理委員会

委員長　石原　理（埼玉医科大学医学部）産婦人科学
委員　　家永　登（専修大学法学部）家族法学
委員　　市川智彦（千葉大学医学部）泌尿器科学
委員　　苛原　稔（徳島大学医学部）産婦人科学
委員　　上杉富之（成城大学文芸学部）社会人類学
委員　　押尾　茂（奥羽大学薬学部）発生生物学
委員　　梶原　健（埼玉医科大学医学部）産婦人科学
委員　　柴原浩章（自治医科大学医学部）産婦人科学
委員　　田原隆三（昭和大学医学部）産婦人科学
委員　　長沖暁子（慶応大学経済学部）科学社会学
委員　　廣野喜幸（東京大学教養学部）科学史・科学哲学
委員　　吉村泰典（慶応大学医学部）産婦人科学

第Ⅲ章 医学会の指針等

4 日本生殖補助医療標準化機関（JISART）

1 JISART（Japanese Institution for Standardizing Assisted Reproductive Technology，日本生殖補助医療標準化機関）における生殖補助医療を行う施設のための実施規定（抄）

〔平成20年7月16日承認，平成22年2月改定〕

1．序　文

JISARTは2003年3月1日に創設され，その使命は次の通りである。

わが国の生殖補助医療専門施設の団体で，品質管理システムを導入することで生殖補助医療の質的向上を目的とし，究極の目標は患者満足を高めることである。

JISARTの目的達成のために生殖補助医療を行う施設のための実施規定を作成し，JISART会員はそれを順守することを義務づけられる。

2．生殖技術認定委員会（Reproductive Technology Accreditation Committee, RTAC）

2.1　RTACの設置

会員施設がJISARTの医療実施規定に適合しているか，またそれを順守しているかを審査するためにJISARTは生殖技術認定委員会（Reproductive Technology Accreditation Committee, RTAC）を設置する。全てのJISART会員施設はRTACによる認定審査を受けることを義務づけられる。

2.2　RTAC委託事項

JISARTは，RTACに次の事項を委託する。

(a) 生殖補助医療を行う施設のための実施規定の作成。

(b) 認定申請および再申請の審査。作業標準適合性評価のためのART施設審査。3年間を上回らない期間についての条件付または無条件の施設認定の執行。

(c) ART施設用の基準を定め，その基準が達成されているかどうか監督する。それが適切であればART施設にフィードバックすることで医療が改善される。また，常に最良の診療方針を順守できるよう奨励する（品質管理システム）。

(d) 以下のものを刊行する。
　- 生殖補助医療を行う施設のための実施規定
　- 認定施設一覧
　- 治療法および研究開発の進展情報を盛り込んだ年次報告書
　- 診療実施規定更改に関する提言書

2.3　RTACの構成

2.3.1　委員長

JISART会員で，理事会で選任される。任期は3年とし，最長2期まで在任可能とする。

2.3.2　委　員

2名のJISART会員を委員長が推薦し，理事会で承認されなければならない。

任期は3年とし，最長2期まで在任可能とする。

委員は守秘義務を約束する同意書に署名することが求められる。

2.3.3　施設認定審査におけるRTACの責任及び権限

RTACは施設審査チームメンバーを選考する。全ての施設審査チームメンバーは審査する施設について中立でなければならない。その選考には審査する施設と競合関係にあるART施設（例えば，同一都市・県にある）との経済的，または他の職業的関与も含まれる。

RTACは施設認定審査の最終決定の責任を負い，審査施設との争議が生じた場合にはRTACが解決のために対処する。RTAC委員長は争議を解決するための全ての審査聴聞会に出席し，争議事項についてはRTACが判定する。RTAC委員長が適当と考えればJISART倫理委員会の弁護士に審査聴聞会への出席を要請できる。

3. 定　義

本実施規定は，排卵誘発，人工授精，体外受精およびその関連技術を扱うわが国の医療施設を対象として作成された。そのような医療施設をAssisted Reproductive Technology（ART）施設と呼ぶものとする。

RTACの活動にあたり，「ART施設」とは，体外受精および関連生殖技術を行える胚培養設備を有する組織であると定義する（単一のART施設が，複数の場所に胚培養設備を有しても良い）。

4. 以下略

2　精子・卵子の提供による非配偶者間体外受精に関するJISARTガイドライン

〔平成20年7月10日〕

前　文

1　今日，生殖補助医療技術の進展に伴って，不妊症（生殖年齢の男女が子を希望しているにもかかわらず，妊娠が成立しない状態であって，医学的措置を必要とする場合をいう。）のために子を持つことができない人々が子をもつことができる可能性が拡大してきている。

生殖補助医療は，夫婦間の精子・卵子・胚のみを用いる配偶者間の生殖補助医療と，提供された精子・卵子・胚を用いて行われる非配偶者間の生殖補助医療がある。前者の夫婦間の生殖補助医療については，夫婦間の不妊治療として，人工授精，体外受精等の方法により既に広く行われているところである。また，後者の非配偶者間の生殖補助医療についても，夫以外の第三者の精子を人工授精の方法により注入するAID（Artificial Insemination by Doner）が既に50年以上前より広く行われており，これまでに1万人以上の出生児が誕生しているといわれている。

このような非配偶者間の生殖補助医療については，AID以外にも，第三者の精子の体外受精の方法によるもの，第三者の卵子を提供することによるもの，第三者間の胚の移植によるもの，代理懐胎によるものがあるが，これらについては，夫婦以外の第三者の精子・卵子・胚を用いるか第三者の子宮による出産となることから，これを適正に実施するために必要な規制等の制度を整備するという観点より，国の厚生科学審議会生殖補助医療技術に関する専門委員会，同生殖補助医療部会での検討が行われ，平成15年4月28日には同部会による「精子・卵子・胚の提供等による生殖補助医療制度の整備に関する報告書」（以下「平成15年報告書」という。http://www.mhlw.go.jp/shingi/2003/04/s0428-5.html）が公表されている。

この平成15年報告書によれば，夫以外の第三者から提供された精子による体外受精は，女性に体外受精を受ける医学上の理由があり，かつ，精子の提供を受けなければ妊娠できない夫婦に限って容認するとの結論であり，また，妻以外の第三者から提供された卵子による体外受精は，卵子の提供を受けなければ妊娠できない夫婦に限って容認するとの結論が得られている。

2　非配偶者間における精子又は卵子の提供による生殖補助医療の実施は，遺伝的には夫婦の一方の遺伝的要素が受け継がれないこととなるが，我が国においては，親子関係の成立に関して嫡出推定や認知制度にみられるように血縁主義が貫徹されているわけではなく，また，養子制度が存在し，実親子関係とは別に養親子関係が認められている。したがって，非配偶者間での精子又は卵子の提供による生殖補助医療は，いわば生殖段階における事実上の養子とみることもでき，一方の親の遺伝的要素を受け継いでいる限りにおいては，全く血縁的要素を欠く養子よりも血縁主義的な考え方に親和的であるということもできる。平成15年報告書においても，血縁主義的考え方を重視するか否かは専ら個人の判断に委ねられているものと考えられるとしている。

3　現状においては，卵子提供等をどうしても希望する夫婦は海外渡航等によって卵子提供を受けている実情があるが，前記平成15年報告書の示した方向性を踏まえ，非配偶者間の精子又は卵子の提供による生殖補助医療の実施に当たっては，施術の安全性，インフォームド・コンセント，生

第Ⅲ章　医学会の指針等

まれる子の福祉に対する十分な配慮等の多面的な観点からの検討を要するところであり，かかる条件を欠く状態で野放図に生殖補助医療が実施されることには大きな問題がある。また，匿名性を備えた提供者を確保することが現実的に極めて難しいという状況が存在する。

このような状況を踏まえつつ，有限責任中間法人JISARTは，生殖補助医療に係る標準化機関として，前記平成15年報告書及び社団法人日本産科婦人科学会の倫理審議会答申（以下「学会答申」という）の内容も踏まえて，今日における精子又は卵子の提供による体外受精の民間実施基準としてのガイドラインを作成し，精子又は卵子提供による非配偶者間の体外受精の臨床事案について，法的・医学的及び倫理的な観点より的確な審査を行う体制を整備することが，平成15年報告書のいう体制の整備の一助となるものと考える。

4　本ガイドラインは，このような考え方に立って，非配偶者間の精子又は卵子の提供による生殖補助医療を実施するに当たっての指針として作成されたものである。

第1章　総　則

1-1　目　的

本ガイドラインは，非配偶者間において提供された精子又は卵子による体外受精（以下「非配偶者間体外受精」と総称する）の臨床案件の実施について，JISARTの倫理委員会（以下「倫理委員会」という。）が審査を行う上での審査基準を提供することを目的とする。

なお，非配偶者間において提供された胚の移植及び代理懐胎については，本ガイドラインの適用対象ではない。

1-2　定　義

（1）「非配偶者間体外受精」とは，非配偶者間において提供された精子又は卵子による体外受精をいう。

（2）「被提供者」とは，非配偶者間体外受精において精子または卵子の提供を受ける夫婦をいう。

（3）「提供者」とは，非配偶者間体外受精において精子または卵子を提供する被提供者以外の第三者をいう。

（4）「実施医療施設」とは，非配偶者間体外受精の生殖補助医療を実施する施設をいう。

（5）「提供医療施設」とは，実施医療施設に対して，精子又は卵子を提供する医療施設をいう。

（6）「倫理委員会」とは，JISARTに設置された倫理委員会をいう。

（7）「施設内倫理委員会」とは，実施医療施設に設置された倫理委員会をいう。

1-3　基本方針

本ガイドラインは，非配偶者間体外受精の臨床案件が法的・医学的・倫理的に相当なものであるか否かを審査するための基準であり，JISART倫理委員会においては，以下に掲げる事項を基本方針として，これを適用するものとする。

① 人間の尊厳及び自由意思の尊重
② 提供者及び被提供者に対する事前の十分な説明とその明確な同意，その他精子又は卵子提供の手続の適正の確保
③ 施術の安全性，医学的妥当性の確保
④ 生まれた子の福祉の確保
⑤ 生まれた子の出自を知る権利の尊重
⑥ 関係者の個人情報の保護
⑦ 商業主義の排除
⑧ その他，非配偶者間体外受精を行うことの必要性及び社会的相当性の確認

1-4　申請者の条件

JISARTによるART施設としての施設認定を受けた医療機関は，倫理委員会に対して，本ガイドラインに基づく非配偶者間体外受精の臨床案件の実施に係る審査を申請することができる（以下，本条の申請者を単に「申請者」という）。

1-5　申請及び受理

（1）申　請

申請者は，非配偶者間体外受精の臨床案件の実施に係る審査を倫理委員会に求める場合には，別紙様式1に定める倫理委員会委員長宛の「非配偶者間（精子提供・卵子提供）体外受精倫理審査申請書」に必要事項を記載し，所定の添付書類を添えて，JISART事務局宛てに申請書及び添付書類（以下「申請書等」という）を各1部提出することにより，その審査の申請をするものとする。

（2）申請に当たっての留意事項

申請者は，予め本ガイドラインの趣旨及び内容を理解し，被提供者，提供者及びその配偶者等との関係において，申請に係る非配偶者間体外受精の臨床案件の実施方法及びその手続等が，本ガイドラインに合致するように，治療計画及びその手順を定めるものとする。

(3) 申請の受理・不受理

第(1)項の申請書等の提出があった場合には，倫理委員会は，申請書の記載に明らかに本ガイドラインの規定に反する記載がないか，及び，添付書類に不備がないかについて審査し，これらの点について問題がないと認めたときは，当該申請を受理する。これらの点に問題があると認めたときは，申請書の記載の補正又は添付資料の追完が可能な場合にはこれらを求めることができ，相当な期間内に補正又は追完がなされない場合には，当該申請を不受理とすることができる。申請書の記載の補正又は添付資料の追完が不可能であると判断した場合にも，当該申請を不受理とすることができる。

(4) 受理又は不受理の通知

倫理委員会が上記(1)項に基づく申請を受理し又は不受理とした場合には，その旨を速やかに申請者に対して書面で通知する。受理した場合には，審査の開始に係る必要な事項を併せて申請者に対して連絡するものとする。

(5) 申請の取下げ

申請者は，取下書を倫理委員会委員長宛に提出することにより，いつでも上記(1)項の申請を取り下げることができる。この場合，倫理委員会が取下書を受理することにより，当該案件の審査は終了する。

1-6 審　査

(1) 審　査

倫理委員会は，前記1-3の基本方針にのっとり，主として，

　・提供された精子又は卵子による非配偶者間体外受精を受けるための医学的理由の妥当性
　・適切な手続の下で精子又は卵子が提供されること
　・夫婦の健康状態，精神的な安定度，経済状況など夫婦が生まれた子を安定して養育することができるかどうか

について審議し，かかる観点より，申請に係る案件が本ガイドラインの第2章に適合するものであるかどうかを審査，判断する。

(2) ヒアリングの実施

倫理委員会は，前項の審査・判断をするために，提供者及びその配偶者，被提供者，その他関係者に倫理委員会への出席を求めて，ヒアリングを実施することができる。

(3) 資料提出等の要求

倫理委員会は，第(1)項の目的のために必要があると認めたときは，申請者に対して以下の各事項を求めることができる。

① 必要な資料の提出
② 誓約書その他の文書の作成及びその倫理委員会への提出
③ その他審査に当たって倫理委員会が必要かつ相当と認めた事項

(4) 審査の中止

倫理委員会は，前2項に基づく求めに申請者が応じない場合，審査のために必要な情報が得られない場合，その他審査を継続することが困難な事情があると認めるときは，審査を中止して，審査を終了することができる。その場合には，その旨及びその理由を申請者に書面で通知するものとする。

(5) 審査結果

倫理委員会は，申請に基づく非配偶者間体外受精の臨床案件について審査を行った場合には，本ガイドラインへの適合性について審議し，その審査の結果に従い，以下のとおり判定するものとする。

① 出席委員の3分の2以上の合意により，当該案件の実施が本ガイドラインに適合するものであると判断した場合には，当該案件は承認とする。この場合，倫理委員会は必要と認める条件を付することができる。
② 上記①の判断に至らなかった場合には，当該案件は不承認とする。ただし，申請内容の一部を変更することにより承認することが可能と判断される場合には，倫理委員会は不承認の判定を留保した上で，申請者に対して申請内容の変更勧告をすることができる。

(6) 審査結果の通知

前項の審査結果は，決議後速やかに書面により申請者に対して通知されるものとする。

1-7 施設内倫理委員会の審査との関係

実施医療施設における施設内倫理委員会の審議を経た上で，倫理委員会に申請がなされた場合には，当該施設内倫理委員会の審議の経過及び結果も参照しつつ，倫理委員会として，1-6条の規定に基づく審査を行う。

第2章 非配偶者間体外受精の臨床案件に係る審査基準

2-1 非配偶者間体外受精を受けることができる者の条件

（1）精子提供による非配偶者間体外受精を受けることができる者（被提供者）の条件

精子提供による非配偶者間体外受精を受ける者は，女性に人工授精ではなく体外受精を受けるべき医学上の理由があり（条件①），かつ，夫以外の第三者より精子の提供を受けなければ妊娠できない医学的理由が認められること（条件②）を要する。

上記条件については，具体的には以下のような場合とする。

【条件①について】
妻に卵管性不妊症や免疫性不妊症がある場合，又は，AIDを3回以上試みても妊娠しない場合

【条件②について】
ア　夫に精子が存在しない場合（精巣生検，あるいはFSH値・精巣容積など臨床所見から判断する。）
イ　3回以上の夫婦間体外受精によっても妊娠又は出産に至らず，その原因が精子にあり，今後妊娠の可能性が極めて低いと医師が判断した場合
ウ　夫の異常精液所見の原因が，染色体異常（異数性やY染色体微小欠損など）にあり，子への遺伝が危惧される場合
エ　夫が重篤な遺伝疾患の保因者または患者で，着床・出生前検査および妊娠中絶を望まない場合

ただし，加齢により妊娠できない夫婦でないことを必要とする。この点の具体的な判定は医師の裁量によるが，妻の年齢が50歳程度であることを目安として判断する。また，夫婦の健康状態，精神的な安定度，経済的状況など，生まれてくる子どもを安定して養育していくことができると認められる夫婦であることを必要とする。

（2）卵子提供による非配偶者間体外受精を受けることができる者の条件

卵子提供による非配偶者間体外受精を受ける者（被提供者）は，第三者より卵子の提供を受けなければ妊娠できない医学的理由が認められる者であることを要する。具体的には以下のような場合とする。

① 卵子が存在しない場合
② 3回以上の夫婦間体外受精によっても妊娠または出産に至らず，その原因が卵子にあり，今後妊娠の可能性が極めて低いと医師が判断した場合
③ 妻が重篤な遺伝疾患の保因者または患者で，着床・出生前検査および妊娠中絶を望まない場合

ただし，加齢により妊娠できない夫婦でないことを必要とする。この点の具体的な判定は医師の裁量によるが，妻の年齢が50歳程度であることを目安として判断する。また，夫婦の健康状態，精神的な安定度，経済的状況など，生まれてくる子どもを安定して養育していくことができると認められる夫婦であることを必要とする。

（3）婚姻関係の確認

被提供者については戸籍謄本により法律上の夫婦であることが確認されなくてはならない。

2-2 卵子又は精子を提供することができる者の条件

（1）年齢及び子どもの有無

① 精子を提供する者は，原則として55歳未満の成人でなくてはならない。
② 卵子を提供する者は，既に子のいる，原則として35歳未満の成人でなくてはならない。ただし，自己の体外受精のために採取した卵子の一部を提供する場合には，卵子を提供する人は既に子がいることを要さない。
③ 上記①，②の各年齢制限を満たさない場合であって，その者からの精子又は卵子の提供を受ける特別の必要があり，かつ，提供され

る精子又は卵子に異常等がないことについての医学的に十分合理的な説明と根拠資料の提示があり，倫理委員会がかかる説明を，不妊又は流産のリスクの低減や社会的相当性の観点等から出席委員の3分の2以上の合意により相当と認めた場合には，本項の条件は満たされているものとする。

(2) 卵子又は精子の提供等の回数
① 同一の人からの採卵回数は3回以内でなくてはならない。
② 同一の人から提供された精子・卵子による生殖補助医療を受けた人が出産した子の数が5人に達していないことを必要とする。

(3) 提供者の精子又は卵子について感染症及び遺伝的疾患の検査等
① 提供された精子又は卵子によって，母体や生まれる子に感染症が生じることを防止し，また，生まれる子に重大な遺伝性疾患等に罹患する事態を予防するために，以下の検査等を実施し，いずれも問題ないことが確認されなければならない。
　ア　提供者に対しては，現在のAIDにおける一般的な検査と同等のABO式血液型とRh，血清反応，梅毒，B型肝炎ウイルスS抗原，C型肝炎ウイルス抗体，HIV抗体等の検査を実施する。
　イ　提供された精子は凍結保存する。その後6ヶ月の期間を置いて，提供者について上記アの検査を再度実施する。
　ウ　提供された卵子については，受精させて得られた胚を保存し，その後6ヶ月の期間をおいて，提供者について上記アの検査を再度実施する。保存期間中に胚を凍結するか否かは任意とするが，新鮮胚の状態で移植する場合には，感染防止のための適切な対策を講じなくてはならない。
　エ　提供された精子について，定期的に細菌培養検査を行う。
　オ　採卵に先立って，提供者女性の生殖器から検体を採取して，クラミジア・ヘルペスなどの伝染性疾患の検査を実施する。
　カ　日本産婦人科学会会告「非配偶者間人工授精と精子提供」に関する見解に準じ，提

4　日本生殖補助医療標準化機関（JISART）

供者が自己の知る限り，2親等以内の家族及び自分自身に重篤な遺伝性疾患等がないことについて確認する。
② 上記の検査等の結果は提供者に知らされるものとする。
③ 提供者について，そのライフスタイル等に関して，別紙2（略）に掲げる質問事項に対する回答が得られており，その回答内容が問題のないことを確認するものとする。
④ 提供者のHIV，B型肝炎ウイルスS抗原，C型肝炎ウイルス抗体の検査は，採卵へ向けての治療が始まってから数日以内に行われるものとする。
⑤ 複数の提供者からの精子又は卵子を混合させて使用してはならない。
⑥ 実施医療施設は，上記の検査の結果を記録しておかなければならない。

(4) 提供者の匿名性
提供者は原則として匿名の第三者でなくてはならない。ただし，生まれた子の福祉の観点を踏まえた上で，倫理委員会出席委員の3分の2以上の合意により，匿名の提供者が見当たらず，親族，友人等の知られた提供者から提供された精子又は卵子を利用することが医学的にも社会的にもやむを得ないと考えられ，かつ，その利用が生まれる子の福祉に反しないと判断される場合には，被提供者にとって知られた者を提供者とすることも認められるものとする。そして，この判断に当たっては，倫理委員会は，少なくとも以下の諸事情を考慮の上で判断するものとする。
　ア　匿名の第三者の提供者からの精子又は卵子の提供の可能性の有無
　イ　提供者及び被提供者の家族構成，社会的背景
　ウ　提供者が提供を決意するまでの経緯，提供の動機，提供者に対して提供に向けての不当な圧力が存在していないか。
　エ　提供者と被提供者の間の合意内容
　オ　提供者及び被提供者に対して，事前に専門家によるカウンセリングが十分に行われたかどうか。
　カ　これまでの提供者及びその家族と被提供者及びその家族の人間関係

キ 提供者及びその家族と被提供者及びその家族の間の提供後の人間関係の見込み
ク 提供者及び被提供者における生まれた子の出自を知る権利についての理解の有無及びその理解の仕方
ケ 被提供者が，生まれた子に対して，非配偶者間体外受精によって生まれたものであることを告知するよう努めることを言明していること。
コ 提供者における治療に伴う各種のリスクについての認識の有無，程度
サ 被提供者の健康状態，精神的な安定度，経済的状況，子の育成に当たっての考え方
シ 子の出生後のカウンセリング体制
ス その他生まれた子の福祉に影響し得る一切の事情

2-3 エッグ・シェアリング

エッグ・シェアリングについては，具体的なケースが生じた場合にその事案に応じて，匿名ではない提供者の場合に準じて，その倫理上の問題について検討するものとする。

2-4 インフォームド・コンセント及びカウンセリング

(1) 被提供者に対するインフォームド・コンセント

① 非配偶者間体外受精を受ける夫婦がかかる医療を受けることを同意するに先立って，実施医療施設の医師により，その夫婦に対して，当該非配偶者間体外受精に関して，別紙3（略）に掲げる事項についての十分な説明が行われており，その説明を受けた日から3ヶ月の熟慮期間を置いた上で，その夫婦が，それぞれの自由意思において，同時に揃って，当該非配偶者間体外受精を受けることについて署名押印した書面による明確な同意をしていることを要する。また，施術を繰り返す場合には，同一の施術であるか否かを問わず，改めて上記説明をした後に3ヶ月の熟慮期間をおいた上でその夫婦の同意が得られなくてはならない。

② 上記①の同意書においては，上記①によって被提供者が説明を受けた事項とその内容について，被提供者が確認する趣旨の内容が含まれていなくてはならない。

(2) 提供者及びその配偶者に対するインフォームド・コンセント

① 提供者及びその配偶者が精子又は卵子の提供及びその非配偶者間体外受精への使用について同意するに先立って，提供者及びその配偶者に対して，精子又は卵子の提供医療施設の医師により，別紙4（略）に掲げる事項についての十分な説明が行われており，その説明を受けた日から3ヶ月の熟慮期間をおいた上で，提供者及びその配偶者から，同時に揃って，精子又は卵子の提供及びその非配偶者間体外受精への使用について，それぞれの自由意思により署名押印した書面による明確な同意をしていることを要する。

提供された精子又は卵子が，提供の日より1年以上の期間をあけて使用される場合には，再度提供者及びその配偶者から，同時に揃って，書面による同意が得られていなくてはならない。

② 上記①の同意書においては，上記①によって提供者及びその配偶者が説明を受けた事項とその内容について，提供者及びその配偶者が確認する趣旨の内容が含まれていなくてはならない。

(3) カウンセリング

被提供者，提供者及びその配偶者が前2項の同意をするに先立って，非配偶者間体外受精を受ける夫婦，提供者及びその配偶者（必要があればその家族）に対して，その治療の実施前に，生殖補助医療に関する知識を持ち，生殖補助医療に関する心理的・社会的事項についての専門的知識を有するカウンセラーによる中立的な立場からのカウンセリングが適切に行われなければならない。このカウンセリングを行う者は，JISART認定施設におけるカウンセラーの条件を満たし，かつ，非配偶者間生殖補助医療に係るカウンセリングを行う技能があると認められる者でなくてはならない。

なお，今後，カウンセリングの実施方法，内容等に関する指針をJISARTが定めた場合には，上記カウンセリングは，当該指針に準拠して行われるものとする。

(4) 本人確認

提供者及び被提供者について，顔写真付きのパスポート，運転免許証などにより確実な本人確認が行われていることが必要である。

(5) 同意の撤回の不存在

① 被提供者の同意は，当該非配偶者間体外受精によって生じた胚の移植の実施前であれば撤回可能であるが，実施医療施設は，かかる撤回がなされていないことを確認するものとする。

② 提供者及びその配偶者の同意は，当該精子又は卵子による当該非配偶者間体外受精によって生じた胚の移植前であれば撤回可能であるが，実施医療施設は，かかる撤回がなされていないことを確認するものとする。

③ 前2項の同意について，被提供者の夫婦の一方又は提供者及び配偶者のいずれか一方の撤回があった場合には，撤回がなされたものとして扱われる。

2-5 治療手続等の適正

(1) 有効な同意の存在

被提供者，提供者及びその配偶者が有効な同意を与えることが不可能な状態にある場合，または有効な同意を与えていない場合には，非配偶者間体外受精を行ってはならない。

(2) 強制・勧誘の禁止

実施医療施設又は提供医療施設は，精子又は卵子の提供を考える人に対して，直接・間接に提供者になることを強要・勧誘してはならない。また，患者の治療周期中に，卵子・精子の提供の可能性を話題にしてはならない。

(3) 対価授受の禁止

精子又は卵子の提供に係る一切の金銭等の供与及び受領をしてはならない。ただし，提供者における精子又は卵子の提供に係る実費相当分及び提供者の医療費についてはこの限りではない。

(4) 出自を知る権利の承認

① 非配偶者間体外受精により生まれた子であって15歳以上の者は，精子又は卵子の提供者に関する情報のうち，開示を受けたい情報について氏名，住所等提供者を特定できる内容を含めて，その開示を実施医療施設に対して請求することができるものであり，子か

らかかる請求があった場合には，実施医療施設は子に対してこれを開示する旨が，被提供者，提供者及びその配偶者に対して，その同意に先立って告知されており，かつ，被提供者，提供者及びその配偶者が上記開示に伴う影響等を了解していると認められなくてはならない。

② 被提供者の夫婦が，生まれた子への開示による影響等も考慮し，実施医療施設のカウンセリングも受けつつ，子の生育上適切な時期に，非配偶者間体外受精により生まれた子である旨を子に告知するよう努める旨言明していなくてはならない。

③ 提供者を特定し得る情報は，提供医療施設及び実施医療施設の双方が厳格に管理し，保存することとされており，仮に，実施医療施設が廃業等により存在しなくなる場合には，当該提供者を特定し得る情報については，実施医療施設よりJISARTに対して保管者の地位が承継されるものとされ，その時点で被提供者に対してその旨が通知されるものとされていなくてはならない。

(5) 提供された精子又は卵子の目的外使用等の禁止

提供者から提供された精子又は卵子の使用の目的について，提供者及びその配偶者による明確な同意が得られており，実施医療施設がその目的の範囲内においてのみ使用し，被提供者以外の第三者への提供をしない旨提供者及びその配偶者に対して約していなくてはならない。

(6) 属性の一致を追求するものでないこと

提供者と被提供者の属性の一致については，ABO式血液型を除き，その一致を追求してはならない。

2-6 非配偶者間体外受精を実施する医療機関の条件

(1) 実施医療施設は，JISARTの認定を受けた施設でなくてはならない。

(2) 非配偶者間体外受精を実施する実施責任者及び実施医師は，生殖に関わる生理学，発生学，遺伝学を含む生殖医学に関する全般的知識を有し，適切な生殖補助医療実施施設で通算5年以上実際の生殖補助医療に従事した経験を持つ医師でなけ

ればならない。

(3) 実施医療施設において，提供された精子又は卵子及びそれにより得られた胚の取扱責任者として，医師，看護師，臨床検査技師又は胚培養について十分な専門性を有する者のいずれかであって，配偶子・胚・遺伝子検査の意義について十分な知識を持ち，適切な生殖補助医療実施施設において通算3年以上の実務経験を有する者が指定されていなければならない。

(4) 実施医療施設においては，被提供者が出産をする医療施設との間で適切な連携を図るものとする。実施医療施設は，かかる観点より，被提供者が出産をする医療施設に対して被提供者の出産のために必要な情報を提供することがあり，このことについて，被提供者に告知の上，予めその同意を得なくてはならない。

2-7 治療手技等

(1) 治療手技

治療手技については，施術実施の時点において，生殖補助医療の手技として医学的に広く受け入れられているものによるものとする。

(2) 移植胚の個数及び余剰胚の取り扱い

移植する胚の個数及び余剰胚の取り扱いについては，社団法人日本産科婦人科学会の会告に従うものとする。

2-8 提供された精子，卵子又はそれにより得られた胚の取り扱い

(1) 保存期間

提供された精子・卵子及びそれから得られた胚の保存期間は最長5年とする。保存期間を経過したもの，及び，それ以前においても，提供者，その配偶者及び被提供者から廃棄を希望する旨の書面による申し出があった場合，提供された精子，卵子又はそれにより得られた胚を治療上保存する必要がなくなった場合には，相当な方法によりこれを廃棄するものとする。

実施医療施設は，上記の点について，提供者及びその配偶者並びに被提供者に告知し，その同意を得なくてはならない。

(2) 提供者が死亡した場合の取り扱い

提供者が，自分が死亡した場合，または同意内容の変更や取消ができない状態になった場合，自ら提供した精子又は卵子とそれにより得られた胚をどうするかについて事前に述べている場合には，実施医療施設はこれに従うものとする。

(3) 胚の廃棄の連絡

胚の廃棄については，被提供者の希望があれば，被提供者に連絡するものとする。

2-9 個人情報の保護及びその保存

(1) 実施医療施設による個人情報の保護及び保存

実施医療施設は，以下の情報等を厳格に秘密として管理するとともに，被提供者の妻が妊娠していないことを確認できた場合及び公的管理運営機関に情報等を提供した場合を除き，かかる情報等を原則として子の出生より80年間保存するものとする。

　ア　被提供者を同定できる情報及びその連絡先住所，電話番号
　イ　被提供者の医学的情報，具体的には，不妊検査の結果や使用した薬剤，子宮に戻した胚の数及び形態
　ウ　生まれた子を同定できる情報
　エ　生まれた子の遺伝上の親である提供者を同定できる情報
　オ　生まれた子の医学的情報，具体的には，出生時体重や遺伝性疾患の有無，出生直後の健康状態，その後の発育状況等
　カ　提供医療施設を同定し得る情報
　キ　被提供者の同意書の原本

(2) 提供医療施設による個人情報の保護及び保存

提供医療施設は，以下の情報等を厳密に秘密として管理するとともに，被提供者の妻が妊娠していないことを確認できた場合及び公的管理運営機関に情報等を提供した場合を除き，かかる情報を原則として子の出生より80年間保存するものとする。

　ア　提供者を同定できる情報及びその連絡先住所，電話番号
　イ　提供者の医学的情報，具体的には，血液型，精子・卵子に関する数，形態及び機能等の検査結果，感染症の検査結果，遺伝性疾患のチェックの結果など
　ウ　提供者及びその配偶者の同意書の原本

(3) 公的管理運営機関への情報等の提供

将来において法整備によって，前2項に掲げる情報及び同意書（以下「要保存情報等」という）を管理する公的管理運営機関が創設されたときには，実施医療施設及び提供医療施設は，それぞれ前2項に掲げる情報及び同意書を公的管理機関に提供するものとし，かつ，この点について，予め各本人の同意を得なくてはならない。

(4) 実施医療施設の廃業等の場合の措置

前項により，要保存情報等を公的管理運営機関に提供する前に，実施医療施設又は提供医療施設が廃業等により存在しなくなる場合には，当該医療施設は，要保存情報等の前記保存期間が満了するまでの間その保管を行う適切な第三者としてJISARTを選定し，かつ，JISARTと連名の書面により，以下の事項を被提供者に通知しなくてはならない。

　ア　要保存情報をJISARTが受領し，以後，子の出生から80年が経過する日までJISARTがこれを管理する旨
　イ　JISARTの名称，住所及び電話番号
　ウ　JISARTが，生まれた子に対して，子の出自を知る権利に基づく所要の事項の開示請求に対する開示の義務及び近親婚とならないための確認申請に対する確認の義務を実施医療施設より承継し，また，要保存情報等の守秘義務及び上記(3)項の義務を負っている旨
　エ　生まれた子に認められる開示請求があった場合にはJISARTがこれを開示する旨

(5) 同意書の開示

将来親子関係に争いが生じた場合においては，実施医療施設が当該争いの当事者又はその利害関係人の請求に応じて，被提供者，提供者及びその配偶者の同意書を開示することがあることについて予め告知し，被提供者，提供者及びその配偶者の同意を得なければならない。

2-10　近親婚とならないための確認

非配偶者間体外受精により生まれた子であって，男性で18歳，女性で16歳以上の者は，自己が結婚を希望する人と結婚した場合に近親婚とならないことの確認を実施医療施設に求めることができ，この場合，上記の確認を求められた実施医療施設はその確認を行わなければならない。また，この点について，被提供者に対して事前に告知しなければならない。

2-11　子どもが生まれた後のカウンセリング体制

実施医療施設は，非配偶者間体外受精により子どもが生まれた後においても，被提供者のカウンセリングのニーズに対応して，適切なカウンセリングの対応をすることができるものでなくてはならない。

2-12　非配偶者間体外受精を実施することの相当性

提供者が匿名者である場合においても，2-2(4)のアないしスに掲げる当該当事者の諸事情について検討の上，子の福祉の観点から，当該非配偶者間体外受精を実施することが相当でないと判断される場合には，当該非配偶者間体外受精を実施しないものとする。

第3章　倫理委員会が満たすべき条件

3-1　人的構成

(1) 構　成

本ガイドラインに基づく審査を行う倫理委員会は，非配偶者間体外受精の医学的妥当性，倫理的妥当性及び提供された精子又は卵子による非配偶者間体外受精の結果生まれる子の福祉等について総合的に審査できるよう，医学，法律学及び児童福祉に関する専門家，カウンセリングを行う者，生命倫理に関する意見を述べるにふさわしい者並びに一般の国民の立場で意見を述べられる者から構成されていることが必要である。

(2) 員　数

倫理委員会は10名前後の委員により構成され，そのうち2名以上は医療施設関係者以外の者が含まれていなくてはならない。委員のうち30％以上は女性でなくてはならない。また，倫理委員会は，人文科学系の委員2名以上及び女性2名以上が出席しているときでなければ，1-6(5)項に係る判定をすることができない。

3-2　運営等

倫理委員会の組織，運営等については，倫理委員会の活動の自由と独立が保障されるよう適切な運営手続が定められていることが必要である。

第4章 その他

4-1 承認された非配偶者間体外受精の臨床案件の取り扱い

(1) 申請事項及び条件の遵守

承認を受けた申請者は，非配偶者間体外受精の臨床案件の実施に当たり，申請書の記載内容及び倫理委員会への説明内容と異なる取り扱いをしてはならない。また，倫理委員会においてその承認に当たって条件が付された場合には，その実施に当たっては当該条件を遵守しなければならない。

(2) 実施状況の報告

申請者は，非配偶者間体外受精の治療の状況について倫理委員会の求めに応じて適宜報告するものとする。また，非配偶者間体外受精によって子が出生したとき又は妊娠に至らないことが確定したときには，その旨をJISART事務局に報告するものとする。

(3) 子の生育状況についての状況の把握

実施医療施設は，非配偶者間体外受精により生まれた子の生育状況等について適宜把握するように努め，必要に応じてカウンセリングの機会を提供する等のサポートを行うよう努める。

また，倫理委員会より要請があった場合には，生まれた子の生育状況等について適宜報告する。

4-2 JISART事務局における審査記録の保管

倫理委員会における審査に係る関係資料一式は，JISART事務局において，厳格に管理し，子の出生より80年間保存する。ただし，妊娠に至らないことが確定した場合には，保存期間は10年とし，保存期間経過後は速やかに廃棄する。

被提供者及び提供者の個人情報は，本人の同意なく，第三者に開示されてはならない。

4-3 費用負担

申請者は，審査に要する実費を負担するものとする。

4-4 本ガイドラインの改定

本ガイドラインは，倫理委員会の決議を経て理事会が了承することにより改定することができる。

附 則

1 本ガイドラインは，平成20年7月10日より施行する。

2 本ガイドラインは新たな医学的知見，非配偶者間体外受精に対する社会的受容の状況，日本学術会議，日本産科婦人科学会等の関連団体における今後の検討の結果並びに今後の法制度の整備状況等を踏まえて，必要に応じて随時見直しを行うものとし，JISARTは，今後とも，かかる観点より随時倫理委員会及び理事会を招集して必要な検討を行なうものとする。

3 JISART「非配偶者間体外受精実施までの経過」

http://www.jisart.jp/taigai3.html

日本産科婦人科学会（学会）は会告で，体外受精は挙児を希望する夫婦間に限られ，卵子提供による体外受精を禁止していた。平成10年6月に長野県の根津八紘医師が，前年に卵巣機能が失われた30代女性に実妹からの卵子提供を受け，非配偶者間体外受精を実施し，双子を出産したことを新聞で公表した。その後根津医師は学会を除名された。しかし会告は本来自主規制としてのガイドラインにすぎず，行政による容認または罰則を含む規制，出生した子の法的地位の保護などが必要ではないかという声があがってきた。

平成15年5月には厚生科学審議会生殖補助医療部会による"精子・卵子・胚の提供等による生殖補助医療制度の整備に関する報告書"（報告書）が出され，法制化を目指した。内容は条件付での卵子提供体外受精・胚移植の実施を容認したものであった。そして厚生労働省雇用均等・児童家庭局母子保健課は学会に対して「精子・卵子・胚の提供等による生殖補助医療については，報告書における結論を実施するために必要な制度の整備がなされるまで実施されるべきでなく，この旨会員に周知願いたい」という依頼文書を送り，以後学会は現在までこれを学会の見解としている。しかしながら，法律は未だに成立していない。

不妊治療現場では，体外受精を何度行っても妊娠しない最大の原因が卵子にあり，そのような夫

④ 日本生殖補助医療標準化機関（JISART）

婦が挙児を望む場合は卵子の提供による体外受精しかないため，希望する患者さんには整備がなされるまで待つようにと説明していた。しかし3年過ぎても整備に向けた活動はなされず，また報告書では提供者は匿名の第三者としているため，希望者の多くは海外での高額な治療を受けざるを得なかった。匿名の第三者による卵子提供が事実上不可能な日本の現状の中で，卵子提供は望むべくもなく，海外に行けない患者さんは，制度整備を待つ間に年を重ね貴重な機会が失われていく状況にあった。

そうした中，平成18年4月20日にJISART会員A施設から「早発閉経の患者に友人からの卵子提供による非配偶者間体外受精」実施要請があった。JISARTはわが国の生殖医療の質向上，患者満足を高めることを目指しており，この要請はその主旨に適っていると判断し，JISART倫理委員会に対しての申請を容認したところ，倫理委員会で受理された。次いで，同年11月6日に会員B施設からの同様の患者への姉妹からの卵子提供申請が受理された。

JISART倫理委員会は平成15年の報告書に基づき委員会の構成を整備，平成18年5月20日から平成19年3月25日まで合計9回にわたり委員会を開催し，2件の実施の可否について，慎重に審議を行なった。そして，1例目に対しては平成19年2月16日，2例目に対しては4月27日に，それぞれ実施を認めることにした。JISART理事会も承認したが，実施にあたっては，事前に学会，厚労省，日本学術会議に申請，実施可否の判断を仰ぐことにした。その後の経緯は以下のとおりである。

2007年（平成19年）		
6月2日	第19回JISART（拡大）理事会	「日産婦，厚労省，日本学術会議に実施承認について申請，回答期限は6ヶ月，回答が得られない場合は実施する」を承認
6月4日	記者発表（於：オフィス東京）	「卵子提供体外受精実施の申請」に関する記者説明会
6月14日	日産婦，厚労省，日本学術会議に実施の申請書提出	「卵子提供体外受精実施の申請書」
	厚労省記者会へ報告	「JISART『卵子提供体外受精実施の申請』の報告」
11月19日	日本産科婦人科学会（日産婦）より回答書受領	・回答は日本学術会議の結論を待って行なう。 ・精子・卵子・胚の提供等による生殖補助医療のうち，AID以外は同報告書における結論を実施するために必要な制度の整備がなされるまで実施されるべきでない。
11月30日	日産婦へ質問書送付	「日本学術会議の結論の出される時期の見通しについて」
12月7日	日産婦より回答書受領	「平成19年度中に委員会の提言が発表されるものと期待している」
12月14日	厚労省母子保健課担当者より電話にて連絡あり	「本申請については何らかの許可を出す立場ではなく，世論や日本学術会議の動向を見ている」
12月15日	第21回JISART理事会	「学術会議に回答を求める要望書提出，日本学術会議の決定を待つ」ことに決定
12月17日	日本学術会議に要望書提出	「平成19年6月14日付『卵子提供体外受精実施の申請書』に関する要望書」
12月18日	日産婦に報告	第21回理事会（12月15日）の理事会決定事項の報告
12月19日	日本学術会議担当事務局から電話にて連絡あり	「日本学術会議は審議をするところであり，申請を受ける立場にない」
2008年（平成20年）		
1月31日	日本学術会議シンポジウム	JISARTからの申請について審議されず
2月19日	日本学術会議最終審議会	JISARTからの申請について審議されず

第Ⅲ章　医学会の指針等

3月1日	第22回 JISART 理事会	非配偶者間体外受精実施容認を決定
	記者発表（於：厚生労働記者会）	「卵子提供体外受精実施」に関する記者説明会
3月14日	日産婦，厚労省に理事会実施容認決議の報告	友人，姉妹からの卵子提供による2例の体外受精を容認とする決定について，経緯説明と報告

○2例ともに無事出産し，経過も順調

JISART 独自のガイドライン作成

　厚生労働省雇用均等・児童家庭局母子保健課は非配偶者間体外受精に関して「実施の許可判断をする立場にない」との回答であったため，今後の非配偶者間体外受精実施について，JISART 倫理委員会，理事会は3月1日に，精子・卵子提供による非配偶者間体外受精に関する JISART 独自のガイドラインを作成することに決定した。「精子・卵子提供による非配偶者間体外受精に関するJISARTのガイドライン」草案は6月7日，JISART 倫理委員会，理事会で審議後，承認され，2008年7月10日に完成した。今後 JISART 実施施設は本ガイドラインおよび実施規定を遵守しつつ，提供配偶子による非配偶者間体外受精を実施する。さらに実施施設は，実施経過および結果を JISART 理事会，倫理委員会に報告することが義務付けられており，これにより適切な実施を担保する事としている。

第Ⅳ章

日本学術会議の報告書等

解　題

辰　井　聡　子

　著名人夫妻の代理懐胎による子の出生届の受理をめぐる裁判や，ある産婦人科医が多数の代理懐胎を行っていたことを公表した事件に耳目が集まり，国民の間で代理懐胎への関心が高まったことを直接のきっかけとして，法務大臣および厚生労働大臣は，連名で，日本学術会議に対し，生殖補助医療をめぐる諸問題に関する審議を依頼した。行政府の審議会等ではなく，日本学術会議のような外部の機関にこの種の審議依頼がなされるのは異例のことであったが，日本学術会議はこれを受諾し，審議を開始した。

　審議の結果は，提言のかたちで法務大臣および厚生労働大臣に回答されるとともに（[2]），対外報告として公表された（[1]）。同提言および報告書は，代理懐胎は法律で規制し当面は原則禁止とすること，営利目的の代理懐胎は刑罰をもって禁止することを提案する一方で，対象を子宮を持たない女性に限定した代理懐胎の試行的実施（臨床試験）は考慮されてよいとした。倫理的懸念を理由に「原則禁止」を強く主張しながら，試行的実施を許容する論理は明快とはいえず，禁止の理由や強度に関する委員間の温度差をうかがわせる。代理懐胎が行われた場合の親子関係については，代理懐胎者を母とすること，依頼夫婦と生まれた子の間に親子関係を定立するためには養子縁組または特別養子縁組制度によることを提言している。

1 代理懐胎を中心とする生殖補助医療の課題
——社会的合意に向けて〈対外報告〉

(平成20年（2008年）4月8日，日本学術会議生殖補助医療の在り方検討委員会)

この報告書は，日本学術会議生殖補助医療の在り方検討委員会の審議結果を取りまとめ公表するものである。

日本学術会議生殖補助医療の在り方検討委員会

委員長　鴨下　重彦（連携会員）
　　　　東京大学名誉教授
副委員長　町野　朔（第一部会員）
　　　　上智大学大学院法学研究科教授
幹　事　久具　宏司（特任連携会員）
　　　　東京大学大学院医学系研究科講師
幹　事　西　希代子（特任連携会員）
　　　　上智大学法学部准教授
　　　　櫻田　嘉章（第一部会員）
　　　　甲南大学法科大学院教授
　　　　辻村みよ子（第一部会員）
　　　　東北大学大学院法学研究科教授
　　　　五十嵐　隆（第二部会員）
　　　　東京大学大学院医学系研究科教授
　　　　水田　祥代（第二部会員）
　　　　九州大学名誉教授
　　　　加藤　尚武（連携会員）
　　　　京都大学名誉教授
　　　　佐藤やよひ（連携会員）
　　　　関西大学法学部教授
　　　　水野　紀子（連携会員）
　　　　東北大学大学院法学研究科教授
　　　　室伏きみ子（連携会員）
　　　　お茶の水女子大学大学院人間文化創成科学研究科／理学部教授
　　　　吉村　泰典（連携会員）
　　　　慶應義塾大学医学部教授
　　　　米本　昌平（連携会員）
　　　　東京大学先端科学技術研究センター特任教授

上席学術調査員　阪埜　浩司
　　　　慶應義塾大学医学部専任講師

要　旨

1　作成の背景

生殖補助医療の在り方，生殖補助医療により出生した子の法律上の取り扱いについては，従来から多くの議論が提起されている。さらに，近年，子の出生届の受理をめぐる裁判，医師による施術実施の公表などにより，代理懐胎についての明確な方向付けを行うべきという国民の声が高まってきている。

これらの状況を踏まえて，法務大臣及び厚生労働大臣から連名で日本学術会議会長に対して，生殖補助医療をめぐる諸問題に関する審議の依頼があったことから，慎重な審議を経て本報告書をとりまとめた。

2　現状及び問題点

我が国においては，代理懐胎の実態が客観的に把握されておらず，医学的安全性，確実性，生まれた子への長期に渡る影響などは不明である。一方で，代理懐胎に関しては，妊娠・出産という身体的・精神的負担やリスクを第三者に負わせるという倫理的問題，母子関係をめぐる法的問題などについても，様々な議論がある。これまで行政庁や学会，専門家による検討も進められてきたが，法制化には至っていない。そのような状況の下で，代理懐胎が一部の医師により進められており，また渡航して行われる事例も増加している。

このため，本委員会では，代理懐胎の規制の是非について，医学的側面，倫理的・社会的側面，法的側面から詳細に検討し，母体の保護や出生した子の福祉を尊重する立場から，下記の提言(1)から(4)のような結論に到達した。

代理懐胎を法律によって原則として禁止する場合も，代理懐胎によって生まれる子が存在しうる以上，子の福祉という観点から子の法的地位を決定する方法を明確にしておく必要がある。そこで本委員会では，最高裁平成19年3月23日決定等を考慮しつつ，生まれた子と代理懐胎者・依頼夫婦との親子関係などについて検討し，下記の提言(5)から(6)のような結論に到達した。

生殖補助医療をめぐる問題には，代理懐胎の是非や親子関係の決定方法のほか，子の出自を知る権利，卵子提供の問題など今後の検討課題が山積している。本委員会ではこれらに関する検討も行ったが，本報告書の報告事項としては示さず，下記の(7)から(10)のように提言することとした。

3　提言の内容

代理懐胎を中心とする生殖補助医療に関する諸問題について，以下のように提言する。

(1) 代理懐胎については，法律（例えば，生殖補助医療法（仮称））による規制が必要であり，それに基づき原則禁止とすることが望ましい。

(2) 営利目的で行われる代理懐胎には，処罰をもって臨む。処罰は，施行医，斡旋者，依頼者を対象とする。

(3) 母体の保護や生まれる子の権利・福祉を尊重し，医学的，倫理的，法的，社会的問題を把握する必要性などにかんがみ，先天的に子宮をもたない女性及び治療として子宮の摘出を受けた女性に対象を限定した，厳重な管理の下での代理懐胎の試行的実施（臨床試験）は考慮されてよい。

(4) 代理懐胎の試行に当たっては，医療，福祉，法律，カウンセリングなどの専門家を構成員とする公的運営機関を設立すべきである。一定期間後に代理懐胎の医学的安全性や社会的・倫理的妥当性などについて検討し，問題がなければ法を改正して一定のガイドラインの下に容認する。弊害が多ければ試行を中止する。

(5) 代理懐胎により生まれた子の親子関係については，代理懐胎者を母とする。

(6) 代理懐胎を依頼した夫婦と生まれた子については，養子縁組または特別養子縁組によって親子関係を定立する。

(7) 出自を知る権利については，子の福祉を重視する観点から最大限に尊重すべきであるが，それにはまず長年行われてきた夫以外の精子による人工授精（AID）の場合などについて十分検討した上で，代理懐胎の場合を判断すべきであり，今後の重要な検討課題である。

(8) 卵子提供の場合や夫の死後凍結精子による懐胎など議論が尽くされていない課題があり，今後新たな問題が出現する可能性もあるため，引き続き生殖補助医療をめぐる検討が必要である。

(9) 生命倫理に関する諸問題については，その重要性にかんがみ，公的研究機関を創設するとともに，新たに公的な常設の委員会を設置し，政策の立案なども含め，処理していくことが望ましい。

(10) 代理懐胎をはじめとする生殖補助医療について議論する際には，生まれる子の福祉を最優先とすべきである。

はじめに

科学技術の進歩発展は絶え間なく，21世紀を迎えて，とりわけ生命科学の研究の急速な進歩には目覚しいものがある。医学・医療の分野では次々に画期的で新たな技術が開発され，臨床の場で応用されている。不妊治療としての生殖補助医療はその最も著しい領域の一つであるが，我が国でも体外受精がすでに一般化されて広く行われており，年間約2万人が出生している。さらに第三者の配偶子を用いた体外受精により得られた胚を子宮に戻す胚移植，子宮のない女性が第三者の子宮を借りて出産を依頼する代理懐胎など，人類がこれまでおよそ経験したこともなかったようなことが技術の進歩により可能となった。平成13年5月には，我が国最初の代理懐胎者による出産が報じられている。

しかしながら，このようなヒトの生命の人為的操作がどこまで許されるのかという根本的な問いかけは，生命倫理の新たな課題であるにもかかわらず，議論が十分に尽くされておらず，社会的な合意形成もなされていない。日本産科婦人科学会

は，倫理委員会による慎重な審議の結果，代理懐胎を禁止する会告を出したが，現実にはこれを無視する形で少数の医師により実施されてきた。また，日本人が国外で代理懐胎を依頼した例は，すでに100例を超すと言われる。さらに自らの精子・卵子を用いた代理懐胎をアメリカで行った日本人夫妻の例については，親子関係をめぐって訴訟が提起され，最高裁により平成19年3月に嫡出親子関係を認めない決定がなされ，法整備を促す補足意見が付されるなど，新たな議論を生み出している。

このように代理懐胎が社会の視聴を集め，明確な方向付けを行うべきという国民の声が高まってきた状況を踏まえ，平成18年11月30日付けで，法務大臣及び厚生労働大臣の連名で日本学術会議会長に対して，代理懐胎を中心に生殖補助医療をめぐる諸問題についての審議を行うよう依頼がなされた（参考資料2別紙（略）参照）。

このため，人文・社会科学から自然科学の全分野の科学者を代表する日本学術会議では，医療，法律のみならず生命倫理その他幅広い分野の専門家から構成される「生殖補助医療の在り方検討委員会」（以下，「本委員会」という。）を設置し，代理懐胎が生殖補助医療として許容されるべきか否かなど，代理懐胎を中心に生殖補助医療をめぐる諸問題について，従来の議論を整理し，国際的な視点も踏まえ，今後のあり方などについて審議を行うこととした。

しかしながら，多様な価値観や異なる倫理観，人生観などをもつ人々からなる我が国で，代理懐胎の是非など生命倫理に関わる諸問題について社会的合意を得ることは容易ではない。

そもそも，代理懐胎は医療として認められるものなのか。認めるとしても，これを望ましい医療と考える人はおそらくいないであろう。医療については可能なことは何をやっても許されるとは言えず，おのずから節度が求められるのではないか。自然の摂理にあまりにも反することは行うべきでない，とする根本的な反対意見も多い。しかし一方で，生まれつき子宮のない女性や，腫瘍その他の疾患で子宮を切除した女性などが，自分の遺伝子を受け継ぐ子を持ちたいとする願望も理解はできよう。ただそのために第三者に妊娠，出産を依

① 代理懐胎を中心とする生殖補助医療の課題

頼することまで許されるか否かは，大きく意見が分かれるところである。憲法第13条により幸福追求権としてこれを主張できるのか，それは公序良俗に反しないのか，人間の尊厳を傷つけることにならないのか，等々，議論は続くであろう。依頼者と代理懐胎者の間に合意があっても，生まれてくる子についての責任を誰がどこまで負うのか，障害児が生まれた場合にも責任を全うできるのか，など疑問点は多い。また，仮に代理懐胎を容認した場合，対象者をいかに厳格に規定しても，妊娠・出産を他人任せにするような風潮が将来起こり得ないとは言いきれない。

我が国では，体外受精，顕微授精，凍結胚移植についての日本産科婦人科学会による登録制度はあるが，追跡調査の点ではきわめて不十分であり，まして代理懐胎を含めた第三者の関わる生殖補助医療については，非配偶者間人工授精（artificial insemination with donor semen. 以下，「AID」という）の実施数が把握されているに過ぎず，詳しい実態は不明のままである。

生殖補助医療，特に代理懐胎をめぐっては，多様な考え方や議論がある中で，本委員会としては，代理懐胎は是か否か，という問いに単純な答えを出すのではなく，むしろ医療，法律，倫理，生命科学など多方面にわたる専門家の立場から論点を整理し，できるだけ多くの人々に納得される方向付けを行い，今後国民的議論が展開されるきっかけを作るとともに，その判断材料を提供することを本委員会の任務と考えた。

当初，委員の間では，代理懐胎を絶対禁止とするものから，条件付きで容認すべし，さらには現状の法規制のない状態でよしとするなど，基本的な考え方が大きく異なっており，禁止するとしても，法律によるのか，さらに刑罰を科すのか，容認するとしても，条件は何か，どこまで認めるのか，など個々の具体的な問題についても様々な意見があった。まず事態に対する共通の理解と認識をもつために，法務省，厚生労働省からこれまでの行政における検討結果の概要報告を受けた後，委員会としての基本方針を決定し，委員がそれぞれの立場から各自の考えを発表して討論を重ねた。その後，各界外部有識者からのヒアリングを行い，代理懐胎施行医，外国でこれを行った依頼女性，

不妊に悩む女性など当事者の意見も聴き，さらに第三者的立場の専門家やマスメディア関係者などからのヒアリングを行った。また厚生労働省による国民意識調査に関して「代理懐胎を54％の者が受け入れる」との報道があったことについても，調査担当者から直接ヒアリングを行った。その他補足的な事項についてのヒアリングも含め，諸外国における現状の把握にも努めた。そのような作業の後，報告書原案の作成に入り，平成20年1月31日に日本学術会議主催公開講演会（参考資料3（略）参照）を開催して，報告書原案の概要を提示し，参加者との意見交換も行った。参加者から書面で提出された質問，意見，アンケートの結果などについても本報告書作成の判断材料として斟酌した。

以下は1年余にわたる検討内容と結論，そして提言である。

1　報告書の背景

(1)　代理懐胎とは

代理懐胎とは，子を持ちたい女性（依頼女性）が，生殖医療の技術を用いて妊娠すること及びその妊娠を継続して出産することを他の女性に依頼し，生まれた子を引き取ることをいう。さまざまな事情で，依頼を受けた女性が出産に至らない場合でも，その女性に妊娠が成立した段階で代理懐胎なる行為が行われたとみなされる。

代理懐胎には，サロゲートマザーとホストマザーという2種類の方法がある。サロゲートマザーは，一般に，夫の精子を第三者の子宮に人工授精の手技を用いて注入して懐胎させ，この第三者が妻の代わりに妊娠・出産するものである。これに対し，ホストマザーは，一般に，妻の卵子を体外受精で行われる採卵の手技を用いて妻の体外に取り出し，夫の精子と受精させ，胚となったものを第三者の子宮に移植することによりこの第三者を懐胎させ，この第三者が妻の代わりに妊娠・出産するものである。

なお，依頼女性・代理懐胎者以外の女性から提供を受けた卵子を用いる場合もホストマザーと呼ぶが，妻以外の女性から卵子の提供を受ける場合には卵子提供に関する諸問題も同時に論じなければならない。本報告書では，依頼女性である妻の卵子を用いるホストマザーについて主に検討する。

(2)　生殖補助医療の進展とその波紋

我が国では，60年前に初めて行われた，提供された精子を用いたAIDが，以来男性側に起因する不妊症に対する治療として，十分な社会的議論のないままに続けられてきた。その後技術の進歩に伴い，昭和58年には体外受精により，平成4年には顕微授精により，それぞれ我が国初の子が誕生してからは，これらが不妊治療の重要な手段として広く行われるようになった。平成17年には全出生児の1.8％が体外受精により出生している[1]。女性の不妊については，日本人夫婦が渡米し米国人女性に夫の精子を人工授精した代理懐胎や，米国人女性から卵子提供を受けた日本人夫婦が出産した例が報道された。国内の例としては，平成13年以降，妹，義姉，母親による代理懐胎が行われたと報道されている。

一方で生殖補助医療の進歩は，親子関係をめぐって深刻な法的問題を生み出し，国内で訴訟になった例としては，次の3件が注目を集めた。

1)　夫の死後に凍結精子を用いた体外受精により生まれた子が親子関係の定立を求めて起こした訴訟では，最高裁が平成14年に嫡出親子関係を認めない判断を，平成18年には非嫡出父子関係も認めない判断を下している[2]。

2)　夫の精子と提供卵子を用い，卵子提供者とは異なる米国人女性の子宮を借りた代理懐胎により出生した子の嫡出子出生届が受理されなかったことに対する不服申立てについて，平成17年に大阪高裁が依頼者と子の間に母子関係は認められないとする決定を下し[3]，最高裁もこれを是認している[4]。

1　全出生数は平成18年人口動態調査，生殖補助医療による出生数は日本産科婦人科学会調べによる。
2　最決平成14年4月24日判例集未登載，最判平成18年9月4日民集60巻7号2563頁。
3　大阪高決平成17年5月20日判時1919号107頁。
4　最決平成17年11月24日判例集未登載。

3) 夫婦の精子と卵子を用い，米国人女性の子宮を借りた代理懐胎により出生した子の嫡出子出生届が受理されなかったことに対する不服申立てについて，平成18年に東京高裁が依頼者を母とする判断を示したが[5]，最高裁は平成19年にこれを破棄し出産女性を母とする決定を下している[6]。

(3) 関係省庁，関連学会などによるこれまでの検討

生殖補助医療に関する国内での対応に関しては，これまでに，法務省，厚生労働省（旧厚生省を含む。）において検討がなされてきた。

まず，厚生省厚生科学審議会先端医療技術評価部会生殖補助医療技術に関する専門委員会が，精子・卵子・胚の提供などによる生殖補助医療を認めるが，代理懐胎を禁止するとする「精子・卵子・胚の提供による生殖補助医療のあり方についての報告書」（平成12年12月〔⇨Ⅰ章①1〕。以下，「専門委員会報告書」という）を提出した。

この報告書を踏まえて，厚生労働省厚生科学審議会生殖補助医療部会が，制度整備の具体化のための検討を行い，精子・卵子・胚の兄弟姉妹などからの提供の禁止や，提供者を特定できる情報まで含めて出自を知る権利を認めることなどを内容とする「精子・卵子・胚の提供等による生殖補助医療制度の整備に関する報告書」（平成15年4月〔⇨Ⅰ章①2〕。以下，「部会報告書」という）をとりまとめた。

一方，法務省法制審議会生殖補助医療親子法制部会は，自己以外の女性の卵子を用いた生殖補助医療について，出産した女性を母とすることなどを内容とする「精子・卵子・胚の提供等による生殖補助医療により出生した子の親子関係に関する民法の特例に関する要綱中間試案」（平成15年7月〔⇨Ⅰ章②1〕。以下，「要綱中間試案」という）を公表した。

① 代理懐胎を中心とする生殖補助医療の課題

しかしながら，現在のところ，これらの検討結果は法制化されるに至ってはいない。

また，特に代理懐胎については，日本産科婦人科学会が会告「代理懐胎に関する見解」（平成15年4月12日〔⇨Ⅲ章②4〕。以下，「会告」という）において，「代理懐胎の実施は認められない。対価の授受の有無を問わず，本会会員が代理懐胎を望むもののためにこれを実施したり，実施に関与してはならない。また代理懐胎の斡旋を行ってはならない。」としている。

さらに，日本弁護士連合会においては生殖補助医療の法的規制の必要性及び在り方の観点などから，日本医師会においては医学的，生命倫理学的観点などから，それぞれ検討が行われ，意見表明がなされている。

(4) 日本学術会議の取組み

「(2) 生殖補助医療の進展とその波紋」で述べたように，生殖補助医療の在り方や生殖補助医療により出生した子の法的地位については，以前から多くの問題が提起されてきた。日本学術会議においてもこの問題をとりあげ，平成4年11月4日に公開シンポジウム「生殖医療技術の進歩と生命倫理」[7]を，平成11年2月24日に公開講演会「生殖医療と生命倫理」[8]を，平成16年12月6日にシンポジウム「国境を越える生殖医療と法」[9]を開催して，専門家による多角的な討議を行った。

また生命倫理に関わる諸問題の重要性が年々増大することにかんがみ，第18期には「生命科学の全体像と生命倫理」，第19期には「生命科学と生命倫理：21世紀の指針」の特別委員会を設置して検討し，それぞれ「生命科学の全体像と生命倫理―生命科学・生命工学の適正な発展のために」（平成15年7月15日），「新たな生命倫理価値体系構築のための社会システム―『いのち』の尊厳と『こころ』の尊重を機軸として」（平成17年8月29日）の対外報告を出している。二つの報告書には，いずれも，科学や技術の暴走に歯止めを

---

[5] 東京高決平成18年9月29日判時1957号20頁。
[6] 最決平成19年3月23日民集61巻2号619頁。
[7] 日本学術会議泌尿生殖医学研究連絡委員会編『生殖医療技術の進歩と生命倫理』メジカルビュー社，2003年。
[8] 「吉川弘之ほか『日本学術会議叢書1生殖医療と生命倫理―不妊の悩み，科学者たちの提言』日本学術会議事務局・日本学術協力財団，1999年。
[9] 『学術の動向』編集委員会編『学術の動向』平成17年5月号。

かけ，「生命倫理に関する国民の不信感」を取り除くため，公的生命倫理研究機関の創設がうたわれている。

(5) 諸外国の状況

① 生命倫理と法

生殖補助医療には，新たに生み出される生命の重さはもとより，生殖細胞の人為的操作や配偶子提供者または代理懐胎者という第三者が関わることの是非など，人間の尊厳に関わる生命倫理の根源的な問題が含まれている。妊娠・出産にかかわる領域は，自然の摂理，生命の神秘に委ねられるべきであって，人為的・技術的介入になじまないとする思想がある一方，実際の不妊治療の現場では，子を持ちたいという希望に応えて生殖補助医療の利用が進んできたという現実がある。

このようななか，各国は，技術利用の規制政策を立法化するに至る。そこではある種の価値選択が政策課題となり，法的・政治的規制の議論が行われた。1978年にイギリスで最初の体外受精児が誕生した後は，1990年代初頭からイギリス[10]，ドイツ[11]など各国で法制化が進んだ。特に，1983年から10余年にわたって検討を重ねたフランスでは，1994年に三つの法律からなる包括的な生命倫理法[12]が制定され，2004年に法改正された後も，たえず見直しの努力が続けられている。欧州連合でも，2000年の基本権憲章に生命倫理に関する規定が置かれ，リプロダクティブ・ライツ（性と生殖に関する権利）や生命倫理の問題が，国際的・国内的法規制のもとにおかれるようになりつつある。

② 代理懐胎をめぐる規制の概況

代理懐胎などの生殖補助医療に対する各国の規制の態様は，無規制，医療者による自主規制，法令または判例によるものなど一様ではないが，代理懐胎の許容性については次のような特徴が見られる[13]。

ドイツ，イタリア，オーストリア，アメリカの一部の州などは代理懐胎を全面的に禁止し，フランスは人体の尊重，不可侵性，不可譲性などの原理の下で代理懐胎契約の無効，斡旋行為の禁止・処罰を定め，スイスは憲法によって禁止を規定している。これらの国・州では，代理懐胎が行われた場合には，代理懐胎者を母とするのが一般的である。

他方，イギリス，オランダ，ベルギー，カナダ，ハンガリー，フィンランド，オーストラリアの一部の州，アメリカの半数近い州[14]，イスラエルなどでは，無償など一定の条件下であるにせよ，代理懐胎が容認されている。これらのなかには，アメリカの一部の州のように，生まれた子を代理懐胎者ではなく依頼者の実子とする場合や，イギリスのように，一度，代理懐胎者を母，依頼男性を父とした上で，裁判所における親決定（parental order）手続を経て依頼夫婦の実子とする道を用意している場合もある。

2 審議の依頼と報告事項

(1) 検討の基本方針

法務大臣・厚生労働大臣連名の審議依頼を受けて，本委員会は，おおむね以下の三点を検討を進

---

10 ヒト受精及び胚研究法（Human Fertilisation and Embryology Act 1990, HFEA）。

11 胚保護法（Gesetz zum Schutz von Embryonen 1990）。

12 人体に関する法律（Loi N° 94-653 du 29 juillet 1994 relative au respect du corps humain），臓器移植・生殖介助等に関する法律（Loi N° 94-654 du 29 juillet 1994 rerative au don et à l'utilisation des éléments et produits du corps humain, l'assistance médicale à la procréation et au diagnostic prénatal），記号データに関する法律（Loi N° 94-548 du le premier juillet 1994 relative au traitement de données nominatives ayant pour fin la recherche dans le domaine de la santé et modifiant la loi n° 78-17 du 6 janvier 1978 relative à l'informatique, aux fichiers et aux libertés）。

13 詳細は，厚生労働省『代理懐胎に関する諸外国の現状調査報告書』平成19年11月を参照。

14 判例による場合も含む。なお，アメリカには連邦レベルでの規制はない。統一法委員全国会議（NCCUSL）により作成された「統一親子関係法（Uniform Parentage Act 2000）」（2002年改訂）では，代理懐胎を認める場合のための規定がおかれ，代理懐胎契約が有効と認められる要件，親子関係確定の方法などが定められているが，採否は各州に委ねられている。

める上での基本方針とした。

1) 代理懐胎を中心に検討するが，それのみに限定するものではない。
2) 議論の視点は，人権，特に子と親の権利・利益（福祉）に置きつつ，基本的な原理や価値に配慮し，多面的・総合的に検討する。
3) 結論を一つにまとめる必要はなく，複数の選択肢があってもよしとするが，それぞれの選択肢の利点，欠点，問題点を明らかにする。

前述のように，現段階で存在する代理懐胎に関する規制は，日本産科婦人科学会の会告のみである。そもそも我が国では代理懐胎について正確な実態がほとんど明らかにされていないため，日本学術会議としては，我が国の実態を少しでも把握すべく努力するとともに[1]，諸外国の状況をも参照しつつ，代理懐胎に関するさらなる規制の要否及び在り方について検討を行い，報告事項としてまとめることとした。

(2) 夫婦の精子・卵子を用いた代理懐胎の許容性

日本産科婦人科学会の会告が代理懐胎を禁止している理由は，次の四点である。

1) 生まれてくる子の福祉を最優先するべきである。
2) 代理懐胎は身体的危険性・精神的負担を伴う。
3) 家族関係を複雑にする。
4) 代理懐胎契約は倫理的に社会全体が許容していると認められない。

また部会報告書もこれを禁止しているが，その根拠は，次の三点である。

1) 人を専ら生殖の手段として扱う（人間の尊厳に反する）。

① 代理懐胎を中心とする生殖補助医療の課題
2) 第三者に多大な危険性を負わせる。
3) 生まれてくる子の福祉の観点からも望ましくない。

他方，代理懐胎契約は，児童の売買又は取引の防止を求める「児童の権利に関する条約」[2]第35条[3]の精神に反するという意見もある。さらに，依頼者と懐胎者との間で，出生した子の引渡しの拒否，引取りの拒否などのトラブルが起こる可能性が指摘され，実際に，かつては米国において訴訟に発展したこともある。代理懐胎によって生まれてくる子の法的地位が明確でないため，社会的環境，成育環境などが不安定になっているという側面もある。

本委員会は，以上の諸点を十分考慮しながら，禁止または許容する根拠の妥当性を審議し，その結果を報告するものであるが，親子，特に母子関係，さらに国外における代理懐胎の場合の国籍に係る問題についても，子の法的保護の立場からその在り方を審議し報告する。

なお，以下，特に断りのない場合，「代理懐胎」は日本人依頼夫婦の配偶子を用いたホストマザーの方法を示すものとする。

(3) その他の生殖補助医療の問題，特に出自を知る権利と卵子提供

出自を知る権利は生殖補助医療によって生まれる子の権利として主張されているが，一方で匿名性を守りたいとする親，提供者及び懐胎者の権利の主張もあり，両者がぶつかり合う場面が想定される。既に長年にわたって行われてきたAIDでは精子提供の匿名性が原則とされ，調査[4]によれば，子に対するAIDの告知は80％の父親が「したくない」と考えている。

この問題については，そもそも子に出自を知る権利を保障すべきか，子がそれを有するとしたきに，親から子への告知がどのようになされるべきか，その権利を行使できる子の年齢の画定，開

---

1 例えば，厚生労働省『生殖補助医療技術に関する意識調査集計結果の概要』平成19年11月などを参照した。
2 平成元年11月国連採択，我が国は平成6年5月20日批准。
3 「締約国は，あらゆる目的のための又はあらゆる形態の児童の誘拐，売買又は取引を防止するためのすべての適当な国内，二国間及び多数国間の措置をとる。」
4 「非配偶者間人工授精により挙児に至った男性不妊患者の意識調査」日本不妊学会雑誌45巻3号219～225頁，2000年。

示請求権を有する者の範囲，知ることのできる内容など，制度上明確にすべき多くの問題が存在する。

本委員会ではこの問題についても検討を行ったが，代理懐胎とは異なる視点から論考を深めるべきさらなる課題が少なくないことにかんがみ，本報告書の報告事項としては示さないこととした。

AID が，男性が自己の精子により妊娠を成立させることが不可能と考えられる場合を対象とするのに対し，女性が自己の卵子による妊娠が不可能と考えられる場合に採り得る手段が卵子提供による妊娠である。卵子提供の対象となり得る女性には，先天的な性腺形成異常症や，早発卵巣不全，化学療法による卵巣機能廃絶の例が考えられる。部会報告書は，優生思想・商業主義を排除するという基本理念のもと，提供者の匿名性を原則としてこの技術の実施を容認する立場をとっているものの，法制化には至っておらず，日本産科婦人科学会もこの技術の是非についての見解を示していない。このように明確な指針のない状況下で，我が国でも一部の医師によって卵子提供が行われたり，生殖医療専門医の団体より姉妹・友人からの卵子提供実施の要望書も提出されており，この技術についての許容性・指針の検討も必要であると考えた。

しかしながら，卵子提供の問題は他方の配偶子である精子提供，すなわち AID についての検討と不可分であることから，出自を知る権利や兄弟姉妹あるいは友人からの提供の是非についての検討と一括して審議すべきものと考え，今回の報告事項としては示さないこととした。

本委員会としては，日本学術会議が，今後もこれらの問題について検討を続ける必要があると考える。

3　代理懐胎の問題点とその規制

(1)　医学的側面から
① 　代理懐胎の医学的問題点
ア　懐胎者へのリスクと負担

我が国における妊産婦死亡率は，出産10万に対して4.9[1]であり，この数値は世界に誇るべき周産期医療の高い水準を示している。ちなみに，世界の妊産婦死亡率（推定）は出産10万に対して400である[2]。しかしながら，適切な医療介入がなければ死亡していた可能性のあった妊産婦が，我が国において現在でもなお出産10万に対して約420の比率で存在するという調査報告[3]もあり，死亡という結果以外を含めた危険性についても注目しなければならない。

正常に進行した妊娠・分娩であっても，悪阻など妊娠中の負荷が大きいこと，また分娩後（産褥期）に，創部痛，血腫，感染症，痔，尿失禁，産後うつ病，産褥乳汁漏出症，子宮下垂・脱など，多彩な障害が起こることは珍しくない。これらの多くは一過性のものであるが，中には長期にわたり継続する障害となる場合もある。また産褥期には，心内膜炎，血栓症，産褥期心筋症，産褥期精神病など重篤な疾患が発症することもあり，妊娠・分娩がその後の生活に大きく影響する場合があることも考慮する必要がある。

代理懐胎は，このようなリスクと負担を伴う妊娠・分娩を第三者である懐胎者に課すものであり，この点が代理懐胎の直面する大きな問題の一つである。

さらに代理懐胎固有のリスクの有無についても検討を要する。代理懐胎に関する報告で，妊娠・出産に伴う危険性が，通常の妊娠に比してどのように変化するかに言及したものは極めて少ない。海外において，背景の異なる研究を比較して，代理懐胎者の妊娠中の高血圧，異常性器出血の頻度が通常の体外受精の場合よりも低いとする報告[4]

1　「母子衛生研究会編『母子保健の主なる統計2007年版』母子保健事業団，2008年。

2　2000年のデータ。Monitoring and Evaluation, Department of Reproductive Health and Research (RHR), WHO, Database update as of 31 July 2006.

3　久保隆彦「妊産婦死亡を含めた重症管理妊産婦調査」，厚生労働科学研究費補助金医療技術評価総合研究事業『〈平成18年度総括・分担研究報告書〉産科領域における医療事故の解析と予防対策』26～40頁，主任研究者：中林正雄，平成19年3月。

4　Parkinson J, Tran C, Tan T, Nelson J, Batzofin J, Serafini P: Perinatal outcome after in-vitro fertilization-

1　代理懐胎を中心とする生殖補助医療の課題

があるが，科学的信頼度の十分に高い比較研究とはいえない。この他，緻密な科学的基盤に立った比較研究はほとんどなされていない。

我が国においては，代理懐胎が会告を無視した形で一部の医師により行われていることが報道されているが，詳細は明らかでなく，医学的データといえるものはほとんど存在しないに等しい。

一方，自分以外の卵子による懐胎という点で医学的に共通点のある卵子提供による体外受精に関する比較研究[5]によると，妊娠中の異常出血，妊娠高血圧症候群，子宮内胎児発育遅延，早産が，通常の妊娠に比べて高い頻度でみられる。この原因として，懐胎者の性機能の不全，胎児が懐胎者と遺伝的共通因子を全くもたないことによる不適合が考えられるであろう。後者の原因は代理懐胎においても同じである可能性が考えられるので，上述の妊娠中の異常は，代理懐胎においても通常の妊娠より高い比率で発症し得ると推定される。

以上のように，代理懐胎における妊娠・出産が，固有の身体的危険を有するか否かについて判断できる医学的データは，現在のところ存在しない。他方，卵子提供に由来する妊娠の異常と同じことが代理懐胎においても生じることは推測できるが，これについても医学的データは十分とはいえない。

イ　胎児・子に及ぼす影響

代理懐胎が胎児に及ぼす影響についても，明確な研究報告はほとんどなく，不明な点が多い。

近年，動物実験を含めた基礎的研究において，妊娠中の母体から子への物質の移行にともない，移行物質の直接作用及びDNA配列の変化を伴わない遺伝情報の変化（エピジェネティック変異）により出生後の子の健康状態に影響が及ぶことが示唆されている。特にエピジェネティック変異による影響は，思春期以降に発現する生活習慣病など晩発的なものも少なくないことが指摘されており，長期間にわたる観察が必要な場合が多い。また，ウィルスなどの病原体（未知のものを含む）による胎内感染や母体を介した胎児の化学物質への曝露は既によく知られた事実である。

代理懐胎の場合には，これらの影響を懐胎者を介して子が受けることになるが，具体的にどのような影響をどの程度受けるかについては，今後の長期にわたる研究にまたねばならない。

② 代理懐胎の医学的適応

仮に代理懐胎を一定の医学的条件の下で実施するとした場合には，その内容，特に，依頼女性と懐胎女性の範囲をどのようにすべきか，依頼女性の医学的適応と懐胎女性の年齢制限が問題となる。

ア　依頼女性の医学的適応

代理懐胎の適応は，絶対的適応と相対的適応とに分けられる。絶対的適応となる女性は子宮を持たない女性であり，ロキタンスキー症候群のように先天的に子宮を持たない先天異常の場合と，何らかの疾患の治療として子宮を摘出したことにより子宮の無い状態になった場合とがある。依頼女性が絶対的適応に該当するか否かの判断は，それほど困難ではない。

しかしながら，子宮を有する女性の中にも，「自身で妊娠することが不可能と考えられる女性」，「自身で妊娠した場合に，母子の一方あるいは両方の生命が極めて危険な状態に陥ると考えられる女性」，「自身で妊娠した場合に，生命に危険が及ぶほどではないが，その後の健康状態が悪化すると考えられる女性」，「自身で妊娠した場合に，流産を繰り返す女性」など，代理懐胎の適応とみなし得る女性が存在し，これを相対的適応という（補注1参照）。絶対的適応の場合とは異なり，子宮を有する依頼女性が相対的適応に該当するか否かを，合理的な医学的根拠をもって明確に定めることは極めて困難である。

仮に医学的適応の範囲を定めたとしても，その範囲が拡大されたり，自身で妊娠せずに子をもつことを希望する女性が代理懐胎を利用するおそれも，否定することはできないであろう。

surrogacy. *Hum Reprod* 14(3): 671-676, 1999.

5　Söderström-Anttila V: Pregnancy and child outcome after oocyte donation. *Hum ReprodUpdate* 7(1): 28-32, 2001: Abdalla HI, Billett A, Kan AK, Baig S, Wren M, Korea L, StuddJW: Obstetric outcome in 232 ovum donation pregnancies. *Br J Obstet Gynaecol* 105(3): 332-337, 1998: Salha O, Sharma V, Dada T, Nugent D, Rutherford AJ, Tomlinson AJ, Philips S, Allgar V, Walker JJ: The influence of donated gametes on the incidence ofhypertensive disorders of pregnancy. *Hum Reprod* 14(9): 2268-2273, 1999.

イ　懐胎女性の年齢制限

懐胎者の年齢が高いことにより妊娠中の異常が発生する頻度が増すことは，通常の妊娠において広く知られているばかりでなく，卵子提供においても報告されている[6]。代理懐胎において比較的高齢の女性が懐胎する場合には，高齢妊娠の要因により妊娠中の異常がさらに増加することが予想される。我が国における40歳以上の妊産婦死亡率は20歳代の妊産婦の約10倍という統計[7]がある。そのために，代理懐胎の実施を認めるときには，代理懐胎者の年齢に上限を設定すべきであるという考えもある。しかし，自然の妊娠が成立し得る年齢との整合性からは，このような考え方には疑問がある。また，年齢因子は閾値をもつリスク因子ではなく，連続性を有するリスク因子である。このような観点からみても，一律に年齢制限を設けることについては，客観的な合理性のある医学的根拠を挙げるのは困難である。

(2)　倫理的・社会的側面から

① 子，依頼者，懐胎者の権利・利益

ア　依頼者及び懐胎者の自己決定とその限界

倫理の基本原理の一つに自律（autonomy）があり，自己決定はこのなかに位置づけられる。また，憲法第13条で保障される幸福追求権のなかに自己決定権が含まれると考えられている。このため，一部では，代理懐胎の依頼・引受けも，「権利」として認められなければならないという主張がなされている。

しかし，仮に，依頼者にこのような「権利」があるとしても，そもそも，そのような「自己決定」が，果たして自己の十全な意思で，完全に自由な意思決定によってなされるかという問題がある。まず，一方で，当事者双方が，単なる所有物の貸借や通常の労働とは根本的に異なる代理懐胎という行為に随伴する心身の負担とリスク（「(1)①ア　懐胎者へのリスクと負担」参照），子の引渡しの際の代理懐胎者の喪失感，両当事者の心理的葛藤，子の誕生に至らない可能性など，起こり得ることとその重い意味を常に十分に理解したうえで意思決定を行うか疑問であるとの指摘もある。他方で，文化的・社会的背景から独立した自己決定はおよそありえないとしても，代理懐胎の依頼または引受けに際して，自己の意思でなく家族及び周囲の意思が決定的に作用することも考えられる。とりわけ，「家」を重視する傾向のある現在の我が国では，（義）姉妹，親子間での代理懐胎において，このような事態が生じることが懸念される。さらに，このようなことが繰り返されるときには，それが人情あるいは美徳とされ，それ自体が一つの大きな社会的圧力にもなりかねない。

さらに，意思決定をめぐる様々な圧力が排除され，十分な情報提供，インフォームド・コンセントにより真の自己決定が実現される場合であっても，代理懐胎依頼・引受けの「権利」と衝突する他者の権利・利益及び社会全体の利益が存在することも考慮しなければならない。

第一に，何よりも，「子」という第三者の存在を無視することはできない。代理懐胎が懐胎者という第三者にリスクを負わせる医療行為であることから，同じくドナーという第三者の協力を得て，これにリスクを負わせつつ行われる生体臓器移植との類似性がしばしば語られる。しかし，代理懐胎をはじめとした第三者の協力を得て行われる生殖補助医療では，契約を交わした当事者以外の，子という新たな人格が発生することが不可分であり，むしろそれが目的である。生殖補助医療と生体臓器移植とが根本的に異なるのはこの点であり，出生した子の権利・福祉は，代理懐胎依頼者・代理懐胎者の自己決定を超える問題である。

第二に，妊娠・出産に伴う危険を見過ごすことはできない。代理懐胎者がその危険を引き受けていたとしても，実際に，その生命身体に危険が及んだ場合，日本の現状では，周囲の人々，そして社会，国に与える衝撃は極めて大きいであろう。これらは，医療やカウンセリングをはじめとするケア体制の違いなどにとどまらず，社会における生殖補助医療に対する見方を含む，広い意味での社会的，文化的背景とも密接に関わる問題であり，

6　Soares SR, Troncoso C, Bosch E, Serra V, Simón C, Remohí J, Pellicer A: Age and uterinereceptiveness: Predicting the outcome of oocyte donation cycles. *J Clin Endocrinol Metab* 90(7) : 4399-4404, 2005.

7　母子衛生研究会編『母子保健の主なる統計2001～2005年版』母子保健事業団，2002～2006年。

地域や国によっても大きく異なるのである。

第三に，代理懐胎は，女性の身体の商品化につながる危険をはらんでいる点にも注目しなければならない。対価を伴う場合，それが代理懐胎引受けの誘因となることも考えられ，国内外において，貧富の差を利用した代理懐胎の斡旋及び依頼が行われることが予想される。平等の観点からのみならず，富裕層による貧困層の搾取など新たな社会問題を発生させかねないという観点からもその問題性が指摘されている。パターナリズム的観点からの介入が主張されるゆえんである。

　イ　子の福祉

出生する子の福祉は，最大限に尊重されなければならない。生まれてくる子は，当然のことながら，自己のこの世への誕生について意志を表明することができず，また，あらかじめ自らの希望や利益を語ることができない。そうである以上，次世代に対する責任を負っている我々は，最低限，代理懐胎で生まれたこと自体あるいはそれに起因する問題が子の心身に与える影響について，慎重に検討しておく必要がある。

第一に，胎児は子宮という逃れることのできない胎内環境に置かれた後に出生する。特に，対価を伴う代理懐胎の場合には，病気などを秘して代理懐胎者となろうとする者が現れることも皆無とは言えないであろう。胎児が母体からいかなる影響を受け，いかなるリスクを背負う可能性があるか不明であることについては，「(1)②イ　胎児・子に及ぼす影響」で述べたとおりである。

第二に，AIDで生まれた子ども達の声は，代理懐胎によって生まれることが子に与える精神的負担が決して小さくないことを示唆しているとも考えられる。遺伝的には依頼夫婦の子である点で違いはあるとしても，その出生の経緯それ自体またはその事実を隠そうとすることが子に与える影響は，同様と想像される。特に，代理懐胎が営利目的のものであった場合には，たとえ，対価が妊娠・出産に対するものであったとしても，子は自分が売買の対象にされたと感じるかもしれない。また，代理懐胎は，乳児期に子を産みの親から引き離すことになる。これは養子の場合にも同じであると言われるが，当事者のみに委ねられる代理懐胎契約においては，通常，裁判所の関与が予定

1　代理懐胎を中心とする生殖補助医療の課題

されている未成年者の養子縁組（民法798条，817条の2）とは異なり，親としての適格性や子の福祉について後見的な判断を経ることなく，はるかに容易にそれが行われ得るのである。これらが，子の心身の発達，依頼夫婦との関係などに与える影響についての研究は，世界的に見ても，まだ始まったばかりである。これらの影響は，親子関係の在り方をめぐる歴史的，文化的背景によっても異なると考えられるが，日本ではこのような研究の重要性が認識されているとさえ言い難い状況である。

第三に，より現実的な問題として，子の引渡し拒否，引き取り拒否などが生じることも考えられる。例えば，出生した子に障害がある場合など，子の引取りを依頼者が拒否するおそれもある。この点について，代理懐胎契約時に明確に取決めがなされ，そのとおり契約が履行されたとしても，契約締結時と出生後の現実の差に直面したとき，虐待その他さまざまな問題が，自然生殖の場合よりもより複雑化された形で表面化する可能性を否定し得ず，これは子の福祉を考えたとき最も憂慮すべき事態である。すなわち，争いが生じたという事実自体，子に与えるダメージが大きいのに加え，法的には，子の保護者を確定することができるとしても（「4　代理懐胎による親子関係問題」参照），それのみで愛情につつまれた子の成育環境の安定及び継続が保障されるとは限らないことを忘れてはならない。

　②　生物学的秩序の問題

生物学的観点からみると，生殖という行動は，すべての生物においてその生物種の存続のために最も重要な行動のひとつであり，多くの動物にとって，生殖はその個体の生命を賭した行動である。哺乳類は，子を産んだ後，親がその世話をするために子と共に生きるが，生殖年齢を超えてなお生きることができるように進化したのは，ヒトのみである。

哺乳類としてのヒトにとって，体外受精は，配偶子を体外で受精させる点において，すでに自然の生殖行動からの逸脱であるといえるが，代理懐胎は，生殖行動のうちの多くの期間を占める妊娠から出産に至るすべてを，それに内在する危険性や様々な負担とともに他者に肩代わりさせ，自身

はいわば傍観者となってしまうという点において，本来の営みとしての生殖行動からの逸脱がさらに大きい。

妊娠・出産は哺乳類における生殖行動の主要な部分であるが，出産後の哺育という行動も哺乳類においては生殖行動の一部である。妊娠中に，種々のホルモン分泌など内分泌系の変化が起こり，それに基づき母体に肉体的・精神的にさまざまな変化が現れるが，これらはその後の哺育行動への準備ともいえる。哺育行動の精神的基盤ともいえる母性も，内分泌系の関与により，妊娠期間を通じて形成される。懐胎という状態が単に分娩によって終了するのでなく，その後の行動へと繋がる一連の生物現象であることを考える時，代理懐胎を行った場合の出生した子と依頼者の関係のみならず，いわば役目を終えた懐胎者と依頼者に引き渡した子との関係にも注意が払われなければならない。

③　医療倫理・医療の場での混乱

代理懐胎は，従来の医師・患者の関係や医療倫理に異質なものをもたらし，それらに混乱をきたすおそれがあることが指摘されている。

通常の医療行為は，医療者と医療行為の対象者という二者間の関係の上に成立するが，代理懐胎の場合には，この二者に加えて，代理懐胎依頼者という第三の当事者が存在する。その結果，懐胎者にとって最良と考えられる医療行為と依頼者の希望する医療行為とが必ずしも一致しないことや，依頼者が希望する医療行為を懐胎者が承諾しないことが起こり得る。医療者は，医療行為の対象者が意思を表明することが可能である限り，その医療行為の対象者の希望に基づいて医療を行うはずである。しかし，医療行為の対象者の希望と依頼者のそれとの間に不一致がある場合，依頼者は単なる傍観者ではなく，医療行為に対して不適切な介入をなす妨害者となり，その結果，医学的判断に基づき対象者の同意を得て成り立つ医療行為の遂行が大きく歪められてしまうことも懸念される（補注2参照）。

代理懐胎で生まれる子に何らかの障害があり，それが妊娠中に診断された場合には，依頼者がその診断を受容し得るかが懸念される。依頼者が懐胎者の妊娠を終了させる処置を希望することも考えられ，障害の程度により，医学的には軽度の障害と判断される場合などは，医療者の判断と一致しない可能性もある。子の障害には，先天的なもののほかに，妊娠・分娩を契機として生じるものもあり，この場合には障害の原因を追及する動きも加わり，問題がより複雑化する可能性がある。

これらの諸問題を当事者の事前の契約のみで解決することは困難であると同時に不適切でもあり，医療倫理の面からも問題がある。

(3)　法的側面から

①　規制の必要性

「(1)　医学的側面から」，「(2)　倫理的・社会的側面から」で見たように，代理懐胎には医学的にも，倫理的・社会的にも問題が存在する。人々の利益の侵害を含む弊害の存在は，代理懐胎の問題を，単なる倫理の領域を超えて，社会的規制の対象にすることを正当化し得るものである。生命倫理に反する，自然生殖からの逸脱が大きい，医療の限界を超える，公序良俗に違反する，などの理由は，それのみで社会の介入を正当化するものではないであろう。しかし，代理懐胎者の負担，その生命・健康への重大な影響，出生した子に予想される精神的影響，医療者の裁量権の侵害など，代理懐胎がもたらす弊害の存在を考慮する場合には，代理懐胎を当事者間の契約や倫理の問題にとどめておくことはできない。リプロダクティブ・ライツ，家族形成権が存在するとしても，また，たとえ，純粋に博愛，利他，依頼者に対する共感などから，代理懐胎者となることを希望する女性が存在するとしても，代理懐胎を，依頼者及び懐胎者の自己決定や希望，医療者の配慮だけに委ねておくことは妥当ではない。

②　医療者による自主規制

日本産科婦人科学会は，その会告によって，すべての代理懐胎の実施・関与を学会員に禁止している（「1(3)　関係省庁，関連学会などによるこれまでの検討」）。これに対しては，女性には自分の遺伝子を受け継ぐ子を持つ「権利」があるのだから，以上のような医師団体による自主的規制も不当であるという見解もあるが，前述のような観点から見るならば，学会が倫理規範として自発的に定める会告で代理懐胎を規制してきたことは妥当なことである。

むしろ現在問われているのは，上記の会告だけで十分か否かである。

これまでのところ，会告にあえて違反してまで代理懐胎を実行しようとする医師は，ごく少数にとどまる。そのようなことから，学会による自己規制をさらに強化することによって代理懐胎に対応すべきであり，それ以上の措置を執るべきではないという意見もある。これは法の謙抑性の観点からは，傾聴に値するものであろう。

しかしながら，会告は日本産科婦人科学会の会員以外には拘束力を持たず，しかも，会告の強制力の担保は，学会による違反者の処分という学会の内部的制裁のみである。日本医師会などの医師らの団体が任意団体である我が国では，医師の自律的対応にこれ以上のことを求めることはできない。現在の状態は，代理懐胎が自制されることなく実行される危険性を，常にはらんでいる。医療者の自律を尊重し，このような危険を甘受することも一つの考えではあるが，代理懐胎の問題は，既に，医療者の自律とその責任に委ね得る段階を超えているものと考えられる。

③　法律による規制
　ア　行政倫理指針と法律

代理懐胎を規制する場合にも，厚生労働省などの行政庁が定める行政倫理指針で十分で，法律による必要はないという見解もありうる。すでに我が国には，「遺伝子治療臨床研究に関する指針」[8]，「臨床研究に関する倫理指針」[9]，「ヒト幹細胞を用いる臨床研究に関する指針」[10]，「終末期医療の決定プロセスに関するガイドライン」[11]などが存在する。

しかし，このような行政指針は，法律に基づかない行政指導の一種に過ぎず，法的強制力を有し得ない。また，医療の範疇のみにとどまらない，倫理的，法的，社会的に重大な問題である代理懐胎の問題の政策決定までも，行政にゆだねることは適切とは思われない。代理懐胎を規制するなら，行政指導によるのではなく，国民の代表機関である国会が作る法律によるべきであると考えられる。

　イ　法律による規制

委員会では，自身で妊娠・出産が可能であるにもかかわらずこれを他人に代わってもらおうとするだけの「便宜的代理懐胎」については法律によって規制すべきであるとしても，全ての代理懐胎を法律で規制することには反対であるという意見もあった。それは，代理懐胎のもたらす危険の最大のものは通常の妊娠・出産に伴う危険でありそれは代理懐胎者が引き受けているものであるから法律による規制の理由とまですることはできない，また，それ以外の危険の存在についても科学的根拠が明らかでない，というものであった。

しかし，以上で述べてきたように，前者の危険を懐胎者の自己決定に委ねてしまうことはできない（「(2)①ア　依頼者及び懐胎者の自己決定とその限界」参照）。また，後者の危険について確実な証拠がないことは確かであるが（「(1)①　代理懐胎の医学的問題点」，「(2)②　生物学的秩序の問題」），その危険性を推測することは合理的であるといえよう。そうである以上，法律によらなければこのような危険な事態に十分対応できないときには，法律による規制も許されるのである。

医療に法が介入するときには，医療の自由を不当に制限することなく，合理的に必要とされる範囲にとどめられなければならない。これまでは，ともすると生命倫理秩序違反の一事によって法律の介入，ときには処罰を要求する傾向があり，これには問題があったことは確かである。法と倫理との同一視は避けなければならない。しかし，代理懐胎には，母体を妊娠・出産の道具として提供する代理懐胎者という，現実的な被害を受ける他者が存在するのであり，これは，法律による規制を正当化するものである。このことを考慮した上で，どのような法規制が合理的で妥当であるかを，慎重に見極めながら検討されなければならない。

　ウ　生殖補助医療と法規制

代理懐胎に関する法律は，それを生殖補助医療

---

[8]　平成14年3月27日制定，平成16年12月28日全部改正。
[9]　平成15年7月30日制定，平成16年12月28日全部改正。
[10]　平成18年7月3日。
[11]　平成19年5月。

全体の枠組みの中で規制する「生殖補助医療法」のようなものとすべきであろう。厚生労働省の部会報告書の提案もこのようなものであった（「1⑶ 関係省庁，関連学会などによるこれまでの検討」参照）。一部にはより包括的な「生命倫理基本法」の提唱もあるが，代理懐胎に関する立法の現実的な必要性を考えるときには，法律は生殖補助医療に限定したものとすべきだと思われる。生命倫理全体にわたる合意形成，それに基づいた法律を作ることは，その先の課題である。

④　刑罰によらない法規制
ア　法規制と刑罰

代理懐胎は法律によって規制すべきだとしたときにも，それは基本的には，非刑罰的な法規制にとどめられるべきである。

専門委員会報告書，部会報告書は，いずれも，「代理懐胎のための施術・施術の斡旋」を「罰則を伴う法律」によって規制すべきものとした。臓器売買の場合（臓器の移植に関する法律11条・20条，刑法3条）のように，国民の国外犯を処罰することは提案されてはいないが，国外で行われる代理懐胎の斡旋行為を日本国内で行った者は処罰されること，また，明示的に処罰の対象から除く規定を設けないときには，施術の斡旋を依頼した者も斡旋行為の共犯として処罰される可能性が残されていることに注意しなければならない。

しかし，代理懐胎には，代理懐胎者，出生した子に対する危険があるとしても，それは極めて高度のものであるとはいえない。また，一般の犯罪のように人々に大きな害悪を与える行為ではない。このようなことを考慮するならば，すべての代理懐胎及びその関与行為を処罰することは広範に過ぎると考えられる。

他方では，罰則のない法律であっても，その違反に対しては，以下のような有効な対応が可能なのであり，代理懐胎に対する法律的対応としては，それだけで十分であると考えられる。また，刑罰を規定すれば代理懐胎を完全に禁圧できるものでないことにも，注意しなければならない。代理懐胎を法律によって規制するときにも，「刑法の謙抑性」を基礎としながら，合理的な対応を考えていかなければならない。

イ　行政処分

医師法は，医師が「医事に関し不正の行為」を行ったとき，あるいは，「医師としての品位を損するような行為」があったときには，厚生労働大臣が医道審議会の意見を聞いて，一定の処分を行うこととしている（医師法7条2項・4項，4条）。代理懐胎を禁止する法律ができたときには，それに違反して代理懐胎を行った医師については，このような処分を行うことになる。また，健康保険法によると，政令（健康保険法施行令33条の3第2項）が指定する「国民の保健医療に関する法律」の違反があったときには，厚生労働大臣は保険医の登録を取消すことができる（健康保険法81条6号，82条2項）。現在，医師法，医療法，薬事法などが政令によって指定されているが，政令が，代理懐胎を禁止する法律を「国民の保険医療に関する法律」と指定することによって，違反した医師の保険医の指定を取消すことが可能となる。

現在のところ，上記二つの行政処分はそれほど積極的に行われているわけではないので，将来は，それぞれの行政処分本来の趣旨に則って，これらをより積極的に運用することを考慮すべきだと考えられる。

ウ　代理懐胎を違法とすることによる効果

「公の秩序又は善良の風俗」に反する契約は無効である（民法90条）。代理懐胎を目的とする契約は，現在でもこれによって無効であるという意見もあるが，代理懐胎が法律により違法とされたときには，たとえその違反に罰則が規定されていなかったとしても，代理懐胎契約の公序良俗違反性は一段と明確なものとなり，それが無効となることは明白になると思われる。この場合には，依頼者からの代理懐胎に伴う費用の交付，懐胎者の妊娠の継続・出産，出生した子の依頼者への引き渡しなど，すべての契約上の権利・義務が法的に存在しなくなるために，代理懐胎を実行しようとする上では，一つの障害となろう。

⑤　営利目的による代理懐胎の処罰
ア　代理懐胎が処罰されるべき場合

以上のように，代理懐胎及びその関連行為については，法律は基本的には，禁止はしても処罰まですべきではない。しかし，懐胎者の被る負担において利益を得る行為の処罰，懐胎者を搾取する

行為を処罰することは必要かつ合理的であると考えられる。

また，国外において貧しい人々に経済的対価と交換に代理懐胎を依頼するいわゆる「代理母ツーリズム」を阻止するためには，前述の臓器の移植に関する法律が「臓器移植ツーリズム」にも対応しようとしたように，代理懐胎を規制する法律は，国民の国外犯をも処罰することになろう。

このように考えるときには，本報告書が直接の対象とする依頼夫婦の配偶子を用いる類型の代理懐胎に限らず，それ以外の類型の代理懐胎，例えば第三者提供卵子と夫の精子を用いる代理懐胎なども，営利目的をもって行われる場合には，同様に処罰することになる。また，上述のように，代理懐胎者を搾取する危険があることが営利目的での代理懐胎を処罰する趣旨である以上，施行医，斡旋者などの関与者は，すべて基本的に処罰されることになる。しかし，代理懐胎者は妊娠・出産を負担した被害者であり，処罰の対象から除外されることになる。

　イ　依頼者の処罰

委員会では，依頼者を処罰することに対して，消極的な意見もあった。この意見は，代理懐胎を切望する依頼者の心情を考えるときには処罰は過酷であり，外国の立法に依頼者を処罰の対象から除外するものがあるのもそのためであると説明する。また，依頼者を処罰すると，出生した子が「犯罪者の子」，「犯罪（行為）によって生まれた子」になってしまうということも指摘された。しかし，それに対しては，子を欲する者が営利目的で行われる代理懐胎を依頼し他者の搾取に関与する権利はない，依頼者を処罰しないと上述の「代理母ツーリズム」を防止することもできなくなる，処罰の範囲を営利目的の代理懐胎に限定するときには依頼者を除外する必要はない，などの反論がなされた。

このようにして，本委員会は，なお議論の余地があることを認めながらも，営利目的での代理懐胎については，依頼者も処罰の対象とすべきだという結論に至った。

　⑥　原則的禁止と試行的実施

　　ア　部分的許容

代理懐胎を認めるべきだとする意見の多くは，

1　代理懐胎を中心とする生殖補助医療の課題

すべての代理懐胎は自由化されるべきである，あるいは「便宜的代理懐胎」以外のものはすべて自由化すべきであるとまで主張するものではなく，自分の遺伝子を受け継ぐ子を持つことを望む場合の最後の手段として行われる代理懐胎だけを許容すべきであるというものである。

しかし，以上のように限定された範囲であったとしても，代理懐胎が懐胎者に与える心身の危険及び負担，胎児・出生した子に及ぼす影響，母性の形成への障害，子の福祉の問題，医師の倫理的立場の混乱などの弊害が完全になくなるわけではない。また，「(1)②ア　依頼女性の医学的適応」で述べたように，代理懐胎の一部許容は全面解禁へとつながり，「蟻の一穴による堤防の決壊」，「滑りやすい坂道の上に立つこと」になることも危惧される。

要するに，依頼者，代理懐胎者，医療者という当事者間の契約によって，一定の範囲において，代理懐胎を自由に行い得るとすることは妥当でないのであり，このような意味での「部分的許容」という考え方をとるべきではない。

　　イ　代理懐胎の試行的実施

他方で，代理懐胎を，公的管理の下に厳格な要件を付けて限定的，試行的に実施することは，考慮の余地があると思われる。このような方法により，出生する子，代理懐胎者，依頼者の利益と福祉を最大限守りつつ，関係者及びその家族，さらには社会に対して，代理懐胎がどのような結果をもたらすかを明らかにすることができる。また，子宮内環境が着床や胚発生に及ぼす影響についての基礎的研究，周産期の母体と胎児の管理，さまざまな疾患罹患者における妊娠の安全性確保，生まれた子の心身に対する長期的影響などについても，科学的信頼度の高い情報が得られるであろう。

代理懐胎は，妊娠・出産に不可避的に伴うリスクと負担を代理懐胎者に負わせるものである。これは，代理懐胎者が承諾していたとしても，社会的にはそのまま認めてしまうことはできないものであり，このことが代理懐胎を禁止する重大な論拠であることはすでに述べたところである（「(2)①ア　依頼者及び懐胎者の自己決定とその限界」）。しかし，代理懐胎者が積極的に承諾し，公的機関が一定の要件の下でその実施を承認するときには，

これは社会も是認するものとなろう。他方では，日本はもちろん国外においても，代理懐胎とそれによって生まれた子の心身に対する長期的影響を含めた科学的信頼度の高いデータは少ない。そのような状況では，公的管理の下に，厳格な要件を付けて限定的，試行的に代理懐胎を実施し，さまざまな分野の関係者が協力して，生殖補助医療としての代理懐胎を検証することが必要と考えられる。その結果をまって，代理懐胎についての政策的判断を改めて下すべきである。

以上のような「試行的実施」は臨床試験的色彩の強い行為であるため，以下の条件を踏まえたものでなければならない。

1) 実施前に公的倫理委員会に臨床試験の全貌をあらかじめ示し，その承認を受けていること，
2) 実施にあたっては，あらかじめ当事者にその臨床試験について十分に説明し当事者の同意を得ていること，
3) 当事者及び代理懐胎によって生まれた子のプライバシーが守られること，
4) 第三者によるデータ管理が行なわれること，
5) 適切な時期に臨床試験の結果を公表し，第三者の評価を受けること，
6) 実施中に当事者及び代理懐胎によって生まれた子に重大な事象が生じた場合には速やかにそれを公表してその評価を受け，適切な対応をとること。

このような条件の下で行われる臨床試験においては，患者の権利と利益を守ることが可能となる。これは，上記の，一定の要件の下で代理懐胎の実行を当事者にゆだねるという「部分的許容」ではなく，公的管理の下で，一定範囲での代理懐胎を実施することを意味する。このようにすれば，十分な議論もなく，代理懐胎がなし崩し的に拡大されてしまうことも防止し得ると考えられる。

　ウ　試行的実施についての制度設計

代理懐胎を試行するとした場合には，上記の臨床試験として必要とされる条件に加えて，さらにいくつかのことを考慮しなければならない。例えば，法律に，それを実施し得る要件と手続きを明確に規定するばかりでなく，出生した子の法的地位についても明確な規定が必要になると考えられる。詳細は，立法に当たってさらに検討すべきことであるが，以下に，現段階で指摘し得る限りの問題点を挙げる。

要件については，少なくとも

1) 絶対的適応に限り，そのことが厳格に審査されること，
2) 懐胎者となる女性の心理的・身体的リスクができる限り抑えられ，代理懐胎に伴う影響に対応し得る高度な医療やケアが懐胎者に提供されること，
3) 懐胎者となる女性が，代理懐胎のリスクについて十分に理解し，あらゆる強制から自由な自己決定に基づいて，無償で懐胎者となることに同意していること，
4) 生まれてくる子の法的地位も含めて，子への配慮が十分に行われること，

が必要である。これらを具体的にどのように定めるべきか，特に適応の範囲など，すでにみたように（「(1)②　代理懐胎の医学的適応」参照）困難な問題が多く存在する。

さらに手続要件として，代理懐胎の試行的実施要件の存在を認定し，実施の許可を与える公的な第三者機関を設置することが必要である。これを代理懐胎を実施する医師にゆだねることは，医師に過当な責任を課すことになり，社会的にも受け入れられないであろう。このような機関の構成員は，医療・福祉・法律の総合的判断だけでなく，当事者のカウンセリングも行うこととなり，産婦人科医，小児科医，看護師，法律家，生命倫理学者のほか，遺伝カウンセラー，心理カウンセラーなどが必要と考えられる。

要するに，試行的にではあっても生殖補助医療を公的管理の下で運用しようとするならば，その検証プロセスまで含めたシステム全体を慎重に検討した上で構築しなければならないのであり，単純に代理懐胎の実施要件だけを決めておけば足りるというものではない。

我が国においては，代理懐胎に関する社会的なルールが未形成の状況で，十分な医学的情報を提供しないままに，ごく一部の医師によって代理懐胎が公然と実行されている。これは，既成事実が積み重ねられることによって，de facto にルール

が形成されてしまう危険を持つものである。これに対して，厳格な科学的管理と情報の蓄積を前提とする代理懐胎の試行には，改善された科学的根拠に基づく代理懐胎の制度化の可能性が展望されている。我々は，以上のような代理懐胎の試行的実施によって，代理懐胎問題に関する社会的に是認しうる倫理的規範を形成し，生殖補助医療の健全な歩みに寄与することも可能になると考える。

[本章の結論]
1) 代理懐胎は，法律によって，原則として禁止すべきである。
2) 代理懐胎の試行的実施（臨床試験）は考慮されてよい。その場合には，公的機関による管理の下で，法律の規定するところに従って行うべきである。
3) 営利目的による代理懐胎は，処罰すべきである。処罰の対象者は，施行医，斡旋者，依頼者とし，代理懐胎者は対象者から除外すべきである。

4　代理懐胎による親子関係問題

(1) 子の法的地位確定の必要性

通常の場合，女性が出産した子は，その女性の卵子に由来する子であり，その女性が自分の子として養育することになる。しかし，依頼女性の卵子を用いた代理懐胎の場合には，血縁上の母と養育（希望）者は一致するが，分娩者はそれとは異なることになる。この場合の母子関係をどのように考えるべきかが問題である。

第3章において検討したように，代理懐胎は，原則として，法律をもって禁止されなければならない。しかし，代理懐胎を禁止したとしても，代理懐胎によって生まれる子が存在しうる以上，子の福祉という観点からは，そのような子の法的地位を決定する方法を明確にしておく必要がある。

① 代理懐胎禁止との関係

代理懐胎を許容することは，依頼女性と生まれた子との間の母子関係を認めることであり，禁止

① 代理懐胎を中心とする生殖補助医療の課題

することは，それを否定することにつながると考える傾向がある。例えば，要綱中間試案も，厚生労働省生殖補助医療部会における代理懐胎禁止の方向をふまえ，依頼女性を母と定めることは代理懐胎を許容するに等しく相当でないことを一つの理由として，懐胎者を母とした。

しかし，このように両者を連動させることは，必然ではないと考えられる。既に代理懐胎によって誕生している子の福祉という観点から見たとき，子の与り知らぬ事情がその法的地位に影響を与えることを積極的に肯定することは，子の犠牲の上に，親子関係の定め方を代理懐胎禁止という「行為規制」の手段として用いるものという批判もあり得よう。

そこで，本委員会では，代理懐胎の禁止という基本的立場から独立して，代理懐胎によって生まれた子の法的地位について検討を行うこととした。

② 最高裁平成19年3月23日決定

最高裁平成19年3月23日決定[1]（民集61巻2号619頁。以下，「平成19年決定」という）は，「現行民法の解釈としては」，分娩者を母と解さざるを得ないとした上で，養育（希望）者であり，血縁上の母でもある依頼夫婦を実親とした外国裁判所の裁判の日本における効力を否定した。

この決定を支えている「現行民法の解釈」の一つに，いわゆる「分娩者＝母ルール」を確立したと言われている，非嫡出母子関係に関する最高裁昭和37年4月27日判決（民集16巻7号1247頁。以下，「昭和37年判決」という）がある。民法典は，認知による非嫡出母子関係の定立（民法779条・787条等）を除き，母子関係定立に関する直接的な規定をおいていないが，この昭和37年判決は，民法779条等を空文化し，原則として分娩者を母とする判例法を採用した。平成19年決定もこれに則り，依頼女性を母とは認めなかった。ただし，同決定は，あくまでもこれは「現行民法の解釈」であるという限定を付するとともに，「立法による速やかな対応」を強く促している。

---

1 本決定の解説・評釈として，門広乃里子・法学セミナー増刊（速報判例解説 Vol. 1) 135頁，佐藤文彦・戸籍時報614号51頁，土谷裕子・ジュリスト1341号165頁，長田真里・法律時報79巻11号45頁，早川眞一郎・法律のひろば61巻3号58頁，村重慶一・戸籍時報616号62頁などがある。原審（東京高決平成18年9月29日判例時報1957号20頁）については，岩志和一郎・年報医事法学22号207頁，岡野祐子・平成18年度重要判例解説（ジュリスト1332号）304頁，早川眞一郎・判例タイムズ1225号58頁，村重慶一・戸籍時報611号53頁などがある。

第Ⅳ章 日本学術会議の報告書等

(2) 生まれた子の法的地位[2]

① 法律上の親子関係の意義——実子と養子

法律上の親子関係（母子関係・父子関係）は，子の保護者である親権者を決めるものであるのみならず，子が取得する氏の基準になり，また，親とされる者と子とされる者との間に相互の相続権，扶養義務などを生じさせる。さらに，親子関係は，戸籍に記載され，国家に対する権利・義務の基礎となる最も基本的かつ公益に深く関わる重要な身分関係でもある。

この親子関係の類型として，民法典には，「実子」と「養子」の二類型が規定されている。「実子」は，一般に，血縁を基礎とする親子関係であると言われるのに対し，「養子」は，当事者の合意によって成立する（普通）養子と，養親となる者の請求に基づき家庭裁判所の審判によって成立する特別養子とに分けられる。（普通）養子制度では，養子縁組後も実親との間の親子関係があわせて存続し，また養子と養親との協議による離縁によって養親子関係の解消が認められる。他方，要保護児童の保護を図るために実子に近い類型として昭和62（1987）年に新設された特別養子制度では，特別養子縁組により実親との間の親子関係が終了し，また養親の側からの離縁請求による養親子関係の解消は認められない。実子，養子，特別養子では，戸籍上の記載については違いが存在するが，氏，親権，相互の相続権（相続分も含む）・扶養義務などの発生については，基本的に異なるところはない。

② 民法に基づく法的地位の確定

代理懐胎によって生まれた子は，民法典が想定していない子であるとして，民法典の親子類型を基に考えるのではなく，新たな類型を設けるべきであるという見解もあり得よう。確かに，民法典が成立した時代に，代理懐胎によって生まれた子が存在していなかったことは事実である。しかし，判例を含む民法は，歴史的にも，構造的にも，常にその成立時には想像もできなかった事象に対応し得るものとして存在しており，また，実際に対応してきたのであり，その理念・原則には普遍的な側面もある。また，特別養子制度を創設したときのように，特別の制度を必要とするとも認められない。したがって，代理懐胎によって生まれた子の親子関係についても，民法典に用意されている親子の類型の中で考えるべきであろう。

③ 生まれた子と代理懐胎者，依頼夫婦との関係

ア　生まれた子の実親子関係

本委員会は，結論として，代理懐胎の場合であっても分娩者を法律上の実母とすることが妥当であると考える。

確かに，従来，「分娩者＝母ルール」は，分娩者が血縁上の母であることをその重要な論拠としてきた。この観点からは，第三者提供卵子による妊娠・出産の場合には，血縁上の母でない女性が母とされ，依頼女性の卵子を用いた代理懐胎の場合には，血縁上の母である依頼女性が母とされないことは，不合理，不公平という考え方もある。

もちろん，「血縁上の親子」関係と法律上の実親子関係とが一致しない場合があることは，民法典が本来的に認めるところであり（民法776条・777条・782条・783条・785条等参照），判例もこのような民法の立場を繰り返し確認している[3]。民法の実親子関係は血縁上の親子関係を基礎にはするが，子に法律上の親を与える必要性，子の身分の安定などを考慮して決められるものであって，血縁関係をそのまま実親子関係とするものではないのである。それでもなお，血縁上の母が不明である場合はともかく，分娩者とは異なる血縁上の母の存在が知られ，かつその血縁上の母が子を養育する意思を有する場合までも，従来の「分娩者＝母ルール」が予定するところであるかは必ずしも明らかではないという見方もあり得よう。

そこで，改めて考えてみると，血縁関係の有無

---

[2]　以下①〜③は，日本人夫婦の依頼に基づき日本人代理懐胎者が日本において出産した子の親子関係について，日本法が適用される場合を念頭に置いたものであり，関係当事者のいずれかが外国人である場合には，別途検討を要することがある。とりわけ，法の適用に関する通則法によれば，外国法が準拠法となる場合に関して，法の適用に関する通則法の解釈（公序規定も含む）によって対処するのか，それとも何らかの立法的措置をするのかについては，なお検討の余地があろう。

[3]　最判昭和30年7月20日民集9巻9号1122頁，最判平成18年7月7日民集60巻6号2307頁等。

にかかわらず分娩者を母とすることには，次のような長所があると思われる。

第一に，分娩者を母とすることにより，子の誕生と同時に，外形的に明白な事実によって，子の第一義的な保護者を，自然生殖によって生まれた子と同様，一律に確定することが可能となる。これに対して，遺伝関係の医学的証明書に基づいて親子関係を決定するとした場合，子の誕生の瞬間に何らの検査もなく母子関係を確定することは困難となる。分娩者を母とすることには，常に確実とは言えない父子関係に対し，少なくとも一人は，確実に子に保護者を与える意味もある。また，婚内子については，父子関係は母子関係を基準に決定する構造になっており（民法772条参照），母子関係には，父子関係に求められる以上の安定的かつ確実な基準が求められるとも言えよう。

なお，自然生殖の場合には分娩者を母としつつ，代理懐胎の場合には血縁的なつながりのある卵子提供者を母とするという二元的な認定基準を採用している諸外国では著しい混乱が生じていないとして，依頼者の実母認定のための制度設計は不可能ではないとの意見もある。しかし，実親子関係の持つ意味も含め，彼我では法律上の親子関係の在り方が同一ではなく，日本において同様の制度を構築した場合に同様の結果がもたらされるとは限らない点は注意が必要である。日本の現状では，基準の一律性による生殖補助医療によって生まれた子の差別化回避及び法的地位の安定という機能を軽視すべきではないと考えられる。

第二に，「3(2)②　生物学的秩序の問題」において述べたように，哺育行動の精神的基盤とも言える母性には，懐胎中に育まれる側面があることから，懐胎・分娩者を母とすることに一定の合理性がある。

第三に，分娩者を母とすることにより，代理懐胎者に責任ある懐胎・分娩者であることを求めることになる。懐胎中の母体の身体的・精神的状況及び生活環境は，胎児の発育に重大な影響を及ぼす。胎児の生命及び発育に対して責任を感じ，その子の実親として引き受ける覚悟のある者の胎内で9ヶ月間過ごすことは，よりよい胎内環境での発育という観点からも望ましい。

以上の諸点を考慮すると，代理懐胎の場合で

1　代理懐胎を中心とする生殖補助医療の課題

あっても自然生殖の場合と同様，分娩者を母とすべきであり，代理懐胎者が法律上の実母ということになる。

イ　生まれた子と依頼夫婦との間の養子縁組

本委員会では，代理懐胎禁止を実効的なものとするために，代理懐胎によって生まれた子と依頼夫婦との間に，養子縁組も含めて一切の親子関係を認めるべきではないという見解も主張された。実際，そのような取り扱いをする国も存在する。

しかし，代理懐胎禁止と親子関係との連動を必然としないという観点からは（「(1)①　代理懐胎禁止との関係」参照），子に対して強い愛情を抱き，また，将来にわたる子の養育を担うに相応しい者に，最終的に，親としての権利を与えるというよりは，むしろ責任を負わせることは，子の福祉にかなうとも言える。したがって，代理懐胎によって生まれた子と依頼夫婦との間に，養子縁組または特別養子縁組によって法的親子関係を定立することを認めるべきだと思われる。具体的には，代理懐胎者を法律上の実母とした上で，代理懐胎者が，分娩後，子に対する責任及び権利を放棄することを望み，他方で依頼夫婦がその子について養育の意思を有する場合には，乳幼児の段階で，子の福祉の観点に立った家庭裁判所の判断を介して，依頼夫婦との間に養子縁組または特別養子縁組による親子関係の定立を認めることになろう。

なお，依頼者の意思による養親子関係の切断が認められない点で，子にとってより望ましい特別養子縁組については，「監護が著しく困難又は不適当であることその他特別な事情がある場合において，子の利益のために特に必要があると認めるとき」（民法817条の7）などの要件があるが，代理懐胎者夫婦には養育の意思がないのが通常であることなどを考慮すれば，この要件は解釈上の障害にはならないと考えられる。

④　外国において生まれた子の法的地位

ア　親子関係

日本人夫婦が渡航して代理懐胎を依頼し，外国人代理懐胎者から生まれた子の親子関係については，外国裁判所の裁判などがない場合には，日本の国際私法（法の適用に関する通則法）が定めるところにより決定される。したがって，日本法が適用され（法の適用に関する通則法28条・29条），依

頼女性と代理懐胎によって生まれた子との間には、実母子関係が認められないことになる。

実際には、日本人夫婦の渡航先は、代理懐胎によって生まれた子を裁判などを経て依頼夫婦の実子とすることを可能としている国・州であることが多い。そして、外国裁判所の命ずるところにより発行された依頼夫婦の実子とする出生証明書を添付した嫡出子出生届が提出され、受理されているという。しかし、平成19年決定は、「民法が実親子関係を認めていない者の間にその成立を認める内容の外国裁判所の裁判は、我が国の法秩序の基本原則ないし基本理念と相いれないものであり、民訴法118条3号にいう公の秩序に反する」として、そのような裁判の日本での効力を否定した。

他方、平成19年決定の補足意見が示唆するように、日本において代理懐胎によって生まれた子の場合（「③イ　生まれた子と依頼夫婦との間の養子縁組」）と同様、養子縁組または特別養子縁組による、依頼夫婦と代理懐胎によって生まれた子との間の法的親子関係定立は、認められるべきである。

日本人夫婦が代理懐胎によって生まれた外国籍の子を養子とする場合、日本法が準拠法となる（法の適用に関する通則法31条1項前段）。そのため、特別養子縁組の場合には、養子となる者の「父母」の同意が必要となる（民法817条の6）。さらに、養子となる者の本国法がその者または第三者の承諾・同意、または公的機関の許可などを要求している場合には、その要件をも備えなければならない（法の適用に関する通則法31条1項後段）。未成年者を養子とする際には、実親の同意を必要とする国・州が多いため、代理懐胎契約との関係なども含めて特別養子縁組が可能であるか疑問の余地もあるとされている。しかし、子の福祉の観点から、事実上、代理懐胎者が同意することができない場合には、特別養子縁組の成立を認めるという解釈も十分あり得よう。

イ　国籍問題

国籍は、人が特定の国の構成員であるための資格である。日本国籍を有する者は、日本国憲法をはじめとする諸法令にしたがう義務を有する一方、出入国及び居住の権利、参政権、社会保障受給権などを与えられる。また、日本国籍取得は、戸籍登載の要件であり、身分関係に関する本国法主義の基礎にもなっている。このように、国籍は、社会生活における各種の関係において極めて重要な意義を有する。

日本の国籍法は、伝統的に血統主義を採用しており、現在では、一般に、原則として日本人の法律上の実子に日本国籍が与えられると考えられている。そのため、外国人が代理懐胎者である場合、代理懐胎によって生まれた子と日本人である依頼夫婦との間に実親子関係が認められない以上、国籍の生来取得は困難となる[4]。

これに対して、養子縁組または特別養子縁組によって、依頼夫婦と代理懐胎によって生まれた子との間の法的親子関係が定立された場合には、帰化による日本国籍取得の可能性がある。現行法の下では、（普通）養子縁組、特別養子縁組を問わず、1年間の日本国内での居住が要件とされている（国籍法8条2号）。現状では、子の福祉の観点から、養子縁組を成立させ、国籍の取得についてはこのような帰化制度によって対応すべきであろう。

(3) 代理懐胎を試行的に実施する場合

代理懐胎の許容性と代理懐胎によって生まれた子の法的地位との連動が必然ではないことは、「(1)①　代理懐胎禁止との関係」で述べたとおりである。したがって、代理懐胎を試行的に実施する場合（「3(3)⑥　原則的禁止と試行的実施」参照）であっても、代理懐胎者を母とする原則の修正には慎重でなければならない。

|本章の結論|

1) 代理懐胎によって生まれた子の母は、分娩者とすべきである。

2) 代理懐胎によって生まれた子と依頼夫婦との間に、養子縁組または特別養子縁組により法律上の親子関係を定立することは、認められるべきである。

3) 外国に渡航して行われた代理懐胎につい

4　ただし、日本人父による胎児認知（民法783条1項、法の適用に関する通則法29条）が有効に行われた場合及びこれに準じる場合（最判平成9年10月17日民集51巻9号3925頁参照）は、日本国籍の生来取得が可能となる。

ても，1），2）に準じて考えられるべきである。
4) 代理懐胎の試行的実施が考慮される場合であっても，原則として1），2）と同様に考えられるべきである。

5 提 言

我が国においては，代理懐胎の実態は客観的に把握されておらず，その安全性，確実性，さらに生まれた子の長期予後などは不明であり，医学的情報は欠如しているといってよい。一方で妊娠・出産という身体的・精神的負担やリスクを代理懐胎者に負わせるという倫理的問題や人間の尊厳に関わる問題，母子関係をめぐる法的側面などについて巷間様々な議論があるものの，社会的な合意が得られているとは言い難い。これまで行政庁や学会，専門家による検討も進められてきたが，法制化には至っておらず，そのような中で代理懐胎が一部の医師により進められており，また渡航して行われる事例も増加している。

本委員会では，本報告書に記載のような1年3ヶ月にわたる検討を続けてきた結果に基づいて，以下のことを提言する。

(1) 代理懐胎については，現状のまま放置することは許されず，規制が必要である。規制は法律によるべきであり，例えば，生殖補助医療法（仮称）のような新たな立法が必要と考えられ，それに基づいて当面，代理懐胎は原則禁止とすることが望ましい。
(2) 営利目的で行われる代理懐胎には，処罰をもって臨む。処罰は，施行医，斡旋者，依頼者を対象とする。
(3) 母体の保護や生まれる子の権利・福祉を尊重するとともに，代理懐胎の医学的問題，具体的には懐胎者や胎児・子に及ぼす危険性のチェック，特に出生後の子の精神的発達などに関する長期的観察の必要性，さらに倫理的，法的，社会的問題など起こり得る弊害を把握する必要性にかんがみ，先天的に子宮をもたない女性及び治療として子宮の摘出を受けた女性（絶対的適応の例）に対象を限定した，厳重な管理の下での代理懐胎の試行的実施（臨床試験）は考慮されてよい。

① 代理懐胎を中心とする生殖補助医療の課題

(4) 試行に当たっては，登録，追跡調査，指導，評価などの業務を公正に行う公的運営機関を設立すべきである。その構成員は，医療，福祉，法律，カウンセリングなどの専門家とする。一定期間後に代理懐胎の医学的安全性や社会的・倫理的妥当性などについて十分に検討した上で，問題がなければ法を改正して一定のガイドラインの下に容認する。弊害が多ければ試行を中止する。
(5) 親子関係については，代理懐胎者を母とする。試行の場合も同じとする。外国に渡航して行われた場合についても，これに準ずる。
(6) 代理懐胎を依頼した夫婦と生まれた子については，養子縁組または特別養子縁組によって親子関係を定立する。試行の場合も同じとする。外国に渡航して行われた場合についても，これに準ずる。
(7) 出自を知る権利については，子の福祉を重視する観点から最大限に尊重すべきであるが，それにはまず長年行われてきたAIDの場合などについて十分検討した上で，代理懐胎の場合を判断すべきであり，今後の重要な検討課題である。
(8) 卵子提供の場合や夫の死後凍結精子による懐胎など議論が尽くされていない課題があり，また，今後，新たな問題が将来出現する可能性もあるので，引き続き生殖補助医療について検討していくことが必要である。
(9) 生命倫理に関する諸問題については，その重要性にかんがみ，公的研究機関を創設するとともに，新たに公的な常設の委員会を設置し，政策の立案なども含め，処理していくことが望ましい。
(10) 代理懐胎をはじめとする生殖補助医療について議論する際には，生まれる子の福祉を最優先とすべきである。

むすび

日本学術会議が法務大臣と厚生労働大臣の連名による審議依頼を受けて設置した本委員会は，1年3ヶ月にわたり，総計17回の委員会を開催して，代理懐胎を中心に，生殖補助医療について検

討を続けてきた。発足当時は，委員の間の意見の違いは大きく，その後も鋭く対立したこともしばしばあり，報告書などまとめられずに委員会は解体するのではないか，と懸念する声すらあった程であるが，多くの意見の違いを乗り越えて，不十分ながらこのような報告書を出せることになった。代理懐胎については，すでにヨーロッパ諸国では10年，あるいは15年前から立法化もされ，対応策が確立しているのに比較して，我が国ではその面での後進性が痛感されるところである。

　現時点での本委員会の結論は，代理懐胎を全面的に禁止するのではなく，試行として実施する道を残した。一定期間後に，その結果の医学的，倫理的，法的，社会的な側面からの評価をまって最終判断を下すこととした。この結論には必ずしも全員の意見が一致したわけではなく，個人的には絶対禁止の立場を崩さぬ委員もおり，他方で，もう少し広く容認すべきだと考えている委員もいる。少数意見はそれぞれ本文中にも書き込まれている。しかしながらそのような意見の多様性こそが問題の難しさを物語っているのであり，また代理懐胎を学術的に捉えた現時点での真の姿を反映していることに他ならない。

　倫理や道徳のギリシャ語・ラテン語の語源は「習慣」であるといい，医療の倫理も万古不易ではなく，時代とともに，また技術の進歩とともに変わり得るものであろう。しかしながら代理懐胎は単に医療技術の問題ではなく，人間存在に対する，あるいは生命倫理における最も根源的な問いかけを含んでいる。これを医学的，倫理的，法的，社会的な側面から捉えて，今後も真摯な論考は続けられねばならない。特に生殖細胞を操作することの後世へ及ぼす影響についても，深い洞察が必要である。

　この報告書が，一人でも多くの国民が代理懐胎を含む生殖補助医療について関心を寄せる契機となり，問題の深刻さを理解する上で役立ち，社会的合意に向けて一歩でも近づくことを期待すると同時に，さらに国会の場で幅広い議論が展開され，必要な立法化へ向けて準備が開始され，国を挙げて問題解決に向けて動き出すことを心から念願してむすびとしたい。

〈補注〉
　補注1：相対的適応の事例（211頁）
「自身で妊娠することが不可能と考えられる女性」：
- ターナー症候群のように先天的に子宮の発達不良があり，たとえ卵子の採取が成し得たとしても自身の子宮での妊娠継続が困難と考えられる者
- 体外受精に至るまでの不妊治療を尽くしても妊娠が成立せず，受精，卵割，胚盤胞形成は認められるものの，着床過程以降に異常があると考えられる者

「自身で妊娠した場合に，母子の一方あるいは両方の生命が極めて危険な状態に陥ると考えられる女性」：
- 複数回の開腹手術，特に子宮筋腫核出や帝王切開など子宮への切開の加わる手術の既往があり，妊娠により子宮破裂などを起こすおそれのある者，または起こした既往のある者
- 重症の心疾患や膠原病などに罹患しており，医学的にみて妊娠することが許可されない者
- 加齢により難産となることが予測される者

「自身で妊娠した場合に，生命に危険が及ぶほどではないが，その後の健康状態が悪化すると考えられる女性」：
- 糖尿病や腎疾患などに罹患しており，妊娠により病勢の進行が予測される者

「自身で妊娠した場合に，流産を繰り返す女性」：
- 習慣流産の女性のうち，胎児側の原因を除いた，免疫学的要因，子宮形態異常など母体側の原因による者

　補注2：懐胎者と依頼者の利益・希望の不一致の事例（214頁）
- 懐胎者の妊娠中の合併症のために，妊娠を終了させざるを得ないと判断されるようになった時の，その処置施行の可否及びその時期の決定。全ての妊娠週数のものを含み，特に妊娠22週を過ぎた直後の超低出生体重児の出産が見込まれる場合に最も深刻になると予測される。
- 出産に際し帝王切開術が適応と考えられる例に対する，その施術の可否及びその時期の決定。特に，緊急を要する場合に問題となるであろう。

2 日本学術会議からの法務大臣，厚生労働大臣への回答

府日学第577号
平成20年4月16日

法務大臣
　鳩山邦夫　殿

日本学術会議会長
金澤一郎

生殖補助医療をめぐる諸問題に関する
審議の依頼について（回答）

　平成18年11月30日付法務省民総第2687号で依頼のありました標記の件について，別添のとおり提言をとりまとめましたので回答します。
　なお，この提言に至る審議結果については，対外報告「代理懐胎を中心とする生殖補助医療の課題—社会的合意に向けて—（平成20年4月8日　日本学術会議　生殖補助医療の在り方検討委員会）」としてまとめられていますので，ご参照ください。生殖補助医療をめぐる諸問題について，国民の間で幅広く議論がなされ，社会的合意が早期に形成されることを期待します。

（別添）

生殖補助医療をめぐる諸問題に関する提言

　我が国においては，代理懐胎の実態は客観的に把握されておらず，その安全性，確実性，さらに生まれた子の長期予後などは不明であり，医学的情報は欠如しているといってよい。一方で妊娠・出産という身体的・精神的負担やリスクを代理懐胎者に負わせるという倫理的問題や人間の尊厳に関わる問題，母子関係をめぐる法的側面などについて巷間様々な議論があるものの，社会的な合意が得られているとは言い難い。これまで行政庁や学会，専門家による検討も進められてきたが，法制化には至っておらず，そのような中で代理懐胎が一部の医師により進められており，また渡航して行われる事例も増加している。

　このような状況を踏まえて，以下のことを提言する。

1　代理懐胎については，現状のまま放置することは許されず，規制が必要である。規制は法律によるべきであり，例えば，生殖補助医療法（仮称）のような新たな立法が必要と考えられ，それに基づいて当面，代理懐胎は原則禁止することが望ましい。

2　営利目的で行われる代理懐胎には，処罰をもって臨む。処罰は，施行医，斡旋者，依頼者を対象とする。

3　母体の保護や生まれる子の権利・福祉を尊重するとともに，代理懐胎の医学的問題，具体的には懐胎者や胎児・子に及ぼす危険性のチェック，特に出生後の子の精神的発達などに関する長期的観察の必要性，さらに倫理的，法的，社会的問題など起こり得る弊害を把握する必要性にかんがみ，先天的に子宮をもたない女性及び治療として子宮の摘出を受けた女性（絶対的適応の例）に対象を限定した，厳重な管理の下での代理懐胎の試行的実施（臨床試験）は考慮されてよい。

4　試行に当たっては，登録，追跡調査，指導，評価などの業務を公正に行う公的運営機関を設立すべきである。その構成員は，医療，福祉，法律，カウンセリングなどの専門家とする。一定期間後に代理懐胎の医学的安全性や社会的・倫理的妥当性などについて十分に検討した上で，問題がなければ法を改正して一定のガイドラインの下に容認する。弊害が多ければ試行を中止する。

5　親子関係については，代理懐胎者を母とす

る。試行の場合も同じとする。外国に渡航して行われた場合についても，これに準ずる。

6　代理懐胎を依頼した夫婦と生まれた子については，養子縁組または特別養子縁組によって親子関係を定立する。試行の場合も同じとする。外国に渡航して行われた場合についても，これに準ずる。

7　出自を知る権利については，子の福祉を重視する観点から最大限に尊重すべきであるが，それにはまず長年行われてきたAIDの場合などについて十分検討した上で，代理懐胎の場合を判断すべきであり，今後の重要な検討課題である。

8　卵子提供の場合や夫の死後凍結精子による懐胎など議論が尽くされていない課題があり，また，今後，新たな問題が将来出現する可能性もあるので，引き続き生殖補助医療について検討していくことが必要である。

9　生命倫理に関する諸問題については，その重要性にかんがみ，公的研究機関を創設するとともに，新たに公的な常設の委員会を設置し，政策の立案なども含め，処理していくことが望ましい。

10　代理懐胎をはじめとする生殖補助医療について議論する際には，生まれる子の福祉を最優先とすべきである。

府日学第577号
平成20年4月16日

厚生労働大臣
　　舛添要一　殿

日本学術会議会長
金澤一郎

生殖補助医療をめぐる諸問題に関する
審議依頼について（回答）

　平成18年11月30日付厚生労働省発雇児第1130001号で依頼のありました標記の件について，別添のとおり提言をとりまとめましたので回答します。
　なお，この提言に至る審議結果については，対外報告「代理懐胎を中心とする生殖補助医療の課題—社会的合意に向けて—（平成20年4月8日　日本学術会議　生殖補助医療の在り方検討委員会）」としてまとめられていますので，ご参照ください。生殖補助医療をめぐる諸問題について，国民の間で幅広く議論がなされ，社会的合意が早期に形成されることを期待します。

（別添）

生殖補助医療をめぐる諸問題に関する提言

　我が国においては，代理懐胎の実態は客観的に把握されておらず，その安全性，確実性，さらに生まれた子の長期予後などは不明であり，医学的情報は欠如しているといってよい。一方で妊娠・出産という身体的・精神的負担やリスクを代理懐胎者に負わせるという倫理的問題や人間の尊厳に関わる問題，母子関係をめぐる法的側面などについて巷間様々な議論があるものの，社会的な合意が得られているとは言い難い。これまで行政庁や学会，専門家による検討も進められてきたが，法制化には至っておらず，そのような中で代理懐胎が一部の医師により進められており，また渡航して行われる事例も増加している。
　このような状況を踏まえて，以下のことを提言する。

1 代理懐胎については，現状のまま放置することは許されず，規制が必要である。規制は法律によるべきであり，例えば，生殖補助医療法（仮称）のような新たな立法が必要と考えられ，それに基づいて当面，代理懐胎は原則禁止とすることが望ましい。

2 営利目的で行われる代理懐胎には，処罰をもって臨む。処罰は，施行医，斡旋者，依頼者を対象とする。

3 母体の保護や生まれる子の権利・福祉を尊重するとともに，代理懐胎の医学的問題，具体的には懐胎者や胎児・子に及ぼす危険性のチェック，特に出生後の子の精神的発達などに関する長期的観察の必要性，さらに倫理的，法的，社会的問題など起こり得る弊害を把握する必要性にかんがみ，先天的に子宮をもたない女性及び治療として子宮の摘出を受けた女性（絶対的適応の例）に対象を限定した，厳重な管理の下での代理懐胎の試行的実施（臨床試験）は考慮されてよい。

4 試行に当たっては，登録，追跡調査，指導，評価などの業務を公正に行う公的運営機関を設立すべきである。その構成員は，医療，福祉，法律，カウンセリングなどの専門家とする。一定期間後に代理懐胎の医学的安全性や社会的・倫理的妥当性などについて十分に検討した上で，問題がなければ法を改正して一定のガイドラインの下に容認する。弊害が多ければ試行を中止する。

5 親子関係については，代理懐胎者を母とする。試行の場合も同じとする。外国に渡航して行われた場合についても，これに準ずる。

6 代理懐胎を依頼した夫婦と生まれた子については，養子縁組または特別養子縁組によって親子関係を定立する。試行の場合も同じとする。外国に渡航して行われた場合についても，これに準ずる。

7 出自を知る権利については，子の福祉を重視する観点から最大限に尊重すべきであるが，それにはまず長年行われてきたAIDの場合などについて十分検討した上で，代理懐胎の場合を判断すべきであり，今後の重要な検討課題である。

8 卵子提供の場合や夫の死後凍結精子による懐胎など議論が尽くされていない課題があり，また，今後，新たな問題が将来出現する可能性もあるので，引き続き生殖補助医療について検討していくことが必要である。

9 生命倫理に関する諸問題については，その重要性にかんがみ，公的研究機関を創設するとともに，新たに公的な常設の委員会を設置し，政策の立案なども含め，処理していくことが望ましい。

10 代理懐胎をはじめとする生殖補助医療について議論する際には，生まれる子の福祉を最優先とすべきである。

第Ⅴ章

親子関係をめぐる裁判例

解　題

水野紀子

　生殖補助医療に関する規制法は日本ではまだ成立しておらず，日本産科婦人科学会のいわば自主規制によって代理懐胎など一定の生殖補助医療の施術が抑えられているにすぎない。医師会は弁護士会と異なり強制加入制度をとっていないため，その自主規制の制約には限界がある。また生殖補助医療の希望者が国外で施術を受ける場合も少なくない。

　ドナーの生殖子を利用した生殖補助医療においては，「親」希望者は血縁（DNA）上の親子関係と異なる法律上の親子関係を望む。歴史的にはもっとも古く昭和20年代から行われているドナーの精子を用いた人工授精 AID の場合がその代表例である。国外等で施術される卵子提供や胚提供の場合も，血縁（DNA）上の親子関係と法律上の親子関係は異なる。

　生殖補助医療によって生まれた子は，通常は「親」希望者の出生子として出生届が出されて，戸籍に実子として記載される。しかし「親」が死者や高齢者であって「親」の出生子とは考えられない場合や生殖補助医療による出生子であることが明らかな場合には，出生届は受理されない。そこで「親」希望者が生殖補助医療によって生まれた子との親子関係の承認を求める訴訟が法廷に現れ始め，最高裁による判断が相次いで下された。亡夫の凍結精子によって未亡人が死後懐胎・分娩した事案において亡夫との父子関係を成立させる死後認知請求を求めた③最高裁平成18年9月4日判決民集60巻7号2563頁，夫の精子と第三者の卵子を用いて海外で行われた代理懐胎により分娩された子と妻との間の母子関係確認を求めた④最高裁平成17年11月24日決定，原告夫婦の生殖子による胚を第三者によって代理懐胎・出産した事案において原告夫婦との親子関係を認めるよう請求した⑤最高裁平成19年3月23日決定民集61巻2号619頁などである。最高裁判所はこれらのいずれのケースにおいても，原告である「親」希望者の求める親子関係の成立を認めなかった。

　これらの事案のうち④の事案は，③や⑤と異なりドナーの卵子を用いた点で特殊であり，公刊されなかったこともあって（事件を担当された相馬達雄弁護士のご厚意により本書に収録が可能となった。貴重な未公刊資料であるため，プライバシーの観点から固有名詞や年月日の一部を記号におきかえたほかは，他の事件の体裁と異なり，省略せずに判決全文や資料をそのまま掲載する），あまり話題にならなかった。しかし③と⑤の事案については，マスコミ報道が盛んに行われ，当時の報道の論調は，最高裁判決に反対して，生まれた子の福祉を前面に出して規制緩和を求めるものや原告の希望する親子関係を認めるべきであるとするものが圧倒的であった。しかし法学者の意見，とりわけ民法学者の意見は，むしろ最高裁判所の結論に賛成するものが多かった。このように一般報道と法律家の意見が分かれた理由は，主に二つに分けられる。

　第一の理由は，マスコミ報道には生殖補助医療そのものへの肯定的評価があったことである。この要素は，凍結精子による死後懐胎のケースよりも代理懐胎のケースにおけるほうが強かった。代理懐胎のケースの原告夫妻はタレントとして著名人であり，彼らが積極的にマスコミ利用を行ったこともあって，マスコミ報道の構図は，「親」希望者の望む出生届を受け付けない戸籍行政を批判し，「親」希望者を時代遅れで頑なな法制度の被害者として位置づけて，「親」希望者の心情をベースに報道するものが多かった。たしかに「親」希望者の「子を持つ権利」と自己決定はわかりやすい論理であり，さらにすでに出生した子の存在とその福祉を求める要請は，圧倒的で誰も否定できない迫力をもつ。それに比して，

第Ⅴ章　親子関係をめぐる裁判例

　これから生殖補助医療で創り出される子の福祉や将来の人生の重さ，不妊治療現場や代理懐胎者の負荷とその負荷をもたらす経済格差や女性の地位などの社会的構造は，考える力や想像力を必要とするため，マスコミの議論にはのりにくかったのかもしれない。しかしこれらの複雑な法益をすべて考量することが実際の解決には不可欠なことであって，ルールを創設するときには，その社会的副作用を想定して考えることが，立法や判例に必要な判断となる。

　訴訟で求められた親子関係を認めるかどうかの判断は，生殖補助医療の規制に関する判断とはたしかに別物である。立法するのであれば，禁止の対象とした生殖補助医療については，脱法行為の結果である親子関係の成立を否定する効果も立法できることになろうが，生殖補助医療の規制立法が成立していない現在，生殖補助医療について否定的な判断をしつつも，生まれてきた子の親子関係は承認するべきだという判断をとる説も少なくない。しかし規制立法が成立していない現状で，最高裁が生殖補助医療の結果として生まれた子の親子関係を認めることは，実際には当該生殖補助医療の社会的容認を意味しかねなかった。最高裁判決は，生殖補助医療をどこまで許容するかという判断は立法府が行うべきであるとして生殖補助医療の規制立法を強く要請しつつ，その立法がない段階での現行民法の実親子法の解釈としては親子関係を認めなかった。もっとも最高裁が立法に求める規制の内容は事案によって異なっており，補足意見を合わせて読むと，③凍結精子による死後懐胎事例ではこの生殖補助医療を禁止する立法を要請する姿勢が明確であるが，⑤借り腹型代理懐胎事例では，代理懐胎の立法の規制態度については中立的である。

　マスコミ報道が最高裁の判断を批判した第二の理由として，法律上の親子関係という民法の概念に対する日本人の一般的な無理解があったと思われる。法律上の実親子関係を定めるのは，民法の親子法である。法律上の実親子関係と血縁（DNA）上の親子関係とは，事実上，圧倒的多数の場合に一致しているが，ごく少数ではあっても合致しない場合があり，定義としては，別物である。しかしこのことは，法律家はともかく，日本人の常識とはなっていない。血縁上の親子関係と異なる法律上の親子関係という存在があることは知られておらず，それらは同一だと考えられてきた。従って最高裁の③⑤の事件は，当事者の望む親子関係は，DNA通りの親子関係を設定することであったから，それは当然の要求であると理解するのが常識的な受け止め方であったかと想像される。

　しかし法律上の親子関係は，安定した親子関係を子に与えるとともに，親子関係がある程度の長時間が経過した後は，子の身分の保護のためにその親子関係を争うことを許さない配慮もあるなど，法的制度として形成される親子関係である。すなわち民法の定める親子関係は，実体法と証拠法（手続法）の中間的性格をもつ規定からなり，親子関係の成立（立証）要件と親子関係を争う訴訟の提訴要件（提訴権者，提訴期間）を定めることによって，いわば裏側から法律上の親子関係を定めている。それらの要件に合致しない限り，血縁上の親子関係であっても法律上の親子関係とはならない。日本法が範とした当時のフランス民法は，嫡出子身分は手厚く守るが，非嫡出子身分についてはいつでも誰からでも攻撃できる差別的な立法となっており，日本民法は，フランス法の承認していなかった強制認知を承認したことを除き，主としてこの古いフランス民法を条文上受け継いでいる。つまり，嫡出父子関係については，嫡出推定で成立（立証）し，出生から1年以内という期間を限定して夫にだけ提訴権が認められる嫡出否認の訴えで否定することとし（民法772条・774条・777条），非嫡出親子関係については父子関係も母子関係も認知で成立（立証）し（民法779条・787条），誰からでもいつでも提訴できる認知無効の訴えで否定する（民法786条）こととしている。ただし嫡出母子関係については，立法過程において，出生証書の記載と身分占有で親子関係を成立（立証）させるフランス法の規定を証拠則と判断して訴訟法

に譲ることにした（そして訴訟法で立法しなかった）ために，規定がない。

　現在のフランス民法は当時のフランス民法と異なり，嫡出子と非嫡出子の身分の安定について差のないものに改正されているが，日本の実親子関係法は，母法にみられるような立法の展開を見なかった。立法によることなく，最高裁判例が民法の親子法規定をもっぱら解釈によって柔軟に空文化してきた。その最大の理由は，日本独自の身分登録簿である戸籍制度の存在と，そこから派生した親子関係存否確認訴訟の存在であろう。戸籍制度は民法立法以前から存在し，親子関係存否確認訴訟は，戸籍の訂正手続きとして判例上承認されていた。親子関係存否確認訴訟は，血縁上の親子関係を戸籍上すなわち法律上の親子関係とするものであり，もし戸籍の記載が血縁と異なるときには，誰でもいつでも提訴できる訴訟とされていた。親子関係存否確認訴訟は，民法が予定しない訴訟類型であり，内容的には民法の親子関係訴訟と重複しかつ矛盾する。判例は，民法の訴えに拠るべき場合は民法に拠るとするが，もし民法を原則とするのであれば，親子関係存否確認訴訟を民法の構造に投影して理解し規律すべきところ，最高裁の判断は，民法とこの訴訟の矛盾に関する緊張感をあまりもってこなかった。その結果，民法の規定は親子関係存否確認訴訟によって多くの部分が空洞化されている。母子関係は，規定のない嫡出母子関係はもちろん，認知によって成立するとされている非嫡出母子関係も，分娩によって成立するとするのが判例法である。また嫡出推定制度によって民法上もっとも手厚く守られる嫡出父子関係についても，懐胎時期に夫婦の関係が外観から見て懐胎可能とは思われない場合の「推定の及ばない子」という領域を認め，この領域の子については，親子関係存否確認訴訟の対象となるとしている。

　親子関係存否確認訴訟の対象となる子の身分は，血縁のないことを立証すればいつでも覆されるものであるため子の福祉に合致しないことも多く，①最判平成18年7月7日60巻6号2307頁は，この訴えを権利濫用として退けた初めての判例である。法律上の親子関係と血縁上の親子関係について判示した現在の実親子の到達点である判例であるため，直接的には生殖補助医療に関する判例ではないが，本書に掲げることとした。

　生殖補助医療によって出生した子の親子関係の法的規制については，立法のない現在，このような民法と判例法を前提として，裁判がなされることになる。「親」希望者は，もちろん実の親子とすることを望むから，最初にその身分を与えるのは簡単である。むしろ生殖補助医療によって生まれた子であることを記録することの方がはるかに難しい。当事者はおそらくできる限りその事実を隠蔽しようとするはずであるから，仮に医療機関が当事者の特定を正確に把握してその記録を残すことができたとしても（当事者は可能であれば医療機関すら欺罔して，偽名で施術を受けようとするだろう），身分登録機関を含む第三者が生殖補助医療の事実を把握することは至難である。そして生殖補助医療によって生まれた子であることは秘匿されているから，それが争われたときには，どのように子の身分を守るかが問題になる。親子関係存否確認訴訟では，DNA鑑定で親子関係がなければ，子の身分が奪われることになる。戸籍上の両親がドナーの生殖子を利用した生殖補助医療の事実を明らかにしない限り，裁判官にはそれはわからないから，戸籍上の両親が一致して子の身分を覆そうとしたら，鑑定は親子関係がないことを示すために，子の身分は危うくなってしまう。さらに子が自分の法律上の身分を守るためには，生殖補助医療によって生まれた子であることを明らかにして戦わざるをえないが，その事実を知らされてしまう子の精神的被害も無視できない。

　現在のところ，このような長期間経過後の親子関係を争う危険が生じるのは，AIDによって出生した子の身分のみである。AID子の嫡出父子関係については，自然懐胎子と異なりいつでも推定の及ばない子となると解する学説もないではないが，通説は，自然懐胎子と同様に民法の嫡出推定制度の対象

となると解している。従って，戸籍上の父親に生殖能力がない場合であっても，懐胎期間に夫婦が円満に同居していた場合には，出生後1年を経過した段階で，夫の子という身分が確定することになる。この点についての最高裁判例はまだ見あたらないものの，2東京高決平成10年9月16日家月51巻3号165頁は，AID子の法的地位について通説的見解を明示した代表的下級審判例である。嫡出推定制度の制度趣旨としては，子に安定的な身分を早期に確定して与えることのほか，自然懐胎であっても妻の産んだ子には一定の割合で夫の子ではない子が含まれうることを前提とした上で，婚姻のもたらす義務として夫に責任をとらせる判断が内包されているといわれる。AID子については，この嫡出推定制度を利用して身分を守ることができる。なお，夫がAIDに同意していなかった場合には，夫の嫡出否認請求を認容した大阪地判平成10年12月18日家月51巻9号71頁がある。

　AID以外の類型のドナーの生殖子を用いた親子関係が争われるのは，将来の問題になるであろう。戸籍上の親が死亡した後で，生殖補助医療の事実を知っていた親戚が相続争いの場面で提訴する可能性もある。戸籍上の親子関係が争われるのは，出生当初にあった愛情の関係が失われて法的な関係と不一致を来した場合であり，法が子の身分を守らなくてはならないのは，まさにその不一致が生じた段階である。つまり法律上の親が生きていて法律上の親子関係を守ろうと考えているうちは，子の身分は安定していても，親が死んだり心変わりしてその条件が失われたときに，子の身分が争われるのでは，子の保護は足りない。結局，血縁関係を封印できなければ，子の身分を守れないのである。しかし鑑定によって血縁関係がないことを立証する容易さと生殖補助医療の事実を立証することの至難とは，比較にならない。困難は大きいが，1判例の権利濫用法理を活用することになろうかと思われる。

1 法律上の親子関係と血縁上の親子関係
（最判平成18年7月7日民集60巻6号2307頁）

【事案の概要】

Y男（被告・控訴人・上告人）は昭和16年に亡A男B女夫婦の子として出生したが、戸籍上は亡C男D女夫婦の嫡出子として出生届がされ、CD夫婦の実子として成長した。CD夫婦には、大正12年に出生したX女（原告・被控訴人・被上告人）、大正14年に出生したE女がおり、Xは昭和5年亡F男G女夫婦の養女となってFG夫婦に養育されたが、Yは昭和51年までCD夫婦及びEと家族として生活を共にし、CD夫婦の実子であると信じて成長した。Cは昭和49年に死亡して遺産はすべてDが相続し、Dは平成8年に死亡して、遺産はDの遺言によりDと同居していたEがすべて相続した。Yは平成2年頃実母であるBの喜寿の祝いに呼ばれ、平成5年頃にはABの子であることを認識するに至ったが、その後もDXEと家族としての関係を継続し、DらもYがCDの子であることを否定したことはなかった。平成14年にEが死亡してから、XY間に紛争が生じ、XはYがCDの子ではないと主張して親子関係不存在確認請求を提訴した。YはXが遺産を独占する目的の提訴で権利濫用である等と反論したが、原審（広島高判平成17・1・27判例集未登載）は、戸籍の正確性確保や、対世効をもつ身分関係存否確認訴訟で個別事情を重視すべきでないことなどを理由に権利濫用を認めず、X勝訴。Yより上告受理申立て。

【判　　旨】

原判決一部破棄差戻し。

実親子関係不存在確認訴訟は、実親子関係という基本的親族関係の存否について関係者間に紛争がある場合に対世的効力を有する判決をもって画一的確定を図り、これにより実親子関係を公証する戸籍の記載の正確性を確保する機能を有するものであるから、真実の実親子関係と戸籍の記載が異なる場合には、実親子関係が存在しないことの確認を求めることができるのが原則である。しかしながら、上記戸籍の記載の正確性の要請等が例外を認めないものではないことは、民法が一定の場合に、戸籍の記載を真実の実親子関係と合致させることについて制限を設けていること（776条、777条、782条、783条、785条）などから明らかである。真実の親子関係と異なる出生の届出に基づき戸籍上甲乙夫婦の嫡出子として記載されている丙が、甲乙夫婦との間で長期間にわたり実の親子と同様に生活し、関係者もこれを前提として社会生活上の関係を形成してきた場合において、実親子関係が存在しないことを判決で確定するときは、虚偽の届出について何ら帰責事由のない丙に軽視し得ない精神的苦痛、経済的不利益を強いることになるばかりか、関係者間に形成された社会的秩序が一挙に破壊されることにもなりかねない。そして、甲乙夫婦が既に死亡しているときには、丙は甲乙夫婦と改めて養子縁組の届出をする手続を採って同夫婦の嫡出子の身分を取得することもできない。そこで、戸籍上の両親以外の第三者である丁が甲乙夫婦とその戸籍上の子である丙との間の実親子関係が存在しないことの確認を求めている場合においては、甲乙夫婦と丙との間に実の親子と同様の生活の実体があった期間の長さ、判決をもって実親子関係の不存在を確定することにより丙及びその関係者の被る精神的苦痛、経済的不利益、改めて養子縁組の届出をすることにより丙が甲乙夫婦の嫡出子としての身分を取得する可能性の有無、丁が実親子関係の不存在確認請求をするに至った経緯及び請求をする動機、目的、実親子関係が存在しないことが確定されないとした場合に丁以外に著しい不利益を受ける者の有無等の諸般の事情を考慮し、実親子関係の不存在を確定することが著しく不当な結果をもたらすものといえるときには、当該確認請求は権利の濫用に当たり許されないものというべきである。

② AID児

（東京高決平成10年9月16日家月51巻3号165頁）

【事案の概要】

X女（申立人・抗告人）とY男（相手方）は，結婚後，Yが無精子症であったため，ドナーによる人工授精によりAをもうけた。XYは，Yの両親と同居して生活していたが，夫婦仲の悪化によりXが家を出，Aは週日はY宅で，週末はX宅で両親の家を行き来する生活をしている。離婚後の親権者指定紛争において，原審（新潟家長岡支審平成10年3月30日）は，Y宅でのAの生活の様子が安定していることを理由にYを親権者と指定。Xは，「血液上の背馳等科学的証拠により親子関係が存在しないことが明白であり，父母が離婚して家庭が崩壊するなどの事情がある場合（東京高裁平成6年3月28日）には嫡出推定がはたらかない」ため「真実の親子関係が存在せず，法的に嫡出推定がはたらかない本件にあっては，Yが親権者に指定される余地はない」等と主張して，即時抗告した。

【判　旨】

原審判取消，未成年者の親権者をXと定める。

2　当裁判所の判断
(1)　人工授精子である未成年者と親権者の指定
本件の未成年者は，Yが無精子症であったため，YとXが合意の上で，Xが第三者から精子の提供を受けて出産した人工授精子である。

Xは，このような場合には，未成年者とYとの間には真実の親子関係が存在せず，嫡出推定が働かないから，法律上当然の帰結として，Yが親権者に指定される余地はないと主張する。

しかし，夫の同意を得て人工授精が行われた場合には，人工授精子は嫡出推定の及ぶ嫡出子であると解するのが相当である。Xも，Yと未成年者との間に親子関係が存在しない旨の主張をすることは許されないというべきである。Xの主張は採用することができない。

もっとも，人工授精子の親権者を定めるについては，未成年者が人工授精子であることを考慮する必要があると解される。夫は未成年者との間に自然的血縁関係がないことは否定することができない事実であり，このことが場合によっては子の福祉に何らかの影響を与えることがありうると考えられるからである。

ただし，当然に母が親権者に指定されるべきであるとまではいうことはできず，未成年者が人工授精子であるということは，考慮すべき事情の一つであって，基本的には子の福祉の観点から，監護意思，監護能力，監護補助者の有無やその状況，監護の継続性等，他の事情も総合的に考慮，検討して，あくまでも子の福祉にかなうように親権者を決すべきものであると解される。

(2)　当事者双方の養育態度，養育環境，未成年者の受入れ態勢等
この点についての当裁判所の認定，判断は，原審判の理由説示のとおりであって，当事者双方を比較して優劣はなく，双方とも親権者としての適格性を備えているものと認められる。

(3)　未成年者の精神的な安定について
原審判は，Y宅が未成年者の生活の本拠であるように見られ，Y宅での生活が精神的にも安定を与えているようであり，他方，X宅での未成年者はやや不安定であって，自分の殻にとじこもろうとする傾向が見受けられるとし，Xへの強い甘えや依存は，単に母親を求める気持だけでなく，X宅での座りの悪い不安定な雰囲気を解消しようとする意味も含まれているものと解される，と述べている。

しかし，必ずしもこのように判断することはできない。

本件記録によれば，家庭裁判所調査官の調査結果によれば，未成年者は，平成9年3月当時，X宅ではXに甘えてあまり外には関心が向かず，一

方，Y宅では，積極的・自発的な行動が目立ったという違いがあるように観察されたことが窺われるから，上記当時においては，Yでの生活が未成年者に精神的にも安定を与えているようであり，他方，X宅ではやや不安定で，自分の殻に閉じこもろうとする傾向が見受けられたという原審判の判断にも根拠がないわけではない（ただし，当時の未成年者のXへの甘えが，単に母親を求める気持ちだけでなく，X宅での座りの悪い不安定な雰囲気を解消しようとする意味も含まれていると解すべきであるとするような事情は何ら窺われず，この点の原審判の判断については，そのような結論を下す十分な根拠はないというべきである。）。

しかし，家庭裁判所調査官の調査結果によれば，未成年者は，平成10年2月当時に至ると，X宅でもある程度活発に行動するようになっており，Y宅における状況との間に上記ほどの違いは見られなくなったと観察されたことが窺われる。

そうであるとすれば，平成9年3月当時の未成年者の上記状況は，Y宅で成育した未成年者が，週の半分ずつをそれぞれの家で暮らすようになって1年足らずの時期に示した過渡的な状況とも解することができ，その後の未成年者の状況をも併せ考慮すると，Y宅での生活が未成年者に精神的にも安定を与えており，X宅での未成年者は不安定であるといえるほどの積極的な理由は見出し難く，したがって，Y宅での生活を継続させることが未成年者の心身の安定に寄与することになるとの原審判の説示も，十分な根拠はないものというべきであり，首肯することができない。

(4) 母親との安定した関係の重要性について

一般的に，乳幼児の場合には，特段の事情がない限り，母親の細やかな愛情が注がれ，行き届いた配慮が加えられることが父親によるそれにもまして必要であることは明らかである。本件未成年者も，年齢的にはそのような母親の愛情と配慮が必要不可欠な段階であると考えられる。

そして，Xがこのような愛情と配慮に欠けるところはないことは，本件記録によって明らかである。

ところで，原審判は，「母親」というのは，「生物的な母親」を指すのではなく，「母性的な関わりを持つ対象となった養育者」といった広い意味もあり，Yは，未成年者との母性的な関わりの代理に努力してきている，と述べている。一般的には，母親に代わる存在と適切な関係が築かれていれば，養育者が絶対的に実母である必要はないといえるであろうが，未成年者の年齢からすれば，Yが母親の役割を担うことには限界があるといわざるをえない。なお，本件記録によれば，Yの母親はそのような役割を十分に果たしているとは認められない。

以上のとおり，本件においても，母親による養育監護の必要性はいささかも失われるものではない。

(5) 親権者としての相当性

以上述べたところを総合すれば，未成年者の親権者はXと定めるのが相当である。その年齢からして，未成年者は母親の愛情と配慮が必要不可欠であることは否定することができず，養育態度，養育環境，未成年者の受入れ態勢等については双方を比較して優劣はないのであるから，母親の愛情と配慮の必要性を否定して，親権者をYにすべき特段の事情は存在しない。

なお，未成年者は出生以来主としてYの家で生活してきているが，毎週末Xの家で暮らしている状況の下においては，監護の継続性や現状尊重をいうほど現状は固定したものではなく，未成年者の生活の場所をXのもとに変更することによる弊害はほとんどないと考えられる。

このように，本件においては，未成年者が人工授精子であることを考慮に入れなくとも，その親権者をXと定めるのが相当であるというべきである。

3 結論

以上の次第であって，本件抗告は理由があり，原審判は不当であるからこれを取消して，未成年者の親権者をXと定めることとして，主文のとおり決定する。

③ 凍結精子による死後懐胎
（最判平成18年9月4日民集60巻7号2563頁）

【事案の概要】

A男とB女は，平成9年に婚姻した夫婦である。Aは慢性骨髄性白血病の治療のために骨髄移植手術を受けるに際して，無精子症になることを危惧し，平成10年6月に精子をa県b市に所在する病院において冷凍保存した。Aは生前，Bに，Aが死亡してもBが再婚しないのであれば，自分の子を産んで両親の面倒をみてほしいと話し，Aの両親には，自分に何かあった場合，Bに保存精子を用いて子どもを授かり，家を継いでもらいたいとの意向を伝えた。AB夫婦は，Aの骨髄移植手術が成功して同人が職場復帰をした平成11年5月，不妊治療を受けることとし，同年8月末ころ，c県d市に所在する病院から，本件保存精子を受け入れ，これを用いて体外受精を行うことについて承諾が得られた。しかし，Aは，その実施に至る前の同年9月に死亡した。Bは，Aの死亡後，同人の両親と相談の上，本件保存精子を用いて体外受精を行うことを決意し，平成12年中に，上記病院において，本件保存精子を用いた体外受精を行い，平成13年5月，これにより懐胎したX（原告・控訴人・被上告人）を出産した。Bは，A・B間の嫡出子として出生を届け出たが，死亡による婚姻解消後に懐胎した子であることを理由として受理されなかったため，検察官を相手方として死後認知請求を提訴した。第一審判決（松山地判平成15年11月12日家月56巻7号140頁）は，Xの請求を棄却したが，原審（高松高判平成16年7月16日家月56巻11号41頁）は認知請求を認容した。

【判　旨】

原判決破棄，控訴棄却

3　原審は，前記事実関係の下において，次のとおり判断して，本件請求を棄却した第1審判決を取消し，本件請求を認容すべきものとした。

（1）民法787条は，生殖補助医療が存在せず，男女間の自然の生殖行為による懐胎，出産（以下，このような生殖を「自然生殖」といい，生殖補助医療技術を用いた人為的な生殖を「人工生殖」という。）のみが問題とされていた時代に制定されたものであるが，そのことをもって，男性の死亡後に当該男性の保存精子を用いて行われた人工生殖により女性が懐胎し出産した子（以下「死後懐胎子」という。）からの認知請求をすること自体が許されないとする理由はない。

（2）民法787条に規定する認知の訴えは，婚姻外で生まれた子を父又は母が自分の子であることを任意に認めて届出をしない場合に，血縁上の親子関係が存在することを基礎とし，その客観的認定により，法律上の親子関係を形成する制度である。したがって，子の懐胎時に父が生存していることは，認知請求を認容するための要件とすることはできない。そして，死後懐胎子について認知が認められた場合，父を相続することや父による監護，養育及び扶養を受けることはないが，父の親族との間に親族関係が生じ，父の直系血族との間で代襲相続権が発生するという法律上の実益がある。

もっとも，夫婦の間において，自然生殖による懐胎は夫の意思によるものと認められるところ，夫の意思にかかわらずその保存精子を用いた人工生殖により妻が懐胎し，出産した子のすべてが認知の対象となるとすると，夫の意思が全く介在することなく，夫と法律上の親子関係が生じる可能性のある子が出生することとなり，夫に予想外の重い責任を課すこととなって相当ではない。そうすると，上記のような人工生殖により出生した子からの認知請求を認めるためには，当該人工生殖による懐胎について夫が同意していることが必要であると解される。

以上によれば，死後懐胎子からの認知請求が認められるためには，認知を認めることを不相当と

する特段の事情がない限り，子と父との間に血縁上の親子関係が存在することに加えて，当該死後懐胎子が懐胎するに至った人工生殖について父の同意があることが必要であり，かつ，それで足りると解される。

(3) Xは，Aの死亡後に本件保存精子を用いて行われた体外受精によりBが懐胎し，出産した者であるから，Aとの間に血縁上の親子関係が存在し，Aは，その死亡後に本件保存精子を用いてBが子をもうけることに同意していたと認められる。そして，本件全証拠によっても，本件請求を認容することを不相当とする特段の事情は認められない。そうすると，Xは，Aを父とする認知請求が認められるための上記要件を充足しているというべきである。

4 しかしながら，原審の上記判断のうち(2)及び(3)は是認することができない。その理由は，次のとおりである。

民法の実親子に関する法制は，血縁上の親子関係を基礎に置いて，嫡出子については出生により当然に，非嫡出子については認知を要件として，その親との間に法律上の親子関係を形成するものとし，この関係にある親子について民法に定める親子，親族等の法律関係を認めるものである。

ところで，現在では，生殖補助医療技術を用いた人工生殖は，自然生殖の過程の一部を代替するものにとどまらず，およそ自然生殖では不可能な懐胎も可能とするまでになっており，死後懐胎子はこのような人工生殖により出生した子に当たるところ，上記法制は，少なくとも死後懐胎子と死亡した父との間の親子関係を想定していないことは，明らかである。すなわち，死後懐胎子については，その父は懐胎前に死亡しているため，親権に関しては，父が死後懐胎子の親権者になり得る余地はなく，扶養等に関しては，死後懐胎子が父から監護，養育，扶養を受けることはあり得ず，相続に関しては，死後懐胎子は父の相続人になり得ないものである。また，代襲相続は，代襲相続人において被代襲者が相続すべきであったその者の被相続人の遺産の相続にあずかる制度であることに照らすと，代襲原因が死亡の場合には，代襲相続人が被代襲者を相続し得る立場にある者でなければならないと解されるから，被代襲者である父を相続し得る立場にない死後懐胎子は，父との関係で代襲相続人にもなり得ないというべきである。このように，死後懐胎子と死亡した父との関係は，上記法制が定める法律上の親子関係における基本的な法律関係が生ずる余地のないものである。そうすると，その両者の間の法律上の親子関係の形成に関する問題は，本来的には，死亡した者の保存精子を用いる人工生殖に関する生命倫理，生まれてくる子の福祉，親子関係や親族関係を形成されることになる関係者の意識，更にはこれらに関する社会一般の考え方等多角的な観点からの検討を行った上，親子関係を認めるか否か，認めるとした場合の要件や効果を定める立法によって解決されるべき問題であるといわなければならず，そのような立法がない以上，死後懐胎子と死亡した父との間の法律上の親子関係の形成は認められないというべきである。

以上によれば，本件請求は理由がないというべきであり，これと異なる原審の上記判断には，判決に影響を及ぼすことが明らかな法令の違反がある。論旨はこの趣旨をいうものとして理由があり，原判決は破棄を免れない。そして，以上説示したところによれば，本件請求を棄却すべきものとした第1審判決は正当であるから，Xの控訴は棄却すべきである。

よって，裁判官全員一致の意見で，主文のとおり判決する。なお，裁判官滝井繁男，同今井功の各補足意見がある。

裁判官滝井繁男の補足意見は，次のとおりである。

私は，法廷意見の結論に賛成するものであるが，その理由につき補足して意見を述べておきたい。

1 民法787条に規定する認知の訴えの制度は，婚姻外で生まれた子を父又は母が自分の子であることを任意に認めて届出をしない場合においても，血縁上の親子関係が存在することを認定して法律上の親子関係を形成するものである。そして，父又は母の死亡後にも，一定期間に限って子又はその法定代理人によって認知の訴えを提起することを認めている。これらは，民法の制定時期に照らし，自然生殖を前提としたものである。

ところで，今日，進歩した生殖補助医療技術の手を借りて子を持つことができる可能性が格段に

広がってきた。民法の実親子関係法制は，上記のとおり，自然生殖による出生子についての親子関係を予定していたものであるが，両親が，その意思に基づき，自然生殖の過程の一部について今日の進歩した医療の補助を受け，子を懐胎，出産した場合は，自然生殖による懐胎，出産と同視し得るものであり，これによって生まれた子との間に法律上の親子関係を認めることには何らの問題はないと考える。これに対し，既に死亡している者が提供した冷凍保存精子を用いて子を懐胎，出産したという本件のような場合については，そもそも子は生存中の父母の配偶子によって生まれるものであるという自然の摂理に反するものであり，上記法制の予定しない事態であることは明らかである。確かに既に死亡している者が提供した冷凍保存精子を用いて出生した子と当該死亡した精子提供者との間にも血縁関係が存在するが，民法は，嫡出推定やその否認を制限する規定，認知に関する制限規定など，血縁関係のない子との法律上の親子関係を認めたり，血縁上の親子関係のある者にも法律上の親子関係を認めない場合が生じることを予定した規定を置いていることからも明らかなように，血縁主義を徹底してはいないのであって，血縁関係があることから当然に法律上の親子関係が認められるものということはできないのである。また，民法は，認知請求において懐胎時の父の生存を要件とする明文の規定を置いていないが，自然生殖を前提とする上記法制の下では，同要件は当然の前提となっているものというべきものであって，同要件を定める明文の規定がないことをもって，既に死亡している者が提供した冷凍保存精子を用いて出生した子と当該死亡した精子提供者との間に法律上の親子関係を認める根拠とはし得ないと考える。

　2　死亡した精子提供者の生前における明確な同意がある場合には，上記両者の間に法律上の親子関係を認めてよいという考えがある。しかしながら，本来，子は両親が存在して生まれてくるものであり，不幸にして出生時に父が死亡し，あるいは不明であるという例があるにしろ，懐胎時には，父が生存しており，両親によってその子が心理的にも物質的にも安定した生育の環境を得られることが期待されているのである。既に死亡している者が提供した冷凍保存精子を用いて出生した子はそもそもこのような期待を持ち得ない者であり，精子提供者の生前の同意によってそのような子の出生を可能とすることの是非自体が十分な検討を要する問題である上，懐胎時に既に父のいない子の出生を両親の合意によって可能とするというのは，親の意思と自己決定を過大視したものであって，私はそれを認めるとすれば，同意の内容や手続について立法を待つほかないと考えるのである。

　我が国の立法作業は，社会情勢の変化や科学の進展に対応して必ずしも迅速に行われているとはいえないことがある。したがって，司法は，法の欠缺といわれる領域を埋めるための判断を必要とする場合もあり得ると考える。しかしながら，本件のような医療の進展によって生じた未知の領域において生まれた子に法律上の親子関係を肯定するについては，法律上の親子というものをどうみるかについての様々な価値との調和と法体系上の調整が求められるのであって，司法機関がそれを待たずに血縁関係の存在と親の意思の合致というだけで，これを肯定することができるという問題ではないと考えるのである。

　現在，法制審議会生殖補助医療関連親子法制部会において，精子，卵子，胚の提供等による生殖補助医療によって出生した子の親子関係に関する民法の特例に関する立法が検討されている。そこでは，第三者が提供する精子等を用いて夫婦間で行われる生殖補助医療によって生まれた子の親子関係をどのような条件で認めるかについては一定の合意が得られつつあるものの，死亡した者が提供した冷凍保存精子を用いた生殖補助医療によって生まれた死後懐胎子の父子関係については，検討が進んでいない状況にある。これは，精子提供者が死亡した後にその冷凍保存精子を用いた生殖補助医療の是非等の根本問題についての意見の集約が得られないことによるものと思われる。

　今日の生命科学の進歩，とりわけ生殖補助医療の進歩によって，民法の実親子関係法制が想定していなかった子が少なからず出生しているといわれているが，法規制がないため，そのような子の出生を可能とする生殖補助医療は，医学界や医療集団の自己規制にゆだねられている実情にある。

あるべき規制がどのようなものであれ，既に生まれてきた子についてはその福祉を第一に考えるべきだという考えは理解でき，私もそのことに異論はない。しかしながら，法律上の親子関係を肯定することが生まれてきた死後懐胎子の福祉にとってどれだけの意味を持つものかは，必ずしも明らかになっているわけではない。ここで考えなければならないのは，生まれてきた死後懐胎子の福祉をどうするかだけではなく，親の意思で死後懐胎子を生むということはどういうことであり，法律上の親子関係はどのようなものであるべきかであって，その中で，生まれてくる子の福祉とは何かが考えられなければならないのである。既に生まれている死後懐胎子の福祉の名の下に，血縁関係と親の意思の存在を理由に法律上の親子関係を肯定すれば，そのことによって懐胎時に父のいない子の出生を法が放任する結果となることになりかねず，そのことをむしろ懸念するのである。何人もその価値を否定し得ない生まれてきた子の福祉の名において，死後懐胎子を生むということ，法律上の親子であるということの意味，そして，その中で自分の意思にかかわらず出生することとなる死後懐胎子についての検討がおろそかにされてはならないと考えるのである。

　3　私は，以上の問題は，もはや医学界や医療集団の自己規制にゆだねられておいてよいことではなく，医療行為の名において既成事実が積み重ねられていくという事態を放置することはできないのであって，今日の医療技術の進歩と社会的な認識の変化の中で，死後懐胎子を始め民法の親子法制が予定していない態様の生殖補助医療によって生まれる子に関する親子法制をどういうものとみるかの検討の上に立って，これに関して速やかな法整備を行うことが求められているものと考える。

　また，我が国において戸籍の持つ意味は諸外国の制度にはない独特のものがあり，子にとって戸籍の父欄が空欄のままであることの社会的不利益は決して小さくはないし，子が出自を知ることへの配慮も必要であると考える。今後，生命科学の進歩に対応した親子法制をどのように定めるにせよ，今日の生殖補助医療の進歩を考えるとき，その法制に反した，又は民法の予定しない子の出生ということも避けられないところである。親子法制をどのように規定するにせよ，法律上の親子関係とは別に，上記の生殖補助医療によって生まれる子の置かれる状況にも配慮した戸籍法上の規定を整備することも望まれるところである。

　裁判官今井功の補足意見は，次のとおりである。
　1　本件は，夫の生前に採取し，冷凍保存した精子を用いて，夫の死後に，妻の卵子との間で行われた体外受精により懐胎し，出産した子（以下「死後懐胎子」という。）から，検察官に対し，死亡した夫の子であることについて死後認知を求める事件である。

　科学技術の進歩は著しく，生殖補助医療の技術も日進月歩の状況にあるが，これに伴って，様々な法律問題が生じている。本件の死後懐胎子の認知請求の問題もその一つである。

　2　現行法制の下での父子関係に関する定めを見ると，婚姻関係にある夫婦の間に出生した子は，嫡出子として，夫との間に父子関係を認められ，婚姻関係にない男女の間に出生した子は，血縁上の父の認知により法律上の父子関係を認められる。父が認知をしない場合には，子などによる認知を求める裁判の判決により，血縁上の父と子の間の法律上の父子関係が形成される。現行法制は，基本的に自然生殖による懐胎により出生した子に係る父子関係を対象として規律しているものであって，死後懐胎子と死亡した父との父子関係を対象としていないことは明らかである。民法は，懐胎の後に父が死亡した場合の死後認知については規定を置いているが，懐胎の時点において，既に父が死亡している場合については，想定をしておらず，したがってこの場合の法律上の父子関係の形成については，規定を置いていない。本件の請求は，父が死亡した場合の規定の準用ないし類推適用により子から認知の請求がされたものである。

　3　生殖補助医療が着実に広まってきたことに伴って，生殖補助技術を利用して懐胎し，出生した子が増加してきており，これを受けて，これらの子の法律上の親子関係，特に父子関係については，現行法制の解釈として一定の要件の下において，父子関係が認められてきている。しかし，これまで父子関係が認められてきたのは，いずれも，懐胎の時点において，血縁上の父が生存している

場合のことであって，本件のように懐胎の時点において血縁上の父が死亡している場合のものではない。

本件のように精子提供者が死亡した後に，その者の精子を利用して人工生殖により懐胎させることの許否自体について，医学界においても議論のあるところであり，意見は一致していない。ことは人の出生という生命倫理上の高度な問題であり，また，これについての国民一般の意識が奈辺にあるかについても，深い洞察が必要である。

4 厚生科学審議会生殖補助医療部会においては，生殖補助医療を適正に実施するための制度の整備に関し，医学（産婦人科），看護学，生命倫理学，法学の専門家からなる「専門委員会」の報告について，小児科，精神科，カウンセリング，児童・社会福祉の専門家や医療関係者，不妊患者の団体関係者，その他学識経験者も委員として加わり，より幅広い立場から検討が行われ，平成15年4月28日に「精子・卵子・胚の提供等による生殖補助医療制度の整備に関する報告書」を公表した。この報告書においては，「生まれてくる子の福祉を優先する，人を専ら生殖の手段として扱ってはならない，安全性に十分配慮する，優生思想を排除する，商業主義を排除する，人間の尊厳を守る」との基本的な考え方に立って検討が行われた。その結果，精子・卵子・胚の提供等による生殖補助医療を受けることができる者の条件，精子・卵子・胚の提供を行うことができる者の条件，提供された精子・卵子・胚による生殖補助医療の実施の条件について報告が行われた。その中で，提供者が死亡した場合の提供された精子の取扱いについては，提供者の死亡が確認されたときには，提供された精子は廃棄する旨を提言し，その理由として，提供者の死亡後に当該精子を使用することは，既に死亡している者の精子により子どもが生まれることになり，倫理上大きな問題であること，提供者が死亡した場合は，その後当該提供の意思を撤回することが不可能になるため，提供者の意思を確認することができないこと，生まれた子にとっても，遺伝上の親である提供者が初めから存在しないことになり，子の福祉という観点からも問題であること，が挙げられている。

また，法制審議会生殖補助医療関連親子法制部会が平成15年7月15日に公表した「精子・卵子・胚の提供等による生殖補助医療により出生した子の親子関係に関する民法の特例に関する要綱中間試案」においては，夫の死後に凍結精子を用いるなどして生殖補助医療が行われ，子が出生した場合については，このような生殖補助医療をどのように規制するかという医療法制の在り方を踏まえ，子の福祉，父母の意思への配慮といった観点から慎重な検討が必要になるところ，医療法制の考え方が不明確なまま，親子法制に関して独自の規律を定めることは適当ではないと考えられたため，この問題については更なる検討は行わないこととしたとされている。

以上のとおり，死後懐胎子については，医療法制の面でも，親子法制の面でも，様々な検討が行われ，意見が出されているが，法律上の手当てはされていない現状にある。

5 このような中で，ことの当否はさておき，本件のように，死亡した夫の冷凍保存精子を用いた懐胎が行われ，それにより出生した子と精子提供者との間の父子関係をどのように考えるべきかという問題が発生しているのである。

この場合に生まれてきた子の福祉を最重点に考えるべきことには異論はなかろう。そこで，死亡した父と死後懐胎子との間に法律上の父子関係を形成することにより，現行法上子がどのような利益を受けるか，関係者との間にいかなる法律関係が生ずるのかを考えると，法律上の父と子との間において発生する法律関係のうち重要かつ基本的なものは，親権，扶養，相続という関係であるが，現行法制の下においては，認知請求を認めたとしても，死亡した父と死後懐胎子との間には，法廷意見のとおり，親権，扶養，相続といった法律上の父と子の間に生ずる基本的な法律関係が生ずる余地はなく，父の親族との関係で親族関係が生じ，その結果これらの者との間に扶養の権利義務が発生することがあり得るにすぎず，認知を認めることによる子の利益はそれほど大きなものではなく，現行法制とのかい離が著しい法律関係になることを容認してまで父子関係を形成する必要は乏しいといわざるを得ない。もっとも，親権や扶養の関係は，自然懐胎の場合の死後認知においても死亡した父との間にそのような関係を生ずる余地がな

い点では同様であるが，それは，懐胎の時点においては親権や扶養の関係が生ずることが予定されていたところ，その後父が死亡したという偶然の事態の発生によるものであって，懐胎の当初からそのような関係が生ずる余地がないという死後懐胎の場合とは趣を異にするものである。

　たしかに，死後懐胎子には，その出生について何らの責任はなく，自然懐胎子と同様に個人として尊重されるべき権利を有していることは疑いがなく，法の不備を理由として不利益を与えることがあってはならないことはいうまでもないのであって，この点をいうXやその法定代理人の心情は理解できるところである。しかしながら，このような子の認知請求を認めることによる子の利益は，上記のようにそれほど大きなものではない一方，これを認めることは，いまだ十分な社会的合意のないまま実施された死後懐胎による出生という既成事実を法的に追認することになるという大きな問題を生じさせることになって，相当ではないといわなければならない。

　この問題の抜本的な解決のためには，医療法制，親子法制の面から多角的な観点にわたる検討に基づく法整備が必要である。すなわち，精子提供者の死亡後に冷凍保存精子を用いた授精を行うことが医療法制上是認されるのか，是認されるとすればどのような条件が満たされる必要があるのかという根源的な問題についての検討が加えられた上，親子法制の面では，医療法制面の検討を前提とした上，どのような要件の下に父子関係を認めるのか，認めるとすればこの父子関係にどのような効果を与えるのが相当であるかについて十分な検討が行われ，これを踏まえた法整備がされることが必要である。子の福祉も，このような法の整備が行われて初めて実現されるというべきである。そして，生殖補助医療の技術の進歩の速度が著しいことにかんがみると，早期の法制度の整備が望まれるのである。

4 ドナーの卵子を用いた借り腹型代理懐胎
(最決平成17年11月24日判例集未登載,大阪高決平成17年5月20日判例集未登載)

【最高裁決定】
最決平成17年11月24日判例集未登載

平成17年(ク)第632号
平成17年(許)第25号

　　　　　決　　定

兵庫県Ｃ市○町△番地の□
　　抗告人　Ｘ₁
同　所
　　抗告人　Ｘ₂
　　上記両名代理人弁護士

　大阪高等裁判所平成16年(ラ)第990号市町村長の処分に対する不服申立て却下審判に対する抗告について,同裁判所が,平成17年5月20日にした決定に対し,抗告人らから抗告があった。よって,当裁判所は,次のとおり決定する。

　　　　　主　　文
　本件抗告を棄却する。
　抗告費用は抗告人らの負担とする。

　　　　　理　　由
　1　平成17年(ク)第632号事件について
　抗告人らの抗告理由について
　民事事件について特別抗告をすることが許されるのは,民訴法336条1項所定の場合に限られるところ,本件抗告理由は,違憲をいうが,その実質は原決定の単なる法令違反を主張するものであって,同項に規定する事由に該当しない。
　2　平成17年(許)第25号事件について
　抗告人らの抗告理由について
　所論の点に関する原審の判断は,是認することができる。論旨は採用することができない。
　よって,裁判官全員一致の意見で,主文のとおり決定する。
　平成17年11月24日
　　　最高裁判所第一小法廷
　　　　裁判長裁判官　才口　千晴
　　　　裁判官　　　　横尾　和子
　　　　裁判官　　　　甲斐中辰夫
　　　　裁判官　　　　泉　　德治
　　　　裁判官　　　　島田　仁郎

【二審判決】
大阪高決平成17年5月20日判例集未登載

平成16年(ラ)第990号　市町村長の処分に対する不服申立却下審判に対する抗告事件
(原審：神戸家庭裁判所明石支部平成16年(家)第119号, 第120号)

　　　　　　決　　定

本籍　兵庫県C市○町△番地
住所　兵庫県C市○町△番地の□
　　　抗告人（原審申立人）　X₁
本籍　兵庫県C市○町△番地
住所　兵庫県C市○町△番地の□
　　　抗告人（原審申立人）　X₂
抗告人ら代理人弁護士

　　　　　　主　　文

1　本件抗告をいずれも棄却する。
2　抗告費用は，抗告人らの負担とする。

　　　　　　理　　由

第1　事案の概要及び抗告の趣旨，理由
　1　A及びB（双子，以下「本件子ら」という。）は，抗告人X₂（以下「抗告人X₂」という。）の夫である抗告人X₁（以下「抗告人X₁」という。）の精子とアメリカ合衆国在住の米国人女性から提供された卵子を用いて実施された体外受精・体内着床術により，米国カリフォルニア州在住の別の米国人女性によって，同州サクラメント市において分娩された。いわゆる代理懐胎児である。
　抗告人X₁は，C市長に対し，本件子らにつき，抗告人らを父母とする出生届（嫡出子出生届，以下「本件出生届」という。）をしたところ，同市長は，これらに対する不受理処分をした。
　そこで，抗告人らは，本件出生届の受理を命じることを求める原申立てをしたが，原審は，本件子らと抗告人X₂との間に母子関係が存在すると認めることができないとして，これらを却下した。
　本件は，この原審判に対する抗告事件である。
　2　抗告人らは，「原審判を取り消す。C市長は，抗告人X₁が平成16年1月15日付け（同年

④　ドナーの卵子を用いた借り腹型代理懐胎

月25日付け不受理通知）でした本件子らについての出生届を受理せよ。」との裁判を求める。
　3　抗告理由は，別紙1ないし4のとおりであるが，その趣旨は，要するに，本件子らの母は，次の理由により，抗告人X₂とされるべきであるから，C市長は本件出生届を受理すべきである，というものである。
　(1)　分娩者を母とする考え方は，昨今の生殖補助医療の進歩に対応できていない。生殖補助医療は，子をもうけ育てたいという人間として当然の願いを実現するものであって，現在においては，このような生殖補助医療の発展をも考慮に入れ，誰が母であるかを定めなければならない。
　(2)　米国においては，カリフォルニア州ロサンゼルス郡高等裁判所の判決等により，本件子らの母は抗告人X₂であり，分娩者でも卵子提供者でもないとされているのであるから，抗告人X₂が本件子らの母でないとすると，本件子らには母が誰もいなくなってしまう。その結果，抗告人X₂と本件子らの養子縁組をすることもできない。
　(3)　また，米国人の分娩者は，上記判決により，本件子らの母でないとされているのであるから，分娩者を母とする出生届をすることはできない。
　(4)　本件子らの分娩者も卵子提供者も，自らが母であることを否認しているのであるから，本件子らの母となるのは，抗告人X₂以外にいない。抗告人X₂は，本件子らが未だ胚の状態にあるときから，たとえ先天的な障害をもって生まれてこようとも，本件子らを自らの子として養育する意思を有し，現に，その出生後は，本件子らの母としてその養育に当たっているものである。
　また，母子健康手帳，予防接種手帳，公立学校共済組合員証等においては，本件子らは抗告人ら夫婦の子として扱われている。本件子らの母を決するに当たっては，このような社会的実態を尊重すべきである。
　(5)　抗告人らは，一般に出生届に必要とされる資料（この中には，本件子らが抗告人ら夫婦から生まれたことを証明する，出生病院医師作成の出生証明書も含まれている。）をすべて添えて，本件出生届をしているのであるから，C市長はこれを受理すべきである。

第Ⅴ章　親子関係をめぐる裁判例

第2　当裁判所の判断

　当裁判所も，C市長が本件出生届に対してした各不受理処分（以下「本件各処分」という。）は，いずれも適法であるから，抗告人らの本件原申立ては理由がないものと判断する。

　その理由は，以下のとおりである。

　1　記録によると，次の事実が認められる。

　(1)　抗告人X₁（昭和○年△月□日生）と抗告人X₂（昭和○年△月□日）は，昭和61年△月□日に婚姻した夫婦で，いずれも日本人である。抗告人らは，平成元年頃，神戸市内の病院で，AIH（妊娠の目的で夫の精子を体外に取り出し，その精子を人工的に妻の体内に注入する方法）を3回ほど試みたが，妊娠するには至らなかった。

　(2)　抗告人X₂は，平成8年△月□日頃，医学的方法により自己の精子を取り出し，これを凍結保存した。

　(3)　抗告人らは，夫婦間の子を得るため，米国において，他の女性から卵子の提供を受け，これを上記保存精子と体外受精させ，その胚（受精卵）を別の女性の体内に着床させて妊娠・分娩してもらう方法をとることを決意した。

　そこで，抗告人らは，平成12年△月□日ころ，上記(2)の保存精子を，米国カリフォルニア州のD大学に搬送した。

　(4)　抗告人らは，平成13年△月，同州在住の米国人のE（以下「E」という。）及びその夫との間で，抗告人らに帰属する予定の受精卵によって，Eが抗告人らの子を分娩する旨の代理懐胎の合意（Surrogacy Agreement）をした。

　更に，抗告人らは，平成14年△月，アジア系米国人女性のF（以下「F」という。）及びその夫との間で，Fは，自己の卵子を抗告人らに贈与する旨の契約（Egg Donor Contract）を締結し，同女からその卵子の提供を受けた。

　(5)　抗告人らの依頼により，平成14年△月□日，D大学において，抗告人X₁の保存精子とFから提供を受けた卵子を使用して体外受精が行われ，その2日後に，この受精卵を用いて，Eに対する体内着床術が行われた。

　(6)　抗告人らは，平成14年△月□日，E及びその夫を被告として，カリフォルニア州ロサンゼルス郡高等裁判所に，上記受精卵より生まれてくる子との父子関係と母子関係の確認を求める訴えを提起したところ，同裁判所は，同年△月□日，抗告人X₁は上記子らの法的なそして遺伝学的な父親であり，抗告人X₂は上記子らの法的な母親であるとする旨の判決を言い渡し，同判決において，上記子らの出生に責任がある医師，病院，公的登録機関に対し，その作成する出生証明書に抗告人らが父母である旨の記載をするよう命じた。

　(7)　Eは，平成14年△月□日，カリフォルニア州サクラメント市の病院において，本件子らを分娩し，それぞれ「A」及び「B」と命名され，抗告人らは，出生後直ちに本件子らの養育を開始し，平成15年△月□日，本件子らを連れて日本に帰国した。

　(8)　抗告人X₁は，平成16年△月□日，C市長に対し，本件子らは　抗告人ら夫婦から生まれたことを証明する旨の記載のある出生病院医師作成の出生証明書等を添付した上，父を抗告人X₁，母を抗告人X₂とする本件出生届を提出した。

　しかし，C市長は，平成16年2月25日，抗告人らに対し，抗告人X₂は本件子らを分娩していないから母子関係が認められないとして，本件各出生届を受理しない旨の本件各処分をした旨を通知した。

　(9)　そこで，抗告人らは，平成16年3月22日，戸籍法118条に基づき，原審に対し，本件各処分を取り消して本件各出生届を受理するよう求める本件原申立てをしたが，原審は，同年8月12日，抗告人らの申立てをいずれも却下する旨の原審判をしたので，抗告人らは，原審判を不服として本件抗告をした。

　2　上記認定事実に基づき，抗告人らの原申立ての当否について判断する。

　(1)　抗告人らの本件原申立ては，C市長に対し本件出生届の受理を求めるものであるが，その内容としては，抗告人X₂と本件子らとの間の母子関係（実親子関係）の有無を問題とするものであり，上記の事実関係からみて，この問題については，渉外私法的法律関係を含むことが明らかであるから，この点に関する準拠法に関連して検討を加える。

　(2)　抗告人らは，婚姻した夫婦であるから，抗告人X₂と本件子らとの親子関係の存否は，まず，

法例17条1項で定まる準拠法により嫡出親子関係の成立の有無を検討すべきである。

同項は、夫婦の一方の本国法で子の出生当時におけるものにより子が嫡出とされるときは、その子は嫡出子とする旨規定する。

本件では、抗告人X_2及びその夫の抗告人X_1の本国法は、いずれも日本法であり、日本においては、後述のとおり、本件子らを分娩していない抗告人X_1をその母と認めることはできないから、本件子らは、抗告人ら夫婦の嫡出子と認めることはできない。また、米国人の分娩者夫婦（E夫婦）や卵子提供者夫婦（F夫婦）と本件子らとの親子関係についても、これら分娩者夫婦や卵子提供者夫婦の居住する米国カリフォルニア州においては、同人らの本国法である同州法に基づく同州ロサンゼルス郡高等裁判所の判決により、本件子らの法的な母は、抗告人X_2であるとされていることは前記のとおりであるから、同州法の下においては、本件子らは、上記分娩者夫婦や卵子提供者夫婦の嫡出子と認めることはできないものと解される。

（3）上記のとおり、法例17条1項で定められる準拠法によっては、嫡出親子関係の成立を肯定することができないから、同法18条1項で定まる準拠法により、更に、親子関係の成立の有無を判断すべきである。

ア　そして、同項前段によれば、嫡出に非ざる子の親子関係のうち母との親子関係については、出生当時の母の本国法によるとされている。

そうすると、本件の抗告人X_2と本件子らとの親子関係の有無は、抗告人X_2の本国法である日本法によって定められることになる。

わが国においては、母子関係の有無を決する基準について、これを明定する法律の規定はないが、従前から、母子関係の有無は分娩の事実により決するのが相当であると解されてきた（最高裁昭和37年4月27日第2小法廷判決・民集16巻7号1247頁参照）。

もとより、従前においては、今日のような生殖補助医療の発展はなかったものであるが、母子関係の発生を分娩という外形的な事実にかからせることは、母子間の法律関係を客観的な基準により明確に決することができるという利点があり、また、

4　ドナーの卵子を用いた借り腹型代理懐胎

経験上、女性は、子を懐胎し、胎内での子の成長を実感しつつ分娩に至る過程において、出生してくる子に対する母性を育むことが指摘されていることから、子の福祉の観点からみても、分娩した女性を母とすることには合理性があると考えられるばかりか、昨今の医療技術の発展に伴って採用が検討されている卵子提供型等の生殖補助医療により出生した子についても、自然懐胎による子と同様に取り扱うことが可能になることなどからみて、分娩の事実により母子関係の有無を決するという従前の基準は、生殖補助医療の発展を考慮に入れてもなお維持されるのが相当であって、少なくとも、生殖補助医療により出生した子の親子関係について特別の法制が整備されていない本件子らの出生時においては、その例外を認めるべきではないと解するのが相当というべきである（厚生科学審議会生殖補助医療部会「精子・卵子・胚の提供等による生殖補助医療の整備に関する報告書」〔平成15年4月28日〕〔⇨本書Ⅰ章11 2〕、法制審議会生殖補助医療関連親子法制部会「精子・卵子・胚の提供等による生殖補助医療により出生した子の親子関係に関する民法の特例に関する要綱中間試案」と法務省民事局参事官室による補足説明〔平成15年7月15日〕〔⇨本書Ⅰ章2〕参照）。

そうすると、上記の認定事実によれば、本件子らを分娩したのは、Eであって、抗告人X_2でないことは明らかであるから、日本法に準拠する限り、抗告人X_2と本件子らとの間に母子関係を認めることはできないものといわざるを得ない。

イ　なお、生殖補助医療の発展により、借り腹（不妊夫婦の精子と卵子を体外で受精させて、その胚を妻以外の女性に移植するもの）や代理母（妻以外の女性に夫の精子を人工授精して出産させるもの、本件のように、夫の精子と妻以外の女性から提供された卵子を用いて、受精卵を得、これを更に別の女性に移植して出産させるもの）による出産（これらを併せて「代理懐胎」という）も可能となっているが、これらは、人を専ら生殖の手段として扱い、第三者に懐胎・分娩による多大な危険性を負わせるもので、人道上問題があるばかりか、代理懐胎を依頼した夫婦と代理懐胎を行った女性との間で生まれた子を巡る深刻な争いが生じる危険性を胚胎しているとして、否定的に評価する見解が有力

である（上記報告書は，このような理由により代理懐胎を禁止するとの結論を示している。この立場によると，代理懐胎契約は，公序良俗に反するものとして，その効力は否定されるものと解され，当裁判所も見解を同じくする。）。

そうすると，これら代理懐胎の方法により出生した子について，例外的に分娩者以外の者を母と認めることは，上記の医療を容認するに等しい結果を認めることになり，相当でないというべきである。したがって，このような場合であっても，分娩によって母子関係は形成されるという上記見解は，なお維持されるのが相当というべきである。

ウ 次に，米国人の分娩者Eや卵子提供者Fと本件子らとの親子関係についても，同人らの本国法である同州法に基づく同州ロサンゼルス郡高等裁判所の判決により，本件子らの法的な母は，抗告人X_2であるとされていることは前記のとおりであるから，同州法の下においては，本件子らと上記分娩者や卵子提供者との母子関係を認めることはできないものと解される。

しかしながら，上記のとおり，代理懐胎契約は，公序良俗に反するものとして，その効力を否定すべきものであるから，わが国としては，その結果を受け入れることはできず，内国法を適用して，分娩者Eと本件子らとの母子関係を肯定するほかないのである。

(4) 以上のとおりであるから，抗告人X_2と本件子らとの間に母子関係が認められないことを理由としてされた本件各処分は適法であり，したがって，本件出生届の受理を命ずることを求める抗告人らの本件原申立ては，いずれも理由がないというべきである。

3 抗告理由について

抗告人の主張は，次のとおり，いずれも採用することができない。

(1) 抗告理由(1)について

分娩の事実により母子関係の有無を決するという基準が，昨今の生殖補助医療の発展を考慮に入れてもなお維持されるのが相当であることは，上記説示のとおりである。

(2) 抗告理由(2)について

本件においては，Eと本件子らとの母子関係が肯定されるべきことは前記のとおりである。日本法と米国カリフォルニア州法との間には齟齬があるため，本件子らの母子関係を巡って事実上の不都合が生じることは否定できないけれど，法律的な齟齬ではないことも上記したとおりである。

生殖補助医療によって出生した子の親子関係について各国間に取扱いの差異があり，この差異を調整するための法的整備がされていない現行の法体系における解釈としては，上記のように解するほかないのであって，事実上の不都合が生じることも，まことにやむを得ないものといわざるを得ない。

抗告人らに対しては，上記のような法律関係にあることを率直に認識し，既に出生した本件子らの福祉を第一義として，本件子らと抗告人X_2との養子縁組の道を探ることを期待したい。

(3) 抗告理由(3)について

本件子らの出生届に関してEの協力を得ることができるか否かは，分娩者との間の契約の効力如何によって決せられるべきことであり，当裁判所としての見解は上記のとおりである。本件子らの母が誰かという問題についての結論は，抗告人らの主張の事情によって，左右されるものではない。

(4) 抗告理由(4)について

抗告人らの主張するような関係者の意向や養育の実態によって，実親子関係としての母子関係を決すべきであると解せられない。

(5) 抗告理由(5)について

本件子らが出生した病院の医師が作成発行した出生証明書には，本件子らは抗告人ら夫婦から生まれた旨の記載があることは前記のとおりであるが，上記認定のとおり，本件子らが抗告人X_2から分娩されたのではないことは明らかで，上記出生証明書の記載が真実でないことが認められる以上，本件各出生届に上記出生証明書が添えられているからといって，C市長は，これを受理すべきであるとはいえないことは当然である。

4 以上の次第で，抗告人らの原申立てを却下した原審判は相当であり，本件抗告は，いずれも理由がないから棄却することとし，主文のとおり決定する。

　　平成17年5月20日
　　　大阪高等裁判所第10民事部
　　　　裁判長裁判官　田中　壯太

裁判官　松本　　久
裁判官　村田　龍平

────────────────────

（別紙1）

1　即時抗告人X₁は，昭和○年△月□日，兵庫県C市にて出生し，地元の小，中学校を卒業し，昭和52年3月，大学を卒業し，同年4月から中学校教員（技術家庭科担当）となり，現在に至っている（現在，C市立中学校教員）。ところで，X₁は，昭和61年3月，現在の妻X₂（昭和○年△月□日生）と結婚している（結婚当時，X₁は36歳，X₂は38歳。従って，高齢結婚であった）。結婚後，X₂は，時折に，アルバイト労働をなしてはいるが，専業主婦として家事に専念している。しかるところ，即時抗告人ら間には子供ができず，結婚後既に約20年を経過しようとしている。そのため，G大学医学部等にて，不妊の原因について種々の医療相談をなし，諸種の検査も受けたが，医学的な不妊の原因は必ずしも判明しなかった。しかし乍ら，即時抗告人らは自分達の子供を生み育てたいとの願望を断念し難く，国内外の医療機関と鋭意相談すると共に，自らも各種の文献を渉猟したのであった。X夫妻は大変な子供好きであった。

そして，平成元年頃には，神戸のH病院にてAIH（夫の精子を取り出して，妻の胎内に注入する方法）を3回程試みたが，いずれも，妊娠には至らなかった。当時，AIHの技術は未発達であり，成功率が極めて低かったのであろう。そうこうするうちに，X₁の年齢も，X₂の年齢も，だんだんと，高齢となり，その精子も卵子もこれを採取したり，使用したりすることができなくなることを危惧し，平成8年△月□日頃，X₁はG大学泌尿器科にて，電気ショックにより，精子を採取し，同大学と業務提携もなしているIレディースクリニックにて採取した精子の凍結保存をなして貰ったのであった。但，当時，卵子の凍結保存技術は開発途上にあり，そのため，X₂の卵子の凍結保存をなし得なかったのであった。

尚，精子を凍結保存するには50歳前が好ましいと考えられたのである。

4　ドナーの卵子を用いた借り腹型代理懐胎

2　とりあえず，精子の凍結保存をなしたものの，X₂の卵子の凍結保存はなされておらず，結局，他の女性から提供して貰った卵子をX₂の卵子として代替使用し，胎外受精卵をつくらざるを得ず，X₂が同胎外受精卵を自己の胎内に着床させることを意図したのであった。当時，X₂は既に52歳であり，J医大産婦人科では女性の妊娠出産は45歳まで位との見解であり，その後，アメリカのD大学（カリフォルニア州所在。）のK博士からも，「X₁さんは高齢であり，妊娠・出産は無理でしょう」と云われたのであった（2000年△月□日）。

3　平成8年〜同年△月頃，日本において，X₂以外の女性から卵子提供をうけたり，同提供卵子とX₁の精子を胎外受精せしめて，同受精卵を体内に着床せしめて出産してくれる女性を得ることも不可能であった。尚，平成12年には，X₂は既に52歳であり，凍結保存の卵子をつくるには高齢であり，かつ，妊娠出産もほぼ不可能な年齢に到達していた。X₁も50歳に達しており，夫婦にとって子供を生み育てるために存するのは，平成8年に凍結保存したX₁の精子が存するのみであった。

4　そこで，結局，上記凍結保存精子を使用して，即時抗告人ら夫婦の子供を生むには，アメリカにおいて，他の女性から卵子の提供をうけて，これをX₁の凍結保存精子と胎外受精せしめ，更に，これを他の女性の体内に着床せしめて妊娠・出産して貰う以外に方法がなかったのである。X₂も上記以外に夫婦の子供をうる方法がないことを了承して同意し，2人が「自分達の子供」を生み育てようと合意したのであった。

5　ところで，平成元年頃より平成13年頃までの間，d市内の各児童福祉施設から，毎年夏1週間及び毎正月4日間程の間，児童1名（年齢5歳〜10歳位）を自宅に預かるボランティア活動をX夫妻はつづけており，その子らとの養子縁組も夫婦で真剣に考えたが，困窮の親達も子らの親権には固執し，抗告人等との養子縁組には同意せず，結局，養子縁組も断念したのであった。

6　斯くて，止むなく，平成12年△月□日，X₁の上記凍結精子をD大学（カリフォルニア州）に搬送したのである。液化窒素によって−197度

に凍結保存した精子をL社の搬送員1名が同乗して同大学まで空輸したのであった（費用約370,000円）。そして，平成13年△月□日頃，カリフォルニア州サンフランシスコにて，E及びM夫妻と面接し（CSPインスティチューションの媒介による），平成13年△月，E夫妻と即時抗告人ら夫妻との間に，Surrogacy Agreementを締結したのである。同Agreementの内容は下記のとおりである。尚，E夫妻は自分達子供4人を育てている。

① 両夫妻が協同して子供をつくる。

即ち，X夫妻に帰属する予定の受精卵によって，Eが出産する。

② そのための医療費等はX夫妻が負担する。

③ Eの出産のための休業補償等はX夫妻が負担する。

④ 出産した子供の親権はX夫妻に帰属する。

7　平成14年△月，32歳の女性とX夫妻との間で egg donor Contract を締結した。仲介は Egg Donation Institution であった。同契約の内容は次のとおりである。

① 女性は自己の卵子をX夫妻に贈与する。

② X夫妻は女性に対し卵子吸引施術のための休業費を補償する。

③ X夫妻は卵子吸引施術に伴う慰謝料を支払う。

④ 卵子は体外に取り出すことによって直ちにX夫妻に帰属する。

⑤ ドナーによる卵子によって生まれた子について，女性は親権を主張せず，かつ，面接を要求しない。

因みに，X夫妻と女性とは面接しておらず，住所を知らない。

Egg Dnation Institution が契約書を届けてくれたものであった。但し，E夫妻とX夫妻とは約10回の面接をしているのである。即ち，上記契約までに1回，契約後，子供が生まれるまでに1回，生まれてからは数回である。契約日には面接していない。

8　斯くて，平成14年△月□日，D大学にて胎外受精をなしたのである（K教授のチームによる施術であった）。2日後に，EがD大学にて受精卵の胎内着床施術をうけたのであった。そして，平成14年△月□日，Nホスピタル（カルフォルニア州サクラメント市）において，EはX夫妻の子であるA及びBを生んだのであった（平成14年△月□日命名）。

当然，出生時，X_2は産室にいたのである。X_2自身が2人の子供を生んだと云うのがE夫妻等関係者の理解である。従って，X_2は，出生と同時に2人の子供の養育を開始し，今日に至っている。即ち，平成15年△月□日，X_2は子供2人と一緒に日本に帰国している。尚，X_2は出産の1日前に上記病院に到着しているのである。出生以来，子供らに対する世話活動一切はX_2がなしているのである。

9　平成14年△月□日，X夫妻を原告とし，E夫妻を被告として，カリフォルニア州ロスアンゼルス郡高等裁判所に対し，母子関係（MATERNITY）及び父子関係（PATERNITY）の確認を求める訴を提起し，平成14年△月□日，同裁判所は本件子供等がX夫妻の子らであることを確認し，同判決は確定している。

そして，同判決後に，2人の子供が出生しているのである。判決は，生まれてくる子供らについて，法律的にも，生物学的にも，X夫妻の子供である旨を明確に認定しているのである。

もとより，外国判決ではあるが，本件2人の子供は，出生地アメリカの法律によって，E夫妻その他の人の子供ではなく，即時抗告人らの子供と断定されているのである。仮に，日本において，2人がX夫妻の子供でないとしたら，2人の子供は誰の子供でもなくなる。無国籍の子供となってしまわざるを得ず，由々しき人権上の問題とならざるを得ないと云えよう。日本法の解釈上も，2人はX夫妻の子供と解さるべきが至当であり，本件出生届は，適法に受理さるべきである。尚，2人の子供がX夫妻の子供と解されるべき法律上の問題点につき同詳細を再説したい。とりあえず，上記判決を甲21号証として提出する。

以上。

（別紙2）

はじめに

　個人は家族を形成することについて，十分な保護を与えられるべきである。これは，地域，人種，宗教を問わず，およそ400万年前，南アフリカに人類の祖先であるアウストラロピテクスが出現して以来の古い原則である。人類は有史以前から，生殖を通して，その生命を現代にまで脈々と育み伝えてきたのである。

　人間はその誕生以来，他の動物よりも優れている頭脳を駆使して，食料を調達し家族を育んできた。新旧を含む石器時代，ナイフや弓矢等の道具を造り狩りをし，獲物を洞窟に持ち帰るのはもっぱら男の役割で，獲物を調理し子を育てるのは女の役割だった。人々は旧石器時代では洞窟に住み，新石器時代は藁屋根の家を造り生活した。いずれも家族は現代のような核家族ではなく，血族を中心とする親類縁者が洞窟や竪穴式，高床式の住居に10人前後の集団をつくりお互いに助け合って生活していた。

　語源的に言って，父とは，「一族の聖火を守る長老の意。ひいて，子どもを養う（舗(ほ)）ちち親の意。また長老の美称となった。一説に父は，斧の形で父は斧でうつことの意。」(1)である。母とは，「女に点を二つ加えて乳房の形をかたどる。母の音は舗(ほ)の意からきている。子を乳で養う女の意からははのこと。」(2)である。そして，親とは，「生ずる意の語源（生—古音はシン）からきていて，同生すなわち同姓を意味する。見を音符に加えて相見る同姓人・同住人の意となり，そこから父母兄弟を親といった。父母は至親といったが，後に略して親ということになった。したしい。めぐむ。いつくしむ。かわいがる。ちかづく。ちかづける。」(3)という意味である。

　現行日本国民法における法的な父子関係，母子関係は，婚姻中の夫婦が自発的意思に基づき，性交を通して誕生した子を育て，その男女がその子の父，母となることを基本としている。それは次の規定から伺える。

・妻が婚姻中に懐胎した子は，夫の子と推定する（民法第772条1項）。

4　ドナーの卵子を用いた借り腹型代理懐胎

・婚姻成立の日から二百日後又は婚姻の解消若しくは取消の日から三百日以内に生まれた子は，婚姻中に懐胎したものと推定する（民法第772条2項）。

　しかしながら，必ずしも婚姻中の男女間から子ができる場合ばかりではないので，民法はそのような状況の中で生まれた子の父子関係，母子関係を確定し法的安定性を確保する方途を規定している。例えば次の条項が民法に規定されている。

・嫡出でない子は，その父又は母がこれを認知することができる（民法第779条）。
・夫が，子の出生後において，その嫡出であることを承認したときは，その否認権を失う（民法第776条）。
・第772条の場合において，夫は，子が嫡出であることを否認することができる（民法第774条）。
・否認の訴は，夫が子の出生を知った時から1年以内にこれを提起しなければならない（民法第777条）。

　さて，人間の誕生以来，生殖は，婚姻中，婚姻外に関わらずもっぱら男女の自発的恋愛感情を動機とし，お互いに相手を求め合って成り立ってきた。又意に反する性交は，親告罪だが法律は強姦罪（刑法第177条）を規定している。いずれにせよ，子供が生まれるのは人間の能力，意思を越えたところにあって，それは「神からの授かりもの」と観念されてきた。一方，20世紀の後半以来，子供が欲しい，家族を形成したい，と言う願いは持つものの，何らかの事情で子供の創造が難しい人々の求めに応じ，生殖医療は進歩し続けている。AIHやAIDのように精子を女性の膣内に注入する方法は既に普及し，卵子を体外に取り出し顕微鏡下で精子を卵子の中に入れてやり，受精させることもできるようになった。

　体外受精は1978年イギリスのエドワード博士，ステプトー博士らのグループが成功させた。日本でも東北大学の鈴木教授らにより1983年にスタートした。卵管が詰まっている，精子の運動率が低い，人工受精を何回しても妊娠しないなど，より妊娠の可能性が低い夫婦に施術される。顕微授精は体外受精の一種で，主として精子に問題があって受精しない場合に施術される。この方法は，

顕微鏡下で卵子の中に精子を入れてやり，受精させる方法である。体外受精に用いる卵子は必ずしも当の本人の女性の卵巣から採取したものでなくても妊娠が可能で，他人から提供を受けた卵子で胚を体外で造り妊娠させることができる。

本事案は，このようないわゆる生殖医療を通して誕生した子供への戸籍上の処遇はどうあればよいかを問う事案である。日本の戸籍記載のあり方に関する事案であるから，日本法を適用する事について，抗告人は異論を唱えない。しかしながら，子が出生した場所がカリフォルニア州で，子の出生に関わった人々に日本人と共にアメリカ人もいることから，日本法とカリフォルニア州法との間で解釈上の矛盾・欠陥が発見された場合は子供の最善の利益を念頭に，日米両国が批准している条約に立ち行き日本法を解釈する。日本国憲法は「日本国が締結した条約及び確立された国際法規は，これを誠実に遵守することを必要とする」（憲法第98条2項）と規定している。行政に関係がある条約も行政法の法源の一つである。

1　父子関係と母子関係及び嫡出性

(1)　父子関係
事件本人たるA並びにBと法律上の父子関係があるのは抗告人たるX_1である。
①　出生証明書2通
1)　バース・サーティフィケイト
神戸家庭裁判所明石支部に提出した添第1号及び添第2号に見られるように，子供達が出生した病院たるNホスピタル発行のバース・サーティフィケイト（＝出生証明書）には子供達の名前であるAとBの記載が見られ，was born to X_1 and X_2の記載が続いている。また，病院名と医師及び看護師の名と直筆のサインが見られる。日付も入っていて，これはX_1，X_2が事件本人たる子供達両名の親であることを証明する当該病院発行の正式な証明書である。
2)　サーティフィケイト・オブ・ライフ・
　　バース・ステイト・オブ・カリフォルニア
子供達が出生した地であるカリフォルニア州サクラメント市の登記所であるサクラメント・カウンティ発行のサーティフィケイト・オブ・ライフ・バース・ステイト・オブ・カリフォルニアには，子供達の上記英語名とFATHER OF CHILDとして，X_1の名が記載されている。他に通し番号，子供達の性別，誕生年月日・時及び分，誕生病院名及び住所，父であるX_1の国籍及び生年月日，X_1の直筆のサイン，病院における立会人の直筆のサイン及び立ち会った年月日，カウンティにおける立会人の氏名，登記年月日が記載されている。この証明書は当該登記所が発行する正式な証明書である。この証明書はその写しを添第3号及び添第4号として神戸家庭裁判所明石支部に提出済みである。

②　判決文
カリフォルニア州ロサンゼルス郡高等裁判所は，2002年10月7日事件番号BF021700の冒頭で，「原告X_1は○年△月□日日本国C市に生まれ，法的に完全な名はX_1であって，未出生の子ども達の法的なそして遺伝学的な父親」と判示している。この判決文と訳文は甲第21号証として提出済みである。

③　遺伝的繋がり
X_1は事件本人たるA並びにBと遺伝的なつながりを持っている。次の証拠による。
1)　判決文
甲第21号証として提出したカリフォルニア州ロサンゼルス郡高等裁判所の判決文で，「法的に完全な名はX_1であって，未出生の子ども達の法的なそして遺伝学的な父親」との記載が見られる。
2)　Contract（IVF/Transfer）
センター・フォア・サロゲート・ペアレンティング・インスティユーションを介して契約したE及びM様ご夫妻との契約書には，X_1を意図された父とし，X_2を意図された母とし，両者を集合的に意図された親と呼び，「この協定を実行に移す結果として生まれたどんな子どもも，道徳的に，生物学的に，倫理的に，そして協定上も意図された親の子どもである」との記載が見られる。この記載は同契約書の事実の説明部の(7)に見られる。
3)　Egg Donor Contract
Egg Donation Institutionを仲介者として当時32歳の女性夫婦と契約した契約書たるEgg Donor Contractには，X_1を実父，X_2をレシピエント母，両者を意図された親とし，「この協定を実行に移す結果として生まれたどんな子どもも，

道徳的に，生物学的に，倫理的に，そして契約上も意図された親としての子どもである」との記載が見られる。この記載は同契約書の事実の説明部の(3)に見られる。
　④　契約書2通
　1）　Contract（IVF/Transfer）
　先に挙げた Contract（IVF/Transfer）の中で，X_1 が子供達の父親であることを記述している箇所は次の通りである。
　・意図された親はいかなる先天的，または他の異常もしくは欠陥を持った子どもが生まれようとも，この協定に定義される，すべての子どもに対して，法律上の，そして親としての責任をとる（パラグラフ3）。
　・子どもが出生する前に意図された母が死亡した場合，――中略――子どもはこの協定に従って，意図された父の保護下にあると位置づけられるべきである（パラグラフ26）。
　・子どもが青年の年齢に達するまで，意図された親はその子どものすべての養育のために，その子どもが幼少期における健康と教育，一般的な福祉を含めて，その子どもに対して必要なすべての事柄に対して責任があるべきである（パラグラフ28）。
　2）　Egg Donor Contract
　先に挙げた Egg Donor Contract の中で X_1 が子供達の父親であることを記述している箇所は次の通りである。
　・生まれた子ども又は子どもたちはあらゆる点で実父とレシピエント母の子ども又は子どもたちであるべきである（パラグラフ1）。
　・子どもがここで定義した先天的な異常性あるいは欠陥をもついかなる子どもであっても，意図された親はその子どもに対して法的あるいは親としての責任を負うことを保証する（パラグラフ3）。
　⑤　対抗者不存在
　子ども達が出生したのは○年△月□日のことであって，今日まで事件本人たるAとBの父親であると名乗りをあげる人物は X_1 以外にいない。
　⑥　相手方の黙認
　抗告人は平成16年△月□日Ｃ市○市民センター（Ｃ市○町△457－１０所長）に於いて，相手方に子ども達の出生届を提出し受付をしていただ

いた。相手方は，平成16年2月25日付けで当該届け出に対して不受理処分をなしたが，X_1 と子供達との間に父子関係が存在しないことを，当該届出を不受理とする主な理由としていない。
　⑦　カリフォルニア州 U.P.A. の規定と運用
　子ども達は○年△月□日同州サクラメント市の地で出生し，2003年△月□日まではカリフォルニア州で居住していた。この州で親子関係を規律する法律はユニフォーム・ペアレンティジ・アクト（Uniform Parentage ACT，略して U.P.A.）である。U.P.A は父子関係について次のように規定している。

　第7611条　男が第1章（第7540条以下），第3章（第7570条以下）第2部，もしくは次の各項のいずれかに該当するとき，その男はその子の実父としての推定を受ける：
　(a)　男と子の実母とが現に婚姻中に子どもが生まれた場合，または婚姻が継続していて，死亡後，婚姻の取消後，失跡宣言後，離婚後，裁判所から分離の判断が下されてから300日以内に子が生まれた。
　(b)　子が出生する前に，その男と実母との内縁関係が無効である，またはあったとの宣告を受けたときであっても，明らかに法律に適合する結婚式によってお互いに婚姻しようと試みていた場合で，次のいずれかに当てはまるとき。
　(1)　その内縁関係が，裁判所によってのみ無効とされた場合で，内縁関係中に子が生まれた場合，または死亡後，婚姻の取消後，失跡宣言後，離婚後300日以内に子が生まれた場合
　(2)　その内縁関係が，裁判所の命令によらないで無効とされた場合で，同棲が終了した後300日以内に子が生まれた場合
　(c)　子が出生した後，その男と実母との内縁関係が無効である，またはあったとの宣告を受けたときであっても，明らかに法律に適合する結婚式によってお互いに婚姻した，または婚姻しようと試みていた場合で，次のいずれかに当てはまるとき。
　(1)　その男の同意があり，その男の名がその子どもの出生証明書の父欄に記載されている場合

(2) 書面による自発的な約束に基づいて，または裁判所の命令によって，その男がその子の保護を義務づけられている場合
(d) その男がその子を自宅に受け入れ，自分の実子として対外的に紹介する。
(e) ──省略──
第7611条の5
次の各項のいずれかに該当するとき第7611条は適用せず，その男はその子の実父としての推定を受けないであろう。
(a) 刑法第261条に違反した結果その子が妊娠させられ，そしてその父がその違反について有罪であるとの宣告を受けた場合。
(b) 刑法第261条の5に違反した結果その子が妊娠させられ，そしてその父がその違反について有罪であるとの宣告を受け，その母が15歳未満でかつその父が子の受胎の時に21歳以上である場合。

要するに，カリフォルニア州において，父子関係を構築する主要な要素は遺伝的繋がりではあるけれども，それは唯一絶対的な要素ではなく，たとえば女性に意に反して性交（日本では「強姦」に該当）をし，子が生まれてもその男はその子とは父子関係が直ちには推定されない規定になっている。X_1は，病院およびカウンティが発行する子どもの出生証明書の父欄に名が記載されていて，その子を自宅に受け入れ，自分の実子として対外的に紹介している。当地においてはこれで十分である。ただこれは外国たるアメリカ合衆国カリフォルニア州の規定と運用であるので参考程度である。
⑧ 条　約
子供の権利条約（1994年5月16日条約第2号1994年5月22日発効）は「児童は，表現の自由についての権利を有する。この権利には口頭，手書き若しくは印刷，芸術の形態又は自ら選択する他の方法により，国境とのかかわりなく，あらゆる種類の情報及び考えを求め，受け及び伝える自由を含む（第13条）」と規定する。子供たちはX_1が帰宅すると喜んで抱きついて来てくれる。子供達が発する素朴で単純な父とみなしての認知行為である。同条約は「児童に関するすべての措置をとるにあたっては，公的若しくは私的な社会福祉施設，裁判所，行政当局又は立法機関のいずれによって行われるものであっても，児童の最善の利益が主として考慮されるものとする（第18条）」とも規定する。
(2) 母子関係
事件本人たるA並びにBと法律上の母子関係があるのは抗告人たるX_2である。
① 出生証明書2通
1) バース・サーティフィケイト
神戸家庭裁判所明石支部に提出した添第1号及び添第2号に見られるように，子供達が出生した病院たるNホスピタル発行のバース・サーティフィケイト（＝出生証明書）には子供達の名前であるAとBの記載が見られ，was born to X_1 and X_2の記載が続いている。また，病院名と医師及び看護師の名と直筆のサインが見られる。日付も入っていて，これはX_1，X_2が事件本人たる子供達両名の親であることを証明する当該病院発行の正式な証明書である。
2) サーティフィケイト・オブ・ライフ・バース・ステイト・オブ・カリフォルニア
子供達が出生した地であるカリフォルニア州サクラメント市の登記所であるサクラメント・カウンティ発行のサーティフィケイト・オブ・ライフ・バース・ステイト・オブ・カリフォルニアには，子供達の上記英語名とMOTHER OF CHILDとして，X_2の名が記載されている。他に通し番号，子供達の性別，誕生年月日・時及び分，誕生病院名及び住所，母であるX_2の国籍及び生年月日，X_2の直筆のサイン，病院における立会人の直筆のサイン及び立ち会った年月日，カウンティにおける立会人の氏名，登記年月日が記載されている。この証明書は当該登記所が発行する正式な証明書である。この証明書はその写しを添第3号及添第4号として神戸家庭裁判所明石支部に提出済みである。
② 判決文
カリフォルニア州ロサンゼルス郡高等裁判所は，2002年10月7日事件番号BF021700の第2段落で「原告X_2は○年△月□日日本国C市に生まれ，法的に完全な名はX_2であって，未出生の子ども達の法的な母親」と判示している。この判決文と訳

文は甲第21号証として提出済みである。
③　養育の意思

X₂は事件本人たるA並びにBを養育しようと考え実行する強烈な動機と意思を持っている。38歳で初婚だったX₂は同い年の兄嫁に二人の子供がいて自分には子供がいないことを悲観していた。晩婚だからあきらめようとも考えたがあきらめられない思いは，AIHへと駆り立てた。平成元年頃神戸のH病院で3回施術してもらったが妊娠には至らなかった。そうこうする内，月日が経過していったが，平成7年頃から夫・X₁が夜間大学院で生殖医療を巡る法制度を研究し始めた。X₂は漠然とではあるが海外とりわけカリフォルニア州における優れた医療とそれに的確に対応せる法制度に魅力と憧れを抱き，自己の最後の情熱をかけようと考えたのであった。X₂は，2人の子供が誕生したとき，自らの母Pに「これからはこの子供たちのために生きます」と厳かに誓ったのであった。

④　契約書2通

1）Contract（IVF/Transfer）

先に挙げたContract（IVF/Transfer）の中で，X₂が子供達の母親であることを記述している箇所は次の通りである。

・意図された親はいかなる先天的，または他の異常もしくは欠陥を持った子どもが生まれようとも，この協定に定義される，すべての子どもに対して，法律上の，そして親としての責任をとる（パラグラフ3）。

・子どもが出生する前に意図された父が死亡した場合，――中略――子どもはこの協定に従って，意図された母の保護下にあると位置づけられるべきである（パラグラフ26）。

・子どもが青年の年齢に達するまで，意図された親はその子どものすべての養育のために，その子どもが幼少期における健康と教育，一般的な福祉を含めて，その子どもに対して必要なすべての事柄に対して責任があるべきである（パラグラフ28）。

2）Egg Donor Contract

先に挙げたEgg Donor Contractの中でX₂が子供達の母親であることを記述している箇所は次の通りである。

④　ドナーの卵子を用いた借り腹型代理懐胎

・生まれた子ども又は子どもたちはあらゆる点で実父とレシピエント母の子ども又は子どもたちであるべきである（パラグラフ1）。

・子どもがここで定義した先天的な異常性あるいは欠陥をもついかなる子どもであっても，意図された親はその子どもに対して法的あるいは親としての責任を負うことを保証する（パラグラフ3）。

⑤　対抗者不存在

子ども達が出生したのは2002年10月17日のことであって，今日まで事件本人たるAとBの母親であると名乗りをあげる人物はX₂以外にいない。

⑥　母子手帳・健康保険証等

X₂は母子手帳をC市立保健センターC市健康推進課（〒○○○-×××　C市○町△丁目□-×）から発行していただいている。また，月1回程度同センターが主催する「母親教室」に参加している。案内状もいただいている。AとBはX₁が加入する公立学校共済組合の被扶養者となっている。この組合員証では氏名は片仮名で記入されており，A，Bの名の上部にX₂の名が記載されている。

⑦　カリフォルニア州U.P.A.の規定と運用

カリフォルニア州で親子関係を規律する法律はユニフォーム・ペアレンティジ・アクト（Uniform Parentage ACT, 略してU.P.A.）である。U.P.Aは母子関係について次のように規定している。

第7610条

親と子との関係は次の場合に確証されることができる。

(a)　子と実母との関係は，彼女がその子を出産したことが証明されることによって，またはこの法律のもとで確証されることができる。

(b)　子と実父との関係は，この法律のもとで確証されることができる。

(c)　子と養親との関係は，養子縁組の証明によって確証されることができる。

U.P.A.は当該子を出産することが母親たる主要な要件としているが，父子関係は必ずしも血縁が唯一絶対の基準ではないことから，憲法の平等原則により，父子関係を構築する際に適用される評価基準を母子関係にも適用している。これには判例もある。1998年3月10日カリフォルニア州第4控訴裁判所は，体外受精を通して子供が誕生

したが，子を出産もしていないでかつ提供卵子を使った女性をマザー（＝母）とする判決文を出している。この判例はブザンカ事件（Buzzanca Case）として広く知られている。

⑧　条　約

子供の権利条約（1994年5月16日条約第2号1994年5月22日発効）は「児童は，表現の自由についての権利を有する。この権利には口頭，手書き若しくは印刷，芸術の形態又は自ら選択する他の方法により，国境とのかかわりなく，あらゆる種類の情報及び考えを求め，受け及び伝える自由を含む（第13条）」と規定する。子供たちはX_2が作る食事を喜んで食べている。X_1が仕事に行っている間，子供たちは洗濯，食事等一切何の疑いもなくX_2に依存している。子供達が発する素朴で単純な母とみなしての認知行為である。同条約は「児童に関するすべての措置をとるに当たっては，公的若しくは私的な社会福祉施設，裁判所，行政当局又は立法機関のいずれによって行われるものであっても，児童の最善の利益が主として考慮されるものとする（第18条）」とも規定する。

⑨　ヒル教授の論文

ニューヨーク大学刊のニューヨーク・ロー・レビュウに当時ウエスタン・ステイト大学のジョン・ローレンツ・ヒル助教授は，'WHAT DOES IT MEAN TO BE A "PARENT"? THE CLAIMS OF BIOLOGY AS THE BASIS FOR PARENTAL RIGHTS という見出しで，68頁にわたる論文を寄稿している。彼はこの論文の末尾として，This Article concludes that balance of equities favors the claims of the inten ded parents over those of the gestational host. と結論づけた。この論文は意図された親に好意的である，というのが結論である。

(3)　嫡　出

事件本人たるA並びにBは，X_1の嫡出子である。両名はまたX_2の嫡出子でもある。

日本国民法典に於いて「嫡出」という用語は次の条項に見られる。

・第772条の場合において，夫は，子が嫡出であることを否認することができる（民法第774条）。
・夫が，子の出生後において，その嫡出であることを承認したときは，その否認権を失う（民法第776条）。
・嫡出でない子は，その父又は母がこれを認知することができる（民法第779条）。
・父が認知した子は，その父母の婚姻によって嫡出子たる身分を取得する（民法第789条1項）。
・婚姻中父母が認知した子は，その認知の時から，嫡出子たる身分を取得する（民法第789条2項）。
・嫡出である子は，父母の氏を称する。但し，子の出生前に父母が離婚したときは離婚の際における父母の氏を称する（民法第790条1項）。
・嫡出でない子は，母の氏を称する（民法第790条2項）。

これらの文言から類推して，嫡出子たる主要な要素は

①　婚姻中に夫と妻とが他人から卵子または精子の提供を受けずに，性交を通して生まれた子である。このようにして誕生した子は夫かつ妻の嫡出子である。
・②　婚姻中に妻が子を出産しても，子の誕生後顔が自分に似ていない，なつかないなどの理由で夫はその嫡出を否認することができる。これは妻が婚姻期間中に夫以外の男性と性交をし，夫がそれらしいことに気づきその子を養育する義務はない，との意思表示である。この期間は1年以内になさねばならない。この場合その子は夫の嫡出子でない。しかし，他の妻が男性と性交をしてきたことを夫はうすうす気づいていて，1年間その子を大切に育て，しかも他の男性がその子は自分の子であるとして認知を求めてこなかったら，たとえ血縁がなくてもその子は当該夫の嫡出子である。一方，「非嫡出子」という用語は民法典には存在しない。「嫡出でない子」という表現で存在する。

さて本事案で，X_1は，子がこの世に出生してきてから，自らの子だ，といっているのではない。また子が胎児期にある状態で自分の子だ，といっているのでもない。子がまだ胚の状態にあるときに，いやそれ以前に自己の，そして自己と妻X_2の子だといっているのである。それは2通の契約書から伺うことができる。

・意図された親はいかなる先天的，または他の異常もしくは欠陥を持った子どもが生まれようとも，この協定の条項に定義される，すべての子どもに対して，法律上の，そして親としての責任をとる（Contract IVF/Transfer パラグラフ 3）。

・その子どもがここで定義した先天的な異常性あるいは欠陥をもついかなる子どもであっても，意図された親はその子どもに対して法的あるいは親としての責任を負うことを保証する（Egg Donor Contract パラグラフ 3）。

X_1 が事件本人たる 2 人の子どもを，自分達が引き取り養育しようと考えた時期は，胚ができる以前であり，先天的な異常性あるいは欠陥をもついかなる子どもであっても，引き取り養育しようと考えたのである。

X_1 は 2 人の子どもに対する思いは，嫡出子の定義である「法律上の婚姻関係にある夫婦から生まれた子」と同じで，子供がどのような子供であっても育てようと考えたものである。また，両名は X_1 と X_2 が婚姻期間中に生まれたものである。A と B は X_1 の嫡出子である。

一方，現行民法典は妻の嫡出について何等規定を置いていない。X_2 もまた，事件本人たる 2 人の子どもを，自分達が引き取り養育しようと考えた時期は，胚ができる以前であり，先天的な異常性あるいは欠陥をもついかなる子どもであっても，引き取り養育しようと考えたのである。憲法は「すべて国民は，法の下に平等であって，人種，信条，性別，社会的身分又は門地により，政治的，経済的又は社会的関係において，差別されない（憲法第14条第 1 項）」と規定する。A と B は X_2 の嫡出子でもある。

なお，子ども達が生まれたカリフォルニア州は子に対して嫡出子・嫡出でない子の別を定めていない。これは，神戸家庭裁判所明石支部に添第 3 号及び添第 4 号として提出した，サーティフィケイト・オブ・ライフ・バース・ステイト・オブ・カリフォルニアから伺い知ることができる。

2　養子縁組困難

本事案に日本国民法の養子縁組規定を適用して対応することは，いくつかの困難な点がある。

(1)　親権者

4　ドナーの卵子を用いた借り腹型代理懐胎

最大の難点は，子供達が誕生した瞬間から，子供たちの母親としての親権者は X_2 であって，E 様ではないことである。これは甲21号証として提出した，SUPERIOR COURT OF THE STATE OF CALIFORNIA FOR COUNTRY OF LOS ANGELES（カリフォルニア州ロサンゲルス郡高等裁判所）判決からも明らかである。

一方，日本国民法の養子縁組規定は，子供が生まれた場合，まず，子を分娩した女性に親権があって，後に養母候補者に子の親権を移す，という考え方になっている。例として民法には次の規定が置かれている。

・養子となる者が十五歳未満であるときは，その法定代理人が，これに代わって，縁組の承諾をすることができる（民法第797条）。

・養親となる者の請求により，実方の血族との親族関係が終了する縁組（この款において「特別養子縁組」という。）を成立させることができる（民法第817条の 2）。

子供達は2002年△月□日アメリカ合衆国カリフォルニア州 b 市の病院で出生し，アメリカ人である E 様は自らが居住する州議会で，自らの選挙権を行使して選出した議員が集い議決したカリフォルニア州法の下で，マザー（＝母）ではない。また，E 様は子供達と血縁関係もない。カリフォルニア州の法律で子供達が生まれた瞬間からマザー（＝母）は X_2 である。E 様は移されるべき親権を持っておられない。

(2)　コンフィデンシャリティ

次に，添付書類として相手方名で発行の平成16年 3 月15日付公文書 C 市第732号の 2 は「分娩の事実が確認できる書面を添付」と行政指導をするが，カリフォルニア州はコンフィデンシャリティの権利が医者と患者との間に認められていて，抗告人に他人たる E 様の医療情報を提供していただくことは容易ではない。子供たちが生まれた病院である N ホスピタルからいただいた PATIENT RIGHTS AND RESPONSIBILITIES（患者の権利と責任）の第 9 項に，「カルテを直接関係のない第三者が閲覧するには，事前に本人の許可書が必要である」との項目がある。また，2002年△月□日に転院した，Q 病院が保険加入時にくれた The Guidebook の153頁にもコン

フィデンシャリティに関する記述があり,「あなたの書面上の許可がない限り,あなたの医療情報を(第三者に)提供しません」としている。閲覧理由が「養子縁組をするための添付書類として」であれば,自身が居住されるカリフォルニア州の法律で親権者でないE様にとって,意味が理解されないであろう。

(3) 法律による行政の原理違反

添付書類として提出する書類の表現が「分娩の事実が確認できる書面」というのも行政法から言って問題をはらんでいる。戦後の行政の原理として,「法律による行政の原理」があることは周知のとおりであります。この原理は,数多くの行政法テキストで述べられているが,『行政法』(地方公務員新研修選書-3,自治大学校原田尚彦監修,平成元年11月10日,学陽書房)の4頁にも,「現代行政法の基本原理である法律による行政の原理,行政手続の尊重,住民参加,地方自治の尊重」という記述が見られる。「今日のわが国の行政は,国民共通の利益のために公共的サービスを提供する活動」(4)であります。「国民主権の原理のもとでは,国民に奉仕するための公役務の作用も,国民の意思に即して行われるべきであり,高級官僚など一部の為政者の独断で実施されるべきではない。日本国憲法のもとでは,行政のしくみやあり方の基本的枠組みは,すべて国民を代表する議会の決定」(5)によるとされている。そして,法律による行政の原理には,二つの要素が存する。「一つは,法律の留保の原則であり,もう一つは,法律の優位の原則」(6)であります。法律の留保の原則というのは,「行政権の行動は法律の根拠に基づかなくてはならないこと,言い換えれば,公行政は,国会の制定した形式的意味での法律に基づかなくては行動することができない」(7)という意味であります。また,法律の優位の原則というのは,「法律による行政の原理の消極的側面であり,行政主体の行う一切の措置は法律に違反するものであってはならず,また,行政措置によって法律を改廃・変更したり骨抜きにしてはいけない」(8)ことを意味するものであります。

抗告人は△月□日,子が生まれた場合戸籍法第49条に定める提出すべき書類を提出している。これは戸籍法の上記規定並びにC市が事前に公表している「持っていくもの」をすべて満たしている。市側が提示する,養子縁組による方法としての添付書類である「分娩の事実が確認できる書面」は法律に明文の根拠を欠いており,しかも提出物が特定されていない。誰が何を基準に「確認できる」のか定かではなく,言い換えれば評価基準が定かではなく,公務員の恣意と独断が介在する危険をはらんでおり,法律による行政の原理に反するものであります。なおこの法律による行政の原理は,「国会は,国権の最高機関であって,国の唯一の立法機関である」とする憲法第41条と,「内閣は,行政権の行使について,国会に対し連帯して責任を負」うとする第66条3項,及び「法律を誠実に執行」する義務を負うと規定する第73条1号から導き出されるのである。

(4) 公正証書原本不実記載

養子縁組をするには,子供達の出生届の母欄に,E様のお名前を記入しなければならない。しかし,このような記載はE様の意思に反するものであります。

〈例〉

・契約(IVF胚移植)

(7) サロゲートとハズバンドはこの協定に基づいて生まれたどんな子供でも親子の関係を結ばないことを保証する。さらに,サロゲートとハズバンドは,この協定を実行に移す結果として生まれたどんな子供も,道徳的に,生物学的に,倫理的に,そして契約上も意図された親の子供であることを信じ志向する。

・カリフォルニア州ロサンゼルス郡高等裁判所判決

4. 当該被告Eは1963年10月1日カリフォルニア州ローディに生まれ,法的に完全な名はEであって,結婚前の氏はアレクサンダーであって,X未出生子供達の法的なそして遺伝的に繋がりのある母親ではなく,当該子供達に対して親権を持たず,その他の金銭上の責任も持っていない。

他人の意思に反して書類を作成し役所に受理させると,公正証書原本不実記載等(刑法157条)に問われる虞がある。判例としては,例えば「無断で他人の婚姻届4通及び養子縁組届1通を偽造して市役所等に提出し,うち婚姻届3通を受理さ

せた有印私文書偽造，同行使，公正証書原本不実記載，同行使，公正証書原本不実記載未遂の事案」（平成15年5月28日判決，仙台地方裁判所平成13年㋾第622，722，728号，同年㋾第20，111，206，224，240，253，313，358，470，534，674，848号有印私文書偽造，同行使，電磁的公正証書原本不実記録，同供用，窃盗，詐欺，免状不実記載，道路交通法違反，犯人隠避教唆，恐喝，公正証書原本不実記録，同行使，脅迫，道路運送車両法違反被告事件）がある。

C市第732号の2平成16年3月15日付け文書による，出生届が受理される方法と，その延長線上にある養子縁組という方法は，法律上および事実上実現が困難である。

3　由々しき人権問題

出生届不受理は由々しき人権問題である。

二人の子供の出生届の取り扱いについては現在裁判所にて係争中である。元来一方，戸籍と国籍とは別のものである。

国籍法は第2条で次のように規定する。

子は，次の場合には，日本国民とする。
一　出生の時に父又は母が日本国民であるとき。
二　出生前に死亡した父が死亡の時に日本国民であつたとき。
三　日本で生まれた場合において，父母がともに知れないとき，又は国籍を有しないとき。

AとBは日本国籍者である。しかしながら，相手方は，両名の日本国籍を証明すべき義務を履行していない。

子どもが生まれた場合，戸籍法は提出すべき書類としてその第49条で届出書への記載事項，及び添付書類を次の様に規定している。

第49条
2　届書には，次の事項を記載しなければならない。
一　子の男女の別及び嫡出子又は嫡出でない子の別
二　出生の年月日時分及び場所

　④　ドナーの卵子を用いた借り腹型代理懐胎
三　父母の氏名及び本籍，父又は母が外国人であるときは，その氏名及び国籍
四　その他法務省令で定める事項
3　医師，助産師又はその他の者が出産に立ち会つた場合には，医師，助産師，その他の者の順序に従つてそのうちの一人が法務省令・厚生労働省令の定めるところによつて作成する出生証明書を届書に添付しなければならない。
　ただし，やむを得ない事由があるときは，この限りでない。

またC市は，ホームページに子どもが生まれた場合の届出要領を市民に広報しており，その中で，「戸籍は，個人の身分関係を生涯通じて証明する大切なものです。必ず届け出をしてください」と述べ，さらに「持っていくもの」として，
1．出生届書（医師または助産師の出生証明書が必要）
2．印鑑［認印］
3．母子健康手帳
4．国民健康保険証（加入者のみ）

を挙げている。申立人が2004年○月□日に市長宛に提出し，受付をしていただいている届出書及び添付書類は，戸籍法の上記規定並びにC市が事前に公表している「持っていくもの」をすべて満たしている。

憲法第14条は，「すべて国民は，法の下に平等であって，人種，信条，性別，社会的身分又は門地により，政治的又は社会的関係において，差別されない」と規定する。AとBに関する出生届も，戸籍法に規定があり，市が事前に広報した届出書と添付書類とを提出した他の子どもたちと同様の取り扱いが相手方によってなされるべきである。

AとBの名が戸籍簿に搭載されない日々が続けば，就学，就職，選挙権など将来深刻な不利益が当該人の身に降りかかることが予想される。児童の権利に関する条約（平成6年5月16日，条約第2号）第3条は，「児童に関するすべての措置をとるに当たっては，公的若しくは私的な社会施設，裁判所，行政当局又は立法機関のいずれによって行われるものであっても，児童の最善の利益が主として考慮されるものとする」と規定している。

第Ⅴ章　親子関係をめぐる裁判例

また，第18条は，「1　契約国は，児童の養育及び発達について共同の責任を有するという原則についての認識を確保するために最善の努力を払う」，「2　契約国は，この条約に定める権利を保障し及び促進するため，父母及び法定保護者が児童の養育についての責任を遂行するに当たりこれらの者に対して適当な援助を与えるものとし，また，児童の養育のための施設，設備及び役務の提供の発展を確保する」と規定している。

したがって，神戸家庭裁判所明石支部平成16年(家)第119号事件並びに平成16年(家)第120号事件の即時抗告事件につき，同家庭裁判所明石支部が抗告人らに平成16年8月13日に告知した「本件申立てをいずれも却下する」との審判を取り消し，出生届を受理せよ，との裁判を求める。

おわりに

裁判所におかれては，生殖医療を受けるものは，社会で意見を表明する機会が与えられず辛く苦しい日々を送っている。子を持ち育てたいという人間として当たり前の願いを確固なものとして実現されるよう望むものである。

注
(1) 貝塚茂樹，藤野岩友，小野　忍『角川漢和中辞典』角川書店，昭和34年，679頁
(2) 貝塚茂樹，藤野岩友，小野　忍『角川漢和中辞典』角川書店，昭和34年，579頁
(3) 貝塚茂樹，藤野岩友，小野　忍『角川漢和中辞典』角川書店，昭和34年，999頁
(4) 原田尚彦『行政法，地方公務員新研修選書-3』平成元年11月10日，学陽書房，8頁
(5) 原田尚彦『行政法，地方公務員新研修選書-3』平成元年11月10日，学陽書房，7頁
(6) 南博方編『新版行政法　(1)行政法総論』平成2年7月30日，有斐閣，12頁
(7) 南博方編『新版行政法　(1)行政法総論』平成2年7月30日，有斐閣，12頁
(8) 南博方編『新版行政法　(1)行政法総論』平成2年7月30日，有斐閣，13頁

備　考：John Lawrence Hill Assistant Professor of Law, Western State University at Irvine. B. A. (Philosophy) 1982, Northern Illinois University; M. A. (Philosophy), 1985, Northern Illinois University; J.D. 1988, Ph. D. (Philosophy), 1989, Georgetown University

(別紙3)

記

1　C市戸籍係は，本件子供等2人の取り扱いについて，X_1の精子を使用しているので，X_1を父とし，分娩せる女性Eを母とする出生届をC市戸籍係に提出すれば，これを受理し，そのうえで，X_2は2人の子供等との間で未成年養子縁組をなすべきものと助言している。然し乍ら，既に述べたとおり，Eには夫があり，同女は子供2人を分娩した事実関係は認めているものの，自分たちの子とは認めず，あくまでも，X夫妻の子供を分娩したものと認識し，その旨の主張をなしており，カリフォルニア州ロスアンゼルス郡高等裁判所も，平成14年△月□日，近く分娩される子供らの父母はX夫妻である旨の確認判決をなし，同判決は確定しているのである。よって，Eを母とする出生届は，外国判決とは言え，同判決に抵触するものと云わざるを得ない。尚，卵子贈与者はアジア系米国人であり，Egg Donation Institution の仲介によってX夫妻に対し卵子を贈与しているが，同卵子贈与者は特定しうるのである。この場合，子供らの母は，卵子贈与者（不明なわけではない）なのか，分娩者なのか，卵子を貰いうけ，分娩を依頼したX_2なのか。問題の存するところである。

いずれにしても，卵子贈与者も，分娩者も自らが母であることを否認しているのである。

本件子供等は捨て子ではない。養子制度は他人の子を自らの子と法律上擬判をする制度である。X夫妻を除いて，本件子供等に親は存在しないのである。

Eが分娩した子供であるから，その意味で，父はEの夫と推定されるのか。要するに，X夫妻が2人の子供を養子とする手続きは法律上遮断されていると言ってよいのではないか。従って，C市役所戸籍係が本件子供らの出生届について，父をX_1とし，母をEと記載すべきだとの助言は法律上誤っているといわざるを得ない。

2　我が民法は，今日程に生殖医療がすすんでいる時代に制定されたものではない。従って，今日の生殖医療の進歩には対応すべくもないのであ

る。

　既に，本件のような子供等が多数に出産される時代が到来しているのである。本件子供等はいまだ出生届を受理されておらず，戸籍も国籍もない。しかし，予防接種手帳（甲27の1，2），公立学校共済組合員証（甲28），農業協同組合共済証書（甲29の1，2），母子健康手帳（甲30の1，2）等の子供の福祉を推進する社会制度に関しては，2人の子供は，既に，X夫妻の子供として取り扱われているのである。

　即ち，子供の生活実態においては，まさしく，X夫妻の子として，日々に保育され，成長しているのである。X夫妻以外の誰の子供でもないのである。

　3　日本民法において，法律上の父子関係，母子関係がどのように決定されるのか，必ずしも定かとは言えない。生殖医療が未発達であった時代でもあり，父の精子と母の卵子の結合による受精卵によって母の妊娠分娩する子供が父母の子供とされたのである。民法722条は嫡出推定規定を定め，同776条は嫡出否認権の喪失を規定し，同777条は嫡出否認の訴えの提起期間を制限している。その他，民法779条，782条，785条等は認知について規定しているが，結局，必ずしも，厳格に，父の精子，母の卵子によって出生する子供のみに父子関係，母子関係を認めているのではなく，社会的実態を尊重し，事実上，父子，母子関係の存するに至った場合を法律上の父子，母子関係としていると言ってよい。

　4　生殖医療が今日の如く発達し，更に，発達しようとするとき，本件の如き子供等について，如何なる出生届がなされるべきか。どのような出生届ならば，これを受理してしかるべきか。X夫婦は自分達の子供を得て，育てようとして，人の助けをかりたのであった。X夫妻は，父として，母として，本件子供達を自分達の子供として認知し，卵子贈与者も，分娩者もこれに対し何等の異議を唱えず，反対事実を主張するものでもないのである。

　以上のとおりであり，適法な認知によって，本件子供等はX夫妻の嫡出子と云うべく，本件出生届は受理されるべきである。

　　　　　　　　　　　　　　　以　上

④　ドナーの卵子を用いた借り腹型代理懐胎

（別紙4）

記

　1　本件卵子のX₂に対する贈与者はFであった（甲22）。

　甲22によると，X夫妻が自分達の子を出産するための協力としての卵子贈与であるとしている。斯くて，X₁の精子との受精卵は完全にX夫妻等のものとして同人等が保有することとなったのである。

　2　斯くて得たX夫妻保有の受精卵につき，Eが出産協力をなしたのである。

　同出産協力の契約書が甲23である。

　Eは，あくまでも，X夫妻の子を出産することに協力したのである。

　即ち，F及びEの協力によって，X夫妻は所期の目的を達し，自分達の子供を得たのであった。

　X夫妻は，F，Eの協力を得べく，詳細な合意をしているのである（甲22，23）。

　本件子供ら出産について，関係者らの意途したことはX夫妻に子を得しめることであった。従って，本件子供らはFの子供でもなく，Eの子供でもない。仮に，そのような事を主張すれば，FもEも，その夫達も，当惑するばかりなのである。契約違反なのである。

　3　斯くてこそ，ロスアンゼルス高等裁判所も，当然のこととして，本件子供達がX夫妻の子供と確認したのであった（甲21，31）。

　4　今や，本件子供らはX夫妻以外の子供では有り得ないのである。そして，日常生活上も，X夫妻の子供として取り扱われ，なんの支障もないのである（甲27の1，2，甲28の1，2，甲30の1，2等）。

　5　X夫妻も，本件子供らが自分達の子供である以外，世界中の誰の子供でもないとして，保育している毎日なのである。

　本件出生届は法的にも適法なものとして受理さるべきものと思料する。

　　　　　　　　　　　　　　　以　上

5 借り腹型代理懐胎
（最決平成19年3月23日民集61巻2号619頁）

【事実の概要】

X₁（申立人，原審抗告人，相手方）とX₂（申立人，原審抗告人，相手方）は夫婦であり，ともに日本在住の日本人である。X₁・X₂は，代理出産を希望したが，日本ではこれが実施できないため，米国ネバダ州に出かけて，2003年5月に同州在住の米国人A女を代理母として代理出産（X₁の精子とX₂の卵子を受精させて作った受精卵をAの子宮に移植し，Aに懐胎・出産をしてもらう方法）のための施術をおこなうとともに，A及びその夫Bとの間で有償の代理出産契約を締結した。同年11月末に，Aはネバダ州において双子C・Dを出産した。同年12月，ネバダ州の裁判所は，X₁・X₂からの申立てを受けて，X₁・X₂がC・Dの父母であることなどを内容とする裁判（以下「ネバダ州裁判」という）を行った。その後，C・Dについて，X₁を父，X₂を母と記載したネバダ州出生証明書が発行された。

X₁・X₂は，2004年1月に，C・Dを連れて日本に帰国し，Y（相手方，原審相手方，抗告人，東京都品川区長）に対し，C・Dについて，X₁を父，X₂を母と記載した出生届を提出したところ，YがX₂による分娩の事実が認められないことを理由として，これを受理しなかった。そこで，X₁・X₂は，東京家裁に本件出生届の受理を命じることを求める申立てをしたが，東京家裁は，X₂による分娩の事実が認められず，C・DとX₂との間に親子関係を認めることができないから出生届の不受理は適法であるとして，申立てを却下した（東京家審平成17年11月30日家月59巻7号105頁）。X₁・X₂からの抗告を受けた東京高裁は，この審判を取り消し，Yに対して出生届の受理を命じた（東京高決平成18年9月29日民集61巻2号671頁，家月59巻7号89頁）。本件ネバダ裁判が民事訴訟法118条の適用ないし類推適用によって日本において承認されること，そしてその結果，C・DはX₁・X₂の子であると確認されること等を理由とする。本件は，この東京高裁決定に対するYからの許可抗告の事案である。

【判　旨】

原決定破棄，抗告棄却

3　原々審は，本件申立てを却下したが，原審は，要旨次のとおり説示して，原々決定を取消し，本件出生届の受理を命じた。

(1) 民訴法118条所定の外国裁判所の確定判決とは，外国の裁判所が，その裁判の名称，手続，形式のいかんを問わず，私法上の法律関係について当事者双方の手続的保障の下に終局的にした裁判をいうものと解される（最高裁平成6年(オ)第1838号同10年4月28日第三小法廷判決・民集52巻3号853頁）。ネバダ州裁判所によるXらを法律上の実父母と確認する旨の本件裁判は，親子関係の確定を内容とし，我が国の裁判類型としては，人事訴訟の判決又は家事審判法23条の審判に類似するものであり，外国裁判所の確定判決に該当する。

(2) 民訴法118条3号の要件について

本件裁判が民訴法118条による効力を有しないとすると，Xらと本件子らとの嫡出親子関係については，Xらの本国法である日本法が準拠法となるところ，我が国の民法の解釈上，法律上の母子関係については子を出産した女性が母であると解されるから，Xらは法律上の親ではないことになる。一方，本件子らとAB夫妻との親子関係については，AB夫妻の本国法であるネバダ州修正法が準拠法となるところ，同法上，本件代理出産契約は有効とされ，Xらが法律上の親であって，AB夫妻は本件子らの法律上の親ではないことになる。本件子らは，このような両国の法制度のはざまに立たされて，法律上の親のない状態を甘受しなければならないこととなる。

民訴法118条3号所定の「判決の内容が日本に

おける公の秩序又は善良の風俗に反しないこと」とは，外国裁判所の判決の効力を我が国で認め，法秩序に組み込むことにより我が国の公序良俗（渉外性を考慮してもなお譲ることのできない我が国の基本的価値，秩序）に混乱をもたらすことがないことを意味するが，これを判断するについては，上記の状況を踏まえ，本件事案につき，個別的かつ具体的内容に即した検討をした上で，本件裁判の効力を承認することが実質的に公序良俗に反するかどうかを判断すべきであるところ，以下のとおり，本件裁判の効力を承認することは実質的に公序良俗に反しないというべきである。

ア　我が国の民法等の法制度は，生殖補助医療技術が存在せず，自然懐胎のみの時代に制定されたものであるが，法制定当時に想定されていなかったことをもって，人為的な操作による懐胎又は出生のすべてが，我が国の法秩序の中に受け入れられないとする理由にはならず，民法上，代理出産契約に基づいて親子関係が確定されることはないとしても，外国でされた人為的な操作による懐胎又は出生に関し，外国の裁判所がした親子関係確定の裁判については，厳格な要件を踏まえた上で受け入れる余地はある。

イ　本件子らは，相手方X₂の卵子と相手方X₁の精子により出生した子らであり，Xらと本件子らとは血縁関係を有する。

ウ　本件代理出産契約に至ったのは，相手方X₂の子宮頸部がんによる子宮摘出手術等の結果，自ら懐胎により子を得ることが不可能となったため，Xらの遺伝子を受け継ぐ子を得るためには，その方法以外はなかったことによる。

エ　他方，Aが代理出産を申し出たのは，ボランティア精神に基づくものであり，その動機・目的において不当な要素をうかがうことができず，本件代理出産契約は相手方らがAに手数料を支払う有償契約であるが，その手数料は，Aによって提供された働き及びこれに関する経費に関する最低限の支払（ネバダ州修正法において認められているもの）であり，子の対価ではない。契約の内容についても，妊娠及び出産のいかなる場面においても，Aの生命及び身体の安全を最優先とし，Aが胎児を中絶する権利及び中絶しない権利を有しこれに反する何らの約束も強制力を持たないこととされ，Aの尊厳を侵害する要素を見いだすことはできない。

オ　本件では，AB夫妻は，本件子らと親子関係にあることもこれを養育することも望んでおらず，他方，Xらは，本件子らを出生直後から養育し，今後も実子として養育することを強く望んでいるのであって，本件子らにとって，Xらを法律的な親と認めることがその福祉を害するおそれはなく，むしろ，Xらに養育されることがもっともその福祉にかなう。

カ　厚生科学審議会生殖補助医療部会は，代理出産を一般的に禁止する結論を示しているが，本件代理出産は，その禁止の理由として挙げられている子らの福祉の優先，人を専ら生殖の手段として扱うことの禁止，安全性，優生思想の排除，商業主義の排除，人間の尊厳の6原則に反することはない。現在，我が国では代理出産契約について明らかにこれを禁止する規定は存せず，我が国では代理出産を否定するだけの社会通念が確立されているとまではいえない。

キ　法制審議会生殖補助医療関連親子法制部会における議論では，外国で代理出産が行われ，依頼者の夫婦が実親となる決定がされた場合，代理出産契約は我が国の公序良俗に反し，その決定の効力は我が国では認められないとする点に異論がなかったが，本件裁判は，本件代理出産契約のみに依拠して親子関係を確定したのではなく，本件子らがXらと血縁上の親子関係にあるとの事実及びAB夫妻も本件子らをXらの子と確定することを望んでおり関係者の間に本件子らの親子関係について争いがないことも参酌して，本件子らをXらの子と確定したのであり，本件裁判が公序良俗に反するものではない。

ク　本件のような生命倫理に関する問題につき，我が国の民法の解釈ではXらが本件子らの法律上の親とされないにもかかわらず，外国の裁判の効力を承認する結果として，我が国においてXらを本件子らの法律上の親とすることに違和感があることは否定できない。しかしながら，身分関係に関する外国裁判の承認については，多くの下級審裁判例や戸籍実務（昭和51年1月14日民二第280号法務省民事局長通達参照）においては，身分関係に関する外国の裁判についても，準拠法上の要件

は満たす必要はなく，民訴法118条に定める要件が満たされれば，これを承認するものとされており，この考え方は国際的な裁判秩序の安定に寄与するものであって，本件事案においてのみこれに従わない理由は見いだせない。

(3) よって，本件裁判は民訴法118条の適用ないし類推適用により効力を有し，本件子らはXらの嫡出子ということになるから，本件出生届は受理されるべきである。

4 しかしながら，原審の上記判断のうち(2)及び(3)は是認することができない。その理由は，次のとおりである。

(1) 外国裁判所の判決が民訴法118条により我が国においてその効力を認められるためには，判決の内容が我が国における公の秩序又は善良の風俗に反しないことが要件とされているところ，外国裁判所の判決が我が国の採用していない制度に基づく内容を含むからといって，その一事をもって直ちに上記の要件を満たさないということはできないが，それが我が国の法秩序の基本原則ないし基本理念と相いれないものと認められる場合には，その外国判決は，同法条にいう公の秩序に反するというべきである（最高裁平成5年(オ)第1762号同9年7月11日第二小法廷判決・民集51巻6号2573頁参照）。

実親子関係は，身分関係の中でも最も基本的なものであり，様々な社会生活上の関係における基礎となるものであって，単に私人間の問題にとどまらず，公益に深くかかわる事柄であり，子の福祉にも重大な影響を及ぼすものであるから，どのような者の間に実親子関係の成立を認めるかは，その国における身分法秩序の根幹をなす基本原則ないし基本理念にかかわるものであり，実親子関係を定める基準は一義的に明確なものでなければならず，かつ，実親子関係の存否はその基準によって一律に決せられるべきものである。したがって，我が国の身分法秩序を定めた民法は，同法に定める場合に限って実親子関係を認め，それ以外の場合は実親子関係の成立を認めない趣旨であると解すべきである。以上からすれば，民法が実親子関係を認めていない者の間にその成立を認める内容の外国裁判所の裁判は，我が国の法秩序の基本原則ないし基本理念と相いれないものであり，民訴法118条3号にいう公の秩序に反するといわなければならない。このことは，立法政策としては現行民法の定める場合以外にも実親子関係の成立を認める余地があるとしても変わるものではない。

(2) 我が国の民法上，母とその嫡出子との間の母子関係の成立について直接明記した規定はないが，民法は，懐胎し出産した女性が出生した子の母であり，母子関係は懐胎，出産という客観的な事実により当然に成立することを前提とした規定を設けている（民法772条1項参照）。また，母とその非嫡出子との間の母子関係についても，同様に，母子関係は出産という客観的な事実により当然に成立すると解されてきた（最高裁昭和35年(オ)第1189号同37年4月27日第二小法廷判決・民集16巻7号1247頁参照）。

民法の実親子に関する現行法制は，血縁上の親子関係を基礎に置くものであるが，民法が，出産という事実により当然に法的な母子関係が成立するものとしているのは，その制定当時においては懐胎し出産した女性は遺伝的にも例外なく出生した子とのつながりがあるという事情が存在し，その上で出産という客観的かつ外形上明らかな事実をとらえて母子関係の成立を認めることにしたものであり，かつ，出産と同時に出生した子と子を出産した女性との間に母子関係を早期に一義的に確定させることが子の福祉にかなうということもその理由となっていたものと解される。

民法の母子関係の成立に関する定めや上記判例は，民法の制定時期や判決の言渡しの時期からみると，女性が自らの卵子により懐胎し出産することが当然の前提となっていることが明らかであるが，現在では，生殖補助医療技術を用いた人工生殖は，自然生殖の過程の一部を代替するものにとどまらず，およそ自然生殖では不可能な懐胎も可能にするまでになっており，女性が自己以外の女性の卵子を用いた生殖補助医療により子を懐胎し出産することも可能になっている。そこで，子を懐胎し出産した女性とその子に係る卵子を提供した女性とが異なる場合についても，現行民法の解釈として，出生した子とその子を懐胎し出産した女性との間に出産により当然に母子関係が成立することとなるのかが問題となる。この点について

検討すると，民法には，出生した子を懐胎，出産していない女性をもってその子の母とすべき趣旨をうかがわせる規定は見当たらず，このような場合における法律関係を定める規定がないことは，同法制定当時そのような事態が想定されなかったことによるものではあるが，前記のとおり実親子関係が公益及び子の福祉に深くかかわるものであり，一義的に明確な基準によって一律に決せられるべきであることにかんがみると，現行民法の解釈としては，出生した子を懐胎し出産した女性をその子の母と解さざるを得ず，その子を懐胎，出産していない女性との間には，その女性が卵子を提供した場合であっても，母子関係の成立を認めることはできない。

もっとも，女性が自己の卵子により遺伝的なつながりのある子を持ちたいという強い気持ちから，本件のように自己以外の女性に自己の卵子を用いた生殖補助医療により子を懐胎し出産することを依頼し，これにより子が出生する，いわゆる代理出産が行われていることは公知の事実になっているといえる。このように，現実に代理出産という民法の想定していない事態が生じており，今後もそのような事態が引き続き生じ得ることが予想される以上，代理出産については法制度としてどう取り扱うかが改めて検討されるべき状況にある。この問題に関しては，医学的な観点からの問題，関係者間に生ずることが予想される問題，生まれてくる子の福祉などの諸問題につき，遺伝的なつながりのある子を持ちたいとする真しな希望及び他の女性に出産を依頼することについての社会一般の倫理的感情を踏まえて，医療法制，親子法制の両面にわたる検討が必要になると考えられ，立法による速やかな対応が強く望まれるところである。

(3) 以上によれば，本件裁判は，我が国における身分法秩序を定めた民法が実親子関係の成立を認めていない者の間にその成立を認める内容のものであって，現在の我が国の身分法秩序の基本原則ないし基本理念と相いれないものといわざるを得ず，民訴法118条3号にいう公の秩序に反することになるので，我が国においてその効力を有しないものといわなければならない。

そして，Xらと本件子らとの間の嫡出親子関係の成立については，Xらの本国法である日本法が準拠法となるところ（法の適用に関する通則法28条1項），日本民法の解釈上，相手方X₂と本件子らとの間には母子関係は認められず，Xらと本件子らとの間に嫡出親子関係があるとはいえない。

(4) 原審の前記判断には，裁判に影響を及ぼすことが明らかな法令の違反があり，原決定は破棄を免れない。論旨は理由がある。そして，Xらの申立てを却下した原々決定は正当であるから，これに対するXらの抗告を棄却することとする。

よって，裁判官全員一致の意見で，主文のとおり決定する。なお，裁判官津野修，同古田佑紀の補足意見，裁判官今井功の補足意見がある。

裁判官津野修，同古田佑紀の補足意見は，次のとおりである。

本件において，Aを代理母として出生した本件子らに対しX夫妻が親としての愛情を注ぎその養育に当たっていることについては，疑問の余地はない。

しかしながら，本件に関する民法等の解釈をするに当たっては，本件のみにとどまらず，卵子を提供した女性と懐胎，出産した女性とが異なる場合の親子関係すべてに共通する問題として考察する必要がある。

母子関係は人の最も基本的な関係の一つであるとともに，子にとっては自らのアイデンティティにかかわる根源的な問題であるが，現行民法上，このような場合における出生した子と懐胎，出産した女性及び卵子を提供した女性との間の法的な関係については，何ら特別の規定が置かれていない。

代理出産が行われている国においては，代理出産した女性が自ら懐胎，出産した子に対して母親としての愛情を抱き，その引渡しを拒絶したり，反対に依頼者が引取りを拒絶するなど，様々な問題が発生しているという現実もあるところ，このような問題が発生した場合，懐胎，出産した女性，卵子を提供した女性及び子との間の関係が法律上明確に定められていなければ，子の地位が不安定になり，また，関係者の間の紛争を招くこととなって，子の福祉を著しく害することとなるおそれがある。

また，代理出産を一定の場合に認めるとするの

であれば，出生する子の福祉や親子関係の公益性，代理出産する女性の保護などの観点から，代理出産契約が有効と認められるための明確な要件が定められる必要がある。さらに，その要件を満たしていることが代理出産を依頼した女性との実親子関係を認めるための要件となるとすれば，実親子関係の有無の判断が個別の事案ごとにされる代理出産契約の有効性についての判断に左右されることになり，実親子関係を不安定にすることになるばかりでなく，客観的には同様の経過を経て出生する子の間で，ある者は実子と認められ，ある者は実子と認められないという結果を生ずることも考慮しなければならない。

そうすると，本件のように，代理出産によらなければ自己の卵子による遺伝的なつながりのある子を持つことができないという特別の事情については十分理解できるし，また，生まれてきた子の福祉は極めて重要であり，十分に考慮されなければならないところではあるが，代理出産に伴って生じ得る様々な問題について何ら法制度が整備されていない状況の下では，子を懐胎，出産し，新しい生命を現に誕生させた女性を母とする原則を変更して，卵子を提供した女性を母とすることにはちゅうちょを感じざるを得ない。

生殖補助医療の発達によって今後も同様の問題が生ずることが予想されることから，代理出産やそれに伴う親子関係等の問題については，法廷意見の指摘する様々な問題点について検討をした上，早急に立法による対応がなされることを強く望みたい。

諸外国の事情をみても，米国の一部の州やイギリスでは代理出産が認められているが，その中でも，出産した女性を母とした上で，依頼した夫婦を親とする措置を出生後にとることとしているものと，出生時から依頼した者を親とするものとがあり，また，代理出産契約を有効とする要件についても所によって異なる。一方，ドイツ，フランスや米国の一部の州などにおいては，代理出産がおよそ禁止されているとともに，代理出産による子があった場合でも出産した女性を母とすることとされているが，その子と依頼者との間で養子縁組を認めるものと養子縁組も認めないものとがあるなど，代理出産に関しては，それぞれの国の国情を踏まえ，多様に法制が分かれている。このことは，代理出産に関しては，様々な面において考え方が多様に分かれるものであることを示しているといえ，立法による対応が強く望まれるゆえんである。

なお，本件において，Ｘらが本件子らを自らの子として養育したいという希望は尊重されるべきであり，そのためには法的に親子関係が成立することが重要なところ，現行法においても，Ａらが，自らが親として養育する意思がなく，Ｘらを親とすることに同意する旨を，外国の裁判所ではあっても裁判所に対し明確に表明しているなどの事情を考慮すれば，特別養子縁組を成立させる余地は十分にあると考える。

裁判官今井功の補足意見は，次のとおりである。

私は，Ｘらと本件子らとの間に嫡出親子関係が成立しないとの法廷意見に賛成するものであるが，本件のような民法の想定しない事態についての親子関係に関する問題の解決について，私の考えを述べておきたい。

本件で直接問われているのは，Ｘらと本件子らとの間に実親子関係を認めた外国の裁判が我が国において効力を有するかという問題であるが，法廷意見のとおり，親子関係のように我が国の身分法秩序の根幹をなす基本原則ないし基本理念に関する事柄については，我が民法の解釈として容認されない内容の外国の裁判は，民訴法118条3号の公序良俗に反するものとして，我が国においてその効力を認められないのであるから，結局は，我が民法において代理出産により出生した子の母子関係はどのように解釈すべきかという問題に帰着することになる。

医学の進歩は著しく，生殖補助医療の分野においても，様々な新しい技術が開発され，実施されている。これらの技術の進歩により，これまで子を持つことができなかった夫婦や男女が子を持つことが可能になったが，これに伴い，従来では想定されなかった様々な法律問題が生じている。精子提供者が死亡した後に実施された凍結精子を用いた体外受精による精子提供者と子との間の父子関係の成否の問題がその一つであり（最高裁平成16年(受)第1748号同18年9月4日第二小法廷判決・民集60巻7号2563頁），本件の代理出産の問題もそ

の一つである。

　このような技術の進歩に伴って生ずる身分法上の問題については，民法の制定当時には，想定されていなかったのであるから，それに関し民法が規定を設けていないことはいうまでもない。この場合に，民法が規定を設けていないからといって，そのことだけで直ちにこれを否定することは相当ではない。問題となった法律関係の内容に照らし，現行法の解釈として認められるものについては，身分関係を認めることは裁判所のなすべき責務である。

　しかし，身分関係，中でも実親子関係の成否は，法廷意見の述べるように，社会生活上の関係の基礎となるものであって，身分法秩序の根幹をなす基本原則ないし基本理念にかかわる問題である。具体的な事案の中で，関係当事者の権利利益を保護すべきか否かという側面からの考察のみではなく，そのような関係を法的に認めることが，我が国の身分法秩序等にどのような影響を及ぼすかについての考察をしなければならない。

　本件においては，Ｘらは本件子らと血縁関係を有すること，Ｘらの遺伝子を受け継ぐ子を得るためには他の方法がなかったこと，本件代理出産契約はその動機目的において不当な要素をうかがうことができず，その内容においても代理出産した女性の尊厳を侵害する要素を見出すことはできないこと，代理出産した女性及びその夫は本件子らを自らの子とすることは望まず，Ｘらは本件子らを実子として養育することを強く望んでいること等原審の認定する事実関係によれば，本件子らの福祉という点から考えれば，あるいは，本件子らとＸらとの間の法的な実親子関係を認めることがその福祉にかなうということができるかもしれない。

　しかし，ことは，それほど単純ではない。本件のような場合に実親子関係を法的に認めることの我が国の身分法秩序等に及ぼす影響をも視野に入れた考察をしなければならない。代理出産に関しては，生命倫理や医療の倫理として許容されるか，許容されるとしてもどのような条件が必要かについて多様な意見があり，また，出生した子やその子を懐胎出産した女性，卵子を提供した女性その他の関係者の間の法律関係をどのように規整するかについても，議論のあり得るところである。本件において，現行法の解釈としてＸらと本件子らとの間の実親子関係を法的に認めることは，現段階においては，医学界においても，その実施の当否について議論があり，否定的な意見も多い代理出産を結果的に追認することになるほか，関係者の間に未解決の法律問題を残すことになり，そのような結果を招来することには，大いに疑問がある。

　この問題の解決のためには，医療法制，親子法制の面から多角的な観点にわたる検討を踏まえた法の整備が必要である。すなわち，医療法制上，代理出産が是認されるのか，是認されるとすればどのような条件が満たされる必要があるのか，という問題について検討が必要であり，親子法制の面では，医療法制面の検討を前提とした上，出生した子，その子を懐胎し出産した女性，卵子を提供した女性，これらの女性の配偶者等の関係者間の法律関係をどのように規整するかについて，十分な検討が行われ，これを踏まえた法整備が必要である。この問題に関係する者の正当な権利利益の保護，子の福祉といった問題もこのような法制度の整備により初めて，公平公正に解決されるということができる。

　関係者が多く，多様な関係者の間に様々な意見が存在することから，妥当な合意を得ることは，必ずしも容易ではないとは考えるが，困難であるからといって，これを放置することは，既成事実が積み重ねられる結果となり，出生してくる子の福祉にとっても決して良い結果をもたらさないことは明らかである。医学の進歩がもたらす恩恵を多くの者が安心して享受できるようにするためにも，できるだけ早く，社会的な合意に向けた努力をし，これに基づいた立法がされることが望まれるゆえんである。

　なお，本件子らとＸらとの間に特別養子縁組を成立させる余地は十分にあるとする点においては，津野修裁判官，古田佑紀裁判官の補足意見のとおりと考える。

第VI章
着床前診断，ロングフル・バースに関する裁判例

解　題

米村滋人

　本章では，着床前診断に関する裁判例と，その関連論点である，いわゆるロングフル・バース訴訟に関する裁判例を取り上げる。着床前診断とは，体外受精を行う際，胚の子宮内移植の前にその一部を用いて遺伝子検査等を行い，胚の有する遺伝性疾患等の診断を行うものであるが，優生学的な生命の選別につながることへの批判などが見られ，現在まで種々の議論がなされてきたところである。わが国では，現時点では着床前診断につき特別の法規制は存在しないが，日本産科婦人科学会の「会告」において一部の遺伝性疾患等の場合に限り着床前診断の実施を許容する旨が定められ（第Ⅲ章②参照），同学会の構成員に対してのみ自主規制が加えられている。

　着床前診断をめぐる法的問題は，大別すると，(i)着床前診断の規制に関する問題（着床前診断は規制すべきであるか否か，規制すべきであるとしてどの範囲を規制すべきであるか，またいかなる法形式・手法によるべきかなど），(ii)着床前診断の過誤事例における医師・医療機関等の責任（患者・依頼者側からの賠償請求は可能か，可能として，誰がいかなる損害に関する賠償請求をなしうるかなど），の2点が挙げられる。

　前者に関する議論は，着床前診断の倫理的問題性の点を除き従来さほど活発にはなされてこなかったものの，近年は学会の自主規制によることの利点と限界がある程度論じられている。この点に関する裁判例が①であり，これは学会による規制自体の適法性や内容の適正性，さらに学会による除名処分の適法性が争われたものである。

　後者の問題は，予期しない障害児等の出生に関し親が賠償請求をなす，ロングフル・バースの問題の一環として理解することができる。ロングフル・バースの類型においては，適切な医療がなされていたならば胚の廃棄や妊娠中絶により出生の回避が可能であったことを根拠とする慰謝料請求や子の介護費用等の賠償請求がなされるのが一般であり，わが国においては着床前診断の過誤事例に関する裁判例は存在しないものの，既にいくつかの場面につき下級審裁判例が存在する。この問題は，自己決定権の一類型とされる親の出産選択権の問題として論じられることが多いが，妊娠中絶に関するわが国の法規制の趣旨や実態をどのように理解ないし評価するかが関係することから，法的問題としての枠組みの設定自体に大きな困難を伴う。

　ロングフル・バースの類型には，①妊娠前の過誤の類型，②妊娠後の過誤の類型が存在し，それぞれの場面で異なる価値判断が含まれる。

　①類型は，妊娠前における着床前診断の過誤や説明義務違反により妊娠・出産が生じた事案類型であるが，この類型では一般に，生殖にかかわる親の自己決定権等の尊重につき障害が少ないと考えられる傾向にあること（ただし生命選別等に対する批判はなお可能である），また適切な診断や説明がなされれば妊娠には至らなかったとの推測が容易であることから，賠償請求を肯定することに好意的な見解が多い。この類型に関する裁判例が②1であり，ここでは遺伝性疾患であるペリツェウス・メルツバッヘル病に関し，同病の長男の主治医である医師が，両親に対して第二子以降が同病を有する危険性は低いと誤信させる不適切な説明をなした後に同病の第三子が出生した事例において，両親から損害賠償請求がなされた。その中では，損害賠償の可否自体に加え，賠償範囲に慰謝料のほか第三子出生に伴う介護費用等を含みうるかが争点となっている。

　②類型は，妊娠後における先天障害を来しうる疾患の診断過誤等により障害を有する子が出生した事

第Ⅵ章　着床前診断，ロングフル・バースに関する裁判例

案類型であり，ここでは(a)権利・法益侵害を肯定すべきか，(b)損害を肯定すべきか，(c)因果関係を肯定すべきかが問題となるが，いずれに関しても見解の対立が著しい。まず，母体保護法は胎児適応による人工妊娠中絶を認めないため（同法14条参照），仮に妊娠後の時点で適切な診断や説明がなされたとしても合法的に子の出生を阻止することはできないことになり，親の自己決定権を保護すべきか否か（前記(a)），親に生じた損害を伝統的通説たる差額説により算定する場合に妊娠中絶がなされた状態と現状との比較を行うことが許されるか（前記(b)）が問題となる。もっとも，現実にはこのような場面を含め広く人工妊娠中絶が実施され，堕胎罪として刑事責任が追及される事例は皆無であることに鑑みれば，これらを問題視しない考え方も不可能とは言えない。このほか，子の出生自体を損害として否定的に評価することは子の尊厳を害することにならないか（前記(b)），子を産むか否かは諸事情を考慮した上での親の決断であり，診断過誤等と子の出生の因果関係は否定されるべきではないか（前記(c)），などの議論も存在し，さらに損害賠償を肯定する場合でも，いかなる損害（費目）の賠償請求をなしうるか，具体的には，親の精神的損害に対する慰謝料請求に限定すべきか，子の出生後の介護費用や養育費等の賠償をも認めうるかが問題となることから，全体として法的問題としての枠組みや議論の進め方自体につき見解が分かれる錯綜した状況にある。

　これらの点に関する裁判例が②2に掲げた2判決であり，いずれも結論として慰謝料請求のみを肯定するものの，上記の諸論点に関してはやや異なる判断を行う。とりわけ権利・法益侵害に関して，東京地判昭和58年7月22日判タ507号246頁は，旧優生保護法の条文解釈として一切の妊娠中絶が違法とはならないと解する余地もあるとして，「医師から適切な説明等を受け妊娠を継続して出産すべきかどうかを検討する機会を与えられる利益」の侵害を肯定したのに対し，東京地判平成4年7月8日判時1468号116頁は，「障害児の親として生きる決意と心の準備」などの意味での「自己決定の利益」の侵害を肯定した。両判決は下級審判決であることに加え，上記のすべての論点に言及するわけでもないことから，問題が実務上決着したとは言い難い状況にあるものの，今後の検討にあたり大いに参考とすべき裁判例と考えられる。

1 着床前診断の学会規制
（東京地判平成19年5月10日判例集未登載，東京高判平成20年4月23日判例集未登載）

【事案の概要】

　Y₁（社団法人日本産科婦人科学会）は，その所属する学会員に対し，平成10年10月に「『ヒトの体外受精・胚移植の臨床応用の範囲』についての見解」および「『着床前診断』に関する見解」と題する会告を出し，着床前診断の実施につき，重篤な遺伝性疾患があり，かつ，Y₁への申請とその認可を経ることなどの厳格な条件を満たした場合にのみ許容される旨を告示していたところ，平成18年2月に出された「『着床前診断に関する見解』について」において，染色体転座に起因する習慣流産の場合につき着床前診断を解禁した（以下，これら諸会告を「本件会告」という）。これに対し，学会員であった医師X₁は，Y₁への申請をしないまま複数例の着床前診断を実施したことから，平成16年4月10日Y₁により除名処分を受けた。また，学会員である医師X₂は，平成17年7月4日に着床前診断実施の前提となる体外受精等の登録申請をY₁に対し行ったものの，Y₁はX₂が産婦人科専門医の資格を有しないことを理由に当該申請を受理しなかった。

　以上の事実関係の下で，Xら（X₁，X₂と遺伝性疾患等の患者夫婦らX₃〜X₁₁）が，Y₁による着床前診断の妨害の差止め，X₁に対する除名処分の無効確認，本件会告の無効確認，X₂に対する除名処分の差止め，原告患者夫婦らが着床前診断を受ける権利を有することの確認，Yら（Y₁およびその会長・倫理委員会委員長経験者ら）に対する損害賠償をそれぞれ請求したのが本件である。

【一審判決】
東京地判平成19年5月10日判例集未登載

　1　民事事件において裁判所がその固有の権限に基づいて審判することのできる対象は，裁判所法3条1項にいう「法律上の争訟」，すなわち当事者間の具体的な権利義務ないし法律関係の存否に関する紛争であって，かつ，それが法令の適用により終局的に解決することができるものに限られる（最高裁昭和39年（行ツ）第61号同41年2月8日第三小法廷判決・民集20巻2号196頁，最高裁昭和51年（オ）第749号同56年4月7日第三小法廷判決・民集35巻3号443頁参照）。そして，一般市民社会の中にあってこれとは別個に自律的な法規範を有する特殊な部分社会における法律上の係争は，それが一般市民法秩序と直接の関係を有しない内部的な問題にとどまる限り，その自主的，自律的な解決にゆだねるのを適当とし，裁判所の司法審査の対象にはならないものと解するのが相当である（最高裁昭和46年（行ツ）第52号同52年3月15日第三小法廷判決・民集31巻2号234頁参照）。

　前記第2の1の争いのない事実等によれば，次のことが明らかである。

　Y₁は，産科学及び婦人科学の進歩，発展を図り，もって人類・社会の福祉に貢献することを目的として設立され，この目的に賛同する医師又はその他の自然科学者で理事長の承認を得て入会した者を会員とし，文部科学省を監督官庁とする公益社団法人であり，内部的には，定款等の自主的に定めた規範を有し，会員に対して一定の統制を施すなどの自治権能を有する団体であるということができるが，いわゆる強制加入団体ではなく，Y₁への加入は任意であり，産科，婦人科医が，Y₁への加入を義務付けられているわけではなく（ドイツの医師会とは異なる。），Y₁に加入せずに，産科，婦人科の医師として業務を行ったり，研究し，その研究の成果を社会に発表することは自由である。他方，Y₁は，その事業として，学術集会の開催，機関誌及び図書などの刊行，各種の学術的な調査研究，国際及び各国産科婦人科学会その他内外関係学術団体との連絡及び提携にとどまらず，産婦人科専門医の認定及び研修，日本学術会議，日本医学会，日本医師会その他諸官庁及び諸団体からの諮問に対する答申又はそれらへの建議，産科婦人科の医療及び保健に関する社会一般

第Ⅵ章 着床前診断, ロングフル・バースに関する裁判例

への啓発並びに普及活動なども予定しており, 単なる任意加入の学術親睦団体という性格にとどまっていない。しかも, 我が国の大学医学部の産科, 婦人科教室の教室員, 病院勤務の産科, 婦人科医のほとんどがY_1の会員となり, 産科, 婦人科の開業医の多くもY_1の会員となっており, 我が国の立法作業が, 後記のとおりのヨーロッパ諸国と異なり, 社会情勢の変化や科学の進展に対応して迅速に行われていないため, Y_1は, 我が国の産科, 婦人科の医療の在り方等を決め, 産科, 婦人科の医師の質の確保に貢献するほか, Y_1の自主規制が事実上法律による規制に代わる機能の一端を果たさざるを得ない状況であり, 社会からもそのような役割までもが期待されている面があることは否定できない。Y_1は, 定款第31条(4)所定の「その他この法人の業務に関する重要事項で理事会において必要と認めるもの」として, 自主規制を定めることができるのであり, この自主規制の一つとして, 本件会告及び本件見解を制定した。後記2(3)で認定する態様で本件会告がY_1の総会で承認されたということは, Y_1の総会で決定されたことにほかならない。本件会告及び本件見解が単なるガイドラインとして定められたものでないことは, 前記第2の1の争いのない事実等記載の本件会告及び本件見解の内容, その取扱い, 後記2(3)で認定するその制定過程に照らして明らかである。そして, このようなY_1の性格に照らし, 特定不妊治療助成事業における指定医療機関の指定に当たり, 兵庫県, 大阪府, 富山県, 新潟県, 東京都, 福井県, 堺市, 姫路市, 横浜市及び仙台市は, いずれも, 患者が特定不妊治療を受けている医療施設がY_1において体外受精・胚移植及び配偶子卵管内移植 (GIFT) の臨床実施に関する登録, ヒト胚及び卵の凍結保存と移植に関する登録, 顕微授精の臨床実施に関する登録の一部又は全部を受けた医療機関であることを要件とし, 神戸市は, Y_1見解に基づく体外受精, 顕微授精を実施する登録施設であることを原則としており, Y_1は, 我が国の医師免許を有し, 通算5年以上学会員であり, かつ, Y_1の指定する卒後研修指導施設において, 指導責任医の指導の下にY_1の定める卒後研修カリキュラムを終了したものを専門医として認定する専門医制度を設け, Y_1の会員でY_1の専門医に認定された者は, 医業若しくは歯科医業又は病院若しくは診療所に関して広告できる事項 (平成14年厚生労働省告示158号) 第26号に基づいて, 医療法69条〔編注: 現行医療法6条の5に相当〕で広告が許されている事項のほか, 医師がY_1が認定する産婦人科専門医資格を有することを広告することが許されている。産科, 婦人科の医師が本件会告及び本件見解に違反したことを理由にY_1から除名処分を受けた場合, 当該医師は, 上記登録を申請することができず, 上記登録のない医療機関で特定不妊治療を受ける患者は, 上記助成事業による助成を受けることはできないのであり, ひいては, 当該医師に不利益を及ぼすものということができるし, 当該医師は, 産婦人科専門医であることを広告できなくなるほか, 上記Y_1の性格に照らすと, Y_1の事業に参加することができないことで産科, 婦人科の医師として大きな不利益を受け, 場合によっては, そのことを知った患者等から医師としての資質や能力についての疑問を持たれるおそれもないわけではない。

したがって, Y_1による医師である会員に対する除名処分は, 当該医師の一般市民としての権利利益を侵害するものということができる。また, 本件会告及び本件見解は, Y_1の会員以外の医師や患者を法的には拘束しないが, Y_1の会員である医師を統制しており, これに伴い, 着床前診断の適応の可能性のある患者は, Y_1の会員ではない医師又はY_1の処分等を受けることを覚悟した上で着床前診断を実施するX_1及びX_2のような医師以外からは, 本件会告及び本件見解による以外の方法で着床前診断を受ける可能性が事実上なくなってしまい, 着床前診断を受ける可能性が大いに制約されることが明らかであるから, 本件会告及び本件見解による着床前診断の制約が着床前診断の適応の可能性のある患者に対して不法行為を構成する余地があるというべきである。

しかしながら, Y_1が任意加入団体であること, Y_1の自律的な性格, 本件会告及び本件見解が着床前診断の適応, 施行範囲, 実施に当たり考慮すべき倫理的諸問題という最先端の医学上及び倫理上の問題にかかわるものであり, Y_1によるこの問題に関する判断についても裁量の幅が広いと考えられることに照らすと, 本件会告及び本件見解

は，その内容が公序良俗又は強行法規に違反する場合に限り，無効となり，かつ，これらによるＹ₁の会員である医師の医療行為や着床前診断の適応のある患者の受診行為への制約が違法となる余地があるものというべきであり，裁判所は，その限りにおいて，本件会告及び本件見解の効力，これらによる上記制約の違法性について判断することができるというべきである。Ｘら及びＹらの主張のうち，これに反する部分は採用することができない。

2　この見地に立って検討するに，前記第2の1の事実，証拠〈略〉及び弁論の全趣旨によれば以下の事実が認められ，これを覆すに足りる証拠はない。

(1)　ユネスコ国際生命倫理委員会の平成15年4月24日付け「着床前遺伝診断および生殖細胞介入についての委員会報告」には，「着床前診断によって生れた子に関する追跡研究によると，インプリンテイング無秩序といわれる先天性奇形と遺伝性疾患が増加しているという報告がいくつかあるが，他の研究では，体外受精／着床前診断にとくに起因する危険の増加はみられない，としている。明確な答えを得るためには，さらに厳密な追跡研究がなされなければならない。しかし，着床前診断の前提となる体外受精には，生れてくる子に関して高い確率で多胎になる可能性があり，これは未熟児になる可能性や関連する負担がかかる恐れがある。」，「1～2個の胚を選択し子宮に移植した後，正常な妊娠が起こる確率はわずか20～25％であり，子を持てる確率はさらに低くなる。それゆえ，着床前診断によって健康な子を出産する目的のために，ほとんどの女性は体外受精と着床前診断を数回受けることになる。体外受精を失敗した場合，心理的な影響は深刻であり，場合によっては専門的な援助が必要となることが明らかにされている。」，「着床前診断を議論する場合，さまざまな倫理的課題，たとえば，ヒト胚の地位，ヒト胚の選択と破壊，女性の健康的な側面などについて考察する必要があることを，国際生命倫理委員会（IBC）は認識している。」，「着床前診断が倫理的に容認できるかという問題に対して，一般的に容認できると言明することはできない。」，「障害をもった子の誕生を避けることを強調すると，すでに生れている障害児の社会への受け入れや福祉を損なうに効果をもたらす，という懸念が表明されてきている。しかしながら，先進国における予算と福祉に関する限り，今日ほど障害者のための福祉に多くの配慮をむけている時代はない。」，「着床前診断は，遺伝による疾患もしくは形態異常をもつ子を産む可能性がある親に対して，選択に幅を与える。」，「着床前診断は，10年間，臨床に用いられてきたが，なお，高度で特殊な技術と学際的対応が必要な実験的手法である。それゆえ着床前診断は，高度経済国における数十の施設で，危険性のある千数百のカップルに対して適用され，数百名の健康な子が誕生している。」，「出生前の人間生命の価値について異なった倫理的立場が存在する以上，IBC（国際生命倫理委員会）として，着床前診断の倫理的妥当性に関する一般的見解を持つことはできない。」，「多くの場合，着床前診断による妊娠，そのための危険や必要な手順は，カップルがまだ見ぬ子に関して不適切な決定をするのを避けることに寄与するだろう。着床前診断の適切な使用と考えうる濫用については議論が必要である。国のレベルで，適用をうけるカップルに対する情報提供と同意をふくむ，着床前診断の実施基準は検討されるべきである。」，「着床前診断のような新しい技術を利用することに因る圧力，胚選択したことからくる過剰な期待による親子関係への影響，生殖についての重大な選択であるゆえのカップルへの影響，などの評価に必要な心理学的研究を行うべきである。また障害者とその親に関する影響についても，考えられるべきである。」，「着床前診断は医学的適用に限ることを勧告する。非医学的理由による男女産み分けは非倫理的と考えられる。」との記述がある（上記の記述は，科学技術文明研究所の訳によったものである。）。

(2)　アメリカ合衆国においては，着床前診断を規制する連邦法はなく，この技術を直接規制する州法もない。ヨーロッパ諸国の多くにおいては，法律で規制するところが多く，例えば，イギリスでは，重篤な遺伝性疾患児の出産を回避するため，医学的理由による男女産み分けのため，HLA型（白血球の血液型）が適合する胚を選択するため及び染色体異数性スクリーニング（受精卵の異数性

により染色体異常を検査するもの）の認可を受けた施設で着床率・出生率の向上のために着床前診断が認められ，フランスでは，不治と認められる特別に重大な遺伝性疾患児を回避するために，医学的理由による男女産み分けのため及びHLA型が適合する胚を選択するため（ただし，遺伝性疾患児の出産回避を第1の目的とする場合に付随して認められる。）に着床前診断が認められ，スウェーデンでは，早期の死につながり，治療法のない重篤かつ進行性の遺伝性疾患児の出産を回避するため及び医学的理由による男女産み分けのために着床前診断が政府指針で認められているが，ドイツ，オーストリア，スイスでは，法律で着床前診断が禁止され，極体診断のみが認められ，イタリアでは，着床前診断を胚とは別の存在である配偶子や受精卵の極体を対象とし，不妊治療を目的とする場合にのみ認められている。その他の国の着床前診断の実施状況も様々であり，医学的理由による男女産み分け，さらには，非医学的理由による男女産み分けを含めて広範囲に認める国もある。

（3）Y_1の倫理委員会は，平成8年度，理事会からの諮問に応じて，着床前診断に関して検討を行い，答申にまとめた。これを受けて，Y_1の理事会は，答申に含まれる内容が社会的，倫理的に広い範囲の検討が不可欠であると判断し，これを平成8年度倫理委員会報告として，日本産科婦人科学会雑誌50巻5号に掲載した上で，会員からの意見を広く聴取することとした。

Y_1の倫理委員会は，理事会の意向を受けて，Y_1の会員以外からも広く意見を収集するため，平成9年6月5日付けで本件告に関係があると考えられる政府機関，学術団体，有識者など33団体（個人）に平成8年度倫理委員会報告の別刷を送付し，意見を求め，12の会員及び会員以外の団体，個人から意見を受けた。そして，Y_1の倫理委員会は，着床前診断についての見解案の作成を協議するため，平成9年度から平成10年度にかけて，8回の委員会，3回の着床前診断に関するワーキンググループ委員会，2回の障害者団体との懇談会，4回の報道機関との会見，2回の着床前診断に関する公開討論会及び1回の関連学会への説明会を開催した。

Y_1の倫理委員会は，平成9年度診療・研究に関する倫理委員会報告（着床前診断に関する検討経過報告と答申，日本産科婦人科学会雑誌50巻5号）の別刷を，平成10年5月15日付けで275の関係諸団体（施設）及び239の個人に送付し，最終的に9団体（施設）・個人から意見を受けた。その結果に基づいて字句を修正した見解案を理事会に最終答申し，平成10年6月27日，平成10年度第2回理事会で承認された。Y_1の理事会は，この見解を関連する15学会・団体等に送付し，内容に同意が得られた団体名を記載し，会告（本件会告）として日本産婦人科学会雑誌50巻10号に掲載した。平成11年4月10日，Y_1の第51回評議員会において，診療・研究に関する倫理委員会の報告として，上記の事実が報告され，承認された。

平成11年4月10日，Y_1の第51回総会において，第4号議案として平成10年度事業報告（診療・研究に関する倫理委員会報告が含まれ，本件会告の制定・発表過程が表示されている。）が行われ，特に異論も出されることがなく，全員拍手で承認された。

その後も，本件会告は，平成13年5月12日の総会で，第8号議案「会告の承認に関する件」として本件会告を含む会告の一括承認案が提案され，特に異論が出されることもなく，賛成挙手多数で承認され，平成14年4月6日の総会で第5号議案「会告の承認に関する件」として本件会告を含む会告の一括承認案が提案され，特に異論が出されることもなく，賛成挙手多数で承認され，平成15年4月12日の総会で第4号議案「会告の承認に関する件」として本件会告を含む会告の一括承認案が提案され，本件会告については特に異論が出されることもなく，賛成挙手多数で承認され，平成16年4月10日の総会で第8号議案「会告の承認に関する件」として本件会告を含む会告の一括承認案が提案され，特に異論が出されることもなく，賛成挙手多数で承認された。

（4）各種障害者団体や女性団体は，平成16年6月，Y_1に対し，Y_1が慶応義塾大学からの着床前診断に際しての本件申請を認可したことについて，優生思想に基づく障害者差別や女性の心身の負担の点から問題があるなどの理由を列挙した各抗議文をそれぞれ送付した。

（5）Y_1は，平成18年4月22日，第58回総会において，本件会告のうち「『着床前診断』に関す

1 着床前診断の学会規制

る見解」について「考え方を追加」するとして，染色体転座に起因する習慣流産（反復流産を含む。）を着床前診断の審査の対象とする旨の本件見解を承認し，その旨を会告として発表した。

　上記の認定事実によれば，本件会告及び本件見解は，その妥当性，その医学的正確性についてはなお議論の余地があるとしても（当裁判所は，本件会告及び本件見解の内容が公序良俗又は強行法規に違反するかのみについて判断すれば足りるのであり，本件会告及び本件見解の妥当性，その医学的正確性についてのXら及びY₁の各主張について判断する必要はないというべきである。），諸外国を含めた医学的及び社会的状況，本件会告及び本件見解の制定過程に照らしてその内容が公序良俗に違反するということはできないというべきである。また，本件会告及び本件見解は，最先端の医学上及び倫理上の問題につき，産科学及び婦人科学の進歩，発展を図り，もって人類・社会の福祉に貢献する目的で自主規制を規定するものであり，独占禁止法8条1項1号，3号，4号に違反していないことは明らかであり，その他強行法規に違反していないことも明らかである。したがって，本件会告及び本件見解は無効であるということができないし，本件会告及び本件見解によるY₁の会員である医師の医療行為や着床前診断の適応のある患者の受診行為への制約が違法であるということができないし，Y₁が医師が本件会告及び本件見解に違反したことを批判することも違法であるということができない。

　3　そこで，以下，前記1及び2の検討結果に基づき，各請求について判断する。

　(1) XらのY₁に対する着床前診断を実施することの妨害差止請求（請求(1)）について

　本件訴えのうち，X₁及びX₂以外のY₁の会員が着床前診断を実施することの妨害差止請求に係る部分は，X₁及びX₂以外のY₁の会員が本件訴訟の当事者となっておらず，Xらがこれらの者に代わって本件訴訟を追行する権限を有していないことが明らかであるから，原告適格を欠き，不適法というべきである。この点についてのXらの主張は理由がない。

　XらのY₁に対する着床前診断を実施することの妨害差止請求のうち，その余の部分は，前記2のとおり，本件会告によるY₁の会員である医師の医療行為や着床前診断の適応のある患者の受診行為への制約が違法であるということはできないし，Y₁が医師が本件会告及び本件見解に違反したことを批判することも違法ではないということができる以上，理由がないから，これを棄却すべきであるということができる。

　(2) X₂のY₁に対する，本件会告違反を理由とする除名処分の差止請求（請求(2)）について

　差止めの必要性は，訴えの利益の問題ではなく，本案の問題であるということができ，この点についてのY₁の主張は理由がない。

　前記2のとおり，本件会告による被告学会の会員である医師の医療行為に対する制約が違法であるということはできず，また，本件会告違反が除名事由となることは後記で説示するとおりである。のみならず，第2の1の争いのない事実等及びX₂本人尋問の結果によれば，本件会告は，平成10年にY₁の会告として発表されたものであって，平成15年の本件和解時に既に存在しており，X₂は，本件会告の存在を知りながら，本件和解において，本件会告を含むY₁の会告を遵守することを誓約していたことが認められる。以上の点に照らすと，X₂が，本件会告違反を理由としたY₁による除名処分の差止めを求めることは許されないということができる。

　したがって，本件訴えのうち，X₂のY₁に対する本件会告違反を理由とする除名処分の差止請求に関する部分は，理由がない。

　(3) XらのY₁に対する本件会告及び本件見解の各無効確認請求（請求(3)及び(4)）について

　本件会告及び本件見解は，Y₁の会員以外を法的に拘束しない。X₁は，後記(6)で説示するとおり，本件除名処分が無効であるということはできず，Y₁の会員ではない。そうすると，Y₁の会員でないX₁及び原告患者らは，本件会告及び本件見解の各無効確認を求める法律上の利益はないというべきである。Y₁の会員であるX₂は，本件会告及び本件見解に違反し，現在までY₁に対する本件申請をせずに着床前診断を繰り返し実施しており，Y₁からの本件会告違反を理由とする処分等をまってこれに対する訴訟等において事後的に争ったのでは回復し難い重大な損害を被るおそれ

第Ⅵ章　着床前診断，ロングフル・バースに関する裁判例

がある等の特段の事情が認められないのであるから，本件会告及び本件見解の各無効確認を求める法律上の利益はないというべきである。

したがって，本件訴えのうち，XらのY$_1$に対する本件会告及び本件見解の各無効確認請求に係る部分は，不適法として却下を免れないということができる。

(4)　X$_1$及びX$_2$のY$_1$に対する，本件申請をする義務の不存在及び着床前診断を不妊症，不育症又は重篤な遺伝性疾患について実施する権利の各確認請求に係る部分（請求(5)）について

X$_1$は，後記(6)で説示するとおり，本件除名処分が無効であるということができず，Y$_1$の会員ではないのであり，本件会告及び本件見解の法的拘束力を受けないのであるから，Y$_1$に対する，本件申請をする義務の不存在及び着床前診断を不妊症，不育症又は重篤な遺伝性疾患について実施する権利の各確認を求める法律上の利益はないというべきである。X$_2$は，前記(3)で説示したとおり，Y$_1$からの本件会告及び本件見解違反を理由とする処分等をまってこれに対する訴訟等において事後的に争ったのでは回復し難い重大な損害を被るおそれがある等の特段の事情が認められないのであるから，本件申請をする義務の不存在及び着床前診断を不妊症，不育症又は重篤な遺伝性疾患について実施する権利の各確認を求める法律上の利益を欠くというべきである。

したがって，本件訴えのうち，X$_1$及びX$_2$のY$_1$に対する，本件申請をする義務の不存在及び着床前診断を不妊症，不育症又は重篤な遺伝性疾患について実施する権利の各確認請求に係る部分は，不適法として却下を免れないということができる。

(5)　X$_3$，X$_5$，X$_6$及びX$_7$のY$_1$に対する，相互転座についてX$_1$又はX$_2$により本件申請を経ずに着床前診断を受ける権利の確認請求に係る部分（請求(6)），X$_4$のY$_1$に対する，レックリングハウゼン氏病（神経線維腫症Ⅰ型）についてX$_1$により本件申請を経ずに着床前診断を受ける権利の確認請求に係る部分（請求(7)）について

Y$_1$の会員ではない原告患者らは，本件会告及び本件見解の法的拘束力を受けないのであるから，X$_3$，X$_5$，X$_6$及びX$_7$のY$_1$に対する，相互転座についてX$_1$又はX$_2$により本件申請を経ずに着床前診断を受ける権利の確認を求める法律上の利益を欠き，X$_4$のY$_1$に対する，レックリングハウゼン氏病（神経線維腫症Ⅰ型）についてX$_1$により本件申請を経ずに着床前診断を受ける権利の確認を求める法律上の利益を欠くというべきである。

したがって，本件訴えのうち，X$_3$，X$_5$，X$_6$及びX$_7$のY$_1$に対する，相互転座についてX$_1$又はX$_2$により本件申請を経ずに着床前診断を受ける権利の確認請求に係る部分，X$_4$のY$_1$に対する，レックリングハウゼン氏病（神経線維腫症Ⅰ型）についてX$_1$により本件申請を経ずに着床前診断を受ける権利の確認請求に係る部分は，不適法として却下を免れないということができる。

(6)　X$_1$のY$_1$に対する，本件除名処分の無効確認及びY$_1$の会員の地位の確認請求（請求(8)）について

ア　前記1で説示したとおり，本件除名処分は，X$_1$の一般市民としての権利利益を侵害するものということができるのであるから，本件除名処分の無効確認及びX$_1$のY$_1$の会員の地位の確認請求は，裁判所の司法審査の対象になるというべきである。

イ　しかし，Y$_1$の自律的性格及び任意加入団体であることに照らすと，本件除名処分の当否は，その手続的な問題については，Y$_1$が自律的に定めた規範が公序良俗に違反するなどの特段の事情のない限り，上記規範に照らして適正な手続に則ってされたか否かによって決すべきであり，また，本件除名処分を科すべき理由があるかどうかという実体的な問題については，本件除名処分が全くその事実の基礎を欠くか，又は除名事由との関係で社会通念上著しく妥当性を欠くか否かで決すべきであって，本件除名処分が全くその事実の基礎を欠くか否かを判断する上で本件会告が公序良俗又は強行法規に違反しないかについても判断すべきであるが，本件除名処分が除名事由との関係で社会通念上著しく妥当性を欠くか否かを判断する上でY$_1$の他の医師との関係で処分が均衡であるか否かについてはY$_1$の自律的判断にゆだねられており，この点については考慮すべきではないというべきである。

そこで，まず，本件除名処分の手続的な問題について検討するが，Y_1の定款所定の除名処分の手続規定が公序良俗に違反するということはできないので，上記手続規定に照らして適正な手続に則ってされたか否かについて判断する。

前記第2の1の事実，証拠〈略〉及び弁論の全趣旨によれば，以下の事実を認めることができる。

(ア) X_1は，平成14年から平成16年にかけて，本件会告で，着床前診断の実施に当たってはY_1への申請が必要であり，着床前診断の実施は重篤な遺伝性疾患を診断する目的に限定されていることを認識しながら，本件申請をすることなく，3件の着床前診断を実施していた。そのうち，1件については，2名の女児がいる医者夫婦に対して実施したもので，遺伝性疾患回避の目的ではなく，女児ではなく男児が欲しいとの患者夫婦の希望に応じ，非医学的理由による男女産み分けの目的で着床前診断を実施した。

(イ) Y_1の平成15年度第4回理事会は，平成16年2月21日，X_1がY_1の定款13条(1)及び(2)に当たることを理由に除名議案のY_1の総会への提案を決定した。X_1は，同日の時点で，Y_1から除名されるのは間違いないと考えていた。

(ウ) 当時Y_1の会長であったY_3は，同月23日，X_1が所属する地方部会がY_1兵庫地方部会であったので，その部会長であるA教授に対して書面を送付し，X_1の除名処分につきY_1兵庫地方部会長の意見を求め，A教授は，Y_1に対し，同月27日付け書面で，Y_1の理事会においてX_1の除名が妥当であるとの結論が出たことは相当であると回答した。

(エ) 本件総会の事前配布資料の「まとめ」と題する書面には，X_1のした行為の問題点のまとめとして，「X_1会員は本会に無申請で，3例の着床前診断を実施していた。このうち2例は着床前診断技術を用いた性選別（いわゆる男女生み分け）である。この点については本人自らが認めている。（中略）当該会員の行為は本会告の存在を十分に認識し，理解したうえで敢えて会告違反をしたものと考えられる。」，「以上の点に鑑み，X_1会員による『着床前診断技術を用いた性選別（男女生み分け）』の実施は重大な会告違反であり，定款第13条の(1)この法人の名誉を傷つけまたはこの法人の目的に違反する行為があったとき，(2)この法人の定款又は総会の決定に違反したときの2項目に該当し，本会倫理委員会および理事会は除名処分が相当であるとの結論に達したものである。」，「X_1会員は，本会に無申請で3例の着床前診断を実施していた。このうち2例は着床前診断技術を用いた性選別（いわゆる男女産み分け）である。」，「本会が特に問題とした点は，当該会員が行った行為が重篤な遺伝性疾患の診断目的の『着床前診断』ではなく，単に親の希望による『着床前診断技術を用いた性選別（男女産み分け）』を含んでいた事実である。」などと記載されていた。

同年4月10日の本件総会において，B議長，C副議長，D副議長を議長，副議長として議事が進行され，X_1がY_1の定款13条(1)及び(2)に当たることを理由とする除名議案（第9議案）につき，代議員数369名のうち，賛成307名（欠席代議員の委任状による賛成46名を含む。），反対19名（欠席代議員の委任状による反対4名を含む。），棄権25名，白票14名で，承認された。

(オ) Y_1は，同月14日付けで，本件除名処分をした。

(カ) X_1には，同年2月12日には倫理委員会，同年3月12日の常務理事会において，弁明の機会が与えられ，同日の常務理事会の弁明においては，代理人弁護士（本件でも訴訟代理人に選任されているE弁護士）の同席が認められ，代理人弁護士からの発言も認められた。

X_1には，同年4月10日の本件総会において，除名処分についての弁明の機会が与えられ，X_1の弁明終了後，会員との質疑応答の機会が与えられた。また，X_1の要望により事前配布資料として，X_1が倫理委員会又は常務理事会において弁明した内容，X_1が提出した弁明資料が代議員全員に送付された。なお，本件総会においては，X_1の弁明の時間は当初5分間の予定であったが，実際はそれ以上の時間がX_1の弁明に充てられた。

上記認定事実によれば，Y_1は，Y_1の理事会でのX_1の除名議案の総会への提案を決定し，X_1が所属する地方部会長の意見を徴した上で，Y_1の総会においてX_1のY_1からの除名議案が承認されたことに基づいて，本件除名処分をしている。したがって，本件除名処分は，Y_1の定款所定の除

名処分の手続規定に照らして適正な手続に則ってされたということができる。

　X₁は，本件除名処分は，適正手続に違反するものであるから無効であると主張し，その根拠として，①本件総会の冒頭において，Y₁の「社団法人日本産科婦人科学会役員および代議員選任規程」14条の規定にかかわらず，仮議長の選任を経て議長及び副議長を選任するとの手続がされておらず，議長及び副議長は事前に決定されていたこと，②本件総会において，X₁の弁明時間は5分間にすぎなかったこと，③X₁は，本件総会への代理人弁護士の出席を拒否されたこと，④X₁は，本件総会において，スライドの使用を拒否されたこと，⑤本件総会において，本件除名処分の議案の審議につき，最後に回された上，約30分と短時間の審議しかされなかったこと，⑥X₁は，A教授が，平成16年4月5日に，X₁の父親に対し，除名を撤回する旨の電話連絡をしてきたことから，本件総会においてX₁の本件除名処分に係る議案が提案されないものと判断し，そのため，Y₁に対して除名延期要請文を送付することができず，本件総会でA教授らからX₁に対して送信されたFAXについて説明することができなかったこと，⑦上記「まとめ」と題する書面には，「X₁会員は，本会に無申請で3例の着床前診断を実施していた。このうち2例は着床前診断技術を用いた性選別（いわゆる男女産み分け）である。」，「本会が特に問題とした点は，当該会員が行った行為が重篤な遺伝性疾患の診断目的の『着床前診断』ではなく，単に親の希望による『着床前診断技術を用いた性選別（男女産み分け）』を含んでいた事実である。」等の記載があるが，X₁が行った3例の着床前診断のうちの1例は，数的異常の検査であり，X₁が行った男女産み分けのうち1例は，胃の幽門狭窄回避の医学的理由であること及びもう1例については，同姓の子供が2人生まれた後の「3人目」の出産であったことが記載されていないことを挙げている。

　しかし，①の点については，議長及び副議長の任期については，本件除名処分の当時のY₁の定款に明文の規定はなく，証拠〈略〉によれば，第55回Y₁総会において，B議長，C副議長，D副議長が選任され，これらの議長及び副議長が，本件総会においても，本件除名処分の議事手続を行っているのであるから，議長，副議長の選任手続が本件総会においてされなかったことが違法であるということはできず，この点についてのX₁の主張は理由がない。②，③，④及び⑤の点については，前記㈹で認定したとおり，X₁に弁明の機会が十分に保障されていたということができ，この点についてのX₁の主張は理由がない。⑥の点については，前記㈴で認定したとおり，X₁は，既に平成16年2月21日の時点で自らが除名されるのは間違いないと考えていたのであるから，この点についてのX₁の主張はその前提を欠いており，理由がない。⑦の点については，X₁は，本件総会における弁明の機会に，X₁の主張を説明することは十分可能であったことに照らすと，本件除名処分がこの点で適正手続に反するということにはならないことは明らかであって，この点についてのX₁の主張は理由がない。

　ウ　次に，本件除名処分を科すべき理由があるかどうかという実体的な問題について検討する。

　本件会告が無効であるということができないことは，前記2で判断したとおりであり，本件会告は，Y₁の総会で決定されており，単なるガイドラインではない。前記イ㈱で認定したとおり，Y₁がX₁をY₁の会員から除名した理由としては，X₁が本件会告により着床前診断に当たってはY₁への本件申請が必要であり，着床前診の実施は，重篤な遺伝性疾患に限定されていることを認識していたにもかかわらず，本件申請をすることなく，患者夫婦の女児ではなく男児がほしいとの希望に応じて非医学的な理由による男女産み分け目的で着床前診断を実施したことが最も大きいものであるところ，これが本件会告の重大な違反であることは明らかであり，本件除名処分が全くその事実の基礎を欠くということはできないし，除名事由との関係で社会通念上著しく妥当性を欠くということもできない。本件除名処分の違法性を判断する上で，Y₁の他の医師との関係で処分が均衡であるか否かを考慮すべきではないことは前記のとおりである。これらに反するX₁の主張は理由がない。

　したがって，Y₁のX₁に対する本件除名処分は，違法ということができず，有効ということができ，

X₁はY₁の会員たる地位を喪失しているということができるから，X₁のY₁に対する，本件除名処分の無効確認及びX₁のY₁の会員の地位の確認請求は理由がない。

(7) XらのY₁に対する不法行為に基づく損害賠償請求（請求(9)）について

Xらは，Y₁が①本件会告を制定したこと，②本件会告を変更又は廃止しなかったこと，③平成16年に至るまで着床前診断の実施について1例も認可しない等のY₁による本件会告の運用，④本件除名処分を行ったこと（X₁に対する不法行為として主張している。），⑤X₂の経営するFマタニティークリニックによる体外受精・胚移植及び配偶子卵管内移植（GIFT）の臨床実施に関する登録申請を受理しなかったこと（X₂に対する不法行為として主張している。）を不法行為として主張し，さらに，Y₁がY₁会員の医師の説明義務違反についての使用者責任を負う旨主張している。

①及び②の点については，Y₁が本件会告を制定し，本件会告を変更又は廃止しなかったことが違法ではないことは前記2で説示したとおりである。③及び⑤の点については，Y₁による本件会告の運用，体外受精・胚移植及び配偶子卵管内移植（GIFT）の臨床実施に関する登録申請の受理については，Y₁の自律的な判断にゆだねられており，Y₁による本件会告の運用が公序良俗に違反すると認めるに足りる証拠はないし，Y₁は，前記認定のとおりの専門医の認定制度を設けているのであるから，X₂の経営するFマタニティークリニックによる体外受精・胚移植及び配偶子卵管内移植（GIFT）の臨床実施に関する登録申請をX₂が産婦人科専門医の資格を有しないことを理由にこれを受理しなかったことが公序良俗に違反するということはできない。また，X₂は，平成15年の本件和解において本件会告を遵守することを誓約しながら，本件会告及び本件見解の違反を繰り返していることも，X₂の体外受精施設に関する施設の登録申請を受理しなかったことが不法行為を構成しないことを基礎付けるものということができる。④の点については，前記説示したとおり，本件除名処分は違法ということができない以上，Y₁が本件除名処分を行ったことは不法行為を構成しないことが明らかである。

また，Y₁とY₁の会員である医師との間には，指揮監督関係は認められず，使用者と被用者という関係にあるということができないから，Y₁の会員である医師の説明義務違反の有無について検討するまでもなく，Y₁がY₁会員である医師の原告患者らに対する説明義務違反について使用者責任を負わないことは明らかである。

したがって，その余の点について判断するまでもなく，XらのY₁に対する不法行為に基づく損害賠償請求は理由がない。

(8) Xらの被告個人らに対する不法行為に基づく損害賠償請求（請求(10)）について

前記2及び3(6)で説示したとおり，Y₁が，本件会告を制定したこと，本件会告を変更又は廃止しなかったこと，本件除名処分を行ったことは違法ではなく，本件会告及び本件見解に基づき，国の各機関に対して着床前診断を制限すべきであるとの要望書を提出したことは違法ではないというべきである。

したがって，その余の点について判断するまでもなく，Xらの被告個人らに対する不法行為に基づく損害賠償請求は理由がない。

4 結論

以上の次第で，本件訴えのうち，XらのY₁に対するX₁及びX₂以外のY₁の会員が着床前診断を実施することの妨害差止請求に係る部分，XらのY₁に対する本件会告及び本件見解の各無効確認請求に係る部分，X₁及びX₂のYに対する，本件申請をする義務の不存在及び着床前診断を不妊症，不育症又は重篤な遺伝性疾患について実施する権利の各確認請求に係る部分，X₃，X₅，X₆及びX₇のY₁に対する，相互転座についてX₁又はX₂により本件申請を経ずに着床前診断を受ける権利の確認請求に係る部分，X₄のY₁に対する，レックリングハウゼン氏病（神経線維腫症Ⅰ型）についてX₁により本件申請を経ずに着床前診断を受ける権利の確認請求に係る部分を却下し，Xらのその余の請求をいずれも棄却することとして，主文のとおり判決する。

なお，付言するに，着床前診断の問題については，医学的な観点からの問題，倫理的観点からの問題，関係者間に生ずる問題，子を持ちたい，特に遺伝性疾患のない子を持ちたいとする切実な希

望，障害者を含む社会一般の意見や倫理的な感情を踏まえた多角的な検討が必要であり，産科，婦人科の医師を主な会員とするY₁の自主規制にゆだねることが社会の在り方として理想的であるということはできず，立法による速やかな対応が強く望まれるところである。本件訴訟の法的な判断は，以上のとおりであるが，社会一般に対する問題提起としての意義は評価されるべきものということができる。

【二審判決】
東京高判平成20年4月23日判例集未登載

3 本件会告及び本件見解の各無効確認を求める訴えについて

(1) 本件会告及び本件見解がY₁の理事会において承認され，総会においても承認された経緯等については，原判決の「事実及び理由」第3の2(1)ないし(5)〔本書279頁11行目から281頁4行目まで〕のとおりであるから，これを引用する。

上記認定事実によれば，本件会告は，Y₁において統一見解を採用するための手続に従い，理事会内に設置された診療・研究に関する倫理委員会（専門委員会）において，会員からの意見を聴取するなどの所定の手続を経た上で検討の結果取りまとめられた見解として平成10年6月27日にY₁の理事会において承認され，平成11年4月10日の評議委員会及び第51回総会において承認され，平成13年以降も毎年総会において承認されているものであり，また，本件見解は，本件会告に見解を付加するものとして，平成18年2月18日にY₁の理事会において承認され，同年4月22日の第58回総会において承認されたものであり，いずれもY₁が，着床前診断に関するY₁の統一見解として採用した上，会告の方法により会員に周知させ，その遵守を求めているものである。本件会告及び本件意見が，総会決議を経ない単なるガイドラインである旨の控訴人らの主張は採用することができない。

このように本件会告等は定款31条(2)（事業報告についての事項）ないし(4)（その他この法人の業務に関する重要事項で理事会において必要と認めるもの）所定の総会決議であり（会告制定当初は定款34条(2)ないし(4)），Y₁の会員は，入会契約上の義務として，これを遵守する義務を負うことになるが，その違反はY₁からの離脱（除名）の事由になるが，それを超えて直ちに一般法における民事，刑事責任を生じさせるものということはできない。

(3) 本件会告は，ヒトの体外受精・胚移植技術を応用した受精卵（胚）の着床前診断（以下「着床前診断」という。）について，適用範囲及び術法の実施者の基準を定め，個別的な実施がこれに該当するかを，申請及びY₁の認可にかからしめたものであり，本件意見は，本件会告を前提に適用範囲を染色体転座に起因する習慣流産に拡大するものである。このように，本件会告等は，性選別，障害選別という生命倫理に関わる先端医療の適用範囲に関する意見の部分（以下「意見部分」という。）と，実施者を経験のある医師に限定し，適用範囲の確認のために本件申請及びY₁の認可を要するとする実施要領（以下「実施要領」という。）からなる。

ところで，Xらが指摘するとおり，着床前診断の適用範囲について意見部分と異なる見解があるとしても，前記認定事実によれば，着床前診断は未だ臨床研究途上にある最先端の高度な医療技術であり，その実施については生命倫理にも関わる複雑困難な課題が指摘され，諸外国においても様々な見解が存在し，未だ定説が存在しない状況にある。そして，意見部分は，このような論点について，自律権が保障された医師の私的団体であるY₁が，無秩序な着床前診断の濫用による弊害を防止するという合理的な目的から，定めた統一見解である。すなわち，意見部分はY₁の設立目的に含まれる学術調査研究に基づく専門家団体の意見であって，その意見の対象は，生命倫理に関する国民意識とも関わるものであり，意見部分が産科，婦人科における我が国の医療水準（適応事例については施術義務が発生し，その不履行が不法行為を構成する医療水準）に抵触すると認めるに足りる証拠はないから，意見部分は，専門家団体としてのY₁の学問，研究，表現の自由に含まれる事項であって，法令の適用によって当否を決すべきものではない。

したがって，Xらの請求が意見部分が不当であるとの判断をもって本件会告及び本件意見の無効

確認を求めるものとすれば、法律上の争訟ということはできない。

(4) 実施要領は、意見部分の遵守を担保するために、会員の行う着床前診断をY_1認可にかからしめたものである。そして、実施要領は、自主的、自律的団体としてのY_1が、専門的意見の実現のために自主的規律を定めたに止まり、会員である医師がその規律に違反した医療行為を行ったとしても、一般市民法上の責任を問われるものではなく、Y_1における除名等の不利益処分の理由になるに止まる。そうすると、上記の設立目的のもとに、会員がY_1の決議を遵守することによって社会的信頼を得ているY_1が、専門家による調査、検討の下に総会決議で承認された方法をもって意見部分の遵守を求めることを不当ということはできない。もっとも、契約によっても公序良俗に反する行為を強制することはできないところ、上記のとおり意見部分は医療水準に抵触するとは認められないから、会員が会員である限りにおいて統一見解に従い、Y_1の個別的審査（認可）に服するよう求めることを公序良俗違反ということはできない（総会決議の遵守義務は会員としての契約上の義務であり、会員はそれを前提に入会しているのであるから、実施要領によって事実上強制されることとなる意見部分が不当であるというのであれば、まずもって、Y_1の内部においてその再検討を求めるべきである。）。

また、実施要領によって意見部分が事実上強制されることが、Y_1の会員が行おうとする具体的医療行為の妨害、侵害になるというのであれば、当該医療行為に対するY_1の不認可を、あるいは、意見部分違反を理由とする除名処分の効力を争い、侵害されるという権利の性質に応じ、侵害の差止め又は損害賠償により救済を求めるべきものであり（この場合でも、既に検討したところを超えて意見部分の当否については司法審査が及ばないというべきである。）、一般的抽象的に、本件会告等の無効の確認を求めることは、具体的な権利義務に関する紛争ということはできない。

(5) なお、X_2を除くXらは、Y_1の会員ではなく（後記のとおりX_1に対する除名処分は無効とはいえず、その余のXら権利が本件会告、本件意見によって具体的に侵害されるものではない。）、本件会告等の遵守義務を負うものではないから、本件会告、本件意見の無効確認を求める利益を欠くものというべきである。

この点につき、①原告患者らは、本件会告及び本件見解がY_1内のみならず、社会的にも圧倒的に規範として受け止められている以上、無効確認の利益がある、②X_1は、本件会告及び本件見解の無効が確認されない限り、着床前診断を実施する自由がなく、本件会告を遵守しなければ特定不妊治療費助成事業の対象となる医療機関の指定を受けられないなどの不利益があるから確認の利益を有する旨主張する。しかしながら、①意見部分が医療指針として機能する面があることは前記のとおりであるが、これはY_1の会員が本件会告等を遵守することにより生ずる事実上の効果に止まり、また、実施要領は会員以外の者を拘束するものではないから、Xらの確認の利益を基礎付けるものとはいえず、②X_1は、本件会告及び本件見解が有効に存在しているにもかかわらず、現実に合計53組の患者に着床前診断を実施しているのであって、医療行為を制限されているとはいえず、特定不妊治療助成事業における医療機関の指定を受けられないことは、後記のとおり、Y_1の会員としての社会的信頼を享受できないことと表裏の関係にあるものであり、除名処分の無効確認等の訴えの利益を基礎付けるものということができるが、本件会告等の無効の確認を求める利益を基礎付けるものということはできない。

(6) Xらは、①本件会告等は、原告患者らの憲法上の自己決定権の一つである最新の医学的治療又は医療行為を受ける権利及び子を産む権利を侵害し、②本件見解は、データをねつ造したG・H論文に基づくものであり、生児獲得率について着床前診断の自然妊娠に対する優位性が確立していないなどその内容が誤っている上、このような誤った内容を患者に対して告知することを要求するもので医療倫理に反するし、③Y_1の会員の医療行為を著しく制限しつつ、一部の者にのみこれを許可するという競争制限をするものであるから、憲法（13条、24条、25条）又は独占禁止法（8条1項1号、3号及び4号）に違反し、無効である旨主張する。

しかしながら、①医師は、医療の実施に当たり

第Ⅵ章 着床前診断，ロングフル・バースに関する裁判例

医療水準に即した医療を施す義務はあるが，自ら相当でないと考える医療を実施し，あるいはこれを実施するための診療契約を締結する義務を負うものではなく，原告患者らが主張する自己決定権も，法的に禁止されていない最新の医学的治療又は医療行為がある場合には，それを選択する権利であるということはできるが，診療，治療に当たる医師に対して当該医師が相当でないと考える医療の実施を強制する権利ではない。したがって，我が国の産科，婦人科の医師の多くが，Y₁の会員として，本件会告等に従うことが原告患者らの権利を侵害するものということはできない（原告患者らの主張が，着床前診断の適用範囲につき，個々の医師がXらと同様の見解に従うべきであるというのであれば，そのような根拠を見いだすことはできない。）。また，②染色体転座に起因する習慣流産に対する着床前診断の優位性の有無については，未だ臨床研究の途上にあるものであって，基礎データの採り方，その比較の手法等によって諸説があり得る状況にあるというほかなく，Y₁はそのうちの一見解を採用したものであるから，その内容の告知が医療倫理に反するということはできない。なお，③独占禁止法8条1項は，事業者によって行われる不当な取引制限に該当する行為を禁止するものであるところ，Y₁が診療上必要な事項及び倫理的に遵守すべき事項等についてY₁の統一見解としての自主的規律を定めることは，不当な取引制限に当たらないというべきであるから，Xらの上記主張を採用することはできない。

（7）以上によれば，本件会告，本件意見の無効確認請求は，却下されるべきである。

4　本件除名処分の無効確認及びX₁がY₁の会員であることの確認請求について

（1）本案前の主張について

すでに説示したとおり，Y₁の会員たる地位は，入会契約から生ずる契約上の地位であるから，除名処分の効力及びY₁の会員たる地位の存否は，法律上の争訟ということができる。

そして，前記引用に係る原判決「事実及び理由」第2の1（争いのない事実等）及び証拠によれば，①特定不妊治療助成事業における指定医療機関の指定に当たり，東京都，大阪府を含む10の地方団体は，当該医療施設がY₁において体外受精・胚移植及び配偶子卵管内移植（GIFT）の臨床実施に関する登録，ヒト胚及び卵の凍結保存と移植に関する登録，顕微授精の臨床実施に関する登録の一部又は全部を受けた医療機関であることを要件とし，神戸市は，Y₁見解に基づく体外受精，顕微授精を実施する登録施設であることを原則としていること，②Y₁は，我が国の医師免許を有し，通算5年以上学会員であり，かつ，Y₁の指定する卒後研修指導施設において，指導責任医の指導の下にY₁の定める卒後研修カリキュラムを終了したものを専門医として認定する専門医制度を設け，Y₁の会員でY₁の専門医に認定された者は，医業若しくは歯科医業又は病院若しくは診療所に関して広告できる事項（平成14年厚生労働省告示第158号）第26号に基づいて，医療法69条で広告が許されている事項のほか，医師がY₁が認定する産婦人科専門医資格を有することを広告することが許されていることが認められる。

このように，Y₁は，単なる学術親睦団体という性格に止まらない社会的活動を予定しており，Y₁の会員はY₁の社会的活動による利益（一般市民法上の利益）を享受することができるのであるから，Y₁から除名された者は，その効力及びY₁の会員たる地位の存否の確認を求める訴えの利益を有するということができる。

（2）本件除名処分は，定款所定の除名処分の手続に従ったものであり，他に手続違反があったものと認めるに足りる証拠はない。その理由については，次のとおり原判決を訂正するほか，原判決「事実及び理由」第3の3(6)イのうち，原判決54頁5行目冒頭から58頁11行目末尾まで〔本書279頁6行目から280頁61行目まで〕のとおりであるから，これを引用する。

（原判決の訂正）

(ア)　57頁9行目〔本書280頁23～24行目〕の「，⑦」から17行目〔本書280頁37行目〕の「記載されていないこと」まで及び原判決58頁8行目〔本書280頁56行目〕の「⑦の点」から11行目末尾〔本書280頁61行目〕までを削除する。

(イ)　58頁7行目〔本書280頁54行目〕の「考えていたのであるから」の次に「（X₁本人・37頁）」と加える。

1　着床前診断の学会規制

　この点につき，Xらは，①Y1は，X1が日本公式第1号の着床前診断の申請者になることを妨害するためにX1を除名するという，本件除名処分の真の除名理由を開示しなかった点，②本件除名処分は，G教授及びI教授による，X1の着床前診断第1号取得を阻止し，自ら第1号を取得するという私的欲望のためにされたものである点，③Y4倫理委員会委員長は，実弟のJ医師による着床前診断実施の米国論文発表を知りながら，これを本件除名処分の比較検討資料として取り上げなかった点において，それぞれ手続違反がある旨主張する。しかしながら，前記①及び②については，本件除名処分の真の理由がX1が日本公式第1号の着床前診断の申請者となることを妨害することにあり，G教授及びI教授の私的欲望を満たすためにされたとの事実を認めるに足りる的確な証拠はなく，前記③については，J医師による着床前診断実施の米国論文発表がされたことについては，本件除名処分に至る過程におけるX1の弁明に関する資料においても指摘されていないものであって，Y1が本件除名処分の審理手続において資料として採用しなかったことにつき手続違反があるものということはできない。

　(3)　前記イ(エ)〔本書279頁〕で認定したとおり，Y1がX1をY1の会員から除名した理由は，X1が本件会告により着床前診断に当たってはY1への申請が必要であり，着床前診の実施は，重篤な遺伝性疾患に限定されていることを認識していたにもかかわらず，その申請をすることなく，患者夫婦の女児ではなく男児がほしいとの希望に応じて非医学的な理由による男女産み分け目的で着床前診断を実施したことが最も大きいものである。

　そして，これが本件会告の重大な違反であり，Y1会の統一見解の定立という目的に反することは明らかであり，この違反事実について事実的基礎があったことも上記認定(ア)〔本書279頁〕のとおりである。

　なお，本件除名処分は本件会告を前提とするものであるが，本件会告の意見部分の当否，適否は，法律の適用によって決すべきものでなく，Y1がその設立目的に従い，上記意見部分を統一見解として採用したことが公序良俗に反するものではない。また，Y1の会員がその統一見解を遵守することによって団体としての社会的信頼を得ているY1が，着床前診断の実施者の資格を限定し，着床前診断の実施をY1の認可にかからしめたこと（本件会告の実施要領）を不当とすることができないことは既に説示したとおりである。したがって，処分事由である総会決議違反の有無の検討に当たっては，本件会告が有効な総会決議であることを前提とすべきことになる。

　そうすると，本件除名処分は，除名事由である総会決議違反及びY1の目的違反行為には事実的基礎があるということになる。

　(4)　Xらは，①平成16年4月10日の第56回総会（本件総会）の事前配付資料の「まとめ」と題する書面には，「X1会員は，本会に無申請で3例の着床前診断を実施していた。このうち2例は着床前診断技術を用いた性選別（いわゆる男女産み分け）である。」，「本会が特に問題とした点は，当該会員が行った行為が重篤な遺伝性疾患の診断目的の『着床前診断』ではなく，単に親の希望による『着床前診断技術を用いた性選別（男女産み分け）』を含んでいた事実である。」等の記載があるが，X1が行った3例の着床前診断のうちの1例は，数的異常の検査であり，X1が行った男女産み分けのうち1例は，胃の幽門狭窄回避の医学的理由であること及びもう1例については，不妊治療を中心として，付随的に同姓の子供が2人生まれた後の「3人目」の異性選別をしたもの（医学的理由の先行しているもの）であったことが記載されておらず，②Y1は，本件総会前に代議員に対して，上記「まとめ」と題する書面を配布し，総会当日に，「X1会員の反論に対して」，倫理審議会答申書（K委員長），「着床前診断：諸外国の現状」（科学技術文明研究所作成）を配布し，代議員や会員に外国の状況を正確に伝達せず，虚偽の報告をし，その他の重要な資料を配布していないから，本件除名処分は，その判断の前提となる事実的基礎を欠くものである旨主張する。

　しかしながら，①本件総会の資料として配付された「平成15年度第7回倫理委員会議事録（案）抜粋」には，同委員会においてX1自身が行った上記着床前診断の3症例についての説明内容が記載されているのであるから，上記「まとめ」に症

例の詳細に関する記載がないことをもって，本件除名処分が事実的基礎を欠くものであったということはできず，②本件総会の資料として，X_1が自ら作成した着床前診断についての意見等を記載した文書も事前に配付され，X_1の着床前診断に関する考え方は出席者らに伝えられていたのであるから，Xらが虚偽の報告が含まれていた旨主張する本件総会の資料についても，上記X_1の見解と対比させることは可能であったというべきである。また，外国の状況を正確に伝達するために配布する必要があったとしてXらが指摘する多数の資料は，意見部分の当否に関わる資料であるが，これらの資料は本件会告等の内容を再検討する場合には有効な資料ということができても，本件会告が変更されていない段階で，本件除名処分の処分事由の存否を審理するための資料として配付されなかったことをもって，違法，不当ということはできない。

(5) 除名処分を選択したことの適否

X_1は，本件会告の存在を認識し，その内容を十分に理解しながら，あえて，所定の申請・認可の手続を経ることなく，Y_1の統一見解である意見部分に反する着床前診断を実施したものであり，すでに認定した本件経過，Y_1の性質等（目的，任意団体性，社会的信頼の基礎等）によれば，本件除名処分によるX_1の不利益を考慮しても，X_1のこの行為に対して，除名処分を選択したことが，自主的，自律的団体としてのY_1の判断として，社会的相当性を欠くということはできない。したがって，Y_1の本件除名処分には裁量権の違反はない。

この点につき，Xらは，他にY_1の会告に違反した者が除名処分を受けていないことから，本件除名処分はX_1をねらい打ちにした恣意的な処分である旨主張する。しかしながら，Xらが主張する他の会告違反の事例には，X_1と同様に男女産み分け目的で着床前診断を行った事例が含まれていると認めるに足りず，X_1が主張する他の会告違反の事例について，除名処分がされていないことをもって，本件除名処分がX_1をねらい打ちにした恣意的な除名処分であったものと認めるに足りない。

また，Xらは，X_1の行った着床前診断の3症例は，いずれも医学的理由に基づくものであるから，除名処分は社会通念上妥当性を欠き，裁量権の逸脱濫用がある旨主張する。しかしながら，本件除名処分に際しては，特に同姓の女児を2人持つ患者夫婦の「3人目」は男児が欲しいとの希望に応じて異性選別をした症例が非医学的理由による男女産み分けとして問題にされていたところ，一定の場合に男女産み分け目的の着床前診断が許されるべきであるとの控訴人らの見解が否定されないとしても，本件会告の内容と異なることは明らかである。そして，特定不妊治療助成事業実施要項において，指定医療機関の指定にあたって留意すべき事項に，Y_1の会告等に定める要件を満たしている医療機関であることが挙げられ，多くの自治体が特定不妊治療助成事業における指定医療機関の指定に当たり，Y_1の登録を受けた医療機関であることを要するとしているのも，体外受精及び顕微受精（特定不妊治療）等の生命倫理にも関わる複雑困難な課題を含む最先端の高度な医療分野において，Y_1が定める診療上必要な事項及び倫理的に遵守すべき事項等に関する会告の内容及びその会員がこれを遵守することに対する社会的信用が基礎にあるというべきであるところ，Y_1の会員が，着床前診断につき，目的外の男女産み分けなどに使用してはならないとしている本件会告に違反して，着床前診断を男女産み分けに使用することは，上記医療分野におけるY_1の社会的信用を低下させるものとして重大な違反であるといわざるを得ないから，本件会告違反を理由としてされた本件除名処分について，その裁量権に逸脱濫用があったということもできない。

(6) まとめ

以上によれば，本件除名処分の無効確認請求は理由がなく，また，本件除名処分が無効であることを前提とするX_1がY_1の会員であることの確認請求についても理由がないというべきである。

5 XらのY_1及びその余の被控訴人らに対する損害賠償請求について

当裁判所も，XらのY_1に対する損害賠償請求及びXらのY_3及びY_4に対する損害賠償請求はいずれも理由がないものと判断する。

その理由は，原判決59頁20行目〔本書281頁21行目〕の「前記2」を「本判決前記3」と改めるほ

か、原判決の「事実及び理由」第3の3(7)及び(8)〔本書281頁〕に説示されたとおりであるから、これを引用する。

6　Xらのその余の主張も、上記認定、判断を左右するものではない。

7　以上によれば、Xらの訴えのうち、原告患者ら及びX₁の本件会告及び本件見解の各無効確認を求める訴えをいずれも却下し、Xらのその余の請求をいずれも棄却した原判決は相当であって、本件控訴は理由がないからいずれも棄却することとし、主文のとおり判決する。

2 ロングフル・バース訴訟

1 遺伝性疾患に関する妊娠前の説明義務違反

東京高判平成17年1月27日判時1953号132頁

【事案の概要】

X_1, X_2は夫婦であるが，長男Aが出生後1カ月程度で水平方向の眼振を生じたことを契機に，平成5年6月からYの開設するSセンターのD医師を受診するようになり，AはD医師によりペリツェウス・メルツバッヘル病（以下「PM病」）と診断された。PM病は，脳内の白質中の髄鞘（神経線維を被い神経伝導の調整にかかわる神経の重要な構成要素）を構成するタンパク質の1つであるプロテオリピッドタンパク（以下「PLP」）が正常に作られないため，髄鞘が形成不全を来たし，ないし脱髄を示す極めてまれな中枢神経疾患である。当時の知見として，PM病の20％程度にはPLPにかかわる遺伝子異常が発見され，その場合は伴性劣性遺伝の形式で遺伝性を有すると考えられていたが，典型的な伴性劣性遺伝の場合と比較して女性の発症例や孤発例が多いとの報告もあり，また突然変異によるものもあるとされ，これらの原因は不明であった。PM病には根本的治療法がなく，運動障害や知的発達障害などの症状が進行すると考えられていた。

Xらはほぼ2カ月に1回ずつD医師を受診していたが，平成6年11月8日の受診時にXらは第2子以降のPM病発症を心配し，D医師に「次の子供を作りたいが，大丈夫でしょうか」との質問をした。これに対しD医師は，Xらの家族にAと同様の症状を持つ者がいないことを確認した上で，「私の経験上，この症状のお子さんの兄弟で同一の症状のあるケースはありません。かなり高い確率で大丈夫です。もちろん，A君がそうであるように，交通事故のような確率でそうなる可能性は否定はしませんが。A君の子どもに出ることはあるが，兄弟に出ることはまずありません」との説明をしたため，Xらは，第2子以降のPM病発症の可能性は健常児の親の場合と同程度であると理解した。その後，Xらの間には平成8年7月13日に二男Bが，さらに平成11年10月20日に三男Cが出生した。Bには異常は認められなかったが，Cには出生後間もなく眼振が出現し，SセンターにてPM病と診断された。CはAよりも症状が重く，反応が乏しく，寝たきりであり，将来も全面的介助が必要である。

以上の事実関係の下で，XらがYに対しCの介護費用や家屋改造費を含む損害の賠償請求を行ったのが本件である。

【判　旨】

2 争点(1)（平成6年11月8日受診時のD医師の説明義務違反の有無）について

(1) 説明義務の有無について

ア　Xらの本件質問は，上記認定のとおり，SセンターにおけるAの一般診察の際に行われたものであって，Aの診療には関わりのない事項であり，証拠上，Yにおいて，Xらの本件質問に対し説明を行ったことに関して診療報酬を取得していたなどの事情は認められないから，Yが，本件質問に対して説明を行う診療契約上の義務を負っていたということはできない。AがSセンターで継続的に診察を受けており，PM病が極めてまれな病気であったことからすれば，XらがAの診察の際にD医師及びE医師に上記の相談をしたことは，社会的にも自然なことであるが，そのことは上記判断を左右しない。

イ　そこで，不法行為の成否について検討する。

(ア)　Sセンターでは遺伝相談も業務内容としており，D医師が診療の際に遺伝相談に応じることが禁止されていたとはうかがわれず，D医師は，PM病についての専門的知識を有しており，その原因についても当時の医学的水準の専門的知見を有していたものと認められ（Yもこの点は争って

いない。)，また，D医師は，PM病に罹患していたAを始めとする児童の診療に当たっており，その患者家族の状況も知っていたから，本件質問に対し，適切な説明を行う適格性を有していたと認められる。

本件質問に対してD医師は，説明を拒絶し，あるいは遺伝相談という別の機会を設けることとしたのではなく，上記認定の説明をしたのであるから，本件の事情の下で，そのような説明をしたことに過失を構成する義務違反があるかどうかが本件の問題である。

(イ) Xらは，既にPM病の疑いがある重篤な障害を負ったAを抱え，Aの介護及び養育において重い肉体的，精神的及び経済的負担を負っていたことから，第2子以降の子供がAと同様にPM病に罹患して出生するか，健常児として出生するかは，Xら家族の将来を大きく左右するものであり，Xらの切実かつ重大な問題であったことは明らかであり，このことはD医師も十分認識していたものと認められる。そして，PM病が極めてまれで一般に知られていない病気であり，D医師がPM病について高度の専門的知識を有していたことから，Xらが，子をもうけるかどうかを判断するについてD医師の説明を信頼性の高い貴重な情報として受け取るであろうことはD医師も認識していたと認められる。

このような事情の下で本件質問がされたのであるから，事柄の性質上，D医師は，本件質問に対して説明をする以上は，当時の医学的知見に基づく正確な情報をXらに提供すべき義務があるというべきである。仮に，その説明や正確な理解に相当の時間を要するのであれば，更に別の機会を設けるか，正式の診療契約に基づく遺伝相談による方法を教示すべきであり（Xらが正式の診療契約に基づく遺伝相談であれば，説明を受ける意思がなかったとは到底考えられない。)，遺伝相談の場での質問でなかったからといって，上記の義務が軽減されるものではない。

(2) 説明義務違反の有無について

ア　D医師の説明が，「私の経験上，この症状のお子さんの兄弟で同一の症状のあるケースはありません。かなり高い確率で大丈夫です。もちろん，A君がそうであるように，交通事故のような確率でそうなる可能性は否定はしませんが。A君の子供に出ることはあるが，兄弟に出ることはまずありません。」というものであったことは，前記認定のとおりであり，この説明は，次の子にPM病に罹患した子供が生まれる可能性は極めて低いという印象を与え，次の子がPM病に罹患するのではないかとの親の不安を著しく解消するものであったと認められる。

イ　Yは，AのPM病が伴性劣性遺伝で発症したと断定する根拠が乏しかったのであるから，D医師は，AのPM病について，伴性劣性遺伝で発症したことを前提とする説明を行う義務は負っていなかったし，Xらが説明すべきであると主張する内容は，PM病の特徴からすると不正確なものであり，D医師の説明は，Xらの第2子以降の子供がPM病を発症する危険性を否定したものではないから，D医師の説明は正確であり，説明義務違反はないと主張する。

しかし，平成6年11月8日当時，Aは，PM病と確定的に診断されていたわけではないが，D医師はPM病を最も有力なものとして疑っており，これを前提とした説明をしたものであるから，確定診断がされていなかったことを重視することはできないというべきである。

ところで，前記認定のとおり，平成6年11月8日当時の医学的知見では，典型的なPM病の原因として伴性劣性遺伝があるとされていたが，典型的な伴性劣性遺伝の場合と比較して男児の発症例が少なく，女性の発症例や孤発例が多いとの報告もされ，また，遺伝子解析によりPLP遺伝子の異常が見つかる症例は約20％であり，それとは別に遺伝子の重複が関係している症例もあるらしいことはわかっていたが，その検査方法は確立されておらず，その意味づけもほとんど判明していなかった。しかし，PM病の原因を一般的に伴性劣性遺伝であるということはできないにしても，古典型，先天型は伴性劣性遺伝が特徴的であるとされ，PM病が遺伝に関連する病気であることは一般的な認識であったのであり，孤発例が多いとされる理由は明らかでなく，孤発例であることが突然変異を意味するものではなかった（そもそも症例が少ない上，遺伝子解析による知見の進展も十分でない状況下では，個々の孤発例の原因を究明す

第VI章　着床前診断，ロングフル・バースに関する裁判例

ることは困難であったと考えられる。）。

　また，D医師は，Sセンターにおいて，Aのほかに5名のPM病患者を診察していたところ，そのうち兄弟姉妹のいた男子3名，女子1名について，いずれも兄弟姉妹にPM病の発症はなかったのであるが，証拠〈略〉によれば，この5例の症例が，平成6年11月8日当時の上記医学的知見に変更を加えるものではないこと，D医師は，文献上兄弟発症例の報告があることも認識していたこと，Xらの家族にAと同様の症状を持つものがいないという事実も，AのPM病が突然変異によって発症したものであって，伴性劣性遺伝によるものではないことを確定するものではなかったことが認められる。

　以上のように，平成6年11月8日当時の医学的知見からすると，PM病には，女性の発症例や孤発例，突然変異による発症例があることが認識されていたものの，PM病は遺伝関連の病気と認識され，特に古典型，先天型にみられる伴性劣性遺伝は特徴的なものとして知られていたのであり，Aの症状経過は古典型，先天型のPM病であることを否定するものではなく，D医師の知るSセンターにおける5例の症例も，上記医学的知見に変更を加えるものではなかったから，AのPM病の原因としては，A自身に生じた突然変異のほかに，母親（X_2）がPM病の保因者であり，その伴性劣性遺伝によることが有力なものとして考えられたものである。そして，Xらの家族にAと同様の症状を持つものが知られていなかったという事実も，AのPM病が突然変異によって発症したものであり，伴性劣性遺伝によるものではないことを確定するものではなく，Aにおいて生じた突然変異の可能性が，伴性劣性遺伝の可能性よりも大きいとはいえなかったのであり，伴性劣性遺伝である場合には，次子が男子であればPM病を発症する蓋然性は格段に高くなるのであるから，この点に言及することなく前記のように説明することは，次子がPM病となる可能性の程度が著しく低く，通常一般の場合と特に変わらないという誤解をさせる不正確なものであったというべきである。

　ウ　そうすると，Xらが，既に長男にPM病が発症しており，次子をもうけることについて不安を抱いてD医師に本件質問をしたという上記の事情の下で，D医師がした上記の説明は，PM病に罹患した子が生まれる可能性が著しく低いという誤解を与える不正確なものであり，当時の医学的知見に基づく正確な説明をすべき義務に反するものというべきであり，したがって，D医師にはこの点において過失があるというべきである。

　エ　Yは，本件のような場合には，医師の説明には広い裁量が認められるべきであり，また，Xらの主張するような説明をすることは両親にとって健常児が生まれてくる可能性を放棄させ，両親の子供を産むという自己決定権を侵害することになると主張する。

　しかしながら，子をもうけるについて遺伝に起因する疾病の発生する不安がある場合に，夫婦は，正確な情報を得た上で，生活の実情や将来の希望等を考慮し，当該夫婦の人生観，信念に基づく自由な判断によって子をもうけるかどうかを決めることができるべきであり，相談を受けた医師が誤った情報を提供することは，その夫婦の判断を誤らせ，その結果，当該夫婦に経済的負担を含む生活上の重大な影響を及ぼすこととなり得るのであるから，医師が説明の際に許容される裁量の範囲も自ずと限度があるというべきである。本件において，D医師がした説明が，許容される裁量の範囲内のものであるということはできない。

　また，D医師は，伴性劣性遺伝の可能性を指摘することにより家族間に無用な紛争を招くことを危惧した旨証言する。そのような危惧を抱くことは理解できるところであるが，Xら夫婦が，もともと微妙な問題についてD医師に質問して情報の提供を求める以上，提供された情報がもたらす事態は，当該家族において引き受けるほかないものであり，事情に応じて説明の仕方に配慮を加えることはともかく，説明の内容については，既に長男がPM病を疑われていたというXらの置かれた状況からすれば，上記の危惧を理由に，伴性劣性遺伝の可能性を伝えないことは，裁量の範囲を越えるものというべきである。

　オ　なお，Xらは，平成7年2月28日以降の各受診時におけるD医師の説明義務違反，平成6年11月8日受診時のE医師の説明義務違反及び平成7年2月28日以降の各受診時におけるE医師の説

明義務違反をも主張するが，これらの主張が認められるか否かは，D医師に，平成6年11月8日受診時の説明義務違反が認められる以上，Yの責任，そして後記に認定する因果関係及び損害額についての当裁判所の判断に変更を加えるものではないから，判断しない。

3　争点(5)（因果関係及び損害）について
(1)　因果関係について

ア　前記認定のとおり，Xらは，次の子供をもうけたいと考えていたが，Aの症状について遺伝する病気ではないかとの不安があったことから，D医師に対し，本件質問をし，D医師の説明を聞いて，Xらの第2子以降にPM病が発症する可能性は，他の健常児の親の場合と同程度であると受け取って安心し，次の子供をもうけることとして，B及びCを出産したという経過をたどったものである。

そして，証拠〈略〉によれば，Xらは，次子をもうけたいと思っていたが，既にPM病を疑われたAのいるXらにとっては，生まれてくる子がPM病でないかとの懸念が問題だったのであり，D医師が，当時の医学的知見に基づき，X_2がPM病の因子を保有している可能性とその場合に生まれて来る子がPM病となる蓋然性の程度について正確な説明をした場合には，Xらは，PM病の子が生まれるのを避ける方法が見出されるまでは，子をもうけることを差し控えたものと認められる。

したがって，D医師の上記の義務違反行為とXらの間にPM病を発症する子(C)が出生したこと及びこれによりXらに生じた損害との間には事実的因果関係があると認められる。

イ　もとより，子をもうけようとすることは，夫婦の自由な意思によるべきものであって，他から強制されるものでないことはYの主張するとおりであるが，Aの外にもう1人PM病を疑われる子を持つことを回避するために子をもうけるのを正当な方法によって差し控えることも自由なのであり，本件でD医師が説明したことは，Xらが第2子以下の子をもうけようと判断をしたことに大きな影響を与える情報であったということができるから，Xらが強制されることなく自由な意思で子をもうけたからといって，上記の因果関係の認定判断を妨げるものではない。

また，二男が健常児として生まれたことは，XらのPM病の子が生まれることはないであろうという気持ちを更に強くした可能性はあるが，二男が健常児であったことはD医師が説明したとおりの結果であったのであるから，XらはD医師の前記説明を信頼して第3子をもうけることとしたものと認められ，上記の事実をもって因果関係を否定することはできない。

Yは，D医師の説明後に，Aが遺伝子解析を受けていること，XらがE医師からPM病の文献をもらったことを因果関係を否定する理由として挙げるけれども，証拠〈略〉によれば，Aの遺伝子解析を行うに当たってのD医師の説明は，PM病が遺伝することを懸念させるようなものではなかったこと，X_1は，E医師からもらった文献に目を通したが，その内容はPM病の発症した子供でもいろいろなことを理解し，詩も書くという症例についての論文であり，遺伝に関する記述に気をとめなかったことが認められ，Xらが，第2子以下にPM病が遺伝により発症する危険性が高いことを認識しながら，あえて子をもうける決断をしたと認めることはできない。

(2)　CがPM病を発症したことによる介護費用及び家屋改造費等の積極損害について検討する。

Xらは，Cの扶養義務者であるから，Cが生存し，かつCに対し扶養義務を負う期間，CがPM病であるために要する介護費用等の特別な費用を共同して負担することとなるから，そのうちの相当のものは，D医師の義務違反行為と相当因果関係のある損害と認めるべきである。この特別な費用を損害として認めることは，CがPM病の患者として社会的に相当な生活を送るために，Xらが両親として物心両面の負担を引受けて介護，養育している負担を損害として評価するものであり，Cの出生，生存自体をXらの損害として認めるものではない。上記のような費用を不法行為の損害と評価し，D医師の説明義務違反との間に法的因果関係を認めることがCの生を負の存在と認めることにつながり，社会的相当性を欠くということはできない。

Cの出生した平成11年10月20日当時，X_1は39歳，X_2は36歳であったから，その平均余命は，

X₁ 39.50年，X₂は48.83年である（平成11年簡易生命表による。）。また，PM病患者の平均余命は不明であるが，前記認定のPM病の各類型毎の症例の患者の死亡年齢によれば，その生存年数は国民の平均余命にははるかに及ばず，短命の傾向であることがうかがわれる。更に，長男A，三男Cの2人のPM病の子の介護養育に当たるXらの肉体的，精神的な負担は極めて重いものと認められ，Xらの子らに注ぐ愛情は変化はないとしても，将来Xらの高齢化に伴い，C及びAを何らかの施設に入所させ，そこで基本的な介護養育を受けることも考えられるところである。これらの事情に照らすと，Xらに生じた介護費用その他の積極損害の算定にあたっては，Cの出生後20年間の限度で上記の特別な費用を損害として認めるべきである。

　ア　介護費用　3638万9624円
　上記20年の期間中の介護の内容，程度は症状の変動によっても異なり得るが，その期間を通じて，1日当たり8000円の介護費用を要すると認めるのが相当である……。
　　　＜中略＞
　イ　建物設備等費用　471万8157円
　証拠……及び弁論の全趣旨によれば，Xらは，平成14年11月，町田市内に土地を購入し，平成16年，同土地上に2階建の自宅を建築し，同年6月に転居したが，その際，A及びCを介護するため，以下の項目の特別の設備を設け，標準的な仕様と異なる造作をしたこと，そのために要した費用は，以下の各項目に記載のとおりであり，また，これらの設備等は，C及びAの両名の介護に必要なものであり，同等に有益であることが認められるから，Xらの主張するとおり各費用の2分の1を相当な範囲内の積極的損害と認める。
　　　＜中略＞
　ウ　介護ベッド費用　88万1808円
　　　＜中略＞
　エ　車いす代　214万0414円
　　　＜中略＞
　オ　おむつ代　171万6046円
　　　＜中略＞
　カ　車いす仕様車による増額分　70万0560円
　　　＜中略＞

　キ　以上のアないしカの合計は4654万6609円となるから，上記各費用相当額を共同負担するXら各自については，その2分の1である2327万3304円となる。
　(3)　慰謝料
　D医師の前記義務違反行為により，Xらは，D医師の説明を信頼して，一般の場合と特に変わらないと考えて子をもうけるという判断をしてしまったことについての精神的苦痛が生じ，また，PM病の重篤な障害をもつAの介護及び養育について重い負担を負っていた状況下で，更にCの介護及び養育による肉体的，精神的負担を極めて長期にわたって負うこととなったものであり，上記の積極的損害の賠償によってもなお回復し難い精神的苦痛が生じたものと認められるから，これを償うため相当額の慰謝料を認めるべきであるが，本件に表れた全ての事情を考慮すると，その額は，Xらそれぞれについて600万円と認めるのが相当である。
　(4)　上記(2)と(3)の合計は，Xら各自について2927万3304円となる。
　(5)　過失相殺
　前記認定事実及び証拠〈略〉によれば，Xらは，Aが生まれつきに罹患していたと疑われていたPM病は，遺伝病ではないかとの疑問を持っていたこと，D医師のXらに対する説明において，D医師はAが遺伝病であることを否定しておらず，Aの子供にPM病が発症する可能性があることは述べていたこと，Xらは，C出生前にE医師から，PM病の発症した子供でもいろいろなことを理解し，詩も書くという症例についての論文を渡されたが，それには，伴性劣性遺伝についての記述があったのに，Xらは当時気にとめなかったこと，Xらは，平成6年11月8日からC出生までの約5年間，D医師や他の医師に子をもうけることについて相談をしなかったことが認められる。PM病がまれな病気であって，他に信頼することができる情報を入手することが困難であったということを考慮しても，XらのD医師の説明の受け取りかたには安易な点があったことは否定できず，事の重大さからすれば，Xらにはより慎重な検討が期待されたところであり，Xらが，更に情報収集に努め，時を改めてD医師に相談するなどして

いれば，D医師の説明を聞いてのXらの安心が誤解であることを知り得たものと考えられる。

これらの事情にかんがみると，本件については過失相殺をすべきでありその割合は，25％とするのが相当である。

そうすると，Xら各自について生じた上記損害額は，2927万3304円であるところ，25％を過失相殺により減ずると，2195万円（1万円未満切捨て）となる。

なお，Yは，学童保育手当や将来の障害基礎年金について損益相殺をすべきである旨主張する。しかし，学童保育手当の支給は，損害を填補する趣旨のものとは認められず，その支給額も不明であるから，損益相殺は認められないし，Cに対し将来，障害基礎年金が支給されることが見込まれるとしても，その具体的金額の立証はなく，未確定の障害基礎年金は，損益相殺の対象とはならないから，上記主張は失当である。

(6) 弁護士費用

弁論の全趣旨によると，Xらは，本訴の提起，追行をXら訴訟代理人に委任していることが認められ，本件事案の性質，審理経過，認容額等を考慮すると，Xらが要した弁護士費用のうち，Xらそれぞれについて，220万円を本件不法行為と相当因果関係のある損害と認めるのが相当である。

(7) 以上によると，Yが賠償すべき損害額は，Xら各自につき2415万円となる。

4 以上の次第で，Xらの本訴請求は，民法715条1項の使用者責任に基づき，それぞれ2415万円及びこれに対する不法行為の後である平成11年10月20日から支払済まで民法所定の年5分の割合による遅延損害金の支払を求める限度で理由があるからこれを認容し，その余はいずれも理由がないから棄却すべきである。

よって，Xらの控訴に基づき，これと一部異なる原判決を上記のとおり変更し，Yの控訴は理由がないから棄却することとし，主文のとおり判決する。

2 妊娠後の医療過誤による障害児等の出生

東京地判昭和58年7月22日判タ507号246頁

【事案の概要】

X_1は，夫X_2との間の第3子を妊娠した後の昭和51年6月下旬頃，2人の子どもと同時期に身体全体の顕著な発疹などの症状を呈したため，同月28日A診療所を受診し風疹との診断を受けた。その後X_1は，A診療所医師の指示があったことなどから，Y（国）の設置するB病院産婦人科を受診し，同院のC医師に対し2人の子どもが風疹に罹患したことなどを告げた。ところがC医師は，風疹の抗体検査も先天性風疹症候群の説明等も行わず，異常児出生の危険性が低いと誤信したX_1は出産の決意をした。昭和52年2月8日にX_1は第3子Dを出産したが，出生時体重は1840グラムしかなく，心奇形（ファロー四徴症），白内障，感音性聴力障害等の障害が確認され，Dは先天性風疹症候群との診断を受けた。以上の事実関係の下で，X_1，X_2がYに対し慰謝料等の賠償請求を行ったのが本件である。

【判　旨】

二　先天性風疹症候群と医学界の対応

証拠〈略〉を総合すると以下の事実が認められ，この認定に反する証拠はない。

1　妊婦が妊娠初期に風疹に罹患すると，風疹ウィルスが発育中の胎児に影響を与え，出生児に先天的な異常を生じさせることがある。これが，先天性風疹症候群と言われるものである。

その臨床症状は多彩であるが，主要なものとして，動脈管開存，肺動脈狭窄，心室中隔欠損等の心奇型，白内障等の眼疾患，感音性難聴，血小板減少症，精神発達遅延などがあり，これらの症状が合併した重篤な例もある。

先天性風疹症候群の発生率については，いくつも調査報告があり，その結果はまちまちであるが，罹患の時期が妊娠の初期であればある程高率にな

るという点では一致している……。また，症状の内容も，風疹罹患の時期によって異り，心奇型，眼症状は殆んど妊娠第一，二月に風疹に罹患した場合に現われると言われている。

2 このように先天性風疹症候群は出生児に重大な影響を及ぼす危険があるため，医学界，特に産婦人科医の間で強い関心を持たれていた。本件診察が行われた昭和51年前後に出版された医学書等においても，先天性風疹症候群に関する記述がみられ，症状等の説明の外，産婦人科医としては，妊婦が風疹に罹患しないよう適切な指導をするとともに，万一風疹らしい症状が現われたとき，或いは風疹患者に接触した危険が認められるときには，風疹罹患の有無とその時期とを適確に診断する必要があることが説かれていた。

また，昭和51年は，風疹が全国的に流行した年に当り，日本母性保護医協会の機関紙である日母医報がしばしば右と同趣旨の記事を掲載した外，厚生省風疹の胎児に及ぼす影響研究班も，妊婦の風疹罹患の有無を確認することの必要性や，その診断基準についての見解を発表していた。

3 風疹の主な臨床症状は発熱，発疹，リンパ節腫脹であり，これらが風疹罹患を診断する一基準となることは言うまでもない。しかし，最も確実な診断方法は，抗体価検査である。抗体価検査は，風疹の病初期と回復期の抗体価を比較し，その間に抗体価の上昇があるかどうかを判定するものである。したがって，原則としては，右の2時期に最低1回ずつ検査を行う必要がある。ただし，回復期の検査結果しか得られない場合でも，抗体価が大きければ，前述の臨床症状と相まって，かなりの確度で風疹罹患を診断することができる。

三 被告の責任

〈中略〉

2 C医師の過失

㈠ 産婦人科医は，専門医として妊婦の健康を管理し，健康児を出産することができるよう配慮すべき立場にあるのであるから，妊婦に異常児出産の危険性が認められる場合には，その危険性の有無，程度を適確に診断するとともに，その危険性等について十分な説明を行い，適切な指示をすべき義務を負うことは言うまでもない。

そして，右のような産婦人科医の一般的責務と第2項に認定した先天性風疹症候群の重大性やこれに関する医学事情とを合わせ考えれば，X_1から「子供が六月下旬ころ風疹に罹患した。」と告げられたC医師としては，X_1が子供から風疹ウィルスに感染し，その結果出生児に先天性風疹症候群が発生する危険があることを予見し（X_1がその子供と同じころ風疹に罹患したとすれば，その時期は先天性風疹症候群発生の危険が最も高い妊娠第一，二月に当ることになる），問診，抗体価検査等を行って風疹罹患の有無，その時期を適確に診断するとともに，X_1に対し，先天性風疹症候群発生の危険性やその病態等について十分な説明を行うべき義務があったと言わなければならない。

しかし，前述のとおりC医師はこのような診断，説明義務を履行しなかったのであり，同医師の処置に過失があったことは明らかである。

㈡ Yは風疹罹患の診断の点について，C医師がX_1に対し，風疹罹患の有無を尋ねたところ，同原告が，「医師に診てもらったが大丈夫だと言われた。」と言ったので，その医師に再診察を受けるよう指示したから過失はない，と主張する。しかし，Yが主張するような事実を認めることができないことは前判示のとおりであるから，右主張は採用の限りではない。

3 Yの責任

C医師が右診療当時B病院に勤務していたことは前判示のとおりである。したがって，同病院を設置，管理する被告は，同医師の過失によってXらが蒙った損害を賠償すべき義務がある。

四 損害

1 ㈠ Xらは，右のようなC医師の過失によりX_1が妊娠を継続して出産すべきかどうかを検討し，適確な決断をする機会を奪われ，その結果，思いがけなく先天性風疹症候群という異常を有する子(D)を出産することとなり，健康児の出産では考えられないような精神的，肉体的，経済的な苦痛を蒙ったと主張する。そして，証拠〈略〉によれば，Xらがこのような損害を蒙ったことは優に首肯し得る。

㈡ これに対し，Yは，風疹罹患を理由とする人工妊娠中絶は優生保護法上許されていないから，C医師の過失とXらの損害との間には相当因果関

係がないと主張する。

確かに風疹の罹患ということ自体は同法14条各号が定める人工妊娠中絶事由に該当しないから，右の理由だけで当然に人工妊娠中絶が可能であったと言うことはできないであろう。しかし，右はあくまで風疹罹患だけを理由として人工妊娠中絶をすることはできないというに止るのであって，このことから直ちにX_1にとって適法に人工妊娠中絶を行い得る可能性がなかったと断定できるわけではない。例えば，……前記のように風疹が全国的に流行した昭和51年当時，妊娠初期に風疹に罹患した妊婦に対して人工妊娠中絶手術が施された例が多数あったこと，そして，産婦人科医の中にはその優生保護法上の根拠として，「妊娠中に風疹に罹患したことが判明したため，妊婦が異常児の出産を憂慮する余り健康を損う危険がある場合には同法14条1項4号（妊娠の継続又は分娩が身体的又は経済的理由により母体の健康を著しく害するおそれのあるもの）に該当する。」と唱える者があったことが認められる。そして，右の見解がいうような場合には，人工妊娠中絶を行うことが適法と認められる余地もあり得るものと解されるのであり，また，X_1についても右のような事由に該当する可能性があったことは否定し難いところである。そうであるならば，Xらは生まれる子の親であり，その子に異常が生ずるかどうかにつき切実な関心や利害関係を持つ者として，医師から適切な説明等を受け妊娠を継続して出産すべきかどうかを検討する機会を与えられる利益を有していたと言うべきである。また，この利益を奪われた場合に生ずる打撃の大きさを考えれば，右利益侵害自体を独立の損害として評価することは十分可能である。

したがって，Yの主張は採用できない。

(三) また，Yは，Xらは新聞等の報道により先天性風疹症候群の危険性を知り得たはずなのにあえてX_1の妊娠継続と出産とを決意したのであるから，右のような決意をしたことには過失があったとして過失相殺を主張する。

しかし，C医師から指示や説明を受けられなかったXらに対して，新聞報道等に基づいて独自に妊娠継続の可否等の判断をすることを求めるのは酷に失すると言うべきである。そのうえ，Xらが求めているのは慰藉料と弁護士費用の支払だけなのであるから，右のような事情は慰藉料算定の事情としてしんしゃくするのはともかく過失相殺をする必要は認められない。

2 次に損害額につき検討する。

(一) 慰藉料 各150万円

右に判示したような，Xらの損害の性質，本件においてXらが受けた精神的打撃等の程度，本件診療の経過等の事情を考慮すると，Xらに対して支払われるべき慰藉料は，Xらそれぞれ150万円が相当である。

(二) 弁護士費用 各15万円
　＜中略＞

(三) 以上合計 各165万円

五 結 論

以上の次第で，Xらの請求は，それぞれ165万円及びこのうち弁護士費用分を除く各150万円については昭和51年2月8日（本件不法行為のあった日以後）から，弁護士費用分については本判決確定の日の翌日から支払ずみまで民法所定の年五分の割合による遅延損害金の支払を求める限度で理由があるからこれを認容し，これを超える部分は失当として棄却することとし，訴訟費用につき民訴法92条，93条〔編注：現行民訴法64条，65条に相当〕を適用して主文のとおり判決する。

東京地判平成4年7月8日判時1468号116頁

【事案の概要】

X_1は，夫X_2との間に第2子を妊娠したとの自覚があったところ，昭和62年1月下旬より当時3歳の長男Aが風疹に罹患し，その直後にX_1も発熱等の症状を来したことから，同月29日にYの経営する産婦人科医院（以下「被告医院」）を訪れた。これ以降，風疹罹患を診断するHI検査が実施され，2回の検査はいずれも抗体価が8未満であったが，2月12日に腹部等に発疹を発見したX_1は同日再度被告医院を受診し，3回目のHI検査を受けたところ，抗体価は限界値の8であった。X_1はYの指示により同月14日Yに電話し，発熱と発疹がほぼ収まった旨を報告したが，その際Yは，それまでの検査結果からは明確な判断はでき

ないと考え3回目の検査結果や診断をX_1に伝えず、1週間後に4回目の検査を受けるよう指示した。X_1は切迫流産のため同月20日より被告医院に入院したが、YはHI検査を失念し実施せず、その後もYは風疹罹患や障害児出生の可能性などにつき特段の説明は行わなかった。同年10月13日、X_1は長女Bを出産したが、精神運動発達遅延、両眼白内障、聴覚障害、摂食障害等の障害を有し先天性風疹症候群と診断された。以上の事実関係の下で、X_1、X_2がYに対し医療費、将来の介護費用や慰謝料等の賠償請求を行ったのが本件である。

【判　旨】

二　風疹の病理と検査方法

＜中略＞

1　風疹は、ウイルス感染症のひとつであって、妊婦が風疹ウイルスに罹患すると、胎芽又は胎盤から胎児に感染して胎児にウイルス血症を起こし、特に妊娠初期の8ないし12週間に罹患した場合には、持続感染となって胎児の細胞の増殖を抑制し、新生児期の症状としては低出生体重、血小板減少性紫斑病、肝脾腫、肝炎、溶血性貧血、骨病変、泉門膨隆等の症状が、永久的障害としては白内障、心疾患（動脈管開存、肺動脈狭窄など）、難聴、風疹網膜症、発育障害、精神運動発達遅延等が、幼児期以後の遅発性障害としては糖尿病などのいわゆる先天性風疹症候群がかなりの高率で単独または合併して現れることが多い。さらに、妊婦が風疹に罹患した場合には、流産、早産又は死産の例も多いものとされている。

また、風疹に罹患した後にウイルス血症を完全に防ぐ方法はないため、妊婦が風疹に罹患した場合には、人工妊娠中絶の方法による以外には先天性風疹症候群児の出生を予防する途はない。

2　風疹の保因者による感染期間は発疹発症の前後3日ないし1週間、潜伏期間は10日ないし21日とされ、風疹に罹患したときには、特有の発疹、リンパ節の腫脹、軽微の発熱等の症状が見られることが多いが、不顕性の場合もあるため、風疹罹患の有無の診断のためには、これらの臨床症状や感染源の追及等とともに、患者の血清中から産出される抗体を赤血球凝集抑制試験法を用いて測定することによって感染の有無を明らかにするHI検査が簡易でかつ精度の高い検査法として一般的に用いられている。

右HI検査によれば、免疫のない者が風疹に罹患した場合、潜伏期間には抗体は現れないが、発病と同時に抗体価が上昇を始めて、発病後約5日で8を越え、発病後2週間ないし4週間で512ないし1024まで上昇して最高値に達し、その後は徐々に低下して罹患後3か月以降から数年の間に8ないし128の値に落ち着く（なお、HI抗体価は、血清の希釈が8倍から2倍ずつの段階で行われるので、8未満・8・16・32・64というように8を基礎としそれぞれ倍ずつ増加した値を示すことになる。）のが通常のパターンとされ、HI検査は、被験者の検査結果がウイルス感染によって起きる抗体反応のこれらの上昇・下降のパターンに合致しているかどうかを重要な要素として、風疹罹患の有無を判断するものである。

3　そして、妊婦が風疹に罹患した場合には、罹患の時期によって先天性異常児出生の危険性が異なるところから、罹患と妊娠との時期が極めて重要な意味を持ち、したがって、妊婦について風疹罹患の有無をHI検査によって検査する場合には、感染機会後2週間以内に1回目の検査を行い、最低2週間の期間をおいて2回目の検査を行って、それぞれの抗体価を比較するのが一般的であって、この場合においても、測定過程での物理的又は主観的な過誤、検査機関又は検査試薬の違いに由来する誤差等を考慮して、4倍未満の抗体価の変化は必ずしも有意的ではないものとされ、紛らわしい場合には3回目の検査を実施し、あるいは、抗体価の変化を観るためには、できるだけ同一の条件を確保するため、1回目の血清と2回目の血清（ペア血清）を同時に測定する方法によるべきものともされている。

三　Yの債務不履行又は注意義務違背

1　ところで、風疹の病理が以上のようなものであり、妊婦が妊娠初期に風疹に罹患した場合にはかなりの高率で先天性異常児が出生する危険性があるものであってみれば、その妊婦又は夫にとっては、出生する子に異常が生じるかどうかは切実かつ深刻な関心事であることは当然であって、妊娠時と近接した時期に風疹に罹患したものとの

疑いを持つ妊婦から風疹罹患の有無について診断を求められた産婦人科医としては，適切な方法を用いて能う限り妊婦の風疹罹患の有無及びその時期を究明して，その結果を妊婦らに報告するとともに，風疹罹患による先天性異常児の出生の危険性について説明する義務を負うものというべきであり，先天性風疹症候群児の出生を予防する途はなく，ここで産婦人科医のなし得ることは単に診断の域を超えるものではないとはいえ，前記のとおりの生じ得べき先天性風疹症候群の重篤さに照らすと，その判断には最大限の慎重さが要求されるところである。

2 これを本件について検討すると，X_1は，先に説示したとおり，被告医院での初診当時から，Yに対して，昭和62年1月23日頃に同居の長男Aが風疹に罹患したことを告げ，感染の可能性のある時期及び機会を明らかにして，風疹罹患の有無の診断を求め，また，同年2月12日には腹部，首筋等を中心とした発疹の症状を訴えて被告医院に赴いているのであるから，ここでのYの診断義務は，単に妊婦に対する一般的な健康診断の実施に尽きるものではなく，X_1が風疹に罹患しているかどうかを具体的に診断することにある。

そして，Yは，同年1月29日，同年2月9日及び同月12日の3回にわたり，臨床症状の診察等とともに，HI検査を実施したが，これによっては風疹罹患の有無についての確定的な診断を下すことなく，同月19日に予定した4回目のHI検査の結果にまでこれを留保していたところ，たまたまX_1が右同日に切迫流産の治療のために被告医院に入院することになって，その予防のための処置に追われるうち，予定した4回目のHI検査を実施しないままとなってしまったものであり，X_1も，Yの右のような対応から自分が風疹に罹患しているものとは考えないまま，同年10月13日に春子を出産したものである。また，先に認定したとおりの風疹ウイルスの感染によって起きる抗体価の上昇・下降の一般的なパターンに照らすと，右の場合において，YがX_1の入院時以降の然るべき時期に4回目のHI検査を実施しておれば，X_1が風疹に罹患していることを容易に発見することができたであろうことも，明らかなところである。

3 そして，確かに，Yが実施した前記各HI検査の結果によれば，その抗体価の推移には先にみたような有意的な変化は見られないのであって，このことのみに着目するときには，YがX$_1$が風疹に罹患しているものとの診断をしなかったことには合理性があり，また，Yが4回目のHI検査を実施しなかったことをもって，Yの診断義務の不履行又は注意義務違背を問擬すべき余地がないように考えられないではない。

しかしながら，Yが実施した各HI検査においては，妊婦について風疹罹患の有無を検査する場合に一般的に必要とされている検査日の十分な間隔（最低2週間）が置かれていないこと，Yの実施した前記各HI検査はいずれもペア血清によるものではなく，また，1回目のHI検査と3回目のHI検査とでは検査機関を異にすること，Xらの長男Aが風疹に罹患したのは昭和62年1月23日頃のことであって，先にみたような風疹保因者による盛染〔編注：「感染」の誤りと推定される〕期間，潜伏期間及び風疹ウイルスの感染によって起きる抗体価の上昇・下降の一般的なパターンに照らすと，同年2月9日以前に実施されたHI検査によって抗体価がいずれも8未満であったのは，未だX_1の体内に抗体ができていないか又はそれが少なかったためであって，同月12日以降において抗体価が上昇を続けることになる可能性があると判断すべき十分に合理的な理由があること，X_1の臨床症状として，風疹の症状のひとつとされる発熱がみられたほか，X_1は，同月12日，前夜からの腹部，首筋等を中心とした発疹の症状を訴えて，Yの診察を求めたものであること（証人S及びY本人は，X_1には右当日発疹の症状はみられなかったと証言し供述するけれども，右証言及び供述によっても，Yは，当時，主としてX_1の顔面部を中心として発疹の有無を目視で検査したに過ぎなかったことが認められるし，証拠〈略〉に照らしても，証人S又はY本人の右証言又は供述はたやすくこれを採用することができない。），X_1に切迫流産の兆候がみられたことも，X_1が風疹に罹患していることを窺わせるひとつの事情であることなどの諸事情に照らすと，Yが同年1月29日，同年2月9日及び同月12日の3回にわたって実施した各HI検査の結果やその間の臨床所見によっては，

X_1が風疹に罹患していないものとの確定的な診断を下すことができないものと判断することこそ合理的であって、4回目のHI検査の実施を同月19日に予定し、それまで確定的な診断を留保したYの判断は、その限りにおいて正当である。

4 ところが、Yは、切迫流産の予防のために昭和62年2月19日に被告医院に入院したX_1に対する処置に追われて、予定した4回目のHI検査を実施しなかったし、X_1に対して、風疹罹患の有無についてなんら確定的な診断結果を告げることもないままになったというのであって、前項に説示した状況にてらすと、この点において、Yが診断義務を尽くさず又はこのような場合における産婦人科医として尽くすべき注意義務に違背したものというべきことは明らかである。

また、X_1が被告から指示された4回目のHI検査の受診日を誤解して同月19日の被告医院の診療時間内に来院しなかったことは、先に認定したとおりであるけれども、X_1は、右同日以来被告医院に入院していてYの保護領域下にあったのであるから、右のような事情も、Yの診断義務の不履行又は注意義務違背を免じるものではないし、以上に説示したような経過に鑑みると、X_1がその後Yからなんらの指示や説明も受けなかったところから自分が風疹に罹患しているものとは考えなかったとしても、あながちこれを非難することはできない。

四 損害賠償義務の範囲

1 ところで、Xらは、本訴において、Yが診断義務を履行せず又は注意義務に違背してX_1が風疹に罹患しているとの診断をしなかったために、先天性異常児の出生する危険性はないものと誤信し、原X_1が妊娠を継続して出産すべきかどうかについての適切な決断をする機会を奪われ、Bを出産するに至ったものであるとして、そのこと自体についての慰藉料の支払いを求めるほか、人工妊娠中絶をしなかったことによる損害として、Bの医療及び付添に要する費用並びに重度の障害を持つBの世話をすることに忙殺されることについての慰藉料の支払いを求めるものである。

2 確かに、生まれる子に異常が生ずるかどうかについて切実な関心や利害関係を持つ子の親として、重篤な先天性異常が生じる可能性があるとわかったとき、それが杞憂に過ぎないと知って不安から開放されることを願い、最悪の場合に備えて障害児の親として生きる決意と心の準備をし、ひいては、妊娠を継続して出産すべきかどうかの苦悩の選択をするべく、一刻も早くそのいずれであるかを知りたいと思うのが人情である。XらがYに求めたのも、このような自己決定の前提としての情報であり、債務不履行又は不法行為によってその前提が満たされず、自己決定の利益が侵害されたときには、法律上保護に値する利益が侵害されたものとして、慰藉料の対象になるものと解するのが相当である。

しかしながら、Xらのその余の請求は、これと同一に論ずることはできない。すなわち、先天性風疹症候群児の出生が危惧されるとき、社会的事実として人工妊娠中絶が行われる例があることは否定できないところであって、本件においても、Xらが人工妊娠中絶を行っていれば、Bの養育のために医療費や付添料等の支出を免れたであろうことは確かである。

しかし、妊婦が風疹に罹患した場合には、人工妊娠中絶の方法による以外には先天性風疹症候群児の出生を予防する途はないが、優生保護法上も、先天性風疹症候群児の出生の可能性があることが当然に人工妊娠中絶を行うことができる事由とはされていないし、人工妊娠中絶と我が子の障害ある生とのいずれの途を選ぶかの判断は、あげて両親の高度な道徳観、倫理観にかかる事柄であって、その判断過程における一要素たるに過ぎない産婦人科医の診断の適否とは余りにも次元を異にすることであり、その間に法律上の意味における相当因果関係があるものということはできない。また、先天性障害児を中絶することとそれを育て上げることとの間において財産上又は精神的苦痛の比較をして損害を論じることは、およそ法の世界を超えたものといわざるを得ない。

3 以上のとおりであるから、Xらは、X_1が風疹に罹患したのではないかを懸念し、出生する子に異常が生じるかどうかを案じて、Yにその診断を求めたものであるにもかかわらず、前記説示のとおりの態様による債務不履行又は注意義務違背によって、Yからこれについての的確な診断を受けることができず、一旦は先天性異常はないも

のと信じて苦悩から開放されながら、出産してみるとBに思いがけず重度の先天性風疹症候群の疾患があったという事態となり、先にみたような意味での自己決定の利益を侵害されたものというべきであって、先に説示したような一連の事実経過に照らして、この精神的苦痛を金銭的に評価すると、Xらそれぞれにつき各450万円とするのが相当である。

〈中略〉

五　結　論

したがって、Xらの本訴請求は、不法行為による損害賠償として、それぞれ右損害合計各495万円及びこのうち弁護士費用を除く各450万円については不法行為後の昭和62年10月14日から、弁護士費用各45万円については本判決確定の日の翌日から、各支払済みに至るまで民法所定の年5分の割合による遅延損害金の支払いを求める限度で理由があるからこれを認容し、その余の請求はいずれも失当として棄却することとして、訴訟費用の負担については民事訴訟法92条、93条の、仮執行の宣言については同法196条〔編注：現行民訴法259条に相当〕の各規定を適用して、主文のとおり判決する。

● 編者紹介 ●

町野　　朔（まちの　さく）

　1966年東京大学法学部卒業，同助手，1969年より上智大学法学部専任講師などを経て，現在，同法学研究科教授（2004年〜）。
　＜主要著作＞『安楽死・尊厳死・末期医療』（1997年，信山社），『精神医療と心神喪失者等医療観察法』（2004年，有斐閣），『脳死と臓器移植〔第3版〕』（1999年，信山社），『臓器移植法改正の論点』（2004年，信山社），『触法精神障害者の処遇〔増補版〕』（2006年，信山社），『法システム　Ⅰ生命・医療・安全衛生と法』（2006年，放送大学振興教育会），『ヒト由来試料の研究利用』（2009年，Sophia University Press），『バイオバンク構想の法的・倫理的検討』（2009年，Sophia University Press）

水野紀子（みずの　のりこ）

　1978年東京大学法学部卒業，同助手，1983年より名古屋大学法学部助教授などを経て，現在，東北大学法学研究科教授（2000年〜）。
　＜主要著作＞「比較法的にみた現在の日本民法——家族法」広中俊雄＝星野英一編『民法典の百年Ⅰ』651-690頁（1998年，有斐閣），「人工生殖における民法と子どもの権利」湯沢雍彦＝宇津木伸編『人の法と医の倫理』201-231頁（2004年，信山社），「生殖補助医療を契機に日本実親子法をふりかえる」法曹時報61巻5号1-30頁（2009年）

辰井聡子（たつい　さとこ）

　1994年上智大学法学部法律学科卒業，現在，明治学院大学法学部准教授。
　＜主要著作＞『因果関係論』（2006年，有斐閣），「『生命倫理法』論議の争点と作法」ジュリスト1359号（特集：生殖補助医療の法制化をめぐって）58-65頁（2008年），「治療不開始／中止行為の刑法的評価——「治療行為」としての正当化の試み」明治学院大学法学研究86号57-104頁（2009年），「生命の論じ方」法律時報81巻6号（1009号）（特集「刑法典施行100年——今後の100年を見据えて」）52-58頁（2009年），『ヒト由来試料の研究利用——試料の採取からバイオバンクまで』（共編著，2009年，Sophia University Press）

米村滋人（よねむら　しげと）

　2000年東京大学医学部医学科卒業。東京大学医学部附属病院非常勤医員（研修医）等の後，2004年東京大学大学院法学政治学研究科修士課程修了，2005年より東北大学法学研究科助教授（2007年〜同准教授）。日本赤十字社医療センター第一循環器科（2004年〜2006年），仙台循環器病センター循環器科（2006年〜2009年）において診療業務にも従事。
　＜主要著作＞「法的評価としての因果関係と不法行為法の目的（1）（2・完）」法学協会雑誌122巻4号534-655頁，5号821-894頁（2005年），「製造物責任における欠陥評価の法的構造（1）〜（3・完）」法学72巻1号1-33頁（2008年），73巻2号224-261頁，同3号400-445頁（2009年），「生殖補助医療規制と実際的限界」ジュリスト1247号123-125頁（2003年），「医学研究における被験者意思と倫理委員会——生体試料提供の諸問題に着目して」ジュリスト1339号11-17頁（2007年），「医療に関する基本権規範と私法規範」法学セミナー53巻10号28-32頁（2008年）

〔編 者〕

町野　朔（上智大学法科大学院教授）

水野紀子（東北大学法学研究科教授）

辰井聡子（明治学院大学法学部准教授）

米村滋人（東北大学法学研究科准教授）

生殖医療と法　　　　　　　　　　　　医療・医学研究と法　1

2010（平成22）年4月15日　第1版第1刷発行　8801-0101

編　者　町野朔・水野紀子・辰井聡子・米村滋人
発行者　今井　貴　　　　　発行所　株式会社信山社　東京都文京区本郷6-2-9-102
　　　　　　　　　　　　　　　　　電話(03)3818-1019　〔FAX〕3818-0344〔営業〕　郵便番号 113-0033
　　　　　　　　　　　　　　　印刷／製本　松澤印刷株式会社　渋谷文泉閣

Ⓒ 2010, 町野朔・水野紀子・辰井聡子・米村滋人　　Printed in Japan　落丁・乱丁本はお取替えいたします。
NDC 分類 328.702
ISBN 978-4-7972-8801-8

JCOPY　〈(社)出版者著作権管理機構　委託出版物〉
本書の無断複写は著作権法上での例外を除き禁じられています。複写される場合は、
そのつど事前に、(社)出版者著作権管理機構(電話 03-3513-6969, FAX 03-3513-6979,
e-mail: info@jcopy.or.jp)の許諾を得てください。

◇総合叢書◇

1　甲斐克則・田口守一編　企業活動と刑事規制の国際動向　11,400円
2　栗城壽夫・戸波江二・古野豊秋編　憲法裁判の国際的発展Ⅱ　続刊
3　浦田一郎・只野雅人編　議会の役割と憲法原理　7,800円
4　兼子仁・阿部泰隆編　自治体の出訴権と住基ネット　6,800円
5　民法改正研究会編(代表 加藤雅信)　民法改正と世界の民法典　12,000円
6　本澤巳代子・ベルント・フォン・マイデル編　家族のための総合政策Ⅱ　7,500円
7　初川満編　テロリズムの法的規制　7,800円

◇法学翻訳叢書◇

1　R.ツィンマーマン　佐々木有司訳　ローマ法・現代法・ヨーロッパ法　6,600円
2　L.デュギー　赤坂幸一・曽我部真裕訳　一般公法講義　続刊
3　D.ライポルド　松本博之編訳　実効的権利保護　12,000円
4　A.ツォイナー　松本博之訳　既判力と判決理由　6,800円
9　C.シュラム　布井要太郎・滝井朋子訳　特許侵害訴訟　6,600円

価格は税別

◇学術選書◇

1	太田勝造	民事紛争解決手続論(第2刷新装版)	6,800円
2	池田辰夫	債権者代位訴訟の構造(第2刷新装版)	続刊
3	棟居快行	人権論の新構成(第2刷新装版)	8,800円
4	山口浩一郎	労災補償の諸問題(増補版)	8,800円
5	和田仁孝	民事紛争交渉過程論(第2刷新装版)	続刊
6	戸根住夫	訴訟と非訟の交錯	7,600円
7	神橋一彦	行政訴訟と権利論(第2刷新装版)	8,800円
8	赤坂正浩	立憲国家と憲法変遷	12,800円
9	山内敏弘	立憲平和主義と有事法の展開	8,800円
10	井上典之	平等権の保障	続刊
11	岡本詔治	隣地通行権の理論と裁判(第2刷新装版)	9,800円
12	野村美明	アメリカ裁判管轄権の構造	続刊
13	松尾 弘	所有権譲渡法の理論	続刊
14	小畑 郁	ヨーロッパ人権条約の構想と展開〈仮題〉	続刊
15	岩田 太	陪審と死刑	10,000円
17	中東正文	企業結合法制の理論	8,800円
18	山田 洋	ドイツ環境行政法と欧州(第2刷新装版)	5,800円
19	深川裕佳	相殺の担保的機能	8,800円
20	徳田和幸	複雑訴訟の基礎理論	11,000円
21	貝瀬幸雄	普遍比較法学の復権	5,800円
22	田村精一	国際私法及び親族法	9,800円
23	鳥谷部茂	非典型担保の法理	8,800円
24	並木 茂	要件事実論概説 契約法	9,800円
25	並木 茂	要件事実論概説Ⅱ 時効・物権法・債権法総論他	9,600円
26	新田秀樹	国民健康保険の保険者	6,800円
28	戸部真澄	不確実性の法的制御	8,800円
29	広瀬善男	外交的保護と国家責任の国際法	12,000円
30	申 惠丰	人権条約の現代的展開	5,000円
31	野澤正充	民法学と消費者法学の軌跡	6,800円
32	半田吉信	ドイツ新債務法と民法改正	8,800円
33	潮見佳男	債務不履行の救済法理	近刊
34	椎橋隆幸	刑事訴訟法の理論的展開	続刊
36	甲斐素直	人権論の間隙	10,000円
37	安藤仁介	国際人権法の構造Ⅰ〈仮題〉	続刊
38	安藤仁介	国際人権法の構造Ⅱ〈仮題〉	続刊
39	岡本詔治	通行権裁判の現代的仮題	8,800円
40	王 冷然	適合性原則と私法秩序	7,500円

価格は税別

携帯性、一覧性に優れ、手になじみやすく、数多い法令に中から必要な情報に容易にアクセス！！

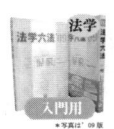

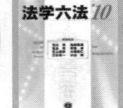

法学六法'10

四六並箱　544頁　本体1,000円（税別）

石川明・池田真朗・宮島司・安冨潔・三上威彦・大森正仁・三木浩一・小山剛　編集代表

初学者向けに情報を厳選したエントリー六法

2009年から導入された裁判員制度など、司法新時代の法学に対応した新時代の六法。充実の編集陣により、専門分野での入門授業の成果を結実し、一般市民教育と専門教育を見据え、「生活の中の法」と「紛争解決手段としての法」双方の学習を初期段階から最大限にバックアップ。行政手続法全文化、議院証言法、貸金業法を新規収録、全67法令とするも、好評の"脅威の薄さ"はそのままに凝縮。2色刷・横組で、入門者だけでなく、プロフェッショナルの携帯にも利便の新感覚薄型六法。

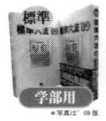

標準六法'10

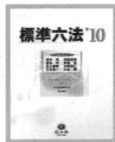

四六並箱　1090頁　本体1,280円（税別）

石川明・池田真朗・宮島司・安冨潔・三上威彦・大森正仁・三木浩一・小山剛　編集代表

専門課程・試験用薄型六法

好評を博した法令厳選超薄型六法『法学六法』のネクストステップ、薄型《スタンダード》六法。大学院入試や各種資格試験などに適した内容で、『法学六法』から更に踏み込んで専門的要素を盛り込んだ、専門課程の学生やプロユースに的を絞った薄型新標準六法。『法学六法』と編集代表を同じくして、編集方針を明確に分け、段階的な学習を目指す六法シリーズの第2弾。法学部生や法科大学院生、実務家にお勧めの充実の法令集。収録条文の見直しや追加で、より使いやすくなった'10年版。

〈法律学の森〉シリーズ

現代法の到達点を示す最高水準の理論体系書

憲法訴訟論　新 正幸 著　6300円
債権総論Ⅰ〔第2版〕　潮見佳男 著　4800円
債権総論Ⅱ〔第3版〕　潮見佳男 著　4800円
契約各論Ⅰ　潮見佳男 著　4200円
契約各論Ⅱ　潮見佳男 著　続刊
不法行為法Ⅰ〔第2版〕　潮見佳男 著　4000円
不法行為法Ⅱ〔第2版〕　潮見佳男 著　続刊
不法行為法Ⅲ〔第2版〕　潮見佳男 著　続刊
不当利得法　藤原正則 著　4500円
新会社法〔第3版〕　青竹正一 著　6500円

プラクティスシリーズ

講学上の具体事例によって概念の正確な理解を定着させる法学部・法科大学院向けテキスト

プラクティス民法　債権総論〔第3版〕　潮見佳男 著　4000円
プラクティス行政法　木村琢麿 著　近刊
プラクティス労働法　山川隆一 編　3800円
プラクティス国際法講義　柳原正治・森川幸一・兼原敦子 編　3800円

プロセスシリーズ

きめ細やかな段階的設問によって判例の理論構造を体得する法科大学院用演習テキスト

プロセス演習憲法〔第3版〕
　LS憲法研究会 編　棟居快行・工藤達朗・小山剛 編集代表　4800円
プロセス演習刑法　町野朔・丸山雅夫・山本輝之 編集　3600円

民法総合シリーズ

民法総合3 担保物権法〔第2版〕　平野裕之 著　3800円
民法総合5 契約法　平野裕之 著　4800円
民法総合6 不法行為法〔第2版〕　平野裕之 著　4000円

現代民法シリーズ

現代民法　学習法入門　加賀山茂 著　2800円
現代民法　担保法　加賀山茂 著　6800円

刑事訴訟法講義〔第5版〕　渡辺咲子 著　3400円
判例講義刑事訴訟法　渡辺咲子 著　3800円

（価格は税別）

効率よく体系的に学べる判例解説！
判例プラクティスシリーズ

◇本シリーズの特徴◇
- 学部・LSの判例学習に必要かつ十分な件数を精選・解説
- 「事案」「争点」「判旨」「解説」の構成で1件を1頁で明快に解説
- 基本書の補助教材として体系的論点別に読みやすく配列する
- 同種事例を系統的に配列して，判例法理の展開を正確に読める

判例知識の獲得と事実分析・法律構成の訓練を目的とする判例学習を効率的にすすめられるように，事実・判旨を的確かつ丁寧に示すとともに，体系的論点別に判例を位置づけて相互関係をトータルに解説する。

松本恒雄・潮見佳男 編
判例プラクティス民法Ⅰ 総則・物権
収載判例393件　B5判並製416頁　本体3,600円

判例プラクティス民法Ⅱ 債権
2010年4月刊行予定
収載判例約400件予定　B5判並製　予価本体3,600円

判例プラクティス民法Ⅲ 親族・相続
2010年続刊予定
収載判例約200件予定　B5判並製　予価本体3,000円

成瀬幸典・安田拓人 編
判例プラクティス刑法Ⅰ 総論
収録判例444件　好評発売中！
B5判並製480頁　本体4,000円

成瀬幸典・安田拓人・島田聡一郎 編
判例プラクティス刑法Ⅱ 各論
収録判例約450件予定
B5判並製 2010年秋刊行予定

判例プラクティス憲法
憲法判例研究会 編
2010年秋刊行予定
収載判例約450件予定　B5判並製

［執筆］淺野博宣・尾形健・小島慎司・宍戸常寿・
曽我部真裕・中林暁生・山本龍彦